Niklas Lenhard-Schramm

Die Duogynon-Affäre

Niklas Lenhard-Schramm

Die Duogynon-Affäre

Staatliche Arzneimittelregulierung in der Bundesrepublik zwischen Öffentlichkeit, Recht und Medizin

1949–1981

Inhalt

Vorwort

Dieses Buch handelt von jenen Arzneistoffen, die in der Menschheitsgeschichte bisher am häufigsten angewandt wurden: von Sexualhormonen. Sie sind bis heute Alltagsbestandteil vieler Menschen – sei es als Verhütungsmittel, sei es aus therapeutischen Gründen, sei es als Mittel zur Optimierung des eigenen Körpers in Sport, Kosmetik oder Sexualität. Die besondere Qualität der Sexualhormone liegt nicht nur in ihrem Vermögen, unsere Fortpflanzung zu steuern und tief in unser Geschlechtsleben einzugreifen. Sie offenbart sich auch in ihrer Charakterisierung als »männlich« oder »weiblich« – womit sie die einzigen chemischen Substanzen sein dürften, denen selbst ein Geschlecht zugesprochen wird. Das breite biochemische Wirkspektrum der Sexualhormone erlaubte auch einen Anwendungszweck, der heutzutage weniger bekannt ist, aber von den 1950er bis zu den 1970er Jahren weit verbreitet war: die Schwangerschaftsdiagnostik. Seit einigen Jahren erfährt diese Anwendungsform eine verstärkte Aufmerksamkeit, weil sie mit einem gravierenden Verdacht verbunden ist – dem Verdacht, bei einer bestehenden Schwangerschaft schädigend auf die Embryonalentwicklung einzuwirken.

Obwohl unter Fachleuten bereits in den späten 1960er Jahren entsprechende Warnungen zirkulierten, dauerte es rund zehn Jahre, bis sich auch die breite Medienöffentlichkeit für das Thema zu interessieren begann. Im Mittelpunkt stand dabei das Präparat Duogynon des Berliner Pharmaherstellers Schering. Nach der Marktrücknahme Anfang der 1980er Jahre verflüchtigte sich die öffentliche Aufmerksamkeit allerdings rasch. Erst seit Mitte der 2010er Jahre zeigten deutsche Politikerinnen und Politiker wieder ein nennenswertes Interesse am Thema. Ausschlaggebend dafür war das Engagement von Personen, die sich als geschädigt sahen, Aufklärung verlangten und vor allem in den Medien Gehör für ihre Anliegen suchten und fanden. Hinzu kamen politische Aufklärungsbestrebungen im Ausland. 2015 setzte die britische Regierung ein Expertengremium ein, das die Problematik hormoneller Schwangerschaftstests eingehender beleuchten sollte. Der Schwerpunkt der Diskussion richtete sich dabei zunächst auf die Frage eines ursächlichen Zusammenhangs zwischen diesen Tests und angeborenen Fehlbildungen sowie auf eventuelle Ansprüche gegen die Hersteller. Nachdem sich allerdings die Kausalitätsfrage nicht klären ließ und sich der Schering-Nachfolger Bayer erfolgreich auf Verjährung berief, rückte gegen Ende der 2010er Jahre auch das Behördenhandeln ins Zentrum der Debatte.

Vor diesem Hintergrund setzten sich auch in der Bundesrepublik Politikerinnen und Politiker fast aller im Bundestag vertretenen Parteien für eine Aufklärung der Vorgänge ein. In diesem Zusammenhang gab das Bundesministerium für Gesundheit 2021 ein Gutachten in Auftrag, das 2022 abgeschlossen wurde. Dieses hatte zum Ziel, das Handeln der deutschen Aufsichtsbehörden bei der Einführung, Überwachung und Marktrücknahme des hormonellen Schwangerschaftstests Duogynon genauer aufzuklären. Dabei waren zwei Punkte schnell klar: Zum einen konnte sich diese Untersuchung – obwohl von der Bundesregierung in Auftrag gegeben – nicht auf Bundesbehörden beschränken, weil die Überwachung des Arzneimittelverkehrs lange Zeit in erster Linie den Ländern oblag. Zum anderen musste die Untersuchung eine historisch-wissenschaftliche sein, da sich das Arzneimittelwesen der fraglichen Zeit in rechtlicher und verwaltungspraktischer Hinsicht überaus stark von heutigen Strukturen unterscheidet. Gerade die rechtlich-praktischen Zusammenhänge in der frühen Bundesrepublik lassen sich nur auf Grundlage fundierter Detailkenntnisse herausarbeiten, die heutzutage auch unter Juristen – aus berufspraktischen Gründen – nur höchst selten anzutreffen sind. Da auch das Handeln von Behörden durch medizinisches Wissen geprägt war, galt es ebenso, die einschlägigen zeitgenössischen Wissensbestände zu rekonstruieren. Ziel des Gutachtens war dagegen nicht, sich zur Frage zu äußern, ob den fraglichen Präparaten tatsächlich eine fruchtschädigende Wirkung zukommt. Alle Aussagen sind historische, also auf *vergangene* rechtliche Rahmenbedingungen, administrative Strukturen und medizinische Wissensbestände bezogen.

Das vorliegende Buch basiert auf dem bereits veröffentlichten Gutachten, geht aber weit über dieses hinaus. Da zahlreiche Aspekte der staatlichen Arzneimittelregulierung in der Bundesrepublik bis dahin noch nicht hinreichend erforscht waren, wurde der erste Teil des Gutachtens stark erweitert, welcher die Grundlinien des deutschen Regulierungssystems, die rechtlichen Rahmenbedingungen und die medizinischen Wissenskontexte betrachtet. Zudem wurde der zweite Teil des Gutachtens, der hormonelle Schwangerschaftstests genauer in den Blick nimmt, um diverse Aspekte ergänzt, die zunächst nicht berücksichtigt werden konnten, aber für eine Gesamtbetrachtung wichtig sind. Dies gilt etwa für Konkurrenzpräparate, die bis heute im Schatten des Mittels Duogynon stehen (zum Beispiel Amenyl von Merck), oder für die Situation in der ehemaligen DDR, wo entsprechende Tests ebenfalls auf dem Markt waren. Insoweit handelt es sich bei dem vorliegenden Buch um eine überarbeitete und inhaltlich stark erweiterte Fassung des ursprünglichen Gutachtens, die den Ergebnissen ein noch breiteres empirisches Fundament gibt und die Arbeit zugleich für die breitere Forschung und die interessierte Öffentlichkeit aufschlussreicher machen soll. Die Gliederung in zwei große Teile wurde beibehalten: Beide Teile ergänzen sich, sind aber auch separat lesbar. Um letzteres zu ermöglichen, wurden kleinere Wiederholungen bewusst in Kauf genommen, was aber die zentralen Ergebnisse der Arbeit deutlicher hervortreten lässt. Großer Dank gebührt dabei dem Bundesministerium für Gesundheit, das die selbstständige Erweiterung des Gutachtens in Buchform unkompliziert förderte, dem Autor dabei aber – wie selbstverständlich auch zuvor – inhaltlich völlig freie Hand ließ.

Geschichtswissenschaftliche Arbeiten können sich nicht darauf beschränken, bloße Ereignisabfolgen chronikalisch nachzuerzählen. Vielmehr erheben sie den Anspruch, historische Zusammenhänge zu verstehen und zu erklären – und zwar auf eine methodisch nachvollziehbare und empirisch überprüfbare Weise, die insofern potenziell widerlegbare Ergebnisse liefert. Es geht also nicht nur um das »Was« und »Wann«, sondern auch um das »Wie« und »Weswegen«. Dies ist eigentlich selbstverständlich. Allerdings wird dieser Anspruch gerade bei zeitgeschichtlichen Themen mit hoher Gegenwartsrelevanz – leider – immer wieder dahingehend missinterpretiert, als zielten wissenschaftliche Versuche des Erklärens und Verstehens auf eine moralische Bewertung, etwa in Form von Rechtfertigung und Exkulpation. Sich in erklärender oder verstehender Weise mit historischen Zusammenhängen auseinanderzusetzen: das aber ist das eigentliche Geschäft der historischen Zunft. Ohne dies ist Geschichte als Wissenschaft nicht möglich. »Das heißt jedoch nicht«, wie namhafte Historiker aus den erwähnten Gründen betont haben, »die alte Klischeevorstellung zu akzeptieren, derzufolge Erklären ›Entschuldigen‹ und Verstehen ›Vergeben‹ bedeutet.«[1] Auch in der vorliegenden Arbeit geht es daher nicht um Werturteile, also um ein Missbilligen oder Gutheißen des Gewesenen, sondern vielmehr darum, aus rein sachlicher Sichtweise zu zeigen, welche Strukturen, Faktoren und Handlungen bestimmte – hier: pharmakopolitische – Prozesse und Problemlagen bedingt und beschleunigt, gefördert und geformt, verhindert und verzögert haben.

Die sachliche Herangehensweise gilt auch für die Sprache. Das Buch bleibt hier bewusst emotionslos, um kritische Distanz zu wahren. Manche Begriffe, um die auch die folgenden Zeilen nicht herumkommen, sind aber überaus konnotationsreich: Handelte es sich bei Duogynon um einen »Fall«? Oder ließe sich das Geschehen mit »Skandal« oder »Affäre« nicht angemessener beschreiben? Allgemein akzeptierte Begrifflichkeiten werden sich kaum finden lassen. Wenn hier daher von einer »Affäre« oder einem »Skandal« die Rede ist, so haben diese Begriffe eine rein deskriptive, keine wertende Bedeutung. Mit anderen Worten: Der Fall Duogynon war schon deshalb ein Skandal, weil er von vielen als ein solcher wahrgenommen wurde – moralisch urteilen mag jeder für sich selbst. Zugleich enthält das Buch Begriffe, die manchen als diskri-

1 Browning, *Männer*, 2020, S. 17.

minierend oder verunglimpfend erscheinen mögen. Wenn aber im Folgenden von »Mißbildungen« oder ähnlichen Begriffen zu lesen ist, so handelt es sich ausdrücklich nicht um die Sprache des Verfassers, sondern um zeitgenössische Sprache bzw. um Zitate, die – wie in historischen Forschungsarbeiten üblich – im Wortlaut nicht verändert werden. Solche Begriffe bleiben auch deshalb unverändert, weil sie zeitgenössische Wahrnehmungs- und Denkweisen spiegeln, die das Handeln der Zeitgenossen zu verstehen helfen.

Am Ende der Arbeit an diesem Buch steht der schönste und angenehmste Teil: denjenigen Menschen meinen herzlichen Dank auszusprechen, ohne deren Hilfe und Ansporn diese Publikation nicht möglich gewesen wäre. Der erste Dank geht an Thomas Großbölting, dem ich nicht nur abseits dieses Projekts wissenschaftlich unheimlich viel zu verdanken habe, sondern der auch als Direktor der Forschungsstelle für Zeitgeschichte in Hamburg (FZH) dieses Projekt samt Buch überhaupt erst ermöglicht und ebenso unkompliziert wie vorbildlich unterstützt hat. Ein Dank geht auch an alle anderen Mitarbeitenden der FZH, die das Projekt in irgendeiner Form unterstützten; stellvertretend sei hier Birgit Steude genannt. Auch seitens des Bundesministeriums für Gesundheit stieß die Projektarbeit stets auf wohlwollendes Interesse. Hervorheben möchte ich Lothar Janßen, der mein zentraler Ansprechpartner war und den Fortgang der Arbeit mit größter Sachkunde begleitet hat, sowie Anna Babette Stier und Reinhild Meinel. Ihnen allen danke ich für die vorbehaltlose, schnelle und unkomplizierte Unterstützung von Projekt und Publikation, ebenso für den jederzeit freundlichen Empfang im Ministerium.

Wissenschaftliche Arbeit lebt vom Austausch – umso dankbarer bin ich den vielen lieben Menschen aus meinem Freundes- und Kollegenkreis, die Teile dieser Arbeit gelesen, kritisch kommentiert und durch kluge Anmerkungen verbessert haben, die darüber hinaus auch halfen, so manche sprachliche Unreinheit zu beseitigen: Daniel Bonenkamp, der bei gemeinsamen Arbeits-Sessions nicht selten der erste Kommentator war, der aber auch so manchen Arbeitstag durch einen Ausklang bei einem »großartigen« Getränk veredelt hat; Lukas Grawe, mit dem ich mir leider kein Büro mehr teile, auf den aber nichtsdestoweniger Verlass ist, wenn scharfer Blick, kluger Rat und helfende Tat gefragt sind; Julius Noack, über dessen sprachlichen Feinsinn, erfrischenden Perspektivenreichtum und schelmischen Humor ich mich stets aufs Neue freue, der aber vor allem ein Freund ist, wie man ihn sich nur wünschen kann; Maike Rotzoll, die mit profunden Kenntnissen und liebenswürdigem Zuspruch die Textarbeit sehr gefördert hat, mir überdies die Gelegenheit gab, meine Forschungen im pharmaziehistorischen Kolloquium der Philipps-Universität Marburg mit dem fachkundigen Plenum zu diskutieren.

Darüber hinaus durfte ich einzelne fachliche Fragen zur Arzneimittelregulierung, zu Gesundheitsbehörden und anderen medizinhistorischen Aspekten mit anderen Personen diskutieren, die mir nicht nur durch ihre große Expertise weiterhalfen, sondern oft auch vertrauensvoll Material zur Verfügung stellten oder mit anderen wertvollen Hinweisen aufwarten konnten. Dies gilt für Annette Hinz-Wessels und Axel C. Hüntelmann, die durch ihre Arbeit an einer Geschichte des Bundesgesundheitsamtes (deren Begleitung im wissenschaftlichen Beirat mir eine lehrreiche Freude ist) mit mancherlei ähnlichen Fragen befasst waren; für Uwe Kaminsky, der mich ebenfalls an seinen aktuellsten Forschungen teilhaben ließ, mir aber vor allem durch seine typische Heiterkeit so manch schönen Abend in Berlin beschert hat; für Ulrich Meyer und Ludger Wimmelbücker, die mit großem Interesse und ebenso großer Expertise immer wieder behilflich, vor allem aber auch denkbar angenehme Gesprächspartner waren. Auch abseits des Freundes- und Kollegenkreises haben viele andere Menschen großzügig Material und Informationen bereitgestellt. Stellvertretend seien hier Andre Sommer und Heike Haarhoff genannt. Auch ihnen ein herzliches Dankeschön!

Diese Arbeit ging mit vielen neuen Erfahrungen einher. Dazu zählte, sich nicht nur auf bereits archivisch erschlossenes Material zu stützen, sondern auch bislang unbekannte Dokumente bei einschlägigen Institutionen ausfindig zu machen. Dass dies beim Bundesinstitut für Arzneimittel und Medizinprodukte (BfArM) ohne große Probleme möglich war, erleichterte die Arbeit enorm. Stellvertretend sei hier Beatrix Michel-Lukacs und Gabriele Stahl gedankt, die meine vielen Anfragen mit großer Geduld und ebenso großem Entgegenkommen bearbeitet haben. Auch den Mitarbeiterinnen und Mitarbeitern der anderen Archive, in denen ich einen Großteil der Projektarbeitszeit verbracht habe, gebührt ein großer Dank für die rasche und kompetente Hilfe, ohne die eine entsprechende Forschung nicht möglich wäre. Alle zu nennen, würde den Rahmen der Danksagung sprengen. Hervorgehoben seien Michelle Bleidt, Sandra Burkhardt, Thekla Kleindienst und Hellmuth Linnemann vom Bundesarchiv in Koblenz; Sylvia Glawe vom Landesarchiv Berlin, der es durch unermüdliches Engagement zu verdanken ist, dass ein bislang unverzeichneter Aktenschatz gehoben werden konnte; Susanne Millet vom Bayerischen Hauptstaatsarchiv, die mich überaus zuvorkommend auf relevante Unterlagen aufmerksam gemacht hat; Thore Grimm und Kristina Kerlin vom Schering Archiv in Berlin und Sabine Bernschneider-Reif vom Merck Archiv in Darmstadt, die mich allesamt stets freundlich empfangen und unkompliziert unterstützt haben.

Besonders dankbar bin ich auch dem Wallstein Verlag für die Aufnahme des Manuskripts in das Verlagsprogramm. Die kundige und unkomplizierte

Begleitung des Projekts durch Hajo Gevers und Anna-Theresa Kölczer ließ keine Wünsche offen und war überdies eine äußerst angenehme Erfahrung. Ein großer Dank geht auch an Christoph Roolf, der dem Text den letzten Feinschliff verpasste.

Zum Gelingen des Buches haben schließlich weitere Freunde beigetragen, ohne in den unmittelbaren Arbeitskontext eingebunden zu sein. Dies gilt allen voran für Jan Philipp Sasse, der nach fast 40 Jahren *partnership in crime* mehr als nur ein Freund ist und der durch Ablenkung, Austausch und Amüsement abseits des Wissenschaftsbetriebs vermutlich größeren Anteil an diesem Buch hat, als er es ahnt. Ein besonders großer Dank geht auch an Jan Stöckmann, dem es nicht nur auf unnachahmlich charmante Weise gelingt, den Weltmeistertitel in der Gastfreundschaft Jahr für Jahr zu verteidigen, sondern der auch in freundschaftlicher wie intellektueller Hinsicht zu bereichern weiß. Nicht zuletzt danke ich auch Herrn Schröder, der immer wieder für Aufmunterung sorgte, nicht zuletzt mit seinen klimatischen und kulinarischen Zauberkünsten.

Der größte Dank steht am Ende: Melanie Ahrens zu danken, liegt mir besonders am Herzen. Sie hat die Schlussarbeiten am Manuskript nicht nur mit temperamentvollem Scharfsinn, liebenswürdiger Güte und kühnem Griff zum Rotstift in außerordentlicher Weise erleichtert, sondern auch alle anderen, mit der Arbeit verbundenen Widrigkeiten geduldig ertragen und mich auch sonst in der wundervollsten Weise unterstützt. Den größten Anteil an diesem Buch hat mein Onkel Reiner, der die Arbeit mehrfach und akribisch gelesen hat, durch sein enormes Wissen und seinen unbestechlich-kritischen Blick manche Unebenheit zu beseitigen half und als interessierter Leser und kundiger Kommentator stets bereitstand. Der tiefste, nicht in Worte fassbare Dank gebührt meinen Eltern. Ohne die permanente und liebevolle Unterstützung in all den Jahren wäre (nicht nur) die vorliegende Arbeit nicht möglich gewesen. Widmen möchte ich dieses Buch dem Andenken meiner Mutter, die sich sicher gefreut hätte, dieses Buch in den Händen halten zu können.

Einleitung

Der Fall Duogynon zählt zu den großen Arzneimittel-Affären der Bundesrepublik. Auch wenn er deutlich im Schatten des Contergan-Skandals steht, hat er in den letzten Jahren zunehmend Beachtung in der breiteren Öffentlichkeit erfahren. Er füllte die Seiten der großen deutschen Nachrichtenmagazine, war ebenso Gegenstand einer preisgekrönten Fernsehreportage wie der Koalitionsverhandlungen 2021 auf Bundesebene.[1] Bis heute erscheint der Fall auch deshalb so brisant, weil er nicht restlos aufgeklärt wurde. Nach wie vor richten sich Vermutungen, Verdachtsmomente und Vorwürfe gegen das Medikament Duogynon und die Herstellerfirma Schering, die das Hormonpräparat ab 1950 auf den Markt brachte und vor allem als Schwangerschaftstest bewarb.[2] Bereits in den 1960er Jahren kam ein schwerwiegender Verdacht auf, der sich bis heute hartnäckig hält: Das Mittel habe hunderte, wenn nicht tausende an Fehlbildungen bei Neugeborenen verursacht, insgeheim auch als illegales Abtreibungsmittel gedient. Trotz aller Warnungen zog Schering das Präparat erst 1981 zurück. Kurz zuvor war ein strafrechtliches Ermittlungsverfahren gegen leitende Mitarbeiter des Berliner Konzerns eingestellt worden. All dies fand schon damals ein lautstarkes Echo in den Medien – ein Echo, das bis heute nachhallt. Die Vermutungen, Verdachtsmomente und Vorwürfe sind dabei ungebrochen virulent: Hersteller, Mediziner und Beamte hätten sich, so ist immer wieder zu lesen, geradezu verschworen, um einen Skandal riesigen Ausmaßes zu vertuschen.[3] In den Brennpunkt medialer Kritik geriet dabei vor allem das Bundesgesundheitsamt: Zu nachlässig habe es reagiert, als erste Verdachtsmomente gegen Duogynon laut wurden, zu industriefreundlich sei es gewesen, als die warnenden Stimmen sich mehrten. Das Aufklärungsinteresse

1 Siehe von den längeren Artikeln beispielhaft *Warum?*, SZ, 12.1.2011; *Eine einzige Tablette*, taz, 9.1.2016; *Für die Opfer kein Wort*, Der Spiegel 27/2016; *Ein Fall wie Contergan*, Die Zeit 18/2021. Die Dokumentation *Der vertuschte Skandal* von Christian Stücken (BayR 2016) wurde 2017 mit dem Deutschen Fernsehpreis ausgezeichnet. Hinzu kommen unzählige weitere TV-Berichte (etwa Frontal 21, ZDF, 3.7.2012; Stern-TV, RTL, 7.12.2016; Kontrovers, BayR, 15.7.2020) und Radio-Beiträge (etwa Adama Ulrich, *Der Fall Duogynon – ein wenig beachteter Medikamentenskandal*, Deutschlandfunk Kultur, 4.7.2016). Siehe zur Thematisierung in den Koalitionsverhandlungen *Ampel-Gespräche: Der Fahrplan der AG Gesundheit*, Tagesspiegel Background, 3.11.2021.

2 Nähere Informationen zu den Duogynon-Präparaten finden sich auf S. 31–32.

3 So der Tenor der meisten der in Anm. 1 zitierten Beiträge.

ist daher groß, wie auch zahlreiche parlamentarische Anfragen und behördliche Aufarbeitungsbestrebungen im In- und Ausland zeigen.[4]

Der Fall Duogynon erscheint aber nicht nur tagespolitisch relevant, sondern auch historisch besonders aufschlussreich. Dies liegt vor allem am Hormonpräparat selbst, an den vielen medizinischen, sozialen und regulativen Fragen und Folgen, die es seit seiner Einführung nach sich zog. Die verstärkte Beachtung solcher Fragen und Folgen ist nicht zuletzt der kulturwissenschaftlich inspirierten Medizin- und Wissensgeschichte zu verdanken.[5] Hat die klassische Pharmaziegeschichte Arzneimittel noch primär als pharmakologisch wirksame Agenzien verstanden und behandelt,[6] so erscheinen Arzneimittel nun auch verstärkt als Produkte und Katalysatoren gesellschaftlicher Veränderungsprozesse.[7] Arzneimittel zeitigen mithin nicht nur medizinische Effekte, sondern wirken als umstrittene und politisierte Stoffe auch auf Machtverhältnisse, Wissensbestände und Moralvorstellungen in verschiedensten gesellschaftlichen Feldern. Groß erscheint dabei die Bandbreite an Zuschreibungen und Erwartungen, die sich an Arzneimittel richten (können). Sie reichen von medizinischen Überlebenshoffnungen über ökonomische Begehrlichkeiten bis hin zu biopolitischen Steuerungsutopien. Arzneimittel ankern dabei tief in unserer Alltagskultur: Sie prägen Leben, Verhalten und Beziehungen von Menschen, rufen dabei in sozialer wie medizinischer Hinsicht erwünschte wie unerwünschte Wirkungen hervor. Insoweit gelten Arzneimittel immer auch als riskante und prekäre Stoffe,[8] die der Regulierung bedürfen. Eben diese letztlich kaum entwirrbaren Einflechtungen in soziale Praktiken und kulturelle Sinnwelten erklären die teils erstaunlichen und mitunter wendungsreichen Laufbahnen

4 Das ungebrochene politische Interesse am Thema Duogynon geht auch aus den zahlreichen BT-Drucksachen hervor (siehe etwa 19/5065, 5738, 5983, 21517, 22308, 24921, 28279, 28806, 29824, 32373, 32556, 32661; 20/4276, 5883). Siehe zur Aufarbeitung im Vereinigten Königreich den Abschnitt »Duogynon als Gegenstand in Forschung und Medienöffentlichkeit«.

5 Siehe dazu die weiterführenden Überblicke Hofer/Sauerteig, *Perspektiven*, 2007; Thießen, *Medizingeschichte*, 2013.

6 Für die klassische Pharmaziegeschichte, ohne die keine kulturwissenschaftlich inspirierte Arzneimittelgeschichte auskommt, steht besonders die ›Marburger Schule‹. Siehe als Grundlagenwerke Friedrich/Müller-Jahncke, *Geschichte*, 2005; Müller-Jahncke/Friedrich/Meyer, *Arzneimittelgeschichte*, 2005.

7 So etwa Eschenbruch u. a., *Arzneimittel*, 2009, S. 7; Steinmetz, *Politisierung*, 2003; Lenhard-Schramm/Großbölting, *Contergan*, 2017.

8 Schlich/Tröhler, *Risks*, 2006, S. 1–3 und passim; Balz u. a., *Matters*, 2008; Schwerin, *Contergan-Bombe*, 2009; Hess, *Risks*, 2010; Balz u. a., *Bullets*, 2008; Kessel, *Nebenwirkungen*, 2015.

bestimmter Arzneimittel – im Englischen mit dem treffenden, aber nur schwer übersetzbaren Begriff der *drug trajectories* umschrieben.[9]

Der Fall Duogynon kreuzt und verbindet die »Trajektorien« gleich mehrerer berühmter Arzneimittel. Insoweit eröffnet das Thema eine epistemische Schnittfläche, auf der sich die Besonderheiten und Probleme anderer bedeutender Medikamente bündeln und inhaltlich verdichten: Durch die vermutete, aber bis heute nicht eindeutig belegte fruchtschädigende (»teratogene«) Wirkung ergeben sich zunächst unzählige und unmittelbare Bezüge zum Schlaf- und Beruhigungsmittel Contergan, dessen verhängnisvolle Wirkung den bis heute größten medialen Skandal um ein Arzneimittel provozierte (allein in der Bundesrepublik kamen bis zu 5.000 Kinder mit den typischen Fehlbildungen zur Welt).[10] Ebenso stark sind die Zusammenhänge mit der ersten deutschen »Antibabypille«, die Schering 1961 unter dem Namen Anovlar auf den Markt brachte und die dieselben Wirkstoffe enthielt wie die Duogynon-Dragees.[11] Beide Präparate waren in der Entwicklung eng miteinander verwoben und in ihrer pharmakologischen Bewertung wie in ihrer regulativen Behandlung kaum voneinander zu trennen (was auch für viele ähnliche Hormonpräparate oder Mittel mit demselben Indikationsgebiet gilt).[12] Im Fall Duogynon überlappten sich also verschiedene pharmakopolitische Problemzusammenhänge, an denen sich grundlegende Strukturmerkmale der westdeutschen Arzneimittelregulierung in ihrer wechselseitigen Beziehung nachverfolgen und untersuchen lassen.

9 Der Begriff der *drug trajectory* lässt sich am ehesten als eine mehrdimensionale Laufbahn (oder »Flugkurve«) eines Arzneimittels beschreiben, auf deren Verlauf konkurrierende und kooperierende Kräfte aus verschiedenen sozialen Sphären einwirken, was dieser Bahn oder Kurve eine schwer zu kontrollierende Eigendynamik verleiht. Verschiedene Arbeiten haben einen solchen Ansatz als Ausgangspunkt gewählt. Siehe vor allem Gaudillière, *Drug Trajectories*, 2005, sowie das von Gaudillière herausgegebene gleichnamige Heft 4 der Zeitschrift SHPBBS 2005; ferner Balz u. a., *Bullets*, 2008, S. 184, 187; Hess, *Psychochemicals*, 2007, S. 83–84. Auch die klassische Pharmaziegeschichte hat sich ähnlichen Fragen gewidmet, siehe etwa Friedrich/Müller-Jahncke, *Arzneimittelkarrieren*, 2009. Bei genauerer Betrachtung zeigen sich aber die Unterschiede der beiden Zugänge: Während das Interesse der Pharmaziegeschichte auf den Arzneimitteln selbst liegt, verstehen die weiter gefassten Ansätze die Arzneimittel eher als Sonde, anhand derer allgemeinere Strukturen und Zusammenhänge erfasst und erklärt werden sollen (etwa mit Blick auf die Erzeugung von Wissen).

10 Siehe dazu Kirk, *Contergan-Fall*, 1999; Zichner/Rauschmann/Thomann, *Contergankatastrophe*, 2005; Lenhard-Schramm, *Land*, 2016; Großbölting/Lenhard-Schramm, *Contergan*, 2017; Crumbach, *Sprechen*, 2018.

11 Siehe zu den Verbindungen zwischen Anovlar und Duogynon bes. Kap. 2.3 und 2.5.

12 Neben Duogynon existierten zahlreiche andere Präparate, die der Behandlung von tatsächlichen oder vermeintlichen Störungen des weiblichen Genitalapparats dienten. Hinzu kamen diverse andere hormonelle Schwangerschaftstests; siehe dazu den Abschnitt »Zur Orientierung« am Ende der Einleitung.

Aussagekräftig und historisch interessant ist der Fall Duogynon auch aus einem anderen Grund: Das Medikament war von 1950 bis 1981 im Handel und durchlief somit verschiedene Regime der Arzneimittelregulierung: von der »vorgesetzlichen« Zeit (bis 1961) über die Geltungsdauer des ersten Arzneimittelgesetzes (ab 1961) bis zur grundlegenden Neuordnung des Arzneimittelrechts (1978). Damit passierte das Präparat eine Zeitspanne, in der sich sowohl der Pharmamarkt als auch die westdeutsche Gesellschaft selbst grundlegend wandelten[13] – und nicht zuletzt diese gesellschaftliche Dimension prägte die Geschichte des Präparats Duogynon: Das Mittel war von Beginn an umstritten, weil es auch zur Behandlung sozialer Probleme diente, dabei gesellschaftliche Tabuzonen tangierte und in Konfliktfelder vordrang, auf denen medizinische, sozialmoralische und wirtschaftliche Fragen mit aller Wucht aufeinanderprallten: vom Schwangerschaftsabbruch über Geburtenregulierung und Verhütung bis hin zur hochsensiblen Problematik der »Mißbildungen«, wie es damals oft noch hieß.[14] Zusammengesetzt aus weiblichen Sexualhormonen, fand Duogynon aber nicht nur als Schwangerschaftstest Anwendung, sondern auch als Mittel gegen Menstruationsstörungen. Insoweit war es auch eng mit Geschlechterfragen verknüpft, diente es doch in den Augen zeitgenössischer (und meist noch männlicher) Mediziner der Normalisierung einer vermeintlich gestörten Weiblichkeit.[15] Und schließlich: Mit den mannigfachen Vorwürfen, die den Hersteller und die Aufsichtsbehörden trafen, provozierte der Fall Duogynon stets auch Debatten über Schuld, Verantwortung und Compliance. Damit bot der Fall Duogynon zahlreiche gesellschaftliche Reibungsflächen, an denen sich verschiedene Grundsatzdebatten entzündeten, die stets über das Präparat hinausreichten und sich letztlich als Ausdruck und Triebkraft gesellschaftlicher Wandlungsprozesse erwiesen.

Dieses Buch nimmt den in mancher Hinsicht aufschlussreichen Fall Duogynon als Ausgangspunkt, um eine Geschichte der staatlichen Arzneimittelregulierung der alten Bundesrepublik zu skizzieren. Auch wenn die staatliche Sphäre den Schwerpunkt bildet, folgt das Buch einem weiten Regulierungsbegriff, der sich nicht auf die staatlich-politische Sphäre beschränkt, sondern unter Arzneimittelregulierung all jene Regeln, Institutionen und Maßnahmen

13 Siehe die weiterführenden medizinhistorischen Überlegungen bei Hofer, *Medizin*, 2010.

14 Entsprechende Thematisierungs- und Politisierungsfunktionen haben Steinmetz, *Politisierung*, 2003, S. 200–201, und Bösl, *Politiken*, 2009, S. 226–241, 343, am Beispiel des Contergan-Skandals aufgezeigt.

15 Zur Problematisierung der Geschlechterverhältnisse im Bereich der Gynäkologie, die im Rahmen dieses Buches nicht eingehend beleuchtet werden kann, Schlünder, *Herren*, 2005; Amendt, *Frau*, 1985, S. 53 und passim; Hering/Maierhof, *Frau*, 2002, S. 131 und passim.

versteht, die die Verfügbarkeit und Anwendung von Medikamenten steuern sollen. Der inhaltliche Zugriff der Arbeit ist dabei ein doppelter: In einem ersten Teil steht die Arzneimittelregulierung allgemein im Fokus. Hier geht es um grundlegende Strukturen, Funktionsweisen und Probleme des bundesdeutschen Regulierungssystems, das im Untersuchungszeitraum von einem fundamentalen Umformungsprozess betroffen war. Darauf aufbauend, richtet der zweite Teil des Buches den Blick auf die Arzneimittelregulierung im konkreten Anwendungsfall. Den roten Faden bildet dabei das staatliche und politische Agieren im Fall Duogynon, ohne aber das vielschichtige und sich wechselseitig bedingende Handeln von Wissenschaft, Industrie und Medien außen vor zu lassen. In vielen mikrohistorischen Episoden lassen sich dabei die im ersten Schritt umrissenen Strukturen näher beleuchten und die Folgen bestimmter Regulierungsakte problematisieren. Damit wird nicht nur der berechtigten Forderung Rechnung getragen, die »Verwaltung in Aktion« in den Mittelpunkt historischer Untersuchungen zu rücken,[16] sondern auch dem eingangs erwähnten Aufklärungsinteresse entsprochen.

Für einen solchen Zugriff bietet sich der Fall Duogynon auch aufgrund der Quellenlage an. Ein Gang in die staatlichen Archive und in die behördlichen Registraturen zeigt schnell, wie ungewöhnlich umfangreich die Überlieferung zu diesem Medikament ist, wie eingehend sich Gesundheitsbehörden und Medizinalbeamte bereits zeitgenössisch mit Duogynon befassten. Viele der für dieses Buch genutzten Quellen wurden zum ersten Mal für historische Fragestellungen ausgewertet. Aber auch in nicht-staatlichen Archiven findet sich Material in Hülle und Fülle, das sich außerdem durch eine kaum überschaubare Menge an Medienbeiträgen ergänzen lässt. Schon aufgrund ihrer Reichhaltigkeit sind die vielen Dokumente, Überlieferungssplitter und anderweitigen Spuren ein überaus wertvoller, aber bislang kaum gehobener Quellenschatz für alle, die sich mit der Geschichte der Arzneimittelregulierung befassen.

Eine fundierte geschichtswissenschaftliche Einordnung des Themas Duogynon steht noch aus. Während sich das Buch bei diesem Präparat nur auf wenige belastbare Forschungen stützen kann (siehe unten), gilt dies für die Arzneimittelregulierung nicht. Diverse Beiträge haben sich in den letzten Jahren mit verschiedenen Aspekten auch der deutschen Arzneimittelregulierung befasst. Dies gilt insbesondere für regulative Netzwerke zwischen Wissenschaft, Industrie und klinischer Praxis,[17] aber auch für die staatliche Sphäre. Auch hier klaffen noch

16 Ruck, *Beharrung*, 1997, S. 201; ferner Lenhard-Schramm, *Land*, 2016, S. 26–35.

17 Siehe etwa Gaudillière/Hess, *Ways*, 2013; Daemmrich, *Pharmacopolitics*, 2004. Fasst man, wie hier in Kap. 1.1 vorgeschlagen, den Regulierungsbegriff weiter, so lassen sich zahlreiche Bände und Hefte nennen, die sich mit einschlägigen Fragen befasst haben, unter anderem SHPBBS 2005, Heft 4 (*Drug Trajectories*); HisTech 2008, Heft

große Lücken, besonders mit Blick auf die zweite Hälfte des 20. Jahrhunderts: Viele der vorhandenen Arbeiten stützen sich vorwiegend auf gedrucktes Material. Sie erfassen vor allem die politisch-legislative Dimension der Rahmengestaltung, schenken aber der administrativen Regulierungspraxis keine oder nur wenig Beachtung.[18] Zudem liegen nur wenige Arbeiten vor, die auch die Zeit ab den 1970er Jahren behandeln – was aufgrund der Quellenlage kaum verwundern dürfte: Zahlreiche Akten sind erst jüngst in die öffentlichen Archive gelangt oder befinden sich noch in den behördlichen Registraturen. Gerade deshalb ging es in dieser Studie auch darum, neues und bislang unbekanntes Material aufzuspüren und auszuwerten. Schließlich unterscheiden sich auch die Ansätze: Viele aufschlussreiche Arbeiten konzentrieren sich auf eine punktuelle Problembeleuchtung, kreisen also eine bestimmte Institution oder einen Arzneimittelzwischenfall thematisch und zeitlich eng ein.[19] Dieses Buch weitet dagegen das Blickfeld im Sinne einer phasenübergreifenden Perspektive. Es durchleuchtet die gesamte Genese der bundesdeutschen Arzneimittelregulierung bis in die 1980er Jahre, sowohl in ihren allgemeinen Entwicklungslinien als auch im besonderen Anwendungsfall eines langlebigen und umstrittenen Arzneimittels.

Das Erkenntnisinteresse dieser Arbeit liegt dabei in der Frage, wie die (staatliche) Arzneimittelregulierung seit der Gründung der Bundesrepublik funktionierte. Es geht also um die Ziele, Mittel und Logiken des Regulierens, die das Handeln der beteiligten Akteure prägten – und somit die charakteristischen Züge des bundesdeutschen Arzneimittelwesens formten. Das Hauptaugen-

2 (*How pharmaceuticals became patentable in the twentieth century*); HisTech 2013, Heft 2 (*Pharmaceutical firms and the construction of drug markets*); Gaudillière/Löwy, *Industrialist*, 1998; Schlich/Tröhler, *Risks*, 2006; Eschenbruch u.a., *Arzneimittel*, 2009; Gaudillière/Thoms, *Development*, 2015.

18 Siehe insbesondere Murswieck, *Kontrolle*, 1983; Feick, *Wissen*, 2000; Daemmrich, *Pharmacopolitics*, 2004, die alle die politische Sphäre fokussieren. Die Genese der Arzneimittelgesetze ist eingehend thematisiert worden von Stapel, *Arzneimittelgesetze*, 1988; Rotthege, *Entstehung*, 2011, wobei die einschlägigen Akten nur zum Teil herangezogen wurden. Im Vergleich zur Bundesrepublik ist die DDR besser untersucht; siehe statt vieler Klöppel/Balz, *Psychopharmaka*, 2010; Hess/Hottenrott/Steinkamp, *Testen*, 2016. Auch für die staatliche Arzneimittelregulierung in Deutschland bis zur Mitte des 20. Jahrhunderts liegen zahlreiche Arbeiten vor; siehe etwa Thoms, *Arzneimittelaufsicht*, 2005; Hüntelmann, *Cultures*, 2007; Lenhard-Schramm, *Gesundheit*, 2020. Mit Blick auf das Ausland ist die Forschungslage uneinheitlich. Erwähnenswert ist vor allem die monumentale Studie zur US-amerikanischen FDA von Daniel Carpenter, *Reputation*, 2010.

19 Das gilt etwa für die exzellenten Arbeiten von Nils Kessel, *Expertise*, 2009; Kessel, *Arzneimittelschäden*, 2009. Von einem eher punktuellen Ansatz ist auch der instruktive Band Eschenbruch u.a., *Arzneimittel*, 2009, geprägt, dessen Aufsätze bestimmte Jahre in der Entwicklung eines Arzneimittels fokussieren, sich dabei aber nicht (nur) auf staatliche Akteure der Regulierung beschränken.

merk richtet sich dabei nicht zuletzt auf die Macht- und Aufgabenverteilung im Gesamtregulierungssystem, unter besonderer Berücksichtigung der Rolle des Staates. Inwieweit und weswegen verschoben sich die formal geregelten Regulierungszuständigkeiten und die informal eingeübten Regulierungsfunktionen? Was waren die stärksten Veränderungsimpulse, wer die wichtigsten Triebkräfte grundlegender Neuordnungsprozesse? Im Mittelpunkt stehen hier die vielfältigen Friktionen und pharmakopolitischen Problemkreise, die sich in der behördlichen Regulierungspraxis ergaben. Die Arbeit geht dabei über eine Aufklärung und Einordnung des Behördenhandelns im Fall Duogynon deutlich hinaus. Denn dieses Präparat war nicht nur ein bloßes Objekt der Regulierung, vielmehr trug der Fall Duogynon auch dazu bei, bestimmte Regulierungsansätze selbst zu hinterfragen und fortzuentwickeln.

Vor diesem Hintergrund führt das Buch die (oft voneinander separierten) Perspektiven der Verwaltungs-, Rechts- und Medizingeschichte zusammen und verbindet sie mit kulturwissenschaftlich und organisationssoziologisch inspirierten Ansätzen. Die Studie geht von einer prinzipiellen Einsicht aus: Auch staatliche Institutionen wie Ministerien oder das Bundesgesundheitsamt (BGA) sind untrennbar verflochten mit ihrem politischen, kulturellen und gesellschaftlichen Umfeld,[20] in dem diverse Akteure (etwa aus Medizin und Medien, aber auch aus Patientenschaft, Pharmabranche und Politik) mit unterschiedlichen Mitteln mannigfaltige Forderungen und Erwartungen an die Institutionen herantragen. Um ihre eigene Existenz und Funktionsfähigkeit sicherzustellen, müssen sich Institutionen an diesen Erwartungen ausrichten und ihnen zumindest teilweise entsprechen.[21] Ein Bewusstsein für diese Problematik ist besonders wichtig, weil die Arzneimittelregulierung lange Zeit ein hart umkämpftes Feld war, auf dem widersprüchliche Forderungen, divergente Handlungslogiken und andersgeartete Problemlösungsstrategien aufeinanderstießen: Während etwa seitens der Politik lange Zeit der Wille dominierte, den Arzneimittelverkehr möglichst wenig einzuschränken, und die Ärzteschaft die zentralen Regulierungskompetenzen für sich beanspruchte, forderte eine sich allmählich herausbildende kritische Laienöffentlichkeit ab den 1960er Jahren mit zunehmendem Erfolg, den Staat mit weitreichenderen Eingriffsrechten auszustatten.[22] Solche Konfliktlagen prägten, wie das Beispiel Duogynon zeigt, auch das Behördenhandeln im Einzelfall.

Ein adäquates Verständnis und eine sachgerechte Einordnung des zeitgenössischen Behördenhandelns erscheinen nur dann möglich, wenn es aus dem his-

20 Becker, *Überlegungen*, 2003, S. 314–315.
21 Siehe dazu weiterführend Lenhard-Schramm, *Land*, 2016, S. 26–42.
22 Siehe dazu Kap. 1.2 dieses Buches.

torischen Kontext heraus beleuchtet und problematisiert wird. Es muss also klar sein, in welchem kulturellen, gesellschaftlichen und institutionellen Rahmen, auf welcher rechtlichen Grundlage und mit welchem medizinischen Kenntnisstand das Präparat Duogynon auf den Markt gebracht und reguliert wurde. Dies sollte eigentlich selbstverständlich sein, doch ist gerade bei medial stark skandalisierten Themen aus der Medizin immer wieder die Neigung zu erkennen, historische Zusammenhänge mit ahistorischen Maßstäben zu messen und heutige Standards und Regularien auf die Vergangenheit zurückzuprojizieren.[23] Auch insoweit bietet sich die beschriebene Zweiteilung an:

1. Der erste Teil widmet sich den Rahmenbedingungen und Grundlinien der Arzneimittelregulierung in der alten Bundesrepublik. Auch wenn sich die Arbeit schwerpunktmäßig auf den Zeitraum von den späten 1940er Jahren bis in die frühen 1980er Jahre konzentriert, kommt ein solches Thema nicht ohne größere zeitliche Rückgriffe aus. Bei Gründung der Bundesrepublik fußte die Regulierung auf institutionellen, rechtlichen, wissenschaftlichen und anderen Strukturen, die bereits lange vor 1949 entstanden und zum Teil weit in den untersuchten Zeitraum reichten. Die andere Grenze des Untersuchungszeitraums – die frühen 1980er Jahre – erklärt sich nicht nur durch die Marktrücknahme des Medikaments Duogynon. Sie hat vielmehr sachliche Gründe: Das Inkrafttreten des zweiten Arzneimittelgesetzes ab 1978 bedeutete den Abschluss eines tiefgreifenden Transformationsprozesses in der Arzneimittelregulierung: Dieser Bereich wurde seit den 1960er Jahren zunehmend politisiert und demokratisiert, indem eine kritische Medienöffentlichkeit das eher nachtwächterstaatlich geprägte Regulierungsgefüge immer heftiger hinterfragte, eine Teilhabe auch von Nichtmedizinern einforderte und damit letztlich einen verstärkten Eingriff des Staates in das Arzneimittelwesen bewirkte. Sicherlich: Die Arzneimittelregulierung entwickelte sich auch ab den 1980er Jahren fort, nicht zuletzt durch die zunehmende Europäisierung regulativer Strukturen.[24] Dieser

23 Deutlich wurde dies in den letzten Jahren bei der medialen Skandalisierung diverser medizinisch-historischer Zusammenhänge, die anschließend wissenschaftlich aufgearbeitet wurden: etwa die Erprobung neuer Medikamente westlicher Pharmaunternehmen in der DDR (siehe Hess/Hottenrott/Steinkamp, *Testen*, 2016, S. 179: »Der Skandal, der keiner war«), die Rolle des Staates im Contergan-Skandal (siehe Lenhard-Schramm, *Land*, 2016) oder die Erprobung von Arzneimitteln an Minderjährigen (siehe Schepker/Kölch, *Psychopharmaka*, 2017).

24 Bereits das Arzneimittelgesetz (AMG) von 1976 war Ausdruck einer zunehmenden Europäisierung des Arzneimittelrechts (dazu Kap. 1.3). Die weitere Entwicklung der Arzneimittelregulierung ab den 1980er Jahren wurde von der sozialwissenschaftlichen Forschung gestreift (siehe etwa Hohgräwe, *Implementation*, 1992, S. 190–193), vor allem aber in der juristischen Literatur eingehend behandelt (siehe etwa Engelke, *Transnationalisierung*, 2010; Fuhrmann/Klein/Fleischfresser, *Arzneimittelrecht*, 2020, S. 121–148).

Prozess wird hier aber nicht eingehend weiterverfolgt, sowohl weil die Quellen hier noch nicht verfügbar sind[25] als auch weil die grundsätzliche Weichenstellung – von einer expertokratischen zu einer öffentlich-medialen Regulierungslogik – bereits vollzogen war.

Angesichts des weiten Regulierungsbegriffs kann sich die Betrachtung nicht auf einzelne (etwa rechtliche) Aspekte beschränken. Arzneimittelregulierung ist vielmehr ein komplexer Interaktionsprozess, an dem zahlreiche Akteure beteiligt sind, die dabei nie aus einer rein medizinischen Logik handeln, sondern sich auch an den Ansprüchen und Erwartungen der politischen, wirtschaftlichen und kulturellen Umwelt ausrichten. Angesichts dieser Vielschichtigkeit schlägt der erste Teil einige systematische Schneisen, um die Rolle des Staates im Dickicht des nur schwer durchschaubaren Regulierungsgeflechtes schärfer konturieren zu können. Zu diesem Zweck werden zunächst zentrale Begriffe erörtert und die zentralen Strukturzusammenhänge und Funktionsweisen der Arzneimittelregulierung modellhaft systematisiert.

Um für die weiteren Ausführungen einen Orientierungsrahmen zu geben, zeichnet das erste Unterkapitel die allgemeinen Grund- und Entwicklungslinien des bundesdeutschen Systems der Arzneimittelregulierung nach. Der Blick richtet sich dabei insbesondere auf die grundlegenden Ordnungsvorstellungen und Rollenbilder der verschiedenen Akteure, aber auch auf die bremsenden und dynamisierenden Ereignisse, Faktoren und Kräfte, die Änderungen des Regulierungssystems zu verhindern oder zu forcieren suchten. Dabei geht es auch um die Frage, wie die gesellschaftlichen Umbruchprozesse dieser Zeitspanne mit einer grundlegenden Umformung der Arzneimittelregulierung zusammenhingen. Der Kernstrang dieses Kapitels, an dem sich dieser Umformungsprozess nachverfolgen lässt, ist der Auf- und Ausbau staatlicher Regulierungsinstitutionen.

Im zweiten Unterkapitel stehen sodann die rechtlichen Grundlagen im Mittelpunkt. Auch wenn sich »Regulierung« nicht auf diese Grundlagen beschränken lässt, sind sie dennoch darzustellen und zu problematisieren, weil sie von allen Regulierungsformen den höchsten Verbindlichkeitsgrad aufweisen.[26] Hier wird es also um die Fragen gehen, in welchem rechtlichen Rahmen neue

25 Viele Quellen zur Arzneimittelregulierung seit den 1980er Jahren sind heute für die historische Forschung noch nicht verfügbar, vor allem weil gesetzliche Aktensperrfristen bestehen und Unterlagen aus anderen Gründen noch nicht (vollständig) einsehbar sind (Schutz von Patientendaten, Betriebsgeheimnissen usw.).

26 Dazu eingehender Kap. 1.3.

Arzneipräparate auf den Markt kamen und welche juristischen Möglichkeiten für die Behörden bestanden, steuernd einzugreifen (etwa durch Genehmigungen, Verbote oder Auflagen). Das Kapitel beschränkt sich dabei nicht auf ein problemorientiertes Referat vergangener Rechtsnormen,[27] sondern beleuchtet zugleich, wie und weshalb sich der rechtliche Rahmen änderte. Dies ist von besonders großer Aussagekraft, da sich bei der Aushandlung und Durchsetzung neuer Rechtsnormen Problemwahrnehmungen, Lösungsansätze und Interessenkonflikte in erheblichem Maße verdichten. Darüber hinaus zeigt das Kapitel, wie die einschlägigen Rechtsnormen in der behördlichen Arzneimittelregulierung angewandt wurden, welche Probleme sich dabei grundsätzlich ergaben und wie man mit ihnen umging.

Eine weitere zentrale Grundlage für die staatliche Arzneimittelregulierung ist medizinisches Wissen. Auch dieses Wissen ist nichts objektiv Gegebenes, sondern durch den sozialen Kontext bedingt, in dem es erzeugt, verbreitet und diskutiert wird.[28] Nun ist es freilich nicht annährend möglich, *das* medizinische Wissen über Nutzen und Risiken von Arzneimitteln zu rekonstruieren, das für Regulierungsentscheidungen maßgebend war. Da dies nur beispielhaft geschehen kann, richtet sich das Schlaglicht des letzten Unterkapitels auf medizinisch-wissenschaftliche Diskursstränge, die (auch) das Präparat Duogynon und die ihm zugeschriebenen Wirkungen betrafen. Dieses Kapitel geht daher den Fragen nach, inwieweit Medikamente im Allgemeinen und Sexualhormone im Besonderen als Risiken in der Schwangerschaft wahrgenommen wurden – und weshalb Hormone grundsätzlich als prekäre Stoffe galten. Dies ist insoweit herausfordernd, als (auch) medizinische Wissensbestände und Risikowahrnehmungen niemals statisch und frei von Widersprüchen sind.[29]

2. Während der erste Teil systematische Zugänge wählt, greift der zweite die dabei herausgeschälten Stränge auf und führt sie zusammen, indem das Handeln der zuständigen Behörden im Fall Duogynon in historisch-genetischer Form erörtert wird. Im Mittelpunkt stehen dabei die deutschen Bundesbehörden, also das seit 1961 für die Registrierung neuer Arzneifertigwaren (»Spezia-

27 Besonders die juristische Literatur beschränkt sich oft auf eine Diskussion geltender Rechtsnormen. Die Hintergründe, Strukturen und Entwicklungspfade, die zur heutigen Rechtslage führten und diese mithin erklären, werden – wenn überhaupt – nur oberflächlich besprochen.

28 Dazu klassisch Fleck, *Entstehung*, 1935. Siehe auch Jordanova, *Construction*, 1995; Borck, *Anatomien*, 1996; Roelcke, *Politik*, 2010.

29 Gerade bei Arzneimittelrisiken handelt es sich nicht um essentialistische Qualitäten, also den Mitteln innewohnende Eigenschaften, sondern um Zuschreibungen, die das Ergebnis sozialer Aushandlungsprozesse sind. Siehe Hess, *Risks*, 2010, S. 200–203; Schlich, *Risk*, 2006, S. 2, 7, 15–16.

litäten«) zuständige BGA und das jeweils übergeordnete Bundesministerium.[30] Ebenso richtet sich der Blick auf die Landesbehörden, soweit deren Handeln für das Inverkehrbringen von Duogynon relevant war und sie im Rahmen der Erfassung und Bewertung unerwünschter Wirkungen (»Pharmakovigilanz«) dieses Präparats regulativ tätig wurden.[31] Dabei werden jene behördlichen Entscheidungen und Vorgänge rekonstruiert, die die Entwicklung, Herstellung und Einführung von Duogynon betrafen. Zu zeigen ist mithin, wie die Rechtsgrundlagen angewandt wurden, wie sich die verwaltungspraktischen Regeln und Routinen auswirkten und mit welchem Wissens- und Kenntnisstand die zuständigen Behörden agierten: als es um die Genehmigung, Registrierung und Zulassung des Hormonpräparats ging, als Verdachtsmomente gegen Duogynon aufkamen und als das Problem akut wurde, ob und inwieweit die Behörden durch Kommunikations- und Verwaltungsakte eingreifen konnten, durften und sollten. Der Blick richtet sich dabei aber immer auch, soweit erforderlich, auf das Handeln anderer Regulierungsakteure und auf die Frage, wie der Fall Duogynon letztlich zur Änderung grundsätzlicher Regulierungsnormen beitrug.

Viele Fragen zum Thema Duogynon sind dabei nach wie vor ungeklärt. Während der äußere Geschehensablauf (etwa die Zeitabfolge der Markteinführung und -rücknahme) weithin bekannt ist, gilt dies für die Rolle des Staates kaum: Wann wurden die zuständigen Aufsichtsbehörden erstmals mit dem Verdacht gegen Duogynon konfrontiert? Wie bewerteten die Beamten und bald auch Beamtinnen im BGA und im übergeordneten Ministerium die Warnungen? Und wie reagierten sie? Diese Aspekte liegen bisher weitgehend im Dunkeln. Unklar ist zum Beispiel, welche konkreten Informationen den zuständigen Behörden vorlagen und welche exekutiven Spielräume ihnen überhaupt zur Verfügung standen. Auch liegen bisher, von einzelnen Zitaten und Verdachtsbekundungen abgesehen,[32] keine belastbaren Informationen dazu vor, inwieweit die Herstellerfirma Schering die Behörden zu beeinflussen versuchte und wie erfolgreich dies war. Eine fundierte Einordnung des zeitgenössischen Behördenhandelns steht somit noch aus und soll hier geleistet werden. Dies bezieht nicht nur Interaktionen mit nicht-staatlichen Stellen ein, sondern

30 Die für das Gesundheitswesen zuständigen Bundesministerien waren im betreffenden Zeitraum (1950–1981) das Bundesministerium des Innern (BMI) 1950–1961, das Bundesministerium für Gesundheitswesen (BMGes) 1961–1969 und das Bundesministerium für Jugend, Familie und Gesundheit (BMJFG) ab 1969.

31 Diese Fragen sind für die Landesgesundheitsbehörden bisher nur vereinzelt untersucht worden (Lenhard-Schramm, *Land*, 2016), was nicht zuletzt an der oft lückenhaften oder unübersichtlichen Quellenlage liegt, die schon des Öfteren konstatiert wurde, siehe etwa Lindner, *Gesundheitspolitik*, 2004, S. 9.

32 Siehe die in Anm. 1 angegebene Literatur.

auch Vorgänge, die sich zunächst dem Blick der Behörden entzogen, aber später für Entscheidungen staatlicher Stellen relevant wurden.

Der Aufbau des zweiten Teils orientiert sich dabei an wesentlichen Wegmarken der *trajectory* des Präparats Duogynon. Die ersten drei Unterkapitel zeichnen die Entwicklung und Einführung der verschiedenen Duogynon-Präparate nach. Deutlich tritt dabei die regulative Ausgangssituation hervor, in der dem Staat nur eine überaus passive Rolle zukam. Die drei folgenden Unterkapitel legen ihr Augenmerk auf die frühen 1960er Jahre. Dabei rücken zunächst das erste deutsche Arzneimittelgesetz und dessen Bedeutung für die Einführung eines weiteren Duogynon-Präparats in den Mittelpunkt. Sodann wird gezeigt, wie, weshalb und mit welchen Folgen Duogynon und ähnliche Präparate unter den Verdacht mehrerer Mediziner gerieten, als sich Anfang der 1960er Jahre die Zahl an angeborenen Fehlbildungen sprunghaft mehrte, bevor sich der Blick auf das Duogynon-Konkurrenzpräparat Amenyl richtet. Nachdem erste Nachforschungen den Verdacht nicht erhärteten, äußerte die britische Ärztin Isabel Gal 1967 erstmals eine konkrete Warnung vor hormonellen Schwangerschaftstests.[33] Warum dies keine unmittelbaren Folgen hatte, ergründet das siebte Unterkapitel ebenso wie einen nachhaltigen Wandel in der Risikowahrnehmung der Hormone. Das achte Unterkapitel beleuchtet dann, wie und weshalb sich die deutschen Behörden trotz stumpfer Eingriffsinstrumente um eine stärkere Beschränkung hormoneller Schwangerschaftstests bemühten und welche Probleme damit einhergingen. Nachdem der Fall zunächst fast nur in der Fachwelt verhandelt worden war, drang er 1977 in die breite Medienöffentlichkeit. Die öffentliche und auch kontroverse Diskussion in Medien, Politik und Medizin erreichte ihren Höhepunkt im Sommer 1978 – mit teils heftigen Kollisionen von rechtlichen Problemen, öffentlichen Forderungen und medizinischen Erwägungen: Kollisionen, die das neunte Unterkapitel eingehend thematisiert. Das zehnte und letzte Unterkapitel legt schließlich dar, wie und weshalb Duogynon 1981 vom Markt genommen wurde.

Abgeschlossen wird die Arbeit durch zwei Exkurse: Zum einen werden konkrete Korruptionsvorwürfe kritisch beleuchtet, die in der medialen Diskussion unter Hinweis auf angebliche Aktenfunde erhoben wurden (Exkurs 1). Zum anderen wird die Regulierung identischer und ähnlicher Präparate in der ehemaligen DDR in den Blick genommen (Exkurs 2). Letzteres erlaubt nicht nur den Vergleich mit einem oft für überlegen gehaltenen sozialistischen Regulierungssystem,[34] sondern ist für die Geschichte der bundesdeutschen Arz-

33 Gal/Kirman/Stern, *Tests*, 1967.

34 Scheler/Oehme, *Arznei*, 2002, S. 123; 7B Direkt Apothekenservice AG, *Pharmazie*, 2008, S. 10–11, 82 und passim; Friedrich, *Contergan-Fall*, 2017, S. 35.

neimittelregulierung auch insoweit relevant, als nach der Wiedervereinigung ein ostdeutsches Hormonpräparat auf den bundesdeutschen Markt gelangte, das exakt dieselbe Arzneistoffzusammensetzung aufwies, wie das 1950 eingeführte Duogynon. Obgleich die Studie damit in dieser Beziehung eine differenzierte und auch historisch fundierte Einordnung leisten wird, kann und soll sie eines nicht klären: nämlich die Frage, ob das Präparat Duogynon tatsächlich Fehlbildungen verursachte oder nicht.

Duogynon als Gegenstand in Forschung und Medienöffentlichkeit

Der Forschungsstand zu Duogynon ist überschaubar. Bisher liegen lediglich wenige kürzere geschichtswissenschaftliche Beiträge vor, welche die Geschichte des Präparats in groben Zügen skizzieren.[35] Daneben existieren einige medizinische Arbeiten zu Duogynon, die zum Teil knappe historische Bemerkungen enthalten.[36] Darüber hinaus ist die Geschichte des Mittels, seiner Entwicklung, Vermarktung und Zulassung aber weitgehend unerforscht. Dementsprechend stützen sich viele Stimmen in der öffentlichen Diskussion auf schier unzählige Medienberichte. Dabei handelt es sich aber nicht selten um Beiträge, die einer ausgeprägten Sensationslogik folgen und darauf zielen, etwas Skandalöses hervorzuheben, in diesem investigativen Gestus aber wichtige Aspekte außer Acht lassen und mancherlei nicht nachprüfbare Behauptung aufstellen.[37]

Die mediale Debatte um Duogynon reicht zurück bis in die späten 1970er Jahre, als sich die breite Öffentlichkeit erstmals in Presse, Radio und Fernsehen mit dem Präparat befasste.[38] Mit der Marktrücknahme schwand vorerst das mediale Interesse. Das änderte sich im neuen Jahrtausend. Nachdem Schering 2006 von Bayer aufgekauft worden war, äußerten zunächst Betroffene

35 In chronologischer Reihenfolge Lenhard-Schramm, *Duogynon*, 2018; Olszynko-Gryn u. a., *Argument*, 2018; Nemec/Olszynko-Gryn, *Duogynon*, 2022.

36 Siehe bspw. Tümmler, *Fehlbildungen*, 2014, hier S. 1–2.

37 Dies gilt, um nur ein Beispiel zu nennen, für die Darstellung der Tierversuche. Manche Beiträgen (etwa die TV-Reportage und der *Spiegel*-Artikel in Anm. 1) suggerieren, Tierversuche hätten eine teratogene Wirkung Duogynons belegt. Dass die Anomalien nur vereinzelt, unregelmäßig und erst nach extremer Überdosierung auftraten, bleibt unerwähnt. Ebenso fällt unter den Tisch, dass bei besonders aussagekräftigen Versuchen an Affen keine teratogenen Effekte zu beobachten waren. Schließlich ist auch die Aussage irreführend, dass infolge der Versuche eine teratogene Wirkung »nicht mit Sicherheit ausgeschlossen« werden konnte, denn dies ist durch Tierversuche grundsätzlich nicht möglich.

38 Siehe dazu Kap. 2.9.

aus England Entschädigungsforderungen. 2010 richtete sich die mediale Aufmerksamkeit dann auf die deutsche Kampagne *Duogynonopfer*. Rechtliche Schritte blieben wegen der geltend gemachten Verjährung aber erfolglos. Nachdem Kampagnenvertreter die Akten des Ermittlungsverfahrens im Landesarchiv Berlin einsehen konnten, bekam das Thema kräftigen Auftrieb. Bereits 2010 hatte das Bundesinstitut für Arzneimittel und Medizinprodukte (BfArM) das Pharmakovigilanzzentrum für Embryonaltoxikologie an der Berliner Charité beauftragt, den Zusammenhang von Duogynon und Fehlbildungen zu prüfen. Die mit erheblichen methodischen Problemen (auf welche die Autoren selbst hinwiesen) verbundene Studie kam zu dem Ergebnis, dass ein ursächlicher Zusammenhang unwahrscheinlich ist.[39] Zum gleichen Ergebnis kam 2017 ein Expertengremium, das 2015 vom britischen Parlament eingesetzt worden war, um das gesamte verfügbare Datenmaterial entsprechend auszuwerten.[40]

Die Ergebnisse stießen auf großen Protest unter den Betroffenen. Eine weitere, vom britischen Parlament in Auftrag gegebene Studie (die sich allerdings nicht auf hormonelle Schwangerschaftstests beschränkte) kam 2020 zu dem Schluss, dass die britischen Behörden nicht alles getan hätten, um eventuelle Arzneimittelrisiken von der Bevölkerung abzuwenden.[41] In Anbetracht dessen rückten die Betroffenen bald auch die Kausalitätsfrage wieder in den Fokus. Bestärkt sahen sie sich durch Forschungen des schottischen Biologen Neil Vargesson, dessen Arbeitsgruppe 2018 darauf hinwies, mit Duogynon-Gaben embryonale Entwicklungsschäden bei Zebrafischen erzeugen zu können.[42] In eine ähnliche Richtung wies eine 2018 erstmals publizierte Metaanalyse einer Arbeitsgruppe von der Universität Oxford, nach der orale Hormontests mit einem erhöhten Fehlbildungsrisiko statistisch-signifikant assoziiert waren.[43] Auch diese Arbeit konnte aber einen Kausalitätsnachweis nicht erbringen, zumal sie mit Blick auf die Datenauswahl einige Fragen aufwirft.[44]

Die verschiedenen Arbeiten gaben auch immer wieder Impulse für die öffentliche Debatte zum Thema Duogynon. Angesichts der Aufarbeitungsbestrebungen in England setzten sich in der Bundesrepublik Politiker aus fast allen Parteien für eine Aufklärung der Vorgänge ein, auch mit Blick auf das Verhal-

39 Tümmler/Schaefer, *Duogynon*, 2012, S. 20–23.

40 *Report of the Commission on Human Medicines Expert Working Group on Hormone Pregnancy Tests*, Oktober 2017. Siehe dazu auch die Pressemitteilung 12/2017 des BfArM.

41 *First Do No Harm. The Report of the Independent Medicines and Medical Devices Safety Review*, 8.7.2020.

42 Brown u.a., *Primodos*, 2018. Primodos war der Handelsname von Duogynon in England.

43 Heneghan u.a., *Tests*, 2018.

44 Siehe dazu Paulus, *Kausalitätsnachweis*, 2018; ferner Stahlmann, *Sexualhormone*, 2019.

ten der staatlichen Arzneimittelaufsicht.[45] Dieses gesteigerte Interesse bildet nicht nur den Kontext, aus dem dieses Buch entstanden ist, sondern zeigt sich auch in einem größeren Forschungsprojekt, das die Geschichte hormoneller Schwangerschaftstests auch in internationaler Sicht beleuchtet und dabei unter anderem die Perspektive Betroffener einbezieht.[46]

Quellengrundlage

Die Quellen für dieses Buch sind äußerst reichhaltig. Da die Arzneimittelregulierung ein Gegenstand ist, an dem verschiedenste Akteure auf unterschiedlichen Ebenen beteiligt sind, erscheint das relevante Material schier grenzenlos. Dies gilt insbesondere für gedruckte Quellen. Hier kommen besonders wissenschaftliche Publikationen zu verschiedensten Problemen des Arzneimittelwesens infrage, darüber hinaus amtliche und halbamtliche Veröffentlichungen (zum Beispiel Gesetz-, Amts- und sonstige Verkündungsblätter, Parlamentsdrucksachen und -protokolle). Nicht minder wichtig und nicht weniger zahlreich sind die Beiträge aus der Tages- und Wochenpresse sowie sonstige publizistische Beiträge zum Thema Arzneimittelregulierung und -sicherheit. Besonders für die spätere Zeit liegen außerdem diverse einschlägige multimediale Beiträge und Berichte vor, namentlich Rundfunk- und Fernsehbeiträge.

Während sich viele vorliegende Arbeiten vornehmlich auf gedruckte Quellen stützen, berücksichtigt dieses Buch auch vielerlei ungedrucktes Material, allen voran die Akten der involvierten Behörden. Von wesentlicher Bedeutung sind dabei die Bestände des Bundesarchivs in Koblenz. Dort finden sich die zentralen Vorgänge zur Entwicklung des bundesdeutschen Arzneimittelrechts, aber auch zu zahlreichen anderen Regulierungsfragen und -problemen. Ebenso lagern hier die Ministerialakten des Gesundheitsressorts zu Duogynon.[47] Neben den Koblenzer Beständen sind auch Quellen aus dem Bundesarchiv in Berlin-Lichterfelde für Einzelaspekte relevant. Dies gilt zum einen für die Akten der Arzneimittelbehörden der DDR, in der sich gleiche und ähnliche Präparate im Verkehr befanden,[48] zum anderen für Akten der Reichsbehörden, da das Arzneimittelwesen bis weit in die Bundesrepublik hinein durch vorkon-

45 Am 13.3.2019 fand dazu ein Fachgespräch im Bundestag statt, siehe *Gesundheitspolitikerinnen fordern Unterstützung für Duogynon-Kinder*, DAZ.online, 3.4.2019; sowie die in Anm. 4 angegebenen BT-Drucksachen.

46 Siehe https://riskyhormones.org [10.9.2024].

47 BArch, B 353/1465–1466.

48 Siehe Exkurs 2.

stitutionelles Recht geregelt wurde und durch verschiedenste Kontinuitäten geprägt war.[49]

Von entscheidender Bedeutung sind überdies die Unterlagen des ehemaligen BGA. Dies gilt sowohl für Generalakten als auch für spezielle Vorgänge zu einzelnen Präparaten. Im Bundesarchiv existierte zu Projektbeginn kein nennenswerter Bestand an BGA-Akten zur Arzneimittelregulierung. Weitere Recherchen richteten sich daher auf das Bundesinstitut für Arzneimittel und Medizinprodukte (BfArM), eine der Nachfolgebehörden des BGA. Wie eine erste Prüfung ergab, befanden sich in der dortigen Registratur noch sieben Aktenordner zu Duogynon. Diese wurden zu Projektbeginn an das Bundesarchiv in Koblenz abgegeben. Sie enthalten Schriftverkehr, interne Vermerke, Fachliteratur und anderes einschlägiges Material, ferner Tonbänder, auf denen eine Sachverständigentagung im BGA aufgezeichnet ist.[50]

Wie sich bei der Auswertung dieser Unterlagen bald zeigte, waren sie nicht vollständig. Aus diesem Grund erfolgte im Februar 2022 eine Recherche vor Ort im BfArM in Bonn, bei der 19 weitere Akten zu Duogynon ausfindig gemacht werden konnten. Die Überlieferungslücken wurden damit im Wesentlichen geschlossen. Diese Akten befinden sich momentan (Stand: Mai 2024) noch im BfArM, sollen aber mittelfristig ebenfalls an das Bundesarchiv abgegeben werden. Im BfArM konnten außerdem die Registerakten zu diversen weiteren »Arzneispezialitäten« eingesehen werden, darunter auch verschiedene hormonelle Schwangerschaftstests. Parallel dazu erfolgten Recherchen zum verwandten Thema Contergan, um das Handeln des BGA in einem ähnlichen Fall vergleichen und einordnen zu können. Auch dabei wurden weitere Akten ermittelt, die inhaltlich weit über Contergan hinausgehen, unter anderem hormonelle Schwangerschaftstests betreffen und sich inzwischen im Bundesarchiv befinden.[51] Darüber hinaus konnten im August 2022 weitere General- und Spezialakten zu verschiedenen Fragen der Arzneimittelregulierung im BfArM eingesehen werden. Da es sich hier nicht nur um einen zentralen und umfangreichen, sondern auch um einen von der Forschung bisher noch unberücksichtigten und archivisch noch nicht erschlossenen Bestand handelt, kam und

49 Siehe insbesondere Kap. 1.3.

50 Im BArch wurde eigens ein neuer Bestand (B 577) angelegt, da das BfArM bis dahin noch keine Akten abgegeben hatte. Die Akten wurden als Archiveinheiten B 577/1–6 und B 577 TON/1–8 (Aufzeichnung der BGA-Tagung vom 10./11. 10. 1978) verzeichnet. Da es sich um Akten aus der Zeit des BGA handelt, wurden die Akten inzwischen in den Bestand B 208 transferiert (B 577/1–6 entsprechen B 208/1658–1663).

51 Dabei wurden zehn Aktenordner des BGA zu Contergan ermittelt, die kurz nach Weihnachten 2021 an das Bundesarchiv abgegeben wurden. Diese Akten, von denen zwei kassiert wurden, finden sich unter den Signaturen BArch, B 577/7–9, 11–16 (inzwischen B 208/1664–1666, 1668–1673).

kommt diesen Dokumenten eine hohe Bedeutung zu. Um die Transparenz der Forschung sicherzustellen, können Reproduktionen aller in der Arbeit zitierten Dokumente beim Verfasser eingesehen werden.

Der umfassendste Quellenfundus zum Thema Duogynon lagert im Landesarchiv Berlin. Es handelt sich dabei vor allem um die Akten des 1978–1980 laufenden strafrechtlichen Ermittlungsverfahrens gegen leitende Angehörige der Firma Schering. Die 69 Akten enthalten die amtlichen Ermittlungsunterlagen, darunter Schriftwechsel mit Behörden, Beschuldigten und Betroffenen, zudem die staatsanwaltlichen Vermerke, Verfügungen und Vernehmungsprotokolle. Hinzu kommen Unterlagen über Einzelfälle (etwa medizinische Gutachten), Literatur- und Pressesammlungen und umfangreiche Kopien von Unterlagen der Firma Schering.[52] Besonders letztere sind von großer Bedeutung, da sie Teile der Korrespondenz zwischen dem Unternehmen und den Aufsichtsbehörden enthalten. Teile der Verfahrensakte – die Beiakten – sind digitalisiert und allgemein zugänglich.[53] Während Akten von Ermittlungsverfahren, die vor Anklageerhebung eingestellt werden, in der Regel nicht von Archiven übernommen werden, hat die Staatsanwaltschaft Berlin diesen Vorgang selbst als »geschichtlich wertvoll« klassifiziert. Dadurch stellte sie sicher, dass diese Akten in ein öffentlich zugängliches Archiv gelangen und damit mittel- bis langfristig auch ans Licht der Öffentlichkeit.[54]

Wesentlich waren zudem die Unterlagen der Berliner Senatsverwaltung. Bis zum ersten Arzneimittelgesetz von 1961 waren die Länder für die Genehmigung von Arzneifertigwaren zuständig, außerdem fungierten sie nach 1961 weiterhin als Überwachungsbehörden für den Arzneimittelverkehr.[55] Einschlägige Akten ließen sich zu Projektbeginn weder in der Behördenregistratur noch in den Findmitteln des Landesarchivs Berlin ermitteln. Das Landesarchiv hat daher die Einsicht in die Abgabelisten der Berliner Senatsverwaltung ermöglicht.[56] In diesen Listen konnten einige möglicherweise relevante Aktenzeichen identifiziert werden, die aus Gegenüberlieferungen bekannt waren. Das Landesarchiv hat sich freundlicherweise bereit erklärt, diese Akten umgehend zu verzeichnen, die seit 1987 im Archiv lagen. Wie sich dabei herausstellte, enthielten diese (auch) die behördlichen Genehmigungsvorgänge für Präparate

52 LArch Berlin, B Rep. 58, Nr. 1807–1836, 13190–13228.

53 https://mhra-gov.filecamp.com/s/4Zg2eaMVZyWD70PL/fo [10. 9. 2024].

54 Der Aufkleber »Geschichtlich wertvoll« findet sich auf allen Original-Aktendeckeln. Die Anbringung wurde durch die StA beim Landgericht Berlin am 24. 3. 1987 angeordnet (LArch Berlin, B Rep. 58, Nr. 1824, Bl. 7).

55 Dazu eingehend Kap. 1 dieses Buches.

56 Dabei handelt es sich um die Bestandsbilderakten für den Bestand B Rep. 12 (Senatsverwaltung für Gesundheit) aus der Registratur des Landesarchivs (Az. 611).

der Firma Schering, darunter die verschiedenen Duogynon-Präparate und die erste deutsche »Antibabypille« Anovlar.[57] Während die Genehmigungsunterlagen für Duogynon also aufgespürt werden konnten, ist die Akte der Berliner Senatsverwaltung für Gesundheit zur Überwachung des Präparats Duogynon höchstwahrscheinlich bei einer Aussonderung von Altakten vernichtet worden.[58] Dies ist aber insoweit zu verschmerzen, als sich eine Kopie der Akte in den erwähnten Unterlagen der Staatsanwaltschaft Berlin befindet.[59]

Auch wenn die Archive des Bundes und des Landes Berlin die zentralen Bestände für die vorliegende Arbeit enthalten, findet sich in anderen Archiven wichtiges Material. Dies gilt besonders für das Archiv der ehemaligen Firma Schering, das sich auf dem Werksgelände in Berlin befindet und für die Forschung zugänglich ist. Auch zu Duogynon existieren hier zahlreiche Dokumente: Dazu zählen vor allem Informations-, Werbe- und Verpackungsmaterialien, einschlägige Sammlungen zu den Präparaten, Unterlagen zu Verkaufszahlen, Protokolle von Sitzungen der Leitungsebene (bei denen Beschlüsse auch zu Duogynon gefasst wurden), Fotografien, Vorträge und dergleichen mehr. Allerdings handelt es sich hier nicht um das komplette Material Scherings zu Duogynon. Die Unterlagen, die sich in Kopie in den Beiakten der Berliner Staatsanwaltschaft befinden, befinden sich nicht im Historischen Archiv und konnten auch nicht eingesehen werden. Gleiches gilt für das Material, das der Staatsanwaltschaft zur Einsicht überlassen, aber der Firma ohne Anfertigung von Kopien wieder zurückgegeben wurde.

Schließlich lagert auch in weiteren staatlichen Archiven Material, das der Klärung grundsätzlicher Fragen der Arzneimittelregulierung oder einzelner Gesichtspunkte zum Thema Duogynon dient. Von großer Bedeutung sind hier etwa die Unterlagen des Landesarchivs Nordrhein-Westfalen, namentlich die Akten des Contergan-Strafverfahrens, die in der Abteilung Rheinland in Duisburg verwahrt werden und die reichhaltiges Material zu einschlägigen juristischen, medizinischen und anderen Fragen enthalten. Ergänzendes Material zu anderen Aspekten der Arzneimittelregulierung fand sich schließlich in diversen anderen Staats- und Landesarchiven.

57 LArch Berlin, B Rep. 12, Nr. 3264, 3265.

58 Wie sich durch Gegenüberlieferungen rekonstruieren lässt, liefen die Vorgänge der Berliner Senatsverwaltung zu Duogynon unter den Aktenzeichnen 5372/2 – D und 5373/1 – S (teilweise ohne Angabe des Buchstabens). In den Jahren 1987 und 1997 wurden dem Landesarchiv verschiedene Akten mit diesen Aktenzeichen angeboten. Eine Übernahme dieser Unterlagen erfolgte allerdings nicht. Siehe dazu die Anbietungslisten vom 22.6.1987 (Zugang 3650) und vom Juni 1997 (Zugang 5205) aus den Bestandsbilderakten für den Bestand B Rep. 12 aus der Registratur des Landesarchivs (Az. 611) mit den entsprechenden Einträgen.

59 Siehe das Beiheft 1 mit eigenständiger Paginierung in LArch Berlin, B Rep. 58, Nr. 1808.

Zur Orientierung: Was war Duogynon?

Unter dem Handelsnamen Duogynon vertrieb das Berliner Pharmaunternehmen Schering ab 1950 hormonelle Kombinationspräparate. Diese setzten sich alle aus einem Gestagen (Gelbkörperhormon) und einem Estrogen (Follikelhormon) zusammen.[60] Trotz des gleichen Namens gab es Duogynon-Präparate mit unterschiedlicher chemischer Zusammensetzung. Dies gilt es besonders zu betonen, weil manche Beiträge (auch aus der Wissenschaft) den Eindruck erwecken, als habe Duogynon stets die gleichen Arzneistoffe enthalten.[61] Die unterschiedlichen Präparate wurden in unterschiedlichen Darreichungsformen ausgeboten, außerdem zu unterschiedlichen Zeitpunkten auf den Markt gebracht und hatten überdies – zumindest zeitweise – auch unterschiedliche Indikationen.

Als erstes Duogynon-Präparat führte Schering im Juni 1950 eine Injektionslösung ein. Jede Packung enthielt zwei Ampullen mit jeweils 20 mg Progesteron und 2 mg Estradiolbenzoat. Die Wirkkomponenten waren also natürliche Hormone.[62] Als Indikationen waren vorerst die sekundäre Amenorrhoe und die Frühdiagnose der Schwangerschaft angegeben; zeitweilig war das Indikationsgebiet erweitert.[63] Die Duogynon-Injektion an zwei aufeinander folgenden Tagen provozierte eine anovulatorische Blutung. Blieb diese aus, so war die Frau höchstwahrscheinlich schwanger. Im September 1962 wurde schließlich das Präparat Duogynon simplex eingeführt, das die gleichen Indikationen hatte, wegen des höheren Wirkstoffgehalts jedoch nur einmal anzuwenden war. Im März 1978 strich Schering die Indikation Schwangerschaftstest für alle Duogynon-Injektionsformen.[64]

60 Im vorliegenden Text wird die am Englischen orientierte Schreibweise für Stoffbezeichnungen gewählt (also zum Beispiel »Estrogen« statt »Östrogen«). In Zitaten wird aber die originale Schreibweise beibehalten.

61 Siehe etwa Nemec/Olszynko-Gryn, *Duogynon*, 2022, S. 76.

62 Bei Estradiolbenzoat handelt es sich streng genommen um eine synthetische Substanz, und zwar um die Veresterung von Estradiol mit Benzoesäure (beide Substanzen kommen natürlich im Körper vor). Estradiolbenzoat selbst ist inaktiv und wird vom Körper wieder in seine Bestandteile Estradiol und Benzoesäure verstoffwechselt.

63 Als sekundäre Amenorrhoe bezeichnet man das Ausbleiben der Menstruationsblutung über mehrere Monate, ohne Vorliegen einer Schwangerschaft und nachdem ein normaler Zyklus bereits vorhanden war. Ab 1953 wurde das Indikationsgebiet bis zur Einführung der Dragees erweitert, indem Schering Duogynon auch zur Behandlung des habituellen Aborts und der drohenden Fehlgeburt empfahl, ferner zur Behandlung der Polymenorrhoe und Sterilität durch Gelbkörperhormon-Mangel.

64 Siehe die Unterlagen zu den Präparaten in SchA, S1/166 (Duogynon) und S1/166-1 (Duogynon simplex); zu Duogynon simplex, das 50 mg Progesteron und 3 mg Estradiolbenzoat enthielt, zudem die Registerakte D 185 im BfArM-Archiv. Zum Folgenden eingehend Kap. 2.

Im Oktober 1958 brachte Schering ein weiteres Duogynon-Präparat auf den Markt. Dieses bestand – anders als die Injektionsformen – aus künstlichen Hormonen, die oral wirksam waren. Eine Packung enthielt zwei Dragees mit jeweils 5 mg Norethisteronacetat und 0,01 mg Ethinylestradiol. Ab September 1962 verdoppelte Schering den Gehalt der beiden Wirkstoffe. Anwendungsprinzip und -gebiet entsprachen der Injektionsform, bis Schering ab Juli 1973 die Indikation Schwangerschaftstest für die Dragees fallen ließ.

Schering nahm sämtliche Duogynon-Präparate Ende August 1978 vom deutschen Markt. Die Dragees und Duogynon simplex wurden in diesem Zuge durch das identische Nachfolgepräparat Cumorit ersetzt, die 1950 eingeführte Ampullen-Form dagegen ersatzlos gestrichen. Nachdem sich in der medizinischen Wissenschaft endgültig die Ansicht durchgesetzt hatte, dass entsprechende Gestagen-Estrogen-Kombinationen für die Amenorrhoe-Behandlung medizinisch überholt seien, kündigte Schering im September 1980 die Marktrücknahme für alle Cumorit-Formen an, die in der Bundesrepublik Ende Februar 1981 erfolgte.

Die öffentliche Diskussion konzentriert sich in der Regel auf das Schering-Präparat Duogynon, das im Ausland zum Teil Primodos hieß. Dabei geht oft unter, dass viele ähnliche und teils auch identische Präparate auf dem in- und ausländischen Markt verfügbar waren. In der Bundesrepublik führten die Farbwerke Hoechst zum Beispiel von 1953 bis 1974 das mit den Duogynon-Ampullen identische Präparat Lutrogen ein.[65] Boehringer Mannheim brachte von 1958 bis 1978 mit Gynäkosid ein ähnliches orales Hormonpräparat auf den Markt,[66] gleiches galt für die Firma Merck und deren von 1963 bis 1970 ausgebotenes Medikament Amenyl.[67] Auch in der DDR waren entsprechende Präparate – trotz des strengeren Zulassungsverfahrens – auf dem Markt: das mit den Duogynon-Ampullen identische Jephagynon seit 1967 und das den Duogynon-Dragees ähnliche Turignost seit 1970/71. Während letzteres ab 1979 nicht mehr produziert wurde, war Jephagynon weiter erhältlich, auch nach der Wiedervereinigung. Das ostdeutsche Duogynon-Pendant blieb in der Bundesrepublik bis ins neue Jahrtausend auf dem Markt.[68]

65 Registerakte L 146, BfArM-Archiv; ferner Schumacher, *Hormongaben*, 1954; Föllmer/Bernhard, *Zyklus*, 1954. Siehe zu Lutrogen und den im Folgenden genannten Präparaten auch die Rote Liste des jeweiligen Jahres.

66 Registerakten G 5 und G 204, BfArM-Archiv (auch in GV1, Duogynon, Bd. 2); ferner Hegemann, *Hormonbehandlung*, 1959; Igel/Enold, *Verwendung*, 1959; Arnold/Berger, *Behandlung*, 1961.

67 Registerakte A 371, BfArM-Archiv. Siehe auch Kap. 2.6.

68 Siehe zu Jephagynon BArch, DQ 116/1519; zu Turignost BArch, DQ 116/1275, 3214.

1. Arzneimittelregulierung in der Bundesrepublik 1949–1981

1.1 Zum Begriff der Arzneimittelregulierung

Unter dem Begriff der Arzneimittelregulierung wird nicht selten die rechtliche Regelung und staatliche Steuerung des Arzneimittelverkehrs verstanden.[1] Diese Sichtweise hat sich aufgrund einer vertieften Auseinandersetzung mit den Strukturen, Problemen und Funktionsweisen des Arzneimittelwesens inzwischen deutlich gewandelt. Seit geraumer Zeit ist die zentrale Bedeutung vieler anderer, insbesondere auch nichtstaatlicher Akteure ins Blickfeld gerückt, etwa wenn es um die Regelung der Medikamentenzugänglichkeit geht oder die Arzneimittelanwendung normiert wird. Will man bestimmte Aspekte der Arzneimittelregulierung sachgerecht problematisieren, so erscheint es mithin verkürzt, diesen Begriff auf das Setzen rechtlicher Regeln und deren administrative Anwendung zu reduzieren. Anknüpfend an die Erträge der neueren Forschung geht die vorliegende Arbeit bewusst von einem weiten Regulierungsbegriff aus: Arzneimittelregulierung meint hier all jene Regeln, Institutionen und Maßnahmen, die die Verfügbarkeit und Anwendung von Medikamenten steuern sollen.[2] Sie ist dabei dem Arzneimittelgebrauch keineswegs vorgeschaltet, vielmehr stehen Gebrauch und Regulierung in unauflöslicher Beziehung: sie bedingen und verändern sich gegenseitig.[3]

Um die Vielschichtigkeit der Arzneimittelregulierung besser erfassen zu können, erscheint eine idealtypische Unterscheidung in verschiedene Systeme der Regulierung sinnvoll: Systeme, in denen verschiedene Akteure verschiedene Ziele mit verschiedenen Mitteln verfolgen. Eine solche Unterscheidung bezweckt keineswegs, das hochkomplexe Feld der Arzneimittelregulierung gedanklich in statische Strukturen und klar abgegrenzte Sektoren hineinzuzwängen. Ziel ist vielmehr, das Bild einer eindimensionalen Regulierung aufzuweichen (etwa im Sinne einer *top-down*-Regulierung durch den Staat) und stattdessen die Bedeutung aller an der Regulierung beteiligten Akteure in den Blick zu nehmen. Hierzu gilt es, die Eigenlogik verschiedener Regulierungssphären zu berücksich-

1 Dieses Verständnis wird deutlich bei Feick, *Wissen*, 2000; Murswieck, *Kontrolle*, 1983; Balz u. a., *Bullets*, 2008, S. 193; Gassner, *Arzneimittelregulierung*, 2011. Auf das Problem einer starken staatlich-administrativen Konnotation des Begriffes »Regulierung« hat vor allem Gaudillière, *Regulation*, 2013, S. 67, hingewiesen.

2 Gaudillière/Hess, *Introduction*, 2013, S. 5–13; Kessel, *Expertise*, 2009, S. 61; Kessel, *Nebenwirkungen*, 2015, S. 187–190; Daemmrich, *Pharmacopolitics*, 2004, S. 3–5.

3 Kessel, *Nebenwirkungen*, 2015, S. 188.

tigen. Erst wenn die unterschiedlichen Ziele, Mittel und Rationalitäten dieser Sphären klar sind, ist es möglich, die spezifische Konfiguration einer bestimmten Gesamtregulierung herauszuarbeiten, die stets durch eine große innere Dynamik und mannigfaltige Wechselwirkungen zwischen den verschiedenen Regulierungsakteuren, -praktiken und- vorstellungen geprägt ist bzw. war.[4]

Auch wenn diese Regulierungssysteme, ihre Anzahl und ihre Ausprägung immer definitionsabhängig bleiben, lassen sich doch fünf Grundtypen ausmachen: ein staatlich-politisches, ein wirtschaftliches, ein wissenschaftliches, ein medizinisch-praktisches und ein öffentlich-mediales Regulierungssystem.[5] Diese fünf Grundsysteme lassen sich wiederum nach verschiedenen Subsystemen differenzieren. Das staatliche System zum Beispiel umfasst eine politisch-gesetzgebende, eine verwaltungsmäßig-ausführende und eine rechtsprechende Arzneimittelregulierung, die mit unterschiedlichen Mitteln (Gesetze, Genehmigungen, Urteile usw.) und unter unterschiedlichen Bedingungen (politische Öffentlichkeit, behördliche Hierarchie, juristische Präzedenzfälle usw.) unterschiedliche Ziele in unterschiedlichem Ausmaß (Wählergunst, öffentliche Gesundheit, Rechtskonformität usw.) verfolgen. Die staatlichen Regulierungssysteme sind darin vereint, vor allem mit Recht zu operieren und insoweit absolut verbindliche Regulierungsnormen und -akte hervorzubringen. Daher bildet das Arzneimittelrecht in Gesetz und Praxis auch einen Schwerpunkt dieser Arbeit.

Auch die anderen Regulierungssysteme fächern sich ähnlich auf: Im wirtschaftlichen System dominieren die Arzneimittelhersteller (besonders die Pharmaindustrie) und die Krankenkassen. Hinzu kommen andere Akteure, deren Geschäft im Vertrieb und Verkauf von Medikamenten liegt (etwa Arzneimittelgroßhandel). Dieses System ist vor allem durch eine ökonomische Logik geprägt und von Rentabilitätszielen geleitet. Um ihre Ziele zu erreichen, operieren auch diese Akteure mit spezifischen Regulierungsmitteln. Während die Industrie ihren kommerziellen Erfolg rechtlich absichert (etwa durch Patente oder Warenzeichenschutz[6]) und durch direkte wie indirekte Vermarktung fördert (etwa Werbung, Pharmareferenten oder Ärzteprospekte[7]), stützen sich die

4 Ähnlich dazu Gaudillière/Hess, *Introduction*, 2013, S. 5–13.

5 In ähnlicher, leicht abweichender Weise unterscheiden Gaudillière/Hess, *Introduction*, 2013, S. 5–13, in fünf verschiedene *ways of regulating*. Siehe zeitgenössisch mit ähnlicher Einteilung Fülgraff, *Arzneimittelsicherheit*, 1978, S. 955–959.

6 Die historische Bedeutung des Patent- und des Warenzeichenschutzes für den Durchbruch der Pharmaindustrie haben Wimmer, *Neues*, 1994, S. 85–106, 372, und Fleischer, *Patentgesetzgebung*, 1984, betont. Zur wechselseitigen Bedingtheit von Forschung, Herstellung und Patentierung siehe Gaudillière, *Pharmaceuticals*, 2008, S. 99–106; am Beispiel Scherings und der Sexualhormone Gaudillière, *Patents*, 2008.

7 Grundlegend zur Arzneimittelwerbung Ernst, *Geheimmittel*, 1975; Lill, *Werbung*, 1990; Haberland, *Arzneimittelreklame*, 1993. Speziell zu Anzeigen diverse Beiträge in

Krankenkassen auf Instrumente wie Rabattverträge, Erstattungsfähigkeit oder (ehemals) Arzneimittelbudgets, um Ausgaben zu begrenzen oder Überschüsse zu erzielen. Die Akteure des wirtschaftlichen Systems nutzen aber darüber hinaus auch andere Mittel, um die Arzneimittelanwendung zu steuern (etwa Beipackzettel oder Beratungsangebote[8]).

Das medizinisch-praktische Regulierungssystem ist durch den direkten Umgang mit Arzneimittelanwendern geprägt. Die beiden wichtigsten Subsysteme sind die zentralen Berufsgruppen in diesem Feld: die Ärzte- und die Apothekerschaft, ergänzt um anderes medizinisches Personal (etwa Krankenschwestern).[9] Dieses System fokussiert in erster Linie das individuelle Wohl der Arzneimittelanwender. Die wichtigsten Regulierungsinstrumente dieses Systems sind dementsprechend die Beratung sowie die Verordnung (Rezepte) und Verabreichung (etwa Injektionen) von Arzneimitteln. Diese Regulierungsformen verwirklichen sich in der Regel in den Sprech- und Behandlungszimmern der Ärzte sowie in den Apotheken. Sie unterliegen dabei fachlichen, berufsständischen und -ethischen Standards, die diese Berufsgruppen in entsprechenden Korporationen (etwa Kammern, Kommissionen, Fachverbände) zum Teil selbst entwerfen, anbieten und auch durchsetzen (etwa Gelöbnisse, Richtlinien, Weiterbildung).

Im Unterschied dazu zielt das wissenschaftliche System der Arzneimittelregulierung weniger auf medizinische Hilfe im Einzelfall, sondern zunächst auf Wissensmehrung. Als Orte der wissenschaftlichen Regulierung fungieren also vor allem Forschungseinrichtungen wie Universitäten, Kliniken und Institute.[10] Neben Medizinern und Pharmazeuten wirken hier auch Wissenschaftler aus anderen Disziplinen (etwa Statistiker oder Informatiker). Das wissenschaft-

Gaudillière/Thoms, *Development*, 2015 sowie Wehking, *Arzneimittelwerbung*, 1985; Guder, *Arzneimittelanzeigen*, 2020. Zur Geschichte des professionellen Pharmamarketings Gaudillière/Thoms, *Introduction*, 2013; Hüntelmann, *Marketing*, 2013; Bonah, *Strophanthin*, 2013; Kessel, *Doriden*, 2013; Thoms, *Standardizing*, 2013; Gaudillière, *Propaganda*, 2013; Gaudillière/Thoms, *Development*, 2015. Zur historischen Entwicklung des Pharmareferenten Thoms, *Fachmann*, 2014. Die große Bedeutung der Werbung für das Arzneimittelwesen wird auch an der starken rechtlichen Regulierung erkennbar. Dazu weiterführend Riegger, *Heilmittelwerberecht*, 2009.

8 Siehe zur Bedeutung der Gebrauchsinformation Mentrup, *Gebrauchsinformation*, 1982, S. 9–55; Seelbach, *Aspekte*, 1983; Fuchs, *Packungsbeilagen*, 2005; Ziel, *Packungsbeilage*, 2008; aus juristischer Sicht Lang, *Packungsbeilage*, 1998; aus ärztlicher Perspektive Kimbel, *Arzneimittelinformation*, 1980; Diercksen, *Beipackzettel*, 1984.

9 Dass gerade Ärzten die »Schlüsselrolle« bei der Regulierung zukommt, ist wiederholt betont worden. Siehe statt vieler Fülgraff, *Arzneimittelsicherheit*, 1978, S. 955.

10 Dass die Orte der wissenschaftlichen Erkenntnisproduktion (etwa Labore) aufgrund der situativen und sozialen Kontextgebundenheit konstitutiv für das dort generierte Wissen sind, hat die sozialkonstruktivistisch inspirierte Wissenschaftstheorie betont; siehe dazu mit weiteren Hinweisen Amelang, *Laborstudien*, 2012. Weitere anregende Beiträge in Borck, *Anatomien*, 1996.

liche System arbeitet dabei mit anderen Formen von Erkenntnisgewinn (etwa Experimente und Versuche) und Evidenz: Hier geht es um möglichst objektivierbare und vom Einzelfall losgelöste Daten, die nach methodischen Standards (etwa Kontrollgruppen, Blindverfahren) erhoben, aufbereitet und mit den entsprechenden Schlussfolgerungen in den wissenschaftlichen Diskurs gegeben werden (etwa in Form epidemiologischer oder klinischer Studien). Die wichtigsten Foren sind dabei Publikationen und Gutachten, ferner Konferenzen und Tagungen.[11] Insoweit folgt diese Regulierungsform der Eigenlogik des wissenschaftlichen Diskurses und Denkens,[12] wobei sie mit eigenen Instrumenten der Qualitätssicherung operiert (etwa *peer review*) und primär das Fachpublikum adressiert. Trotz der Ausrichtung auf den medizinisch-wissenschaftlichen Fortschritt spielen immer auch andere Ziele eine Rolle (etwa fachliches Renommee oder Akquirierung von Drittmitteln). Wie weit sich (auch) die wissenschaftliche Arzneimittelforschung vom individualwohlorientierten Arztethos zu entfernen vermag, zeigt die Geschichte der Menschenversuche.[13]

Das öffentlich-mediale System ist vor allem durch Medien geprägt, die sich nicht (nur) an die Fachwelt richten, sondern an die breite Öffentlichkeit. Während hier lange Zeit die Tages- und Wochenpresse dominierte, sind mit Fernsehen und Internet weitere wichtige Kanäle hinzugekommen, die über bestimmte Arzneimittel informieren und insoweit auch deren Anwendung beeinflussen (etwa im Rahmen der Impfstoff-Debatte während der Covid-19-Pandemie[14]). Neben Journalisten sind diesem System aber auch Betroffenen- und Patientengruppen zuzuordnen, die sich mit ihren Belangen durch die Medien oder andere öffentlichkeitswirksame Aktionen Gehör verschaffen wollen.[15] Die Akteure der öffentlich-medialen Regulierungssphäre agieren in einer Aufmerksamkeitsökonomie.[16] Sie sind also in erster Linie an einem möglichst großen Publikum (Auflage, Einschaltquote, Klicks usw.) interessiert. Damit unterliegen sie aber nicht selten einer medialen Sensationslogik, die das Alltägliche und Gewöhnliche ausspart, dafür aber über spektakuläre Erfolge

11 Publikationen und Tagungen dienen allerdings nicht nur dem wissenschaftlichen Diskurs, sondern spielen auch bei der Vermarktung von Arzneimitteln eine wichtige Rolle; siehe etwa Hüntelmann, *Marketing*, 2013; Gaudillière/Thoms, *Development*, 2015, S. 7.

12 Hierzu nach wie vor anregend Fleck, *Entstehung*, 2019.

13 Einen quellengesättigten Überblick bieten Pethes u. a., *Menschenversuche*, 2008.

14 Siehe etwa Thießen, *Abstand*, 2021, S. 159–177, bes. S. 167.

15 Dazu vorzüglich Steinmetz, *Politisierung*, 2003, S. 197–203; Crumbach, *Sprechen*, 2018, S. 241–259. Welche Bedeutung Medien und Betroffenengruppen für die Arzneimittelregulierung zukommt, wird ausführlicher in Kap. 1.2, 2.5, 2.7 und 2.9 dargestellt.

16 Dazu immer wieder anregend Franck, *Ökonomie*, 2019.

berichtet oder tatsächliche oder vermeintliche Missstände innerhalb des Arzneimittelwesens anprangert. An die Stelle nüchterner Sachlichkeit tritt nicht selten einseitige und bisweilen auch moralische Überspitzung und Anklage, was aber – wie noch zu zeigen ist – eine der wichtigsten Triebkräfte für Veränderungen und Fortschritte im Gesamtgefüge der Arzneimittelregulierung ist.[17]

Die verschiedenen Systeme lassen sich weder theoretisch noch praktisch scharf voneinander abgrenzen. Vielmehr sind sie untrennbar miteinander verwoben und bedingen sich in ihrem Handeln wechselseitig. Sie wirken stets mit ihren je eigenen Regulierungsformen direkt in die anderen Regulierungssysteme hinein, etwa indem wissenschaftliche Erkenntnisse oder rechtliche Entscheidungen für die anderen Systeme maßgebend und verbindlich werden. Das Ineinandergreifen der Regulierungssysteme zeigt sich auch in den Rollen, die ihre Akteure einnehmen, und in den Zielen, die diese verfolgen: Ein Apotheker zum Beispiel ist ebenso Pharmazeut und Kaufmann, also sowohl einer medizinisch-praktischen als auch einer wirtschaftlichen Regulierungslogik unterworfen und insoweit an unterschiedliche Regulierungsinstanzen zurückgebunden.[18] Solch systemische Verflechtungen sind nicht die Ausnahme, sondern die Regel (etwa Ärzte im Staatsdienst oder Wissenschaftler in der Industrie). Auch darf man allen Systemen grundsätzlich gleiche oder aber ähnliche Regulierungsziele unterstellen, da alle auf die Gesundheitsförderung ausgerichtet sind, aber ebenso wirtschaftlichen Zwängen und Interessen unterliegen.[19] Grundsätzliche Gemeinsamkeiten von Zielen dürfen aber nicht darüber hinwegtäuschen, dass die Ziele zum Teil sehr unterschiedlich gewichtet werden und die Systeme dabei von verschiedenen Sichtweisen ausgehen, verschiedenen Rationalitäten folgen und verschiedene Mittel zur Durchsetzung dieser Ziele als angemessen werten.

Alle Systeme operieren dabei mit unterschiedlichen Typen regulatorischer Macht.[20] Hierzu zählt zunächst die meist formalisierte Kompetenz, durch Normierungen verschiedener Art (etwa Gesetze, Rezepte, Indikationen) das Verhalten anderer direkt zu steuern. Neben diese »direktive« Form regulatorischer Macht treten auch andere, zwar nicht so augenfällige, aber nicht minder wichtige Formen. Dies gilt etwa für das zumeist informelle Vermögen, darüber zu bestimmen, welche Aspekte im Arzneimittelwesen überhaupt re-

17 Allgemein zur Veränderungskraft von Skandalen: Burkhardt, *Medienskandale*, 2015; Hondrich, *Enthüllung*, 2015; Neckel, *Wirkungen*, 1990. Weiterführend Schoeps, *Skandal*, 1992; Bulkow/Petersen, *Skandale*, 2011; Bösch, *Geheimnisse*, 2009, S. 2–11.

18 Siehe etwa zur gesundheits- wie wirtschaftspolitischen Regulierung der Apotheken Weingarten, *Wirtschaftsaufsicht*, 1989; Berger, *Arzneimittelversorgung*, 1974.

19 Siehe zu diesem Ziel- und Interessenkonflikt am Beispiel der gubernativen Arzneimittelregulierung Lenhard-Schramm, *Gesundheit*, 2020.

20 Dazu weiterführend Carpenter, *Reputation*, 2010, S. 15–19.

levant und regulierungsbedürftig sind: Wem kommt es zum Beispiel zu, vor Arzneimitteln zu warnen? In welcher Form und an welchen Orten soll dies geschehen? Wie noch zu zeigen ist, wurden solche Fragen nach der Problematisierungskompetenz gerade in historischer Hinsicht höchst unterschiedlich beantwortet. Ebenso entscheidend ist die Fähigkeit, bestimmte Regime der Evidenz zu etablieren, die wiederum die wesentlichen Wahrnehmungsweisen und Wissensbestände vorstrukturieren: Wie können etwa Risiken sichtbar gemacht und verifiziert werden? Mit welchen Signifikanzniveaus und Kausalitätsmodellen wird operiert? Wo liegen die Grenzen zwischen vager Vermutung, begründetem Verdacht und erwiesener Tatsache? Solche Fragen der Evidenz spielen gerade im Fall Duogynon eine überaus wichtige Rolle.

Bei der Arzneimittelregulierung handelt es sich somit um ein vielschichtiges und von großer innerer Dynamik geprägtes Beziehungsgeflecht unterschiedlicher Akteure, die in ihrem Handeln stets aufeinander bezogen sind, sowohl wenn sie konkurrieren als auch wenn sie kooperieren. Mehr noch: Um das Funktionieren der Regulierung zu gewährleisten, sind alle Akteure der Regulierung aufeinander angewiesen. Sie stehen in gegenseitiger Abhängigkeit, die sich zum Beispiel in arbeitsteiligen Arrangements und konstanter Kompromissfindung äußert, sind dabei aber in steter Aushandlung über die eigene Rolle und den eigenen Einfluss begriffen. Mit Daniel Carpenter lässt sich die Arzneimittelregulierung daher als eine komplexe Reputations-Ökonomie verstehen, deren innere Ordnung nicht nur auf der Verteilung formaler Kompetenzen unter den Akteuren beruht, sondern auch von deren Vermögen abhängt, gegenseitig Reputation zu generieren, also unter den jeweils anderen Akteuren bestimmte Images über die eigene Relevanz, Legitimation und Fähigkeit zu verankern.[21]

Das gesamte Regulierungsgeflecht ist historisch gewachsen, besonders mit Blick auf die innere Macht- und Rollenverteilung.[22] Es handelt sich daher um Ordnungen, deren Strukturen sich nicht nur über längere Zeiträume institutionalisiert haben, sondern in denen auch widersprüchliche Teilinteressen und Zielkonflikte sorgsam austariert sind. Gerade deshalb ist dieses Gesamtgeflecht zwar nicht veränderungsunfähig, aber dennoch veränderungsträge, zumal es stets auch von unterschiedlichen rechtlichen, politischen und gesellschaftlichen Traditionsbeständen und Erwartungshaltungen durchwirkt wird. Diese Pfadabhängigkeit folgte lange Zeit dem nationalstaatlichen Rahmen, da wesentliche Bezugsgrößen (etwa Staat und Recht, Wissenschaft und Wissen-

21 Ebenda, S. 10–11, 33–70 und passim. Siehe auch Kessel, *Nebenwirkungen*, 2015, S. 188.

22 Der große Einfluss verschiedener Akteursgruppen ist auch für das Gesundheitswesen allgemein konstatiert worden; siehe Lindner, *Gesundheitspolitik*, 2004, S. 37, 119, 515.

schaftssprache, Wirtschaft und Wirtschaftspolitik) durch nationale Kategorien dominiert wurden. Erst die seit einigen Jahrzehnten immer mehr an Bedeutung gewinnenden Prozesse der supranationalen Staatenintegration, der weltweiten Vernetzung der *scientific community* oder der globalen Konzentration der Pharmaindustrie haben dem Arzneimittelwesen und damit auch der Arzneimittelregulierung eine zunehmend transnationale Gestalt gegeben,[23] ohne dass sich nationale Eigenheiten völlig verflüchtigt hätten.

Vor diesem Hintergrund ist der Vergleich verschiedener Regulierungssysteme analytisch aufschlussreich, da er die unterschiedlichen Konfigurationen und Konturen dieser Systeme schärfer hervortreten lässt.[24] Wie diverse Arbeiten gezeigt haben, war und ist zum Beispiel das Arzneimittelwesen in den USA im Vergleich zur Bundesrepublik durch eine stärkere Verlagerung von Regulierungskompetenzen auf den Staat geprägt.[25] Dies hängt mit einer anderen Logik des US-Gesundheitswesens zusammen. In den USA wird die Gesundheitsversorgung stärker als privates Gut verstanden. Den Bürgern steht daher großer Entscheidungsspielraum zu, ob und welche Angebote des Gesundheitsmarktes sie wählen (etwa bei der Krankenversicherung). Dementsprechend liegt die Verantwortung in den USA stärker bei den Konsumenten, während medizinisch-pharmazeutische Experten nach der Markteinführung eine untergeordnetere Rolle spielen (so sind Arzneimittel etwa im Supermarkt erhältlich). Um diese Marktlogik eines »Spiels der freien Kräfte« regulativ einzuhegen, fungiert der Staat als machtvoller Gatekeeper.[26] In Deutschland wird die Gesundheitsversor-

23 Engelke, *Transnationalisierung*, 2010.

24 In praktischer Hinsicht ist der Nutzen des Vergleichs aber begrenzt, weil sich bestimmte Regulierungssysteme aufgrund ihrer teils völlig verschiedenen Ausgangsbedingungen und ihrer fest institutionalisierten Kompetenzen sich nicht schlagartig umgestalten lassen.

25 Carpenter, *Reputation*, 2010, S. 18 und passim. Dies zeigen auch die Vergleichsstudien von Daemmrich, *Pharmacopolitics*, 2004; Murswieck, *Kontrolle*, 1983; Marinero, *Arzneimittelhaftung*, 1982.

26 Daemmrich, *Pharmacopolitics*, 2004, S. 5–18. Die starke Stellung des Staates in der Arzneimittelregulierung muss aber keineswegs auf einer liberal-konsumistisch orientierten Marktwirtschaft beruhen. Wie das Beispiel DDR zeigt, reichten die Gründe hierfür von gesundheitspolitischen Gesichtspunkten über volks- und planwirtschaftliche Erwägungen bis hin zu außenpolitisch-propagandistischen Zwecken. Diese Aspekte der ostdeutschen Regulierung wurden zuletzt intensiver ausgeleuchtet, etwa in Projekten zur Einführung der Psychopharmaka in der DDR ab den 1950er Jahren (siehe etwa Hess, *Psychochemicals*, 2007; Klöppel, *Propaphenin*, 2009; Klöppel/Balz, *Psychopharmaka*, 2010; Balz, *Aktivisten*, 2013) oder zu klinischen Arzneimittelstudien in der DDR im Auftrag westlicher Pharmaunternehmen (siehe etwa Werner u. a., *Arzneimittelstudien*, 2016; Hess/Hottenrott/Steinkamp, *Testen*, 2016). Die propagandistische Dimension beleuchten Meyer/Aagaard/Schaefer, *Chloramphenicol*, 2013.

gung dagegen eher als Recht und Anspruch betrachtet. Dementsprechend sind die Bürger stärker in ein öffentliches Gesundheitssystem eingebunden, das zwar ebenfalls staatlich gerahmt ist, im Inneren aber stärker von der Geltung intermediärer Expertengruppen (Ärzte, Apotheker usw.) lebt. Wie sich dieses System im Bereich der Arzneimittelregulierung konkret ausformte und welche Folgen dies hatte, wird im Folgenden genauer betrachtet.

1.2 Traditionen und Grundlinien der deutschen Arzneimittelregulierung

Das Gesundheitswesen der frühen Bundesrepublik war im Wesentlichen vorstaatlich strukturiert. Zahlreiche Mediziner und Politiker, aber auch Vertreter aus Wirtschaft, Wohlfahrtsverbänden und Zivilgesellschaft stimmten in einem prinzipiellen und impliziten Ordnungskonsens überein, der dem Staat nur beschränkte Steuerungsmöglichkeiten und Eingriffsrechte im Bereich des Medizinischen zuwies. Dies betraf nicht nur therapeutische Fragen, sondern tangierte auch berufsständische Angelegenheiten und datenschutzrechtliche Probleme. Prägend blieb der traditionelle Korporatismus des deutschen Gesundheitswesens, das sich durch die Prinzipien der Subsidiarität und Selbstverwaltung auszeichnete.[27] Diese vor- oder parastaatliche Konfiguration entsprach dem überkommenen Ideal einer »unpolitischen« Medizin, das weit ins 19. Jahrhundert zurückreichte,[28] nach 1945 aber durch die Entstaatlichungsreflexe auf die NS-Zeit noch einmal weiteren Auftrieb erhalten hatte und durch das Schreckgespenst einer sozialistischen »Staatsmedizin« wachgehalten wurde.[29]

Vor diesem Hintergrund blieben die staatlichen Gesundheitsorgane noch stark am klassischen Leitbild der »Medizinalpolizei« ausgerichtet,[30] die einem abstrakten Staatsinteresse folgte. Sie sollte in erster Linie im Rahmen der Ge-

27 Siehe zu diesen Strukturen des Gesundheitswesens Lindner, *Gesundheitspolitik*, 2004, S. 33–126; Süß, *Gesundheitspolitik*, 1998, S. 60–62, 94–97; Woelk/Vögele, *Einleitung*, 2002, S. 36–42; Woelk, *Gesundheit*, 2001; Labisch/Tennstedt, *Prävention*, 1991, alle mwN; mit Blick auf ärztlichen Widerstand gegen stärkere staatliche Eingriffe Gerst, *Standesorganisation*, 2004, S. 229, 259.

28 Weidner, *Profession*, 2012; Gerst, *Freiheit*, 2003. Das unpolitische Selbstbild prägte auch die Medizinalbürokratie, siehe etwa Redeker, *Magister*, 1949.

29 Stärkere staatliche Eingriffe in das Gesundheitswesen wurden als sozialistisch oder autoritär abgelehnt, was auch zu einer Schwächung der präventiven Medizin führte; dazu Lindner, *Gesundheitspolitik*, 2004, S. 64, 68, 121, 517; Woelk, *Gesundheit*, 2001, S. 523–526; Labisch/Tennstedt, *Prävention*, 1991, S. 142.

30 So hieß es noch in Art. 4 der Verfassung des Deutschen Reiches vom 16.4.1871, RGBl. 1871, S. 63–85.

fahrenabwehr tätig werden und war – entsprechend der polizeilichen Logik – meist in Innenministerien angesiedelt.[31] Nach diesem Amtsverständnis waren behördliche oder politische Eingriffe in den Bereich des Medizinischen eher die Ausnahme als der Normalfall. Nachdem die wesentlichen Gesundheitsprobleme der frühen Nachkriegszeit Ende der 1940er Jahre überwunden waren, verlor auch der öffentliche Gesundheitsdienst zusehends an Bedeutung.[32] Dies entsprach einem insgesamt geringen politischen Stellenwert des Themas Gesundheit, das eher als »Anhängsel der Sozialpolitik« galt denn als eigenständiges Politikfeld.[33]

Dementsprechend waren viele medizinische Teilbereiche staatlichen Eingriffen und klaren rechtlichen Regelungen weitgehend entzogen. Dies änderte sich allmählich ab den 1960er Jahren, als das Thema Gesundheit an politischem Gewicht gewann. Die verstärkte Integration gesundheits- und sozialpolitischer Programme und Maßnahmen spiegelte sich im Bedeutungsgewinn der kurativorientierten Individualmedizin, die zunehmend an die Stelle kollektivistischer Konzepte der vorbeugenden Gesundheitsvorsorge trat.[34] Dieser Wandel ging mit zahlreichen wichtigen Gesetzen einher, die viele Teilbereiche erstmals eingehend rechtlich regelten.[35] Das verstärkte Augenmerk auf die politische wie staatliche Gestaltung des Gesundheitswesens kam auch institutionell zum Ausdruck, insbesondere in der Gründung genuiner Gesundheitsbehörden der Regierungs- und oberen Verwaltungsebene, allen voran des Bundesministeriums für Gesundheitswesen im November 1961.[36]

31 Mitte der 1950er Jahre war Niedersachen das einzige Flächenland, in dem die Gesundheitsabteilung nicht im Innenministerium ressortierte. Siehe die Übersicht bei Kopf, *Gesundheitsministerkonferenz*, 1975, S. 209–210. Zur administrativen Verortung eingehend Woelk, *Gesundheit*, 2001, S. 289–362.

32 Lindner, *Gesundheitspolitik*, 2004, S. 59–71; Woelk, *Gesundheit*, 2001, S. 207–213; Süß, *Gesundheitspolitik*, 1998, S. 65–66.

33 Woelk, *Geschichte*, 2002, S. 309; Woelk, *Gesundheit*, 2001.

34 Lindner, *Gesundheitspolitik*, 2004, S. 90–91, 344, 395, 512; Woelk, *Geschichte*, 2002, S. 311–312.

35 Dies gilt etwa für das Apothekengesetz 1960 oder das Arzneimittelgesetz 1961. Außerdem wurden diverse Rechtsnormen neu gefasst, etwa das Bundes-Seuchengesetz und die Bundesärzteordnung (beide 1961).

36 Am 14.11.1961 wurde Elisabeth Schwarzhaupt als BMGes vereidigt; das Ministerium nahm kurz darauf die Tätigkeit auf. Siehe zur Gründung Woelk/Halling, *Adenauer*, 2006; Kuschel, *Gesundheit*, 2022, S. 308–325; zum Personal Richter, *Seilschaften*, 2018; zum BMGes allgemein Kreller/Kuschel, *Volkskörper*, 2022. Seit den späten 1960er Jahren erfolgte ein Behördenausbau im Geschäftsbereich des BMGes: 1967 wurde die BZgA und 1969 das DIMDI gegründet, bevor der Bund 1972 auch das PEI vom Land Hessen übernahm. Siehe zur Landesebene Mecking, *Gesundheitsabteilung*, 2017.

Prägender Faktor des bundesdeutschen Gesundheitswesens blieb das klassische Sozialversicherungssystem, das nach 1949 weithin unbeschadet fortbestand.[37] In diesem Bereich zeigte sich aber die staatsorganisatorische Zersplitterung der Gesundheitspolitik, denn das Krankenkassenwesen ressortierte nicht bei der obersten Gesundheitsbehörde, sondern beim Arbeitsministerium. Im Sozialversicherungssystem kam die korporatistische Struktur des Gesundheitswesens besonders deutlich zum Ausdruck. Neben den zahlreichen Krankenkassen existierten unzählige weitere Akteure, darunter Standesvertreter, Arzneimittelhersteller und Krankenhausträger, die ihre jeweils unterschiedlichen Interessen auf verschiedenen Wegen durchzusetzen versuchten. Der insgesamt maßgebende Einfluss fiel dabei der Ärzteschaft zu. Traditionell gut vernetzt und organisiert, namentlich in den Ärztekammern und den Kassenärztlichen Vereinigungen, konnte sich die Ärzteschaft wichtige Kompetenzen sichern, darunter das ambulante Behandlungsmonopol für die niedergelassenen Ärzte. Dies führte zu einer dominanten Stellung der Ärzteschaft,[38] die sich als unpolitisch gab und vor allem auf die Wahrung ihrer Autonomie gegenüber äußeren Ansprüchen und Eingriffsversuchen bedacht war. Auch aus diesem Grund scheiterten alle Versuche, die starke Stellung der Ärzte zurückzuschrauben oder den öffentlichen Gesundheitsdienst wieder auszubauen. Permanente Konflikte über die Macht- und Mittelverteilung prägten das bundesdeutsche Gesundheitswesen, dessen »schwere Steuerbarkeit« mit der Verlagerung von medizinischen Aufgaben, Kompetenzen und Verantwortlichkeiten in den nichtstaatlichen Raum korrespondierte.[39]

Ebenso dominant war die Position der Ärzte im Verhältnis zu den Patienten. Dieses blieb bis in die 1960er Jahre überaus paternalistisch geprägt, verkörperte der Arzt doch weiterhin den »Halbgott in Weiß«, dem die Patienten ein enormes Vertrauen entgegenbrachten, dem sie sich aber auch zu fügen hatten, wenn er eine Therapie anempfahl.[40] Auch in der frühen Bundesrepublik waren noch allenthalben autoritäre Überhänge vorzufinden, die im obrigkeitlichen Traditionsreservoir des 19. Jahrhundert wurzelten, als der Arzt seinem Selbstbild nach »der oberste aller Herrscher« und der »im stillen Hintergrunde unsichtbare Lenker der Gesellschaft« war.[41] Dem entsprach auch das noch in den 1950er Jahren ebenso selbstbewusst wie selbstverständlich beanspruchte

37 Lindner, *Gesundheitspolitik*, 2004, S. 33–126.
38 Ebenda, S. 82–91, 516 und passim; Süß, *Gesundheitspolitik*, 1998, S. 84–93.
39 Lindner, *Gesundheitspolitik*, 2004, S. 514.
40 Dazu Noack/Fangerau, *Geschichte*, 2012; Maio, *Arztbild*, 2007; Bergdolt, *Gewissen*, 2004, S. 290 und passim.
41 Schweninger, *Arzt*, 1906, S. 73.

»Vorrecht des ärztlichen Standes«,[42] über die Reichweite der Patientenaufklärung befinden zu können. Kranke Menschen seien, so meinte der Göttinger Pathologe Georg Gruber 1956, »empfindlicher« und »reizbarer« als gesunde. »Der Zustand ihrer Schwäche verlangt es, sie zu führen und zu leiten, als ob es sich um Kinder handelte, die ja ebenfalls nicht in der Lage sind, alle Wucht der Erkenntnis in Dingen des Lebens schadlos zu ertragen.« In dieser Hinsicht erkannte Gruber – wie unzählige seiner Kollegen – ein Recht zu Täuschung und Unwahrheit an, wenn der Arzt dies für das Patientenwohl am besten halte.[43] Nicht wenige Mediziner engagierten sich daher energisch gegen eine ärztliche Aufklärungspflicht.[44]

Auch wenn sich das hierarchische Verhältnis zwischen Arzt und Patient in den 1950er Jahren in der Regel nicht mehr so schroff ausprägte wie noch ein halbes Jahrhundert zuvor, waren jene Ärzte keine Seltenheit, die eine Entscheidungshoheit über therapeutische Maßnahmen nach wie vor wie selbstverständlich für sich reklamierten. Ein guter Arzt verstehe es, so schrieb 1960 der Präsident der Bundesärztekammer, Hans Neuffer, »seine Patienten zu führen«.[45] Diese Haltung fand freilich ihre Entsprechung in einer insgesamt gefügigen Patientenschaft, die eine autoritäre Führung durch den Arzt nicht nur duldete, sondern auch aktiv suchte, sich der Verantwortung gerne entledigte und die Expertise des Arztes nur selten hinterfragte. »Der Kranke will«, so erklärte der Philosoph Karl Jaspers 1953, »eigentlich nicht wissen, sondern gehorchen. Die Autorität des Arztes ist ihm ein erwünschter fester Punkt, der ihn eigenen Nachdenkens und eigener Verantwortung überhebt.«[46]

Das traditionelle Verhältnis zwischen Ärzten und Patienten wurde vor allem durch zwei säkulare Prozesse herausgefordert und verändert: durch die mentale Demokratisierung der Gesellschaft und die zunehmende Verwissenschaftlichung der Medizin. Besonders Letztere vollzog sich sehr ambivalent. Auf der einen Seite führte der Einzug naturwissenschaftlicher Paradigmen und Ansätze zu einer gewissen Entfremdung zwischen Arzt und Patient: nicht nur, weil das persönliche Gespräch durch die Vielzahl an technisierten Untersuchungs- und Behandlungsmethoden zunehmend überlagert wurde. Vielmehr begegnete der Arzt dem Patienten seit dem 19. Jahrhundert vermehrt als wissenschaftlicher

42 Ebermayer, *Arzt*, 1930, S. 156; Gruber, *Arzt*, 1956, S. 43.

43 Gruber, *Arzt*, 1956, S. 41–43; ähnlich Hellpach, *Denken*, 1948, S. 42. Mitunter vertraten auch Juristen die Ansicht, Ärzte dürften unter Umständen von der Wahrheit »abweichen«, siehe Herold, *Beratungspflicht*, 1952, S. 219. Zu den historischen Hintergründen der »ärztlichen Lüge« Elkeles, *Welt*, 1989, S. 72–74.

44 Dazu eingehend Noack, *Eingriff*, 2004.

45 Neuffer, *Ethik*, 1958, S. 5.

46 Jaspers, *Idee*, 1953, S. 477.

Mediziner, der sich nicht allein dem individuellen Wohl des Patienten verpflichtet sah, sondern auch dem medizinischen Fortschritt und insoweit dem Gemeinwohl.[47]

Auf der anderen Seite genossen Ärzte in der frühen Bundesrepublik ein Ansehen und Vertrauen wie selten zuvor.[48] Auch dies war eine Folge des wissenschaftsbasierten Fortschritts der Medizin. Seit dem ausgehenden 19. Jahrhundert hatte sich der Bereich der Medizin völlig revolutioniert. Neue und stetig weiterentwickelte Diagnoseverfahren lieferten neue Einsichten in den Körper und mehrten das medizinische Wissen, während neue präventive und kurative Techniken und Fertigkeiten bis dahin völlig unbekannte Behandlungschancen eröffneten.[49] Daraus erwuchs ein schier unbändiger Fortschrittsgeist, der auch die Erwartungen und Hoffnungen veränderte, die sich an ärztliches Handeln richteten. Nicht ohne Grund wird diese Phase von namhaften Medizinhistorikern als »das Goldene Zeitalter der modernen Medizin« bezeichnet.[50]

Dieser Wahrnehmungshorizont prägte nach 1945 nicht zuletzt das Arzneimittelwesen. Im Bereich der Biomedizin führten bahnbrechende Fortschritte zu sensationell wirksamen Mitteln wie Insulin, Cortison oder Penicillin. Gerade das Penicillin avancierte in der öffentlichen Wahrnehmung bald zu *dem* Wundermittel schlechthin – ein Nimbus, der bis in die Populärkultur ausstrahlte und bis heute nachwirkt.[51] Ein therapeutischer Durchbruch folgte dem anderen. Die einst als unheilbar geltenden »Geißeln der Menschheit« wie Pest, Pocken oder Polio erschienen plötzlich bezwungen oder ihrer Ausrottung nah. Auch psychische Störungen ließen sich mit den neuen Psychopharmaka nunmehr gut behandeln. Es schien nur noch eine Frage der Zeit, bis auch der Krebs besiegt sei.[52] Die neuesten Produkte der Pharmaindustrie, die den Markt regelrecht fluteten,[53] bargen mithin das Versprechen immer neuer Therapie-

47 Finzen, *Arzt*, 1969, bes. S. 126–140; siehe auch Forsbach, *68er*, 2011, S. 103–104.

48 Bynum, *Geschichte*, 2010, S. 171.

49 Leven, *Geschichte*, 2017, S. 68–73.

50 Bynum, *Geschichte*, 2010, S. 171 (Zitat); Labisch/Tennstedt, *Prävention*, 1991, S. 150.

51 Gerade das Penicillin erfuhr in Filmen wie *Der Dritte Mann* eine geradezu mythische Überhöhung und avancierte damit zur Ikone des Arzneimittelfortschritts schlechthin. Siehe zu Penicillin und seiner kulturellen Dimension Bud, *Penicillin*, 2007. Zur Wahrnehmung Cortisons Haller, *Cortison*, 2014.

52 Siehe etwa *Gift gegen Zellen*, Der Spiegel 31/1958; *Patent 862 942 heilt Krebs*, Der Spiegel 43/1954.

53 Allein von Oktober 1961 bis Ende 1965 registrierte das BGA 5.661 neue Arzneispezialitäten (BGA, Tätigkeitsbericht 1964/65, S. 125). Für die Zeit ab Mitte der 1950er Jahre ist auch ein »außerordentlich starker Anstieg der Arzneimittelausgaben« festzustellen; ab Mitte der 1970er Jahre flachte diese Entwicklung ab. Siehe Mansky u. a., *Entwicklung*, 1989, hier S. 597.

chancen, was auch prominente Mediziner nicht unbeeindruckt ließ.[54] Dabei verschmolzen pharmakologische Erfolgsnarrative mit einem gesamtgesellschaftlichen Fortschrittsdenken, einer grundsätzlichen Wissenschaftsgläubigkeit, die die weithin anerkannte Deutungshoheit der medizinischen Experten einstweilen stärkte. Während dies den Patienten einen belastbaren Grund für einen arglosen Medikamentengebrauch gab, waren viele Mediziner daran interessiert, diesen Fortschritt durch Erprobung und Anwendung neuer Arzneimittel selbst voranzutreiben, zumal sie dadurch auch an Ansehen als medizinischer Experte gewinnen und insoweit ihr soziales und kulturelles Kapital mehren konnten.[55]

Doch das Bild vom unentwegten Fortschritt begann ab den 1960er Jahren ebenso zu bröckeln wie die soziokulturelle Hegemonie der Ärzteschaft. Medizinische Skandale (etwa Contergan) zeigten in aller Deutlichkeit, in welche Abgründe ein blindes Vertrauen in den medizinischen Fortschritt und die Fachexperten führen konnte. Der damit einhergehende, allmähliche Autoritätsverfall der »Halbgötter in Weiß« war dabei stets eingewoben in einen allgemeinen Demokratisierungs- und Liberalisierungsprozess, der die sozialen Machtgefälle immer weiter verflachte, wenn auch nicht völlig einebnete. Wie in anderen gesellschaftlichen Bereichen so schwand auch in der Medizin die ärztliche Bevormundung, während Bürger- und Patientenrechte immer lauter artikuliert und selbstbewusster eingefordert wurden.[56] Eine Hauptrolle spielte dabei die sich ausformende kritische Medienöffentlichkeit, die ihre habituelle Zurückhaltung gegenüber gesellschaftlichen Eliten immer weiter ablegte und deren Handeln zunehmend kritisch unter die Lupe nahm – eine Entwicklung, die auch die Ärzteschaft sensibel registrierte.[57] Beschleunigt wurde dieser Prozess schließlich durch die Protestgeneration, die das politische Leben der späten 1960er Jahre prägte. In der Bundesrepublik, aber auch in anderen Ländern verschob sich die Machtbalance nun zunehmend zugunsten der Patienten, wobei sich ein wandelndes gesellschaftliches Klima, vor allem aber die Rechtsprechung als Triebkraft für die Stärkung der Patientenrechte erwies.[58]

Mit diesen Veränderungen wurden besonders ab den 1960er Jahren neue Ansprüche und Erwartungen an medizinisches Handeln herangetragen: Ärzte

54 Siehe etwa Kuschinsky, *Arzneimittel*, 1959, S. 1189.

55 Dies hat etwa Hüntelmann, *Marketing*, 2013, am Beispiel der Salvarsan-Erprobung und unter Bezug auf die Kapitaltheorie Bourdieus gezeigt.

56 Steinmetz, *Politisierung*, 2003, S. 197–202; Bynum, *Geschichte*, 2010, S. 172.

57 Siehe zum Beispiel diverse Beiträge aus der Standespresse Oeter, *Pressesensationen*, 1953; Mayer, *Arzt*, 1953; Deneke, *Arzt*, 1955; Demant, *Arzttum*, 1956; Dovifat, *Bild*, 1958; zur Medienöffentlichkeit allgemein auch Hodenberg, *Konsens*, 2006.

58 Forsbach, *68er*, 2011; Noack, *Eingriff*, 2004, S. 194–199; Lenhard-Schramm/Rating/Rotzoll, *Krankheit*, 2022, S. 39–48; Faden/Beauchamp, *Theory*, 1986, S. 125–143.

sahen sich zunehmend und stärker in die Verantwortung genommen, sich fortzubilden und den Patientenwillen eingehender zu berücksichtigen – nicht zuletzt im Umgang mit Arzneimitteln, wo sich die Sensibilisierung für Patientenbelange und ein zunehmendes Risikobewusstsein wechselseitig verstärkten. Damit veränderten sich auch Rollenzuschreibungen und Machtverhältnisse im Arzneimittelwesen. Der enorme Vertrauensvorschuss, den die Mediziner, Apotheker und Industrie hier in den 1950er Jahren noch genossen, begann immer weiter abzuschmelzen.

Wenngleich die Fachwelt immer wieder emanzipatorischer Impulse von außen bedurfte, wirkte dieser grundlegende Wandel auch von innen, rückten doch immer mehr junge Ärztinnen und Ärzte nach, die unter demokratisch-liberalen Vorzeichen sozialisiert und ausgebildet worden waren.[59] Auch wenn dieser Liberalisierungsprozess in der Rückschau in verschiedenen Facetten deutlich hervortritt (etwa in der Lockerung des Impfzwanges[60] oder der Psychiatriereform[61]), handelte es sich keineswegs um einen geradlinigen Prozess, der die bundesdeutsche Gesellschaft in steter Gleichförmigkeit überzog. Vielmehr provozierte er immer wieder heftige Abwehrreflexe, in denen überkommene Denk- und Handlungsmuster grell aufblitzten. Insofern war auch die Medizin der Bundesrepublik von einer Gleichzeitigkeit des Ungleichzeitigen geprägt, hing es doch von den jeweiligen Ärzten und Patienten, aber auch von den Leitbildern und Organisationskulturen in einschlägigen Institutionen ab, inwieweit man noch den traditionell-paternalistischen Ordnungsideen verhaftet war oder sich bereits einem demokratischen Wertehorizont geöffnet hatte. Welch unterschiedliche sozialmoralische Weltanschauungen noch in den 1980er Jahren aufeinanderprallten, zeigte sich, als zu Beginn des Jahrzehnts eine intensivere Auseinandersetzung mit den Medizinverbrechen der NS-Zeit begann,[62] und bald darauf, als die AIDS-Pandemie (auch) das deutsche Gesundheitssystem herausforderte.[63]

Nachtwächterstaatliche Regulierungstraditionen

Das Arzneimittelwesen der frühen Bundesrepublik zählt zu jenen Feldern, in denen sich die vorstaatliche Konfiguration des Gesundheitswesens am deut-

59 Für das Beispiel des BMGes Richter, *Seilschaften*, 2018, S. 579.

60 Siehe zum veränderten Umgang mit dem Impfzwang Thießen, *Gesellschaft*, 2017, S. 227–236.

61 Kersting, *Psychiatriereform*, 1998.

62 Hüntelmann/Michl/Prüll, *Medizingeschichte*, 2022.

63 Tümmers, *AIDS*, 2017.

lichsten offenbarte. Zwischen den verschiedenen Systemen und Akteuren der Regulierung hatte sich ein Grundkonsens mit klarer Rollenverteilung ausgeformt. Demnach waren es in erster Linie nicht-staatliche Instanzen, die über den Status von und den Zugang zu Arzneimitteln entscheiden sollten. Dem Staat war demgegenüber eine passive Rolle zugedacht. Er sollte vor allem Anträge und Anregungen aus der medizinisch-pharmazeutischen Sphäre umsetzen, dortigen Bestrebungen jedoch nicht vorgreifen oder gar eigenständig intervenieren.[64] Dafür gab es mehrere Gründe. Die bereits erwähnte Dominanz medizinischer Autoritäten im bundesrepublikanischen Gesundheitssystem war hier ebenso von Bedeutung wie der überaus konjunkturorientierte Zeitgeist der 1950er Jahre, der Eingriffe des Staates in die (pharmazeutische) Industrieproduktion als wirtschaftspolitisches Sakrileg verstand.[65] Der einst als »Apotheke der Welt« geltenden Pharmaindustrie Deutschlands sollten beim Wiederaufbau möglichst wenig Schranken auferlegt werden.[66] Dies trugen nicht nur zahlreiche Wirtschaftspolitiker geradezu mantrahaft vor, sondern auch die pharmazeutischen Lobbyverbände, deren Vertreter bei der Bundesregierung in dieser Hinsicht unablässig und erfolreich antichambrierten.[67] Auch darüber hinaus konnte sich diese Ansicht in der Politik auf breite Zustimmung stützen – parteiübergreifend.[68]

Diese Rollenverteilung manifestierte sich nicht nur in den rechtlichen Grundlagen der Arzneimittelregulierung (siehe dazu Kap. 1.3), sondern auch in der institutionellen Organisation der staatlichen Arzneimittelaufsicht. Auf Ebene der obersten Bundesbehörden war – zunächst im Bundesministerium des Innern, seit 1961 dann im Bundesministerium für Gesundheitswesen – bis 1963 ein einziges Referat für das gesamte Arzneimittel-, Apotheken- und Betäubungsmittelwesen zuständig. Neben dem Referenten wirkte dort lediglich ein

64 Daemmrich, *Pharmacopolitics*, 2004, S. 11 und passim; Lenhard-Schramm, *Land*, 2016, S. 88–100.

65 Zur Wirtschaftspolitik nach 1945 Wehler, *Gesellschaftsgeschichte*, 2008, S. 48–60; Abelshauser, *Wirtschaftsgeschichte*, 2011.

66 Vielmehr wurde der Wiederaufstieg Deutschlands zur einstigen »Apotheke der Welt« von der Politik bewusst angestrebt. Siehe Lenhard-Schramm, *Apotheke*, 2018.

67 So betonte der BPI in einer Eingabe an BMWi Ludwig Erhard vom 24.5.1952: »Die Leistungsfähigkeit der [pharmazeutischen] Industrie kann nach ihrer Auffassung nur erhalten und erhöht werden, wenn ihr staatlicherseits möglichst wenige Beschränkungen auferlegt werden« (BArch, B 102/9324). Infolgedessen trat vor allem das BMWi als energischer Vertreter industrieller Interessen auf. Diverse Unterlagen dazu in BArch, B 102/9324–9326. Zugleich warb die Pharmaindustrie auch auf öffentlichem Wege für ihre Positionen, insbesondere durch die Zeitschrift *Die Pharmazeutische Industrie* (PharmInd).

68 Dies wurde besonders im Gesetzgebungsverfahren zum AMG 1961 wiederholt deutlich. Siehe etwa BT-Plenarprotoll, 8.2.1961, S. 8044–8058.

Sachbearbeiter, seit 1957 zudem ein Hilfsreferent. Ein nennenswerter Personalzuwachs erfolgte erst ab der zweiten Hälfte der 1960er Jahre, vor allem dann in den frühen 1970er Jahren.[69] Auch das 1952 gebildete Bundesgesundheitsamt (BGA) spielte für die Arzneimittelregulierung vorerst keine entscheidende Rolle. Im BGA war zunächst das Max von Pettenkofer-Institut für das Arzneimittelwesen zuständig.[70] Eine wirkliche Aufsichtsfunktion erfüllte dieses Institut in Berlin-Dahlem (Abb. 1) mit seinem überschaubaren Personalbestand aber nicht: 1954 arbeiteten in den Sektionen für Arzneimittel, Pharmakologie und Pharmazie zwölf Personen, davon fünf Akademiker. Zudem wirkte in der Bundesopiumstelle (die seit Gründung des BGA in dessen Zentralabteilung angesiedelt war) seit 1954 zeitweilig ein Referent für Arzneimittel- und Apothekenwesen, unterstützt durch eine Bürokraft.[71] Da dem BGA aber kaum eigene Kontrollkompetenzen zukamen, erschöpften sich die Tätigkeiten neben eigenen Forschungsarbeiten im Wesentlichen in der Beratung und Begutachtung (etwa mit Blick auf die Wirksamkeit oder Schädlichkeit bestimmter Arzneimittel).[72] Zwar erweiterte sich das Aufgabenspektrum, als das BGA ab Oktober 1961 zur Registerbehörde für neue Arzneispezialitäten wurde. Weitergehende Regulierungsbefugnisse gingen damit aber nicht einher. Zudem litt das BGA in den Folgejahren unter chronischem Personalmangel, weshalb sich bei den Nachregistrierungen ein immenser Bearbeitungsrückstau auftürmte.[73] Als weiteres Problem erwies sich die organisatorische und räumliche Zersplitterung, denn das Spezialitätenregister war nicht im Max von Pettenkofer-Institut angesiedelt, sondern in der Zentralabteilung.[74]

69 Siehe die Geschäftsverteilungs- und Organisationspläne: BArch, B 106-ORG/1–21, 134–136; B 142-ORG/1–20; B 189-ORG/1–8, 72–77.

70 BArch, B 208-ORG/1–6, 24–29.

71 Organisations- und Stellenplan, 1.7.1954, BArch, B 208-ORG/3. Zur Bundesopiumstelle BArch, B 142/953.

72 Laut Errichtungsgesetz vom 27.2.1952 (BGBl. I 1952, S. 121) beschränkten sich die Aufgaben des BGA auf die Forschung im Bereich der öffentlichen Gesundheit, auf die medizinische Statistik und auf regulatorische Funktionen im Betäubungsmittelwesen. Im Laufe der Zeit nahm das Aufgabenspektrum kontinuierlich zu. Eine erste wesentliche Regulierungskompetenz gewann das BGA, als § 20 des Gesetzes zur Bekämpfung der Geschlechtskrankheiten vom 23.7.1953 (BGBl. I 1953, S. 700–706) das Inverkehrbringen von Gegenständen zur Verhütung, Heilung oder Linderung von Geschlechtskrankheiten von einer Genehmigung des BGA abhängig machte. Siehe zur Frühphase des BGA Ditscheid, *Gründung*, 2001; zu dessen Organisation und Arbeit auch die publizierten Tätigkeitsberichte des BGA sowie die Akten des BMGes: BArch, B 142/954, 957, 959, 3572 (MvPI); ferner B 136/5242.

73 Näheres dazu unten; zur Einführung des Registrierungsverfahrens auch Kap. 1.3.

74 Siehe neben den zur Unterbringung des BGA zitierten Organisationsunterlagen auch BArch, B 115/4030, 5783; B 126/52705, 220660; B 157/3647, 3855.

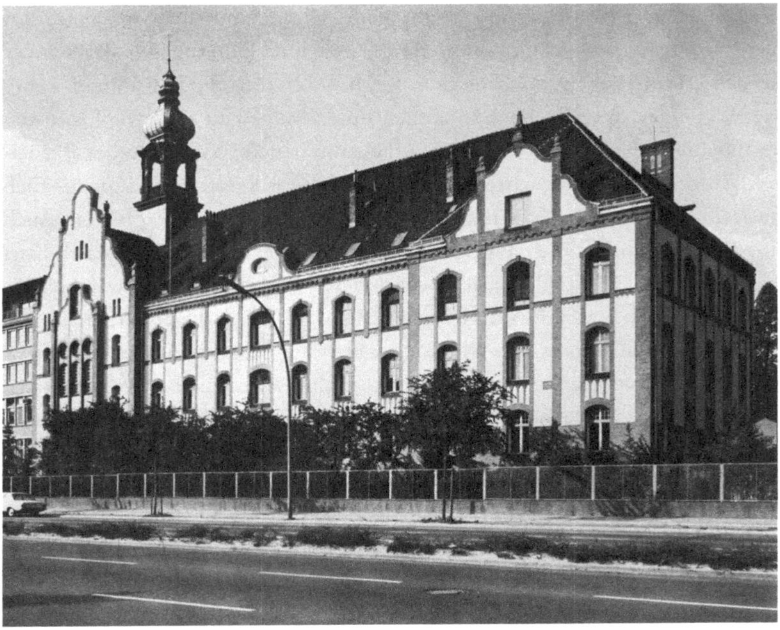

Abb. 1: BGA, Max von Pettenkofer-Institut, Berlin-Dahlem, Unter den Eichen 82-84 (circa 1975)

Auch die Gesundheitsbehörden der Länder – in deren Zuständigkeit die Verwaltung im Wesentlichen fällt – verfügten nur über rudimentäre Strukturen der Arzneimittelaufsicht. Selbst in den großen Flächenländern wie Nordrhein-Westfalen oder Bayern (wo es noch keine genuinen Gesundheitsministerien gab) wurde das Arzneimittelwesen gemeinsam mit dem Betäubungsmittel- und dem Apothekenwesen von einem einzigen Referenten bearbeitet, denen keine akademischen Mitarbeiter zur Verfügung standen, sondern lediglich Bürokräfte.[75] Auch in den Stadtstaaten, wo die obersten Gesundheitsbehörde auch kommunale Aufgaben übernahmen, sah die Lage kaum anders aus. In der Unterabteilung für Arzneimittel- und Apothekenwesen des Berliner Senators für Gesundheitswesen waren Mitte der 1950er Jahre drei Pharmazeuten beschäftigt, zudem einige Sachbearbeiter und Sekretärinnen.[76] Abgesehen von der

75 Siehe zu NRW eingehend Lenhard-Schramm, *Land*, 2016, S. 96–100. Die Situation in Bayern beschreibt der Referent Kurt Paintner in LAV NRW R, Gerichte Rep. 139, Nr. 173, Bl. 178–180.

76 Siehe den Stellen- und Geschäftsverteilungsplan für 1955 in LArch Berlin, B Rep. 12, Nr. 255.

bescheidenen personellen Ausstattung fehlte es den (im Alltag vor allem mit Verwaltungstätigkeiten befassten) Referenten und Dezernenten der Länder an den erforderlichen medizinischen Kenntnissen, um die sich immer weiter verzweigenden Spezialgebiete inhaltlich durchdringen zu können.[77] Insoweit vermochte die staatliche Exekutive eine substanzielle Kontrolle des Arzneimittelverkehrs nicht zu leisten. Tiefere Eingriffe wären daher kaum möglich gewesen, selbst wenn es die rechtlichen Grundlagen hergegeben hätten. Auch aus diesem Grund schlugen die Behörden fast immer einen konsensualen Kurs ein, wenn sich ein Konflikt mit einem anderen Regulierungsakteur anbahnte. Zeichneten sich etwa schwere Nebenwirkungen eines Medikaments ab, so reagierten die Behörden in den seltensten Fällen konfrontativ, zumal die Furcht vor Regressen omnipräsent zu sein schien. Daher waren die Behörden fast immer bestrebt, den Hersteller zu bewegen, von sich aus das Medikament vom Markt zu nehmen oder eine Verschreibungspflicht zu beantragen.[78]

Während sich die passiv konzipierte Rolle des Staates mithin auf polizeiliche Minimalfunktionen der öffentlichen Gefahrenabwehr beschränkte, nahm die traditionell stark positionierte Ärzteschaft für sich in Anspruch, selbst am besten darüber befinden zu können, wann welche Medikamente wie zu verwenden seien. Hier überlappten sich die wirtschaftlichen Forderungen der Pharmaindustrie mit den therapeutischen Erwägungen der Mediziner zumindest teilweise. Die Folge war ein überwiegendes Votum für die frühzeitige Verfügbarkeit neuer Arzneimittel an Stelle eines langwierigen (staatlichen) Prüfungs- und Zulassungsverfahrens. Deutlich trat diese Position bei den Vorarbeiten und Beratungen zum Arzneimittelgesetz zutage, bei denen nicht nur die Vertreter der Pharmaindustrie auf eine rasche Einführung ihrer Präparate drangen.[79] Im Rahmen der Expertenanhörung warnte 1959 auch Werner Koll, Vertreter

77 Das räumten auch die Beamten ein, so etwa 1963 der Leiter der Gesundheitsabteilung im InnMin NRW, Dr. Hans Studt (LAV NRW R, Gerichte Rep. 139, Nr. 173, Bl. 120–121). Auch der Vorsitzende der AkdÄ, Dr. Werner Koll, sah es als »außerordentlich schwierig« an, »bei sämtlichen Gesundheitsbehörden der Länder jeweils einen geeigneten Sachverständigen mit wissenschaftlichem Niveau zu bekommen« (BArch, B 141/4605, Bl. 44v).

78 Murswieck, *Kontrolle*, 1983, S. 428–429. Siehe am Beispiel Contergans eingehend Lenhard-Schramm, *Land*, 2016, S. 122–123, 265–266, 277, 332–336.

79 Die Vertreter der Pharmaindustrie argumentierten nicht nur wirtschaftlich, sondern betonten, dass »auch der Arzt und der Patient einen Anspruch« hätten, »ein neues, besser wirkendes Arzneimittel möglichst schnell in die Hand zu bekommen.« BT-Ausschuss für Gesundheitswesen, 22. 4. 1959, BArch, B 141/4605, Bl. 47v; siehe auch Bl. 77. Auch zuvor hatte die Pharmaindustrie auf ein schnelles Registrierungsverfahren gedrungen: AGPI an BMI, 22. 5. 1950; BPI an BMI, Juli 1956, BArch, B 189/11544, Bl. 352–370 (hier 367), 451–488 (hier 470). Ähnliche Argumente wurden immer wieder vorgebracht: PharmInd 1950, S. 22; PharmInd 1960, S. 3.

der Bundesärztekammer und Vorsitzender der Arzneimittelkommission, vor einem »Zeitverlust durch langsame und vielleicht übertrieben bürokratische Behördenarbeit«. Auch wenn die Registrierung neuer Präparate nicht »zu einer völlig inhaltlosen Formalität ohne gesundheitspolitischen Wert« werden dürfe, erklärte er unzweideutig: »Wenn wir zur Prüfung des therapeutischen Werts kommen, sind wir beim Zulassungsverfahren, und das ist falsch, das wollen wir nicht. Die Prüfungsergebnisse sollen doch nur [...] klarlegen, daß die angemeldeten Indikationen in etwa begründet und nicht purer Schwindel sind.«[80]

Ähnliche Forderungen erhob auch die organisierte Apothekerschaft (ABDA). Diese lehnte eine Nachweispflicht für die Unbedenklichkeit neuer Arzneistoffe ab. Diese würden, so argumentierte die ABDA 1956, »fast ausschließlich gerade durch die führenden Firmen der pharmazeutischen Industrie entwickelt, deren Forschungsarbeit und wissenschaftliche Qualifikation außer Zweifel steht.« Eine solche Nachweispflicht könnte »die Gefahr in sich bergen, dass erhebliche und unter Umständen sehr nachteilige Verzögerungen der Registrierung gerade bei solchen Arzneispezialitäten auftreten, die durch die Verwendung neuer Stoffe einen wesentlichen therapeutischen Fortschritt versprechen. Da jede Anwendung eines Arzneimittels letztlich der ärztlichen Verantwortung überlassen bleiben muss, würden wir es bei Stoffen unbekannter Wirksamkeit, die die Besorgnis schädlicher Wirkungen begründen, für geboten aber auch für ausreichend ansehen, wenn diese – vielleicht befristet – der ärztlichen Verschreibungspflicht unterstellt würden, bis die entsprechenden pharmakologischen oder klinischen Gutachten vorliegen.«[81]

In solchen Äußerungen kommen mehrere charakteristische Strukturmerkmale der Arzneimittelregulierung klar zum Ausdruck. Deutlich zeigt sich etwa, wie sehr sich das gesamte System auf die Reputation ihrer Akteure stützte. Besonders die pharmazeutische Industrie genoss unter den anderen Akteuren einen extremen Vertrauensvorschuss,[82] der eine fatale Konsequenz nach sich zog:

80 BT-Ausschuss für Gesundheitswesen, 23.4.1959, BArch, B 141/4605, Bl. 63–64 (Zitat), 68–69, 81–82. Bereits der Deutsche Ärztetag 1956 hatte eine Registrierung als »notwendig« bezeichnet, zugleich aber betont, dass dies »nicht zu einer Behinderung der Forschung und des Fortschrittes der Therapie durch komplizierte und bürokratische Genehmigungsverfahren« führen dürfe (BArch, B 189/11549, Bl. 46).

81 ABDA, Stellungnahme zum AMG-Entwurf, 10.9.1956, BArch, B 189/11549, hier Bl. 385.

82 Siehe etwa Herold, *Haftung*, 1958, S. 126: »Handelt es sich um eine bekannte Großfirma, deren Erzeugnisse vielleicht sogar Weltruf genießen, so wird man dem Arzt eine Pflicht zur eigenen Nachprüfung nur in ganz beschränktem Ausmaß auferlegen dürfen. Es ist allgemein bekannt, daß pharmazeutische Großfirmen Arzneimittelnovitäten nur nach eingehender klinischer Erprobung in den Verkehr bringen, schon um ihren guten Ruf nicht aufs Spiel zu setzen.« Ebenso Koeppe, *Arzt*,

Angesichts des gegenseitig unterstellten Verantwortungsbewusstseins existierten kaum Sicherungsmechanismen für den Fall, dass sich einer der Akteure einer gewissenhaften Verfahrensweise entzog und stattdessen einen risikoreichen Kurs einschlug.[83]

Deutlich wird aber auch, wie sehr die Ärzteschaft ihre Rolle als maßgebender Akteur im Regulierungsgefüge für sich beanspruchte. »Die Verantwortung für die Verordnung und richtige Anwendung eines Arzneimittels«, so brachte es der Münchener Medizinprofessor Hans-Werner Koeppe auf den Punkt, »trägt allein der Arzt, obwohl er dieses weder selbst herstellt noch seine Zusammensetzung bestimmt.«[84] Auch wenn damit die Forderung einherging, neue Medikamente nicht ohne sachgemäße Prüfung auf den Markt zu lassen, war für den Internisten der »wichtigste Teil der Arzneimittelprüfung« – die Erprobung am Menschen – »abhängig von der Klinik, dem verantwortungsbewußten, kritischen Arzt. Es ist also durchaus fraglich, ob man hier durch eine staatliche Kontrolle wirklich die eigentliche Verantwortung abnimmt oder gar abnehmen sollte.«[85]

Sichtbar wird das Rollenverständnis der Ärzteschaft nicht nur in solchen Äußerungen, sondern auch in ihren maßgebenden Regulierungsfunktionen und -aktivitäten. Im Mittelpunkt stand dabei die Behandlung einzelner Patienten, bei der die Mediziner die Anwendung bestimmter Medikamente vorgaben, vor allem durch Beratung oder Verschreibung. Überdies fiel aber auch den Fachorganisationen eine wesentliche Bedeutung zu. Dies galt in erster Linie für die Arzneimittelkommission der deutschen Ärzteschaft, die neben Beratungsaufgaben (etwa für Behörden und Ärztekammern) ganz zentrale Regulierungsfunktionen übernahm.[86] Mit dem Werk *Arzneiverordnungen* gab sie einen Ratgeber für Ärzte heraus, der angesichts des kaum noch überschaubaren Arzneimittelangebots jene Medikamente auflistete, die sich nach Ansicht dieses Fachausschusses in der Praxis durch Unschädlichkeit und Wirksamkeit besonders bewährt hatten und sich insoweit für die Therapie anboten.[87] Darüber hinaus beurteilte die Kommission für die Kassenärztliche Bundesvereinigung den the-

1962, S. 1463; aus der Presse: *Prüfung von Arzneimitteln*, FAZ, 23. 6. 1954; *Arzneien nicht nur »Ware«*, Westfalenpost, 11. 2. 1956; Bulletin BPA 31/1956, S. 272.

83 So auch die Beobachtung von Steinmetz, *Politisierung*, 2003, S. 208–210.

84 Koeppe, *Arzt*, 1962, S. 1461. Siehe auch AkdÄ, *Arzneiverordnungen*, 1956, S. 6: »daß allein den Arzt die Verantwortung für Fehlschläge oder Schlimmeres trifft, wenn er Arzneimittel verwendet, über deren Zusammensetzung und therapeutische Brauchbarkeit ihm keine hinreichende Gewähr geboten ist.«

85 Koeppe, *Arzt*, 1962, S. 1462–1463.

86 Koll, *Arzneimittelkommission*, 1952; Müller-Oerlinghausen, *Arzneimittelkommission*, 2010.

87 AkdÄ, *Arzneiverordnungen*, 1956. Dazu auch Koll, *Arzneimittelkommission*, 1952.

rapeutischen Wert einzelner Präparate, was als Entscheidungsgrundlage für die Frage der Erstattungsfähigkeit diente.[88] Nachdem die Arzneimittelkommission 1958 erstmals zur Meldung von unerwünschten Arzneimittelwirkungen aufgerufen hatte, verstand sie sich schließlich auch als Sammelstelle für Schadens- und Verdachtsfälle, zumal ein behördliches System der Pharmakovigilanz nicht einmal in Ansätzen existierte. Wirklich erfolgreich war dieses Vorhaben aber nicht, denn die Zahl der Meldungen blieb insgesamt gering.[89]

Vor diesem Hintergrund hatte sich unter den Medizinern in Klinik und Industrie der Anspruch auf ein Deutungsmonopol herauskristallisiert, das unter Nicht-Experten weithin Akzeptanz fand und das man gegen äußere, nicht-fachliche Interventionsversuche und Kompetenzansprüche zu verteidigen suchte.[90] Die Thematisierung von Heilverfahren und Arzneimittelrisiken war in diesem Denkhorizont eine exklusive Angelegenheit der medizinisch-pharmazeutischen Fachwelt, die solche Fragen nach den Regeln des wissenschaftlichen Diskurses zu klären hatte. Dies führte zu einer professionsmäßigen Selbstabschottung, die auch staatliche Instanzen von entsprechenden Erörterungen fernhielt, ja regelrecht ausschloss.[91] Diese Tendenz wurde durch eine unter Ärzten weitverbreitete Ansicht begünstigt: Etwaige Verdachtsmomente müssen erst sicher bewiesen sein, bevor man eine etablierte Therapie absetzen soll[92] – erst dann dürfe man auch andere Instanzen einschalten, namentlich die staatliche Arzneimittelaufsicht, die dann auf Grundlage des erhärteten Tatsachenmaterials etwaige Maßnahmen erlassen könne. Die Konsequenzen dieser Rollenzuweisung waren gravierend. Zeigten sich bei einem Medikament Nebenwirkungen, so verblieben diese Beobachtungen fast immer im medizinischen Fachkosmos. Ärzte und Apotheker folgten den Gepflogenheiten und wandten sich gleichsam privat an den Hersteller des jeweiligen Präparates, aber nur in absoluten Ausnahmefällen an Behörden, Fachgremien oder gar die Öffentlichkeit. Damit bildete sich eine systemische Schieflage aus, bei der ein Arzneimittelhersteller das Wissen über die Nebenwirkungen seiner Präparate zu weiten Teilen monopolisieren konnte.[93]

88 Bundesärztekammer, *Arzneimittelgesetzgebung*, 1970, S. 9.

89 BMGes, I B 3, Vermerk, 11. 2. 1969, BArch, B 189/11559, Bl. 129–131; Kessel, *Expertise*, 2009, S. 67.

90 Siehe vor allem Lenhard-Schramm, *Land*, 2016, S. 88–100 und passim; Lenhard-Schramm, *Lifestyle-Medikament*, 2016, S. 229–235; Steinmetz, *Politisierung*, 2003, S. 208–210.

91 Lenhard-Schramm, *Land*, 2016, S. 93–95, 187–189, 897 und passim; Crumbach, *Arzneimittel*, 2017.

92 Steinmetz, *Politisierung*, 2003, S. 208–210.

93 Deutlich wird dies etwa am Fall Contergan. Während den Hersteller bis zur Marktrücknahme rund 3.000 Meldungen über Nervenschädigungen und mehrere tau-

Die medizinischen und pharmazeutischen Autoritäten beanspruchten ihre Deutungs- und Entscheidungshoheit im Arzneimittelwesen nicht nur gegenüber dem Staat, sondern mehr noch gegenüber der »Laienöffentlichkeit«, wie es oft mit leicht verächtlichem Beiklang hieß. Nichtkundige sollten sich nicht nur aus entsprechenden Erörterungen heraushalten, vielmehr wurde ihnen bisweilen jede Fähigkeit und daher auch jedes Anrecht abgesprochen, sich über Arzneimittel und ihre Wirkungen informieren zu können. Dieser paternalistische Expertenhabitus wurde von prominenten Vertretern aus Medizin und Pharmazie nonchalant zum Ausdruck gebracht. Als etwa der Präsident des Bundesverbandes der Pharmazeutischen Industrie, Leopold Arnsperger, in einem *Spiegel*-Interview 1958 gefragt wurde, woran die Verbraucher einen seriösen Arzneimittelhersteller erkennen könnten, erwiderte der Verbandspräsident, solche Dinge bräuchten Laien »nicht zu wissen.«[94]

Das paternalistische Unbehagen vor einer stärkeren Laienteilhabe hing zusammen mit veränderten Medikationsmustern. Dienten Arzneien ursprünglich vor allem als Mittel gegen organische Erkrankungen, so wurden sie mit der Industrialisierung und Kommerzialisierung des pharmazeutischen Sektors seit dem ausgehenden 19. Jahrhundert immer öfter als Mittel zur Behandlung sozialer Probleme (etwa in Familie oder Beruf) entwickelt, vermarktet und angewandt. Diese Entwicklung spitzte sich nach dem Krieg noch zu: Ob Lampenfieber, Examensangst oder Kontaktschwäche, ob »Managerkrankheit«, Erziehungsprobleme oder Familienplanung: Es gab kaum einen Lebensbereich, kaum eine zwischenmenschliche Herausforderung, für die sich keine arzneiliche Lösung zu finden schien.[95] Diese »Pharmazeutikalisierung« des Sozialen äußerte sich ab den frühen 1950er Jahren vor allem in einer rasant wachsenden Nachfrage nach psychotropen Helfern, in einem regelrechten Boom von Schmerz-, Schlaf- und Beruhigungsmitteln.[96]

Das Verlangen nach pharmakologischer Stressbewältigung und Seelenentlastung war hoch, zumal es den Bedürfnissen der leistungsorientierten Wirtschaftswundergesellschaft entsprach, die die mentalen Alltagsbelastungen und Kriegstraumata medikamentös überblenden wollte, während sie zugleich gesteigerte

send Berichte über andere Nebenwirkungen erreichten, gingen beim zuständigen InnMin NRW bis dahin gerade einmal drei warnende Eingaben ein; erst auf behördliche Anfrage äußerten weitere Mediziner gegenüber dem Ministerium Bedenken. Dazu eingehend Lenhard-Schramm, *Land*, 2016, S. 187–343.

94 *Arzneimittel aus der Waschküche?*, Der Spiegel 6/1958.

95 Siehe mit zahlreichen Quellen und Literaturhinweisen Kessel, *Doriden*, 2013; Kessel, *Nebenwirkungen*, 2015; Lenhard-Schramm, *Land*, 2016; Lenhard-Schramm, *Algosediv*, 2024. Siehe zeitgenössisch bereits: *Das Seelen-Aspirin*, Der Spiegel 35/1956; *Die Tablettomanen*, Der Spiegel 27/1958.

96 Zum Begriff der Pharmazeutikalisierung Abraham, *Pharmaceuticalization*, 2010.

Lebensqualität und konsumistische Teilhabe auch am medizinischen Fortschritt verhieß. Der prominente Neurologe Eberhard Bay deutete den »Arzneimittelmißbrauch« als Hang des »modernen Menschen«, eine zunehmend stressige Lebenswelt mit dem »Griff zur Tablette« zu kompensieren.[97] Dass zahlreiche einflussreiche Mediziner in diesem Zusammenhang eine wirksamere »Menschenführung« durch den Arzt forderten,[98] war nach der expertokratischen Logik nur folgerichtig, denn verantwortlich war demnach der verantwortungslose und von der Werbung verführte Laie, der der ärztlichen Kontrolle bedurfte. So sei, wie auch der renommierte Jakob Büchi 1964 erklärte, die »gedankenlose Überbewertung« eines Arzneimittels »natürlich beim Laien besonders ausgeprägt; dieser erliegt einer raffinierten Propaganda und bedient sich der freiverkäuflichen Arzneimittel in hemmungsloser Weise«.[99] Derartige Denkmuster perpetuierten die Rollenverteilung zwischen wissend-entscheidendem Mediziner einerseits und nichtwissend-gehorchendem Patienten andererseits.

Diskussionen wie diese gaben die extremen Aversionen der Ärzteschaft gegen eine Besprechung medizinischer Fragen in der »Laienpresse« in grellen Tönen wieder. Es war nicht nur die Arzneimittelwerbung, in denen die Fachvertreter einen »Angriff auf die Autorität des Arztes« erkannten.[100] Auch die mediale »Sensationsberichterstattung über Erfolge und Mißerfolge der Medizin« wurde in der Fachwelt in scharfen Worten kritisiert, bisweilen war gar von »publizistischen Schleichgifthändlern« und »journalistischen Verbrechen« die Rede.[101] Die Medizin sei eine »besondere Wissenschaft«, deren »Ergebnisse nur zu einem Teil für die Öffentlichkeit bestimmt sind«, so meinte Ärztekammerpräsident Neuffer.[102] Die Kritik an der medialen Berichterstattung bezog sich dabei nicht zuletzt auf verschreibungspflichtige Präparate, für die die sog. Laienwerbung eigentlich verboten war. Neben Schlafmitteln gerieten hier auch Hormonpräparate ins Visier der Ärzteschaft, wobei nicht wenige Beiträge die medialen Berichte über die sog. Antibabypille in einen engen Zusammenhang mit sexueller »Hemmungslosigkeit« und einer angeblichen

97 Bay, *Arzneimittelmißbrauch*, 1960, S. 1677. Ähnlich Laubenthal, *Psychologie*, 1957; Bresser/Scheid/Jochheim, *Arzneimittelmißbrauch*, 1959; Bay, *Märchen*, 1959; Laubenthal, *Neurodrogen*, 1960; Scheid/Bresser/Huhn, *Erhebungen*, 1961; Koll, *Arzneimittelverbrauch*, 1962. Dazu auch Kessel, *Contergan*, 2017, S. 74–79.

98 Laubenthal, *Formen*, 1955, S. 309.

99 *Wert und Bewertung der Arznei*, NZZ, 10. 1. 1964.

100 Körbling, *Laienpropaganda*, 1956, S. 968.

101 Zitate bei Haacke, *Massen-Medien*, 1961, S. 71, 74; Oeter, *Pressesensationen*, 1953, S. 185. Siehe auch Deneke, *Arzt*, 1955; Dovifat, *Bild*, 1958; sowie das Editorial in ÄM 1959, S. 581–582.

102 Vortrag Neuffers vom 13. 3. 1953, wiedergegeben in DMW 1953, S. 634–637, hier S. 634.

»Zersetzung der sittlichen und moralischen Substanz unseres Volkes« rückten.[103] Solche Äußerungen entsprangen aber nicht nur sozialmoralischen Motiven. In ihnen spiegelte sich auch ein Befund, der nicht wenige Ärzte in große Besorgnis versetzte: Durch die mediale Öffentlichkeit schien den Experten die Kontrolle über die Patienten zu entgleiten. So wähnten sich manche Mediziner zu bloßen »Rezeptautomaten« degradiert: Immer mehr Patienten diktierten als »Opfer öffentlich verbreiteten pseudomedizinischen Wissens« ihrem Arzt, »was er ihnen verschreiben soll.«[104] Doch so scharf die Kritik auch war: Innerhalb der Fachwelt war man sich durchaus bewusst, dass sich das Rad nicht zurückdrehen ließ und man sich mit einer zunehmend kritischen Laienöffentlichkeit zu arrangieren hatte. So bleibe, wie 1960 in einem Leitartikel der *Ärztlichen Mitteilungen* – dem Publikationsorgan der Bundesärztekammer – zu lesen war, »der Medizin, so grotesk das klingt, in einer Demokratie nichts übrig, als die Flucht in die Öffentlichkeit.«[105]

Dennoch: Die ausgeprägten Vorbehalte gegen eine Teilhabe vermeintlich unmündiger Laien an medizinischen Diskussionen stärkten das ärztliche Bestreben, die Erörterungen von Arzneimittelrisiken der Fachwelt vorzubehalten und die »Laienöffentlichkeit« kategorisch auszuschließen. Dem insoweit starken Wissensgefälle im Bereich des Arzneimittelwesens entsprach ein Verhältnis zu Medikamenten, das aus heutiger Sicht unreflektiert erscheinen mag, aber zeitgenössische Denk- und Handlungsmuster widerspiegelte, zumal Arzneimittelrisiken keineswegs rein objektive Eigenschaften sind, sondern immer auch Ergebnisse eines sozialen Aushandlungsprozesses.[106] Eine weithin unkritische Wahrnehmung von Arzneimitteln und ein nur schwach ausgeprägtes Risikobewusstsein hielten Patienten und Konsumenten meist davon ab, selbstbewusst Informationen über Präparate und ihre Risiken einzufordern. Diese strukturelle Arglosigkeit wurzelte in einem äußerst positiven Arzneimittelimage, das gerade in den 1950er Jahren besonders ausgeprägt war und mit der allgemeinen Erwartung an medizinische Behandlungschancen eng zusammenhing (siehe oben).

Solche Wahrnehmungen wurden enorm bekräftigt durch die Vermarktungsstrategien der Pharmahersteller, die ihre neuen Präparate nicht selten mit aggressiven Kampagnen auf den Markt brachten. Da sich die Vermarktung zumindest äußerlich immer mehr an wissenschaftlichen Formen orientierte, spielten Publikationen hier eine entscheidende Rolle. Sie schienen klinische Erfahrungen objektiv zu verbürgen und schufen damit eine wichtige Vertrauensgrundlage

103 *Ulmer Denkschrift. Zur Frage der Geburtenbeschränkung* [1964], DÄBl. 1965, S. 2138–2141. Dazu auch Silies, *Liebe*, 2010, S. 209–216.
104 Laubenthal, *Formen*, 1955, S. 307; Haacke, *Massen-Medien*, 1961, S. 71.
105 Haacke, *Massen-Medien*, 1961, S. 71.
106 Hess, *Risks*, 2010, S. 200–203.

für neue Medikamente. Entsprechende Bemühungen der Hersteller richteten sich primär an Ärzte: nicht nur weil sie die wichtigsten Multiplikatoren darstellten, sondern auch weil die sog. Laienwerbung bei Schlafmitteln oder verschreibungspflichtigen Medikamenten gar nicht und sonst nur in begrenztem Ausmaß zulässig war.[107] Auch Teile der Ärzteschaft zeigten sich für die mitunter sehr überspannten Aussagen der Pharmahersteller durchaus empfänglich. Dies galt besonders für neue Arzneistoffe, zumal die neuesten Entwicklungen in Pharmakologie und Pharmazie aufgrund der zunehmenden Spezialisierung für die Ärzte und Apotheker kaum noch zu überblicken oder gar zu überprüfen waren. Überdies genossen gerade die größeren Hersteller einen erheblichen Vertrauensvorschuss und profitierten vom Nimbus wissenschaftlicher Seriosität.[108]

Zum Tragen kam dabei auch eine veränderte Ausrichtung des Pharmamarketings. Bis in die zweite Hälfte des 20. Jahrhunderts wurde das Marketing noch vornehmlich als »Propaganda« bezeichnet und begriffen,[109] die sich stark auf persuasive Ansätze (etwa durch Werbeanzeigen, Fachartikel) stützte. Ab den 1950er Jahren intensivierte sich dann ein Prozess der Verwissenschaftlichung und Professionalisierung, bei dem der Markt eingehend analysiert, Vermarkungsstrategien sehr genau evaluiert, angepasst und rationalisiert und nicht zuletzt auch Forschung, Entwicklung und Vermarktung verstärkt integriert wurden.[110] Die 1950er und teilweise auch die 1960er Jahre bildeten dabei eine Phase des Übergangs, in der sich Veränderungen deutlich zeigten, in der aber auch die klassische Propaganda noch eine wichtige Rolle spielte. Letzteres galt zum Beispiel für das Unbedenklichkeitsversprechen: Nicht wenige Hersteller bewarben ihre neuartigen und oft synthetischen Arzneistoffe von Beginn an als harmlos und schlechthin unschädlich, um auf diese Weise den kommerziellen Erfolg zu forcieren.[111] Inwieweit solchen Aussagen Glauben geschenkt wurde,

107 Die Arzneimittelwerbung war geregelt durch eine Polizeiverordnung vom 29.9.1941 (RGBl. I 1941, S. 587–590). Eine Neuregelung erfolgte erst durch Gesetz über die Werbung auf dem Gebiete des Heilwesens vom 11.7.1965, BGBl. I 1965, S. 604–608. Siehe dazu zeitgenössisch Bernhardt, *Gesetz*, 1966.

108 Die Seriosität wurde von den Herstellern gezielt konstruiert, siehe Kessel, *Nebenwirkungen*, 2015, S. 234, 250, 259–267; Lenhard-Schramm, *Land*, 2016, S. 219, 221.

109 Gaudillière, *Propaganda*, 2013; Kessel, *Nebenwirkungen*, 2015, S. 235–259; sowie diverse Beiträge in Gaudillière/Thoms, *Development*, 2015.

110 Siehe die in Kap. 1.1, Anm. 7 angegebene Literatur.

111 Dies galt insbesondere für Arzneimittel, die (auch) zur Behandlung sozialer Probleme vermarktet wurden. Siehe zur Werbung für Contergan Lenhard-Schramm, *Land*, 2016 (Verweise im Sachregister), für das verwandte Schlafmittel Doriden Kessel, *Doriden*, 2013, S. 154–157. Auch in der Fachliteratur erschienen unzählige Arbeiten zu Schlafmitteln, die als unbedenklich und selbst für die Anwendung bei Säuglingen und Kindern empfohlen wurden, etwa zu Valamin (Thiel, *Hypno-*

hing nicht zuletzt von den Kenntnissen und Einstellungen der einzelnen Ärzte und Apotheker ab. Deren Ansicht war letztlich die entscheidende, da die Patienten die Verschreibungen oder Empfehlungen ihrer Ärzte und Apotheker in der Regel nicht hinterfragten und ihnen folgten.[112]

Während Chancen und Nutzen von Arzneimitteln im kollektiven Bewusstsein sehr präsent waren, galt dies für Risiken nur eingeschränkt. Zwar gab es in der Bundesrepublik seit jeher kritische Stimmen, die auch abseits der Fachdiskussion vor Arzneimittelrisiken warnten und die Prüfung neuer Präparate beanstandeten.[113] Solche Stimmen fanden jedoch kaum Resonanz. Sie verhallten weithin ungehört und vermochten es nicht, eine mediale Debatte anzustoßen oder gar politische Instanzen zu forcierten Reformen zu bewegen.[114] Stattdessen bewegte sich die Arzneimittelregulierung in den bereits bekannten Bahnen, wie etwa in den Fachanhörungen für das Arzneimittelgesetz zum Ausdruck kam. Alle relevanten Regulierungsgruppen lehnten ein staatliches Zulassungsverfahren ab, das eine behördliche Prüfung neuer Präparate oder eine staatliche Kontrolle der Prüfung vorsah.[115] Der Staat sollte lediglich durch ein Registrierungsverfahren sicherstellen, dass neue Präparate durch fachlich qualifizierte Personen hergestellt werden und erst nach einer ärztlichen Prüfung auf den Markt gelangen. Wie die Herstellung oder Prüfungen erfolgen – dies sollte Sache der Fachwelt bleiben. Diese Logik der Eigenverantwortung galt auch für die Zeit nach der Markteinführung. Hier sollten die Ärzte und Apotheker Abgabe und Anwendung regulieren, auch mit Blick auf stark wirksame Arzneistoffe. Wann

tikum, 1956) oder zu Noludar (Horstmann, *Erfahrungen*, 1962). Siehe auch die Materialsammlung in BArch, B 189/11820. Das Problem verharmlosender Werbeaussagen wurde auch in der Öffentlichkeit diskutiert, siehe *Kraft auf Krücken*, Der Spiegel 18/1968.

112 Siehe zur Verschreibungspraxis am Beispiel Contergan Kessel, *Contergan*, 2017, S. 87–93.

113 Siehe etwa *Wer prüft bei uns neue Medikamente?*, WamS, 4. 11. 1957; *Bitte Pillen – teure Pillen*, Westfälische Rundschau, 10. 2. 1958.

114 Dies galt zum Beispiel auch, als der Stalinon-Skandal das Nachbarland Frankreich erschütterte. Die Aufdeckung des Falls mit 102 Toten fand 1954 in der westdeutschen Presse kaum Beachtung (PharmZ 1954, S. 680; unbetitelte Kurzmeldung in FAZ, 9. 7. 1954). Erst über den folgenden Strafprozess berichtete die Presse etwas eingehender, wobei kaum ein Artikel den Fall zum Anlass nahm, die Situation in der Bundesrepublik zu diskutieren: *Tod durch Stalinon*, Der Spiegel 45/1957; *Der Stalinon-Prozeß*, FAZ, 2. 11. 1957; *Millionen-Prozeß um kleine braune Pillen*, Bild, 11. 11. 1957. Auch die Fachblätter beließen es meist bei kurzen Miszellen, siehe etwa Bayerisches Ärzteblatt 1957, S. 254; PharmZ 1957, S. 1197–1198. Siehe zum Skandal Bonah, *Stalinon*, 2013.

115 Siehe insbesondere die Stellungnahmen der Interessenvertreter im Rahmen der Erarbeitung des AMG 1961 in BArch, B 141/4605–4606; BArch, B 189/11544–11545, 11548–11549; auch in PArch, III/327.

und wie ein Medikament sinnvoll anzuwenden ist, war demnach keine Verbotsentscheidung des Staates, sondern eine Verschreibungsentscheidung des Arztes. Vertreter der Ärzteschaft und der Industrie opponierten daher heftig gegen jeden Versuch, die Definitionsmacht und Entscheidungshoheit der medizinisch-pharmazeutischen Fachwelt zu schmälern. Der Präsident des Bundesverbandes der Pharmazeutischen Industrie, Leopold Arnsperger, erklärte 1958 dementsprechend in einem *Spiegel*-Interview: »Nach welchen Methoden die Ärzteschaft die Wirkung von Arzneimitteln zu prüfen hat, ist in erster Linie eine Aufgabe der Ärzteschaft. Es kann nicht Aufgabe des Gesetzes sein, festzulegen, nach welchen Methoden Arzneimittel geprüft werden müssen«.[116]

Politisierung und Reform – Arzneimittelregulierung in den 1960er Jahren

Das Jahr 1961 markierte einen tiefen Einschnitt. Ab Anfang August trat das erste deutsche Arzneimittelgesetz schrittweise in Kraft – ein pharmarechtlicher Meilenstein, dessen Bedeutung angesichts der vielen zuvor gescheiterten Gesetzesvorhaben kaum überbewertet werden kann.[117] Doch die Zäsur des Jahres 1961 war eine doppelte, denn das soeben neuerrichtete Regulierungsgebilde geriet schon bald heftig ins Wanken. Ab Ende 1961 beschäftigte der Contergan-Skandal nicht nur die Fachwelt, sondern auch – dies war das grundstürzende Novum – die breite Medienöffentlichkeit. Der Fall legte die Schwachstellen bisheriger Regulierungsmechanismen offen und zeigte eindringlich, dass die Maxime der industriellen Eigenverantwortlichkeit eine hinreichende Arzneimittelsicherheit nicht zu gewährleisten vermochte. Dementsprechend provozierte der Skandal zunächst heftige Abwehrreflexe unter medizinischen und pharmazeutischen Experten, die ihr Deutungsmonopol gefährdet sahen. Als im November 1961 zahlreiche Zeitungen über den Verdacht berichteten, das weitverbreitete Schlaf- und Beruhigungsmittel Contergan sei für die seit geraumer Zeit beobachtete Zunahme an angeborenen Fehlbildungen verantwortlich, brachten nicht wenige Fachleute ihr Bedauern darüber zum Ausdruck, dass dieser Verdacht in der Tagespresse diskutiert wurde.[118]

Solche Wahrnehmungsmuster erwiesen sich als äußerst persistent. »Auf keinen Fall«, so forderte der Münchener Mediziner Hans-Werner Koeppe 1962 in einem Leitartikel der *Medizinischen Klinik*, »sollte die Laienpresse Probleme neuer Arzneimittel vorzeitig diskutieren, da den meisten Laien die Voraus-

116 *Arzneimittel aus der Waschküche?*, Der Spiegel 6/1958. Ähnlich MPS, *Arzneimittelprüfung*, 1962, S. 82.

117 Siehe dazu Kap. 1.3.

118 Dazu Lenhard-Schramm, *Land*, 2016, S. 435–438; Crumbach, *Sprechen*, 2018, S. 106–109.

setzungen für das Verständnis der oft recht schwierigen Zusammenhänge fehlen.«[119] Derartige Vorbehalte waren keine Ausnahme. Ähnlich klagte zum Beispiel der Wiener Pädiater Andreas Rett, dass sich die Diskussion über Arzneimittelschäden »im Kielwasser der Sensationspresse auf die Bevölkerung ausgedehnt« habe. Die Folgen »dieser nicht mehr zu steuernden Ausbreitung eines medizinischen Problems in der Öffentlichkeit« würden »das Problem eher verzerren, als im Sinne einer notwendigen naturwissenschaftlichen Exaktheit zu klären« helfen.[120] Zunächst schien die abwiegelnde Haltung zu obsiegen, denn das Gros der Journalisten beließ es einstweilen bei einer generalanzeigerhaften Berichterstattung oder stimmte in einen paternalistischen Beschwichtigungstenor ein, der ein Anrecht auf umfassende Information nicht anerkannte.

Der »Beschwichtigungskonsens« begann jedoch schon bald zu bröckeln.[121] Contergan erwies sich rasch als Sonderfall – in mehrfacher Hinsicht. Wie sich immer deutlicher herausstellte, hatte das Medikament nicht nur zu ungewöhnlich vielen und ungewöhnlich schweren Schädigungen geführt. Vielmehr avancierte Contergan auch zu einer besonders medienwirksamen Chiffre, zu einem gesellschaftlichen Skandal sondergleichen. Dies lag nicht zuletzt an seiner Problemfülle, die den Titelseiten der Tagespresse immer wieder eindringliche Schlagzeilen lieferte. Die emotionalisierende Wucht des Skandals lebte ganz wesentlich davon, dass die Opfer Kinder waren und ihre Schäden so sichtbar. Mit ihren erschütternden Biographien durchschritt der Skandal in der Folge die verschiedensten Lebensbereiche: von der medizinischen Versorgung über die materielle Entschädigung bis hin zur sozialen Teilhabe der Opfer in Kindergarten, Schule und Berufswelt. Da der Fall zugleich in diverse soziale Tabuzonen drang (Schwangerschaftsabbruch, Kindstötung usw.) und damit immer wieder reskandalisiert werden konnte, blieb er ein permanentes Politikum, das die Medien in den 1960er Jahren wie kaum ein anderes Thema beschäftigte.[122] Der Fall blieb dabei aber stets an die Frage der Arzneimittelsicherheit zurückgebunden. In dieser Hinsicht veränderte er nicht nur die Wahrnehmung von Medikamenten.[123] Vielmehr kann der Contergan-Skandal als Indikator und Faktor eines gesellschaftlichen Politisierungsprozesses gelten, der neue Sicherheits- und

119 Koeppe, *Arzt*, 1962, S. 1463.

120 Rett, *Ursachenforschung*, 1962, S. 1389. Siehe auch Ritschl, *Arzneistoffe*, 1962, S. 1601; Lüth, *Arzt*, 1962, S. 70; Kuhlmann, *Gesichtspunkte*, 1962, S. 279; Thissen, *Extremitätenmißbildungen*, 1962, S. 2282; Mildner, *Mißbildungen*, 1963, S. 16. Weitere Nachweise bei Crumbach, *Sprechen*, 2018; Steinmetz, *Politisierung*, 2003.

121 Steinmetz, *Politisierung*, 2003, S. 215.

122 Lenhard-Schramm/Großbölting, *Contergan*, 2017; allgemein dazu Crumbach, *Sprechen*, 2018.

123 Müller-Oerlinghausen, *Ärzteschaft*, 2005, S. 33.

Transparenzansprüche im Gesundheitswesen hervorbrachte und somit wichtige Impulse für die künftige Ausgestaltung der Arzneimittelregulierung gab.[124]

Auch wenn der Contergan-Skandal das Problem der Arzneimittelsicherheit schlagartig ins Bewusstsein rief und hier zu einer nachhaltigen Sensibilisierung führte, wirkte er doch weniger kurzfristig, sondern mehr auf mittlere und lange Sicht. Weder die habitualisierten Medikationsformen noch die Macht- und Interessenlagen im Arzneimittelwesen änderten sich über Nacht. Entscheidend war etwas anderes: Mit Contergan setzte ein anhaltender und massenmedialer Diskurs über Nutzen und Risiken von Arzneimitteln ein, der nicht nur die Sicht auf Medikamente veränderte, sondern auch die bestehende Rollenverteilung im Regulierungssystem neu ausrichtete. Die Arzneimittelregulierung begann den Fachleuten als exklusive Expertenangelegenheit zu entgleiten, was letztlich auch deren alleinige Deutungs- und Definitionshoheit im Arzneimittelwesen untergrub. Die Gepflogenheiten des fachinternen Diskurses wurden schon bald von der Eigenlogik der Medien überformt, wodurch eine andere Regulierungsinstanz immer weiter an Bedeutung gewann: die Öffentlichkeit. Den beteiligten Akteuren in Staat, Wissenschaft und Industrie wurde damit ein permanenter Handlungs- und Rechtfertigungsdruck auferlegt, der sich durch zahlreiche, teils gegensätzliche Interessen und Interventionen immer wieder neu auflud. Der Diskurs um die Arzneimittelsicherheit erhielt dadurch eine nicht mehr nachlassende Dynamik und strahlte dabei auch auf andere Themenbereiche aus, etwa auf Risiken für das ungeborene Leben oder Fragen des Umweltschutzes.

Bereits kurz nach der Marktrücknahme von Contergan begann auch in den Medien eine kontroverse Diskussion über die Regulierungsreichweite des jüngst erlassenen Arzneimittelgesetzes (Abb. 2). »Reicht das neue Gesetz aus?«, so titelten zur Jahreswende 1961/62 unzählige Zeitungen.[125] Auch wenn die Berichterstattung zunächst wie eine sachliche Diskussion anmutete, schlugen alle Beschwichtigungsbemühungen fehl. Der Diskurs um die Arzneimittelsicherheit ließ sich nicht mehr als exklusive Expertenangelegenheit einhegen. Eine völlig neue Dimension gewann der Skandal seit Frühjahr 1962. Da die Medien nun vermehrt die Opfer in den Blick nahmen und immer offensiver ein Staatsversagen anprangerten,[126] geriet die politische Ebene zunehmend un-

124 Steinmetz, *Politisierung*, 2003; Feick, *Wissen*, 2000, S. 218.

125 *Reicht das neue Gesetz aus?*, Rheinische Post, 9.12.1961. Siehe ähnlich *Die Gesundheitsbehörden mußten einschreiten. Das neue Arzneimittelgesetzt hat Lücken*, FR, 4.12.1961; *Wer prüft unsere Arzneimittel?*, WamS, 3.12.1961. Weitere Artikel in BArch, B 189/11731.

126 Siehe etwa: *Sie müssen helfen – Frau Ministerin!*, Bild, 22.5.1962; *Nicht Hüte, sondern Hilfe!*, Bild, 22.8.1962; *Contergan: Der Staat hat versagt*, Bild, 25.8.1962, *Hier hat die Regierung versagt*, Stern 37/1965. Siehe zum Topos des Versagens auch Crumbach, *Sprechen*, 2018, S. 317–321 und passim.

ter Druck. Dies galt namentlich für das im November 1961 neu geschaffene BMGes, dem mit Elisabeth Schwarzhaupt die erste Bundesministerin überhaupt vorstand. Stein des öffentlichen Anstoßes war vor allem die Haltung der Bundesregierung, den betroffenen Familien keine gesonderten Finanzhilfen zur Verfügung zu stellen.[127] Um den medialen Vorwurf der Herz- und Tatenlosigkeit zu entkräften, bot eine Reform des Arzneimittelrechts die Möglichkeit, öffentlichkeitswirksam Handlungsbereitschaft zu demonstrieren. Hatte die Bundesregierung zunächst wiederholt, dass sie das Arzneimittelgesetz für ausreichend halte und der Contergan-Fall durch eine striktere Regulierung kaum verhindert worden wäre,[128] so machte sich ab Mitte 1962 ein politischer Kurswechsel immer deutlicher bemerkbar. Ausschlaggebend hierfür war in erster Linie der öffentlich-mediale Druck, der durch die parlamentarische Opposition (SPD) weiter angeheizt wurde, der sich aber auch durch Reformforderungen aus Kreisen der Ärzteschaft mehrte.[129]

Die intensiven Debatten mündeten 1964 in die erste größere Reform des Arzneimittelgesetzes (siehe Kap. 1.3). Die sog. Contergan-Novelle änderte aber nichts Wesentliches an der vorstaatlichen Grundstruktur der Arzneimittelregulierung, vielmehr folgte sie einem anderen Ansatz. Zum einen erhöhte sie die tatsächliche Regulierungsmacht der Ärzte, indem alle neuen Arzneistoffe der Verschreibungspflicht unterfielen. Zum anderen zielte sie darauf ab, industrielle und medizinisch-wissenschaftliche Regulierungsmechanismen stärker miteinander zu verzahnen. Dementsprechend wurden die Arzneimittelhersteller verpflichtet, ihre neuen Präparate nach dem »Stand der wissenschaftlichen Erkenntnis« zu prüfen. Maßgebend hierfür sollten Richtlinien der medizinischen Fachverbände sein, auf die die Gesetzesmaterialien hinwiesen und denen mithin ein paralegaler Charakter zukam.[130] Die Richtlinien zur pharmakologischen Prüfung wurden von der Deutschen Pharmakologischen Gesellschaft (DPG) erarbeitet und 1963 veröffentlicht,[131] die Deutsche Gesell-

127 Ungewohnt heftig wurde die Bundesregierung dafür kritisiert, dass sie besondere finanzielle Hilfen für die betroffenen Familien ablehnte und stattdessen auf das jüngst erlassene BSHG verwies. Siehe Lenhard-Schramm, *Land*, 2016, S. 507–517; Lenhard-Schramm, *Contergan*, 2017, S. 154–155.

128 BT-Plenarprotoll, 12. 4. 1962, S. 1071; Ministervorlage, 5. 12. 1961, BArch, B 189/11733, Bl. 127–129.

129 Lenhard-Schramm, *Contergan*, 2017, S. 156–161.

130 BT-Drucksache 4/1370, 20. 6. 1963, S. 4. Bereits im Herbst 1962 hatten sich BMGes und DPG auf die Ausarbeitung entsprechender Prüfungsrichtlinien verständigt. Siehe dazu Lenhard-Schramm, *Arzneimittelregulierung*, 2019, S. 99–101.

131 Naunyn-Schmiedeberg's Archiv für Pharmakologie und experimentelle Pathologie 1963 (245), S. 20–31. Siehe dazu und zu den geringfügigen Änderungen der Richtlinien im Frühjahr 1963: BArch, B 189/11558.

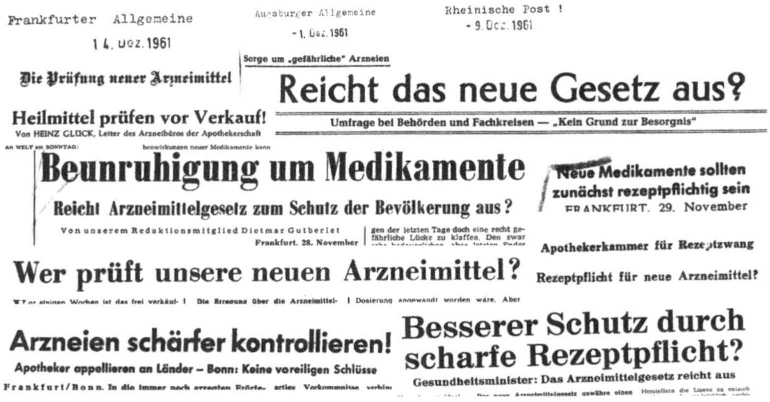

Frankfurter Allgemeine 14. Dez. 1961

Augsburger Allgemeine - 1. Dez. 1961

Rheinische Post ! - 9. Dez. 1961

Die Prüfung neuer Arzneimittel

Heilmittel prüfen vor Verkauf!

Von HEINZ GLÜCK, Leiter des Arzneibüros der Apothekerschaft

Sorge um „gefährliche" Arzneien

Reicht das neue Gesetz aus?

Umfrage bei Behörden und Fachkreisen — „Kein Grund zur Besorgnis"

Beunruhigung um Medikamente

Reicht Arzneimittelgesetz zum Schutz der Bevölkerung aus?

Von unserem Redaktionsmitglied Dietmar Gutberlet
Frankfurt, 28. November

Neue Medikamente sollten zunächst rezeptpflichtig sein

FRANKFURT, 29. November

Apothekerkammer für Rezeptzwang

Wer prüft unsere neuen Arzneimittel?

Rezeptpflicht für neue Arzneimittel?

Arzneien schärfer kontrollieren!

Apotheker appellieren an Länder – Bonn: Keine voreiligen Schlüsse

Besserer Schutz durch scharfe Rezeptpflicht?

Gesundheitsminister: Das Arzneimittelgesetz reicht aus

Abb. 2: Presseartikel zum Thema Arzneimittelrecht (Dezember 1961)

schaft für Innere Medizin folgte 1965 mit einem ähnlichen Regelwerk zur klinischen Prüfung.[132]

Die halbamtliche Inanspruchnahme wissenschaftlicher Regularien stieß aber bald an ihre Grenzen. Absolut verbindlich waren die Richtlinien für die Hersteller nicht. Auch blieb es bei einer formalen Prüfung der Anmeldeunterlagen durch das BGA, das zu einer materiellen Nachprüfung der Angaben hinsichtlich der Wirksamkeit und Unschädlichkeit nicht befugt war.[133] Ohnehin erwies es sich aufgrund des chronischen Personal- und Ressourcenmangels im BGA[134] als unmöglich, alle Unterlagen mit der gebotenen Sorgfalt in angemessener Frist zu prüfen. Vor allem aber wurde das Verfahren auch von jenen Stellen moniert, die die Richtlinien selbst erarbeitet hatten. Die DPG forderte etwa, die Prüfungen Fachpharmakologen vorzubehalten. Die Bundesregierung und der Gesetzgeber wiesen dies aus rechtlichen Gründen zurück, was wiederum heftige Kritik seitens der Fachverbände provozierte.[135] Die Diskussion über die Arzneimittelsicherheit wurde vor diesem Hintergrund mit Verve weitergeführt – auch außerhalb der Fachwelt. Prägend war dabei eine ausgesprochene Ambivalenz. Während sich die tatsächlichen Konsummuster mittelfristig nicht so stark änderten, wie oft angenommen,[136] sah sich der Staat gleichwohl mit

132 KlinW 1965, S. 698–700.
133 Zipfel, *Arzneimittelrecht*, 1971, S. 87.
134 Siehe zum Personalmangel im BGA unten sowie Stapel, *Arzneimittelgesetze*, 1988, S. 289–292, Murswieck, *Kontrolle*, 1983, S. 230–231, 427–433.
135 Lenhard-Schramm, *Arzneimittelregulierung*, 2019, S. 102.
136 Siehe allgemein zu den Konsummustern Kessel, *Nebenwirkungen*, 2015, S. 362–373.

einer sich zunehmend politisierenden Medienöffentlichkeit konfrontiert, die die Sicherheit der im Verkehr befindlichen Arzneimittel zur gesundheitspolitischen Kardinalfrage erhob und entsprechende Forderungen immer lautstärker und selbstbewusster vorbrachte.[137]

Die Reformen änderten an der behördlichen Arzneimittelregulierung nur wenig. Auch wenn dem BGA scharfe Regulierungsinstrumente nach wie vor nicht zur Verfügung standen, gaben sich die Beamten der Bundesoberbehörde mit der Rolle einer bloßen Registerstelle keineswegs zufrieden.[138] Vor allem unter dem von 1958 bis 1967 amtierenden Direktor des Max von Pettenkofer-Instituts, Gerhard Kärber, versuchte das BGA die gesetzlich stark begrenzten Ermessens- und Entscheidungsspielräume möglichst extensiv zu nutzen.[139] Entsprechende Interventionsversuche bezogen sich in erster Linie auf neue Arzneistoffe und Arzneispezialitäten, zumal der Behörde hier durch den Austausch mit den Herstellern während des Registrierungsverfahrens die größten Einwirkungsmöglichkeiten gegeben waren. Mangels verbindlicher Sanktionsmittel konnte das BGA bei Bedenken gegen die Sicherheit eines Arzneimittels aber »nur auf mittelbarem Wege versuchen, korrektiv oder präventiv einzugreifen.«[140] Das

137 Siehe etwa *Contergan-Tragödie wäre zu vermeiden gewesen*, BR, 9.12.1962; *Ein Damm gegen die Tablettenflut fehlt*, FR, 4.3.1963; *Keine Heilung ohne Risiko*, Die Welt, 19.4.1963. Weitere Artikel in BArch, B 189/11584–11585.

138 So auch Murswieck, *Kontrolle*, 1983, S. 427. Indes sollte die Bedeutung des BGA für die schrittweise Schaffung eines Zulassungsverfahrens (so Murswieck ebenda) nicht überschätzt werden. Der Einfluss des BGA auf die Novelle von 1964 blieb begrenzt. Dies betonte das BGA selbst (Bundesgesundheitsblatt 1964, S. 92) und entspricht auch der Aktenlage (BArch, B 189/11584–11585, 11596–11597). Die Prüfrichtlinie von 1971 (siehe unten) wurde vom Beirat »Arzneimittelsicherheit« erarbeitet, dessen Sitzungen zwar auch Vertreter des BGA beiwohnten. Maßgebend für die Richtlinie waren indes die EWG-Vorgaben sowie die medizinischen Mitglieder des Beirats (siehe die Dokumentation in BArch, B 189/11559–11561).

139 Gerhard Kärber wurde am 6.11.1901 in Dresden geboren. Nach medizinischer Promotion und Approbation als Arzt (beides 1927) war er am Pharmakologischen Institut der Universität Leipzig tätig, bevor er 1930 ins RGA eintrat, wo er 1936 zum Regierungs- und 1937 zum Oberregierungsrat ernannt wurde, die Abteilung F (Pharmakologie und Physiologie) leitete und u. a. an der Durchführung der Stoppverordnung (Kap. 1.3) mitwirkte. Nach dem Krieg arbeitete Kärber zunächst für die US-Militärverwaltung und für den Magistrat bzw. Senat von (Groß-)Berlin (RKI), bevor er 1953 in den Bundesdienst zum BGA wechselte. Dort wirkte er als Leiter der Abteilung für Pharmakologie und Arzneimittelwesen des MvPI, dessen Direktor er 1958 wurde. Kärber zählte zu den Verfechtern einer stärkeren staatlichen Regulierung und Überwachung des Arzneimittelverkehrs, in den er sich immer wieder aktiv einzuschalten versuchte. Kärber trat mit Ablauf des Novembers 1967 in den Ruhestand und starb am 8.5.1989 in Berlin. Siehe BArch, PERS 101/52063; R 1501/212749; R 9361-II/483831; ferner PharmZ 1989, S. 1419.

140 Murswieck, *Kontrolle*, 1983, S. 427.

hieß in der Praxis zumeist, in einen informellen wissenschaftlich-beratenden Austausch mit den Herstellern zu treten, um auf diese Weise etwaige Mängel abzustellen. Hinzu kam eine gewisse Form der Öffentlichkeitspolitik, bei der Kärber versuchte, durch kleinere, miszellenhafte Mitteilungen auf das regulatorische Geschehen einzuwirken.[141] Das BGA wies auf diese und weitere Einwirkungsmöglichkeiten auch öffentlich hin:

»Der Hersteller kann aufgefordert werden, fehlende Abschnitte der pharmakologischen und ärztlichen Prüfung nachzuholen (bei einem Schlafmittel z. B. Prüfung auf abortive und teratogene Wirkungen am trächtigen Versuchstier). Im Bundesgesundheitsblatt können Hinweise auf eine mögliche Gefährdung durch bestimmte ungenügend geprüfte Arzneimittel veröffentlicht werden. Eine ungenügende Prüfung auf gesundheitliche Unbedenklichkeit kann als zusätzliche Begründung bei der Empfehlung der Verschreibungspflicht nach § 35 Abs. 2 Nr. 1 AMG herangezogen werden. Dem Anmelder kann geraten werden, den Antrag von sich aus zurückzunehmen. Schließlich kann der zuständigen Behörde [des Landes] nach § 42 AMG empfohlen werden, das Inverkehrbringen zu untersagen, weil die Tatsache einer völlig unzureichenden Prüfung eines differenten Arzneimittels die Annahme rechtfertigt, daß durch seine Abgabe die Allgemeinheit gefährdet wird.«[142]

Auch wenn sich das BGA mit solchen Aufzählungen eigentlich gegen den Vorwurf der Ohnmacht wehren wollte, gestand es damit doch nolens volens ein, wie »stumpf« seine Regulierungsinstrumente tatsächlich waren. Da bei allen Maßregeln, die einen Hersteller beschwerten, die Beweislast im Zweifel den Behörden zufiel, blieb der kooperative und konsensuale Weg, insbesondere der Appell an die Freiwilligkeit des Herstellers, letztlich das »erfolgversprechendste Instrument des BGA«, um eventuelle Missstände zu beseitigen.[143] Entzog sich aber ein Hersteller dem (ernsthaften) Austausch oder unterstand das Arzneimittel bereits der Verschreibungspflicht (wie im Fall Duogynon), so war der Großteil der behördlichen Einwirkungsmöglichkeiten bereits ausgeschöpft. Die Novelle von 1964 vergrößerte zumindest für das Registrierungsverfahren das behördliche Regulierungsinstrumentarium ein wenig, indem das BGA bei Beanstandung der Anmeldeunterlagen eine Nachbesserung verlangen konnte und bei Nichtbefolgung die Registrierung ablehnen durfte.[144] Da dem BGA

141 Bundesgesundheitsblatt 1962, S. 9, 144; 1963, S. 104–105; 1964, S. 92, 122, 268, 330; 1965, S. 26, 313, 333.

142 Bundesgesundheitsblatt 1962, S. 179–180.

143 Murswieck, *Kontrolle*, 1983, S. 429.

144 Siehe Kap. 1.3. Wie Kärber mitteilte, hatte das BGA von dieser Option »maßvollen Gebrauch« gemacht, indem es etwa Herstellern die Vorlage ergänzender Gutachten empfahl, wenn die vorliegenden Berichte die angegebenen Indikationen

aber eine materielle Nachprüfung der Unterlagen rechtlich versagt blieb, blieb auch die Regulierungsmacht faktisch überaus gering.[145]

Dass die Regulierungsmöglichkeiten stark begrenzt blieben, lag auch an der knappen Personalausstattung. Im Spezialitätenregister, das in der Zentralabteilung des BGA angesiedelt war, arbeiteten 1966 insgesamt drei wissenschaftliche Beamte, acht Sachbearbeiter und einige Hilfskräfte.[146] Dieser Personalstock war völlig unzureichend, um die Arbeitslast auch nur ansatzweise zu bewältigen, zumal die Beamten auch die sog. Altspezialitäten (darunter Duogynon) nachregistrieren mussten, die auf den Markt gebracht worden waren, bevor die Registrierungspflicht des AMG im Oktober 1961 in Kraft trat. Bis zum Ablauf der Anmeldefrist Ende April 1962 hatten 2.035 Hersteller insgesamt 57.000 Altspezialitäten vorangemeldet.[147] Bis Ende 1965 waren gerade einmal 12.803 Spezialitäten in das Register eingetragen, davon 7.142 alte und 5.661 neue.[148] Neben dem Spezialitätenregister des BGA wirkten in den Laboratorien des Max von Pettenkofer-Instituts, die sich mit Arzneimitteln befassten, 1966 inklusive des Institutsleiters Kärber acht Akademiker, zehn technische Assistenten und zwei Laboranten. Hinzu kam ein wissenschaftlicher Bearbeiter des Deutschen Arzneibuches und zwei Bürokräfte.[149] In den kommenden Jahren änderte sich an diesem dünnen Personalstock nur wenig.[150]

Die dürftige Ausstattung des BGA hing auch mit der Grundstruktur des staatlichen Regulierungssystems zusammen. Nach dem AMG 1961 oblag die Überwachung des Arzneimittelwesens den Ländern, nicht dem Bund.[151] Auch wenn das BGA demnach nicht als Überwachungsbehörde fungierte und – abgesehen von der Registrierung und einigen Sonderaufgaben[152] – keine exekutiven Befugnisse besaß, unterrichtete es sich aufgrund der gesetzlich zugewiesenen Aufgabe (hier Forschung auf dem Gebiet der öffentlichen Gesundheitspflege) über Arzneimittelschäden. Die entsprechenden Quellen blieben aber begrenzt. Das AMG verlangte etwa bei der Registrierung von Präparaten mit neuen

nicht abdeckten oder aus anderen Gründen unzureichend erschienen: Bundesgesundheitsblatt 1965, S. 26, ähnlich ebenda, S. 313, 333.

145 Siehe zu den rechtlichen Befugnissen Kap. 1.3. Zur Regulierungsmacht des BGA auch Murswieck, *Kontrolle*, 1983, S. 429–431.

146 Geschäftsverteilungsplan BGA, 1. 12. 1966, BArch, B 208-ORG/18.

147 Gewehr, *Registrierung*, 1962, S. 1622, 1624.

148 BGA, Tätigkeitsbericht 1965, S. 125. Siehe auch Murswieck, *Kontrolle*, 1983, S. 424–426.

149 Geschäftsverteilungsplan BGA, 1. 12. 1966, BArch, B 208-ORG/18.

150 Siehe die einschlägigen Organisationsunterlagen im Archivbestand BArch, B 208-ORG; ferner Murswieck, *Kontrolle*, 1983, S. 431, Anm. 108.

151 Siehe Kap. 1.3.

152 Im Betäubungsmittelwesen und bei Mitteln gegen Geschlechtskrankheiten, siehe S. 48, Anm. 72.

Wirkstoffen von den Herstellern nicht, alle bekannten oder möglichen Nebenwirkungen mitzuteilen, sondern nur die bei der Prüfung festgestellten. Auch der Austausch mit den Herstellern über Nebenwirkungen bereits eingeführter Präparate erwies sich meist als unergiebig, zumal es keine Verpflichtung zur Mitteilung von Nebenwirkungen gab. Informationen über Arzneimittelschäden erhielt das BGA daher meist durch die Literatur, durch Umfragen in Kliniken oder durch andere Institutionen und Personen, die sich mittelbar oder unmittelbar an das BGA wandten (etwa Gesundheitsbehörden der Länder, Standesorganisationen, Mediziner oder Apotheker).[153] Angesichts der föderalen Zersplitterung der Arzneimittelüberwachung fungierte das BGA – trotz des Fehlens eines staatlichen Systems der Pharmakovigilanz – als informelle behördliche Sammelstelle für Informationen über Arzneimittelrisiken. Diese nutzte das BGA, um im Kontakt mit den Herstellern etwas zu erreichen oder Empfehlungen auszusprechen, vor allem mit Blick auf eine Verschreibungspflicht. Für Arzneimittelverbote erwies sich dieses Informationsmanagement jedoch als unzureichend, zumal der jeweils verfügenden Landesbehörde dann die Beweislast für die Schädlichkeit zufiel.[154]

Der Fachdiskurs über Arzneimittelrisiken und deren Erfassung setzte sich in den 1960er Jahren mit großer Intensität fort. Die medizinischen Fachzeitschriften dieser Zeit wimmeln von einschlägigen Beiträgen, wobei immer wieder durchschien, wie wenig man über die Entstehung mancher Arzneimittelschädigung wusste und mit welchen Problemen es verbunden war, entsprechende Risiken adäquat zu erfassen. Die intensive Beschäftigung mit solchen Fragen lag nicht zuletzt an der Problematik teratogener Umwelteinflüsse, die der Contergan-Skandal dauerhaft wachhielt.[155] Auch wenn das allgemeine Risiko bekannt war, wurden in den 1960er Jahren zahlreiche Forschungsprojekte angestoßen, um die Zusammenhänge näher zu ergründen.[156] Insoweit zeigte sich, ähnlich wie bei den Prüfrichtlinien, eine verstärkte Einbeziehung wissenschaftlicher Instanzen, die sich im forschenden Austausch über die Erkennung und Vertretbarkeit von Arzneimittelrisiken verständigen sollten. Dies bedeutete eine gewisse Öffnung der Regulierung, die nach wie vor von Experten dominiert blieb, aber durch großangelegte Forschungsprojekte für Außenstehende zunehmend einsehbar wurde, was der allgemeinen Demokratisierung der Arzneimittelregulierung wiederum starke Dynamisierungsimpulse gab.

153 Kärber, *Arzneimittelschäden*, 1964, S. 128–129. Zur Umfrage im Fall Duogynon Kap. 2.5.

154 So auch Kärber, *Arzneimittelschäden*, 1964, S. 130–131.

155 Lenhard-Schramm/Großbölting, *Contergan*, 2017, S. 7–21.

156 Siehe dazu eingehender Kap. 1.4.

Die wissenschaftliche Forschung zielte allerdings nicht nur auf die Schließung von nach wie vor bestehenden Wissenslücken. Vielmehr war sie auch eine Antwort auf die Versuche anderer Regulierungssysteme und -akteure, die Deutungshoheit über Arzneimittel und deren Risiken zu wahren. Dies galt zum Beispiel für die fortdauernden Versuche der Contergan-Herstellerfirma, die angesichts des laufenden Strafverfahrens permanent Zweifel an der fruchtschädigenden Wirkung ihres Schlafmittels zu streuen versuchte – ohne Erfolg: Auch Forscher, die den Verdachtsmomenten anfänglich noch skeptisch gegenüberstanden, ließen spätestens ab der zweiten Hälfte der 1960er Jahre keinen Zweifel mehr an der Teratogenität Contergans und nahmen in ihren Arbeiten zunehmend auch andere Arzneistoffe ins Visier.

Auf die tatsächlichen Konsummuster hatte die verstärkte Thematisierung in Fachwelt und Medienöffentlichkeit nur bedingt Einfluss. Während in den ersten Jahren nach Contergan der Schmerz-, Beruhigungs- und Schlafmittelverbrauch sichtlich sank und auch werdende Mütter scheinbar vorsichtiger im Umgang mit Arzneimitteln wurden, stieg der Medikamentenverbrauch in den Folgejahren wieder an: auch bei Schwangeren, was nicht zuletzt in der medizinischen Wissenschaft sorgenvoll registriert wurde.[157] Insoweit vollzog sich der Wandel des Risikobewusstseins für Arzneimittel in der Gesamtbevölkerung durchaus ambivalent: Während der Medikamentenverbrauch nicht so sehr zurückging, wie oft angenommen, und insbesondere ältere Schlafmittel ein regelrechtes Revival erlebten,[158] konfrontierte eine sich zunehmend politisierende Öffentlichkeit den Staat immer energischer und selbstbewusster mit der Forderung, für die Sicherheit aller verfügbaren Arzneimittel zu sorgen.[159]

Der öffentliche Diskurs erhöhte auch den Druck auf die pharmazeutische Industrie, ihre Prüfungsverfahren weiterzuentwickeln. Waren Tierversuche zu teratogenen Wirkungen bis in die frühen 1960er Jahre unüblich,[160] so fanden sie nun allmählich Eingang in die Testprozeduren der Arzneimittelhersteller,

157 Während manche Mediziner meinten, unter Schwangeren sei der vermeidbare Medikamentenverbrauch zurückgegangen (Wiedemann, *Bemerkungen*, 1964, S. 556), kamen einschlägige Studien zu einem anderen Ergebnis. Demnach war der Verbrauch infolge des Contergan-Skandals deutlich abgesunken, um bereits Mitte 1962 wieder den *status quo ante* zu erreichen und in der Folge weiter zu steigen (Mauss, *Arzneimittelverbrauch*, 1964). Auch die DFG-Studie *Schwangerschaftsverlauf und Kindesentwicklung* (dazu Kap. 1.4) zeigte einen hohen vermeidbaren Medikamentenverbrauch Schwangerer auf.

158 Kessel, *Nebenwirkungen*, 2015, S. 362–373; *Pillen vom Opa*, Der Spiegel 4/1975.

159 Siehe etwa *Pharmarginalien*, Die Zeit 8/1965; *Schäden durch Medikamente*, FAZ, 15.6.1966; *Geschäft mit der Angst*, Der Spiegel 21/1967; *Eine Lücke im Gesetz*, Die Zeit 26/1967; *Die Ärztekammer spricht von einer gefährlichen Lücke im Gesetz*, Die Welt, 23.3.1968.

160 Siehe Lenhard-Schramm, *Land*, 2016, S. 154–155 mwN.

auch wenn sichere Methoden zur Erfassung solcher Wirkungen nicht bekannt waren.[161] Diese experimentelle Selbstvergewisserung der Industrie ging einher mit Regulierungsformen, die direkt auf die Konsumenten zielten: Manche Hersteller begannen, ihre Beipackzettel mit rein vorsorglichen Warnhinweisen über den Gebrauch des Präparats in der Frühschwangerschaft zu versehen, ohne dass nachteilige Wirkungen bekannt geworden waren. Manche Hersteller nahmen solche Hinweise aber auch wieder zurück – auf Wunsch diverser Ärzte, die Packungsbeilagen ohnehin in großer Zahl skeptisch gegenüberstanden.[162]

Auch die Bundes- und Landesbehörden befassten sich in der zweiten Hälfte der 1960er Jahre intensiver mit entsprechenden Warnhinweisen, zumal sie seit 1964 das Anbringen solcher Hinweise anordnen durften, »wenn die Annahme begründet ist, daß auch bei ihrem bestimmungsgemäßen Gebrauch bestimmte Personenkreise gefährdet werden können«.[163] Ein Anwendung dieser Befugnis rückte ins Zentrum eines interbehördlichen Austauschs, als 1967 mehrere Arzneimittel gegen Übelkeit und Erbrechen (Antiemetika) unter Verdacht gerieten, eventuell fruchtschädigend zu wirken (Hormonpräparate wurden in diesem Zusammenhang nicht thematisiert).[164] Die Diskussion strahlte dabei auch in die Medienöffentlichkeit aus: TV und Presse berichteten zum Beispiel 1967 über einen solchen Verdacht gegen Valium.[165] Da eine teratogene Wirkung einiger Antiemetika schon seit geraumer Zeit in Rede stand und man im BGA fürchtete, die Lehren aus dem Fall Contergan würden »zunehmend in Vergessenheit geraten«,[166] sahen die Beamten Handlungsbedarf. Die Bundesregierung führte 1969 eine Expertenanhörung durch, die sich auch auf Daten der DFG-Studie *Schwangerschaftsverlauf und Kindesentwicklung* (siehe unten) stützte und das teratogene Risiko diverser Antiemetika thematisierte, die zur Anwendung in der Frühschwangerschaft bestimmt waren. Abermals zeigte sich, dass wissenschaftliche und behördliche Logik schwer in Einklang

161 Dies hob etwa die DPG in ihren Arzneimittelprüfrichtlinien hervor (siehe Kap. 1.4).

162 Siehe am Beispiel Valium: InnMin Baden-Württemberg an AkdÄ, 18.6.1968, BayHStA, MInn 87156.

163 Änderung des § 42 AMG 1961 durch die Novelle vom 23.6.1964, BGBl. I 1964, Teil I, S. 365–369.

164 Ausgangspunkt waren Berichte der US-Presse über eine FDA-Warnung vor einer teratogenen Wirkung mehrerer Antihistaminika. Unterlagen dazu in BayHStA, MInn 87156.

165 TV-Sendung »Panorama«, 10.4.1967; siehe dazu auch den Bericht in Abendzeitung, 11.4.1967.

166 BGA an BayStMIn, 25.1.1967, BayHStA, MInn 87156. Weitere Unterlagen zur Diskussion über eine teratogene Wirkung bestimmter Antiemetika ebenda sowie in BArch, B 189/11561, Bl. 63–99.

zu bringen waren: Während sich die Experten bei Mitteln, zu denen belastbare Daten fehlten, für die Anbringung eines rein vorsorglichen Warnhinweises aussprachen,[167] sahen die Landesgesundheitsbehörden keine Handhabe, solche Hinweise per Verwaltungsakt durchzusetzen.[168]

Dass diese Fragen so große Aufmerksamkeit erhielten, hing mit einer intensivierten Diskussion über Arzneimittelsicherheit in den späten 1960er Jahren zusammen. Für die Entwicklung gab es mehrere Gründe. Der im Mai 1968 eröffnete Contergan-Prozess – Mammutverfahren und Medienereignis sondergleichen – brachte das Thema zurück in den Fokus der medialen Öffentlichkeit und offenbarte frappierende Lücken im Arzneimittelrecht.[169] Nur wenige Monate später lieferte der Skandal um das Präparat Menocil aufsehenerregende Schlagzeilen wie »Appetitzügler verursachen tödlichen Lungenhochdruck«.[170] Schätzungsweise waren mehr als 20 Personen an der Einnahme des Schlankheitsmittels gestorben, rund 850 weitere teils schwer geschädigt.[171] Unter die kritischen Stimmen mischten sich nun vermehrt auch Mediziner, die auf eine Dysfunktionalität des deutschen Regulierungssystems verwiesen.[172] Für Ernüchterung sorgten auch die in einem *Spiegel*-Artikel hierzu wiedergegebenen Erklärungen des BGA-Präsidenten, seine Behörde sei nicht in der Lage, die von den Herstellern eingereichten Unterlagen zu prüfen, weshalb man gezwungen sei, die »Richtigkeit der Angaben« zu »unterstellen«.[173] Solche Äußerungen ließen das ganze Kontrollsystem wie einen regulatorischen Blindflug anmuten, bei dem man nur auf die Sicherheit der Präparate hoffen konnte. Immer harscher erklang nun die Kritik – nicht nur weil das politische Diskursklima der 1968er-Zeit dies zuließ, sondern auch weil alle bisherigen Reformbemühungen als bestenfalls halbherzig erschienen, ja als untauglicher Versuch, weitere Arzneimittelschädigungen zu vermeiden. »Wie lange müssen unsere Frauen

167 Siehe die Rundschreiben des BGA vom 21.1. und 21.7.1970, BayHStA, MInn 87156; Niederschrift der Sachverständigen-Besprechung vom 29.10.1969 in BArch, B 189/11561, Bl. 78–96.

168 Niederschrift über die Sitzung des Ausschusses Arzneimittel- und Apothekenwesen der AGLMB, 3./4.12.1970, BayHStA, MInn 87156.

169 Siehe von den unzähligen Artikeln aus dem Prozesskontext bspw. *Arzneimittelprüfung – dunkler Punkt in der Medizin unseres Landes*, FAZ, 21.1.1969; *Kein Schutz vor einer neuen Arznei-Katastrophe*, Express, 31.1.1969; *Sieben neue Medikamente pro Tag*, Die Zeit 23/1969. Weitere Artikel in LAV NRW R, Gerichte Rep. 524, NW 372, Nr. 208–210. Zum Contergan-Prozess eingehend Lenhard-Schramm, *Land*, 2016, S. 721–847.

170 Kessel, *Expertise*, 2009, S. 63. Siehe auch *Wie Zuckerl*, Der Spiegel 52/1968; *Keinen Schuldigen gefunden*, Die Zeit 46/1970; *Auskunft verweigert*, Der Spiegel 49/1970.

171 So wurde jedenfalls kolportiert; siehe *Verdacht bestätigt*, Der Spiegel 19/1971.

172 Etwa Eberhard Greiser in *Hochdruck in der Lunge*, Die Zeit 50/1968, S. 30.

173 *Auskunft verweigert*, Der Spiegel 49/1970.

eigentlich noch«, so titelte etwa die *Bild* im Dezember 1968 in scharfem Anklagetenor, »Versuchskaninchen für Pillen spielen?«[174]

Die Politik reagierte auf die pressierenden Forderungen mit weiteren Reformen rechtlicher und institutioneller Art. Dies entsprach aber nicht nur den mannigfaltigen und medial vorgebrachten Forderungen, sondern auch dem reformorientierten Zeitgeist der späten 1960er Jahre, der bei weitem nicht nur das Gesundheits- und Arzneimittelwesen erfasste, sondern in unterschiedlichste politische, gesellschaftliche und kulturelle Bereiche ausstrahlte.[175] So wurde 1968 das Arzneimittelgesetz erstmals seit einigen Jahren wieder geändert, drei weitere Änderungen folgten bis Ende 1969. Außerdem wurden 1968 und 1969 die langerwarteten Rechtsverordnungen erlassen, welche die Apotheken- und die Verschreibungspflicht nun zeitgemäß und bundeseinheitlich regelten.[176] Auch wenn das Gesamtgefüge der Arzneimittelregulierung nun merklich in Bewegung kam, war mit all diesen Änderungen stets auch Widerstand verbunden. Als etwa die nach wie vor gültige »Kaiserliche Verordnung« zur Apothekenpflicht von 1901 durch eine Neuregelung ersetzt werden sollte, berichtete der *Spiegel* über den Widerstand der Ärzte- und Apothekerschaft, die gegen eine Ausweitung des freiverkäuflichen Sortiments protestierten und »lieber ihrem Kaiser treu bleiben« wollten.[177]

Neben rechtlichen Reformen setzte die Bundesregierung 1968/69 den Beirat »Arzneimittelsicherheit« ein, der das Regulierungssystem für einige Jahre prägen konnte.[178] Die Schaffung des hochkarätig besetzten Gremiums stellte einen regulatorischen Mittelweg dar, indem er einerseits die wesentliche Expertise über Fragen der Arzneimittelsicherheit den nichtstaatlichen Medizinern des Beirats überließ, diese aber andererseits institutionell näher an den Staat heranzog. Auf diese Weise konnte das Bundesministerium für Gesundheitswesen (seit dem Regierungswechsel 1969 »Bundesministerium für Jugend, Familie und Gesundheit«) Handlungsbereitschaft und -fähigkeit demonstrieren, was die öffentliche Dauerkritik zeitweilig zu dämpfen vermochte. Angesichts der zunehmend als unzureichend empfundenen Rechtslage sollte der Beirat darüber hinaus auch helfen, die staatlichen Spielräume für Arzneimittelpolitik und -schutz zu weiten.[179] Insoweit diente der Beirat mit seiner Expertise der

174 *Der Skandal um die Schlankheitspille*, Bild, 14.12.1968.

175 Dazu diverse Beiträge in Schildt/Siegfried/Lammers, *Dynamische Zeiten*, 2000; Frese/Paulus/Teppe, *Demokratisierung*, 2005.

176 Siehe Kap. 1.3.

177 *Angst vor der Liste*, Der Spiegel 4/1968.

178 Siehe die Dokumentation der Beiratstätigkeit bis 1974 in BArch, B 189/11559–11564. Dazu ergänzend, auch für die Zeit bis 1978, BfArM-Archiv, 7402, Beirat Arzneimittelsicherheit, Bd. 1–5. Zum Beirat umfassend Kessel, *Expertise*, 2009.

179 Kessel, *Expertise*, 2009, S. 65–66.

Sicherheit in doppeltem Sinne: Er sollte einerseits die Sicherheit der im Verkehr befindlichen Präparate fördern, andererseits aber auch die behördlichen Erwägungen und Entscheidungen gegen rechtlichen Widerstand und öffentliche Kritik absichern.

Die Tätigkeit des Beirats war vielfältig. Neben allgemeinen Beratungsfunktionen (etwa mit Blick auf einzelne Arzneimittel oder im Zuge rechtlicher Reformen) widmete er sich vor allem zwei Themen: zum einen der Erarbeitung neuer Arzneimittelprüfrichtlinien, die 1971 in Kraft traten.[180] Zum anderen konzentrierte sich der Beirat auf die Ausarbeitung eines Alarmplans, der die Abläufe bei Verdacht auf Arzneimittelschädigungen regeln sollte. Dieser Ansatz nahm bald die Gestalt eines Stufenplans an, der später noch mehrfache Änderungen erfuhr, aber stets drei Gefährdungsstufen unterschied (vom »Verdacht« über den »verstärkten Verdacht« bis hin zum »begründeten Verdacht«) und diesen Stufen verschiedene Maßnahmen zuwies.[181] Da die Behörden bei Verdachtsfällen bis dahin stets situativ und weitgehend konzeptlos reagiert hatten,[182] war der Stufenplan ein wichtiger Schritt hin zu einer systematisierten Reaktion auf mögliche Arzneimittelrisiken. Als Ergebnis einer Aushandlung zwischen den ohnehin involvierten Regulierungsakteuren hatte der Plan allerdings die keineswegs identischen Ansprüche von Ärzteschaft, Behörden und Industrie auszubalancieren. Von vagen Bestimmungen geprägt, wahrte der Stufenplan den relativ weiten Regulierungsspielraum der beteiligten Akteure, die bei jedem Einzelfall die erforderlichen Schritte aushandeln und abstimmen sollten.[183] Einmal mehr zeigte sich ein Grunddefizit der Gefahrenabwehr im Arzneimittelwesen, das auch der Beirat nicht zu beheben vermochte: Fachexpertise, Koordinierungskompetenzen und Eingriffsbefugnisse blieben nach wie vor auf verschiedene Instanzen verteilt, was wirksame Maßnahmen bei Verdachtsmomenten massiv erschwerte.[184]

180 Siehe Kap. 1.3.

181 Die vorgesehenen Maßnahmen wurden mehrfach geändert. War in den ersten Stufenplan-Fassungen nur ein Informationsaustausch in unterschiedlicher Intensität und Reichweite angedacht, überantworteten es spätere Fassungen dem BGA, andere Instanzen über erforderliche Maßnahmen zu unterrichten (siehe die verschiedenen Fassungen in BArch, B 189/11559–11563).

182 So beklagte etwa der Rechtsreferent im BGA, Günter Lewandowski, es sei inzwischen »gerichtsnotorisch geworden«, dass man bei Arzneimittelzwischenfällen »zu spät und zusammenhanglos« reagiere (BGA, R an C II 2, 20.3.1972, BfArM-Archiv, 7402, Beirat Arzneimittelsicherheit, Bd. 1).

183 Kessel, *Expertise*, 2009, S. 71.

184 Wie Verantwortlichkeiten zersplittert wurden, zeigt die Stufenplan-Fassung vom 19.4.1972 (BArch, B 189/11563, Bl. 79–80; BfArM-Archiv, 7402, Beirat Arzneimittelsicherheit, Bd. 4). Demnach sollte das BGA bei Erreichen der Stufe III die Koordination übernehmen und »über zu unternehmende Maßnahmen« unterrichten.

Trotz seines hochtrabenden Namens blieb der Beirat »Arzneimittelsicherheit« weit hinter den Erwartungen zurück. Nicht nur fehlte es an einem klaren Konzept über seine Rolle im System der Arzneimittelregulierung (was sich auch in seinen nur vage umrissenen Kompetenzen bemerkbar machte[185]). Vielmehr war man sich auf ministerieller Ebene über einen Punkt im Klaren: Viele der Vorschläge aus den Reihen des Beirats waren aufgrund fehlender finanzieller Mittel und unzureichender Ausstattung des BGA kaum umsetzbar, weshalb man neue Arzneimittelvorfälle – trotz aller Bemühungen des Beirats – »als quasi unvermeidlich« ansah.[186] Insoweit sollte der Beirat mit seinen Arbeiten nicht nur die bestehenden Regulierungsdefizite abmildern, sondern auch die staatliche Schwäche im Gesamtsystem ein Stück weit kaschieren.[187]

Die Debatte um die Arzneimittelsicherheit blieb indes nicht auf die Fragen und Institutionen der Regulierung im engeren Sinn beschränkt, sondern strahlte nun auch vermehrt in verwandte Problemkreise aus. Dies galt etwa für die medizinrechtliche Debatte um Einwilligung und Aufklärungspflicht im Rahmen ärztlicher Behandlungen. Hatte sich die seit den frühen 1950er Jahren mit extremer Heftigkeit geführte Kontroverse – der *Spiegel* sprach gar von einem »Krieg zwischen einem rot uniformierten Elitetrupp der Juristen und der weißgekleideten Heerschar bundesdeutscher Mediziner«[188] – vor allem um Operationen und Elektroschocktherapien gedreht, so rückten in den späten 1960er Jahren erstmals die Patientenrechte im Rahmen der regulären Arzneimittelerprobung stärker ins Blickfeld.[189] Dass sich die Jurisprudenz diesen Problemen nun verstärkt annahm, führte zur erstmaligen ausdrücklichen Gesetzesregelung des Probandenschutzes durch das AMG 1976, war aber selbst auch Folge der allgemeinen Debatte um Arzneimittelsicherheit.

Umgesetzt werden mussten diese Maßnahmen aber durch andere Instanzen in eigener Verantwortung (Maßnahmen nach § 42 AMG etwa durch die Länder), was die Durchführung der Maßnahmen massiv behinderte.

185 So schlug Ministerialrat Heinrich Danner vor, den Beirat durch eine ins Arzneimittelgesetz aufzunehmende Bestimmung fest zu institutionalisieren: BMGes, I A 7 an StS, 21.11.1968, BArch, B 189/11559, Bl. 4–5.

186 Kessel, *Expertise*, 2009, S. 69. Ähnlich auch Ministerialrat Hoffmann in einer Vorlage vom Mai 1969 (BArch, B 189/10424, hier Bl. 432). Siehe zur Personalsituation beim BGA einen Vermerk aus dem BMJFG vom 15.2.1973, BArch, B 189/10427, Bl. 55–56.

187 Kessel, *Expertise*, 2009, S. 69, 71.

188 *Galgen aufgestellt*, Der Spiegel 50/1961. Zu den Hintergründen Noack, *Eingriff*, 2004.

189 Oelkers, *Grundlagen*, 1969; Kohlhaas, *Medizin*, 1969, hier S. 88–92.

Die 1970er Jahre – »Mehr Regulierung wagen«

Immer deutlicher spiegelte die Arzneimittelregulierung den tiefgreifenden sozialen Wandel der »langen« 1960er Jahre. Die »Fundamentalliberalisierung« der westdeutschen Gesellschaft schliff die autoritären Überhänge mit ihren starren Sozialhierarchien und verkrusteten Moralkodizes zusehends ab und zeitigte mannigfaltige Verschiebungen im Wertegefüge.[190] Emanzipatorische Ideale wie Selbstständigkeit und Autonomie drängten überkommene Gehorsamstugenden und Bevormundungstendenzen in den verschiedensten Lebensbereichen langsam, aber stetig zurück. Dies galt für Sexualmoral, Familie und Erziehung, aber auch für die Geschlechterverhältnisse, das Recht auf Andersartigkeit und das Verhältnis zwischen Experten (etwa Ärzten) und Laien (etwa Patienten). Willy Brandts Regierungsmotto »Mehr Demokratie wagen« war insoweit mehr als ein politisches Versprechen einer neuen sozialliberalen Ära. Es war auch Ausdruck eines Zeitgeistes, der sich nicht auf klassische Politikfelder beschränkte, sondern auch in jene Lebensbereiche ausstrahlte, die lange Zeit als unpolitisch galten – und dabei auch jenen Mitsprache gewährte, die sich bisher ausgeschlossen sahen.

Seit den ausgehenden 1960er Jahren zeigte sich immer deutlicher, dass der Contergan-Skandal nicht bloß ein episodischer Störfall war, sondern vielmehr eine grundsätzliche »Tendenzwende« eingeläutet hatte.[191] Die Arzneimittelregulierung politisierte sich von einer medizinischen Expertendomäne zu einem Gesellschaftsbereich, in dem auch Nicht-Experten sich zunehmend Gehör verschafften, selbstbewusst Forderungen vorbrachten und damit dem gesamten Regulierungsgefüge einen unablässigen Veränderungsdruck auferlegten. Diese Entwicklung wurde auch in der Fachwelt aufmerksam registriert. »In den letzten Jahren«, so schrieb der prominente Pharmakologe Hans Herken 1970 in einem Leitartikel der *Klinischen Wochenschrift*, »sind in den Tageszeitungen zahlreiche Aufsätze über nützliche und schädliche Wirkungen von Arzneimitteln erschienen, die bewiesen haben, dass sich die Öffentlichkeit aus naheliegenden Gründen heute in weit größerem Umfange für pharmakologische Probleme interessiert, als es früher der Fall war.« Diese Beobachtung war nicht nur positiv gemünzt, sondern auch von großer Skepsis geprägt. Einen »Nachteil dieser Berichterstattung« sah Herken »darin, daß sich allzu viele berufen fühlten, hier mitzureden.«[192] Deutlich schienen hier paternalistische Verteidigungsreflexe durch: gegen eine Ausweitung des Diskutantenkrei-

190 Herbert, *Wandlungsprozesse*, 2002, S. 7; Dietz/Neumaier/Rödder, *Wertewandel*, 2014.
191 Eine »Tendenzwende« sieht auch Kessel, *Expertise*, 2009, S. 88–89.
192 Herken, *Sicherheit*, 1970, S. 955.

ses, insbesondere gegen verstärkte Mitspracherechte vermeintlich Unmündiger.[193]

Die schleichende »Demokratisierung« der Arzneimittelregulierung trat zu Beginn der 1970er Jahre immer deutlicher zutage: Nicht nur wurde der Diskurs um die Steuerung und Sicherheit des Arzneimittelgebrauchs in einer breiten Öffentlichkeit geführt, vielmehr verstetigte und intensivierte sich die demokratische Diskussionsform.[194] Ausschlaggebend dafür waren immer neue Impulse, die dieses Thema unablässig erhielt und die teils auch über neue Foren ein wachsendes Publikum erreichten. Ab 1970 erschien etwa mit dem *arznei-telegramm* eine industriekritische Zeitschrift, die sich eine unabhängige Aufklärung über Arzneimittelrisiken auf die Fahnen schrieb.[195] Von noch größerer medialer Breitenwirkung war die Einstellung des Contergan-Prozesses am 18. Dezember 1970.[196] Die Begründung des 1971 veröffentlichten Einstellungsbeschlusses konkretisierte die Anforderungen, die an einen Arzneimittelhersteller zu stellen waren, machte aber auch auf Mängel im bestehenden Regulierungssystem aufmerksam.[197] Die richterlichen Ausführungen gossen Wasser auf die Mühlen der Kritiker. Zugleich waren sie von wegweisender Bedeutung für die weitere Debatte über die Rechte und Pflichten aller Akteure der Arzneimittelregulierung. In diesem Zusammenhang entspann sich etwa eine rege Diskussion über die Sorgfaltspflichten der Arzneimittelhersteller, in deren Folge auch die Pharmaindustrie Selbstverpflichtungen formulierte.[198]

Immer stärker verfestigte die mediale Berichterstattung nun ein Bewusstsein für das Unvermögen des bestehenden Regulierungssystems, Arzneimittelschädigungen wirksam vorzubeugen. In immer rascherer Folge reihten sich Berichte über Arzneimittelrisiken aneinander, während sich manche Medien in der Drastik ihrer Berichterstattung förmlich überschlugen. Im Herbst 1970 war in der Presse etwa über die Marktrücknahme von fünf Antibabypillen

193 Kritik in dieser Hinsicht wurde auch andernorts immer wieder laut, siehe etwa Kühne, *Risiko*, 1969, S. 115; Kopf, *Nachweis*, 1972, 2042; Neuhaus, *Konsequenzen*, 1973, S. 258.

194 Siehe aus der Flut an einschlägigen Artikeln exemplarisch *Viel Spielraum für die Lobby*, Die Zeit 19/1970; *Gesetzgeber unter Anklage*, Münchner Merkur, 19.12.1970; *Mahnung in den Wind?*, Die Zeit 23/1971; *Keine Glückspillen*, Der Spiegel 28/1971; *Arme Schlucker*, Zeit-Magazin 8/1973.

195 Siehe dazu *50 Jahre arznei-telegramm*, arznei-telegramm 50 (2019), S. 93–95.

196 Das große mediale Echo dokumentieren diverse Pressesammlungen, siehe bspw. LAV NRW R, Gerichte Rep. 524, Nr. 17; LAV NRW R, NW 377, Nr. 5869.

197 Siehe Kap. 1.3.

198 *Sorgfaltspflichten des Arzneimittelherstellers nach dem Einstellungsbeschluß im Contergan-Verfahren*, 9.5.1972, PharmInd 1972, S. 477–478. Siehe zum juristischen Diskurs Günther, *Sorgfaltspflichten*, 1972, S. 309–315; Hasskarl, *Aufklärungspflicht*, 1973, S. 120–124.

wegen schwerer Nebenwirkungen zu lesen, teils überaus reißerisch. Dies galt etwa für die *Bild*, auf deren Titelseite vom 30. Oktober die fette Schlagzeile »Neuer Pillen-Schock« prangte.[199] Seit Sommer 1971 lieferte dann der mediale Skandal um phenterminhaltige Appetithemmer, auf die mehrere Todesfälle zurückgeführt wurden, der Presse reichlich Material, um auf Missstände und Risiken im Arzneimittelwesen hinzuweisen, nicht zuletzt auf einen scheinbar handlungsunfähigen Staat.[200] Bereits im Herbst 1971 drehte sich dann eine neue Debatte um »Menschenversuche in deutschen Krankenhäusern« – wie die *Bild* auf der Titelseite ihrer Ausgabe vom 13. Oktober 1971 augenfällig verlauten ließ. Zu lesen war hier (und bald auch in anderen Blättern) von »Patienten als Versuchs-Kaninchen«, von mehreren Universitätskliniken, die »ein lebensgefährliches Medikament noch an ihren Patienten ausprobiert« hätten, »als es wegen seiner Gefährlichkeit in Österreich und der Schweiz bereits vom Markt genommen war.«[201] Dieser Berichterstattung, die auch in der Folgezeit immer wieder neue Skandalons suchte und fand, war eines gemein: der teils direkte, teils indirekte Ruf nach einem stärkeren Staat, der hier regelnd und schützend eingreifen solle.

Allerdings setzte jeder Änderungsversuch in diese Richtung das gesamte Regulierungsgefüge unter Spannung und provozierte teils heftige Gegenbewegungen, die wiederum den gesamten Diskurs um die Arzneimittelregulierung weiter dynamisierten. Deutlich wurde dies bei der Ausarbeitung staatlicher Arzneimittelprüfrichtlinien durch den erwähnten Beirat »Arzneimittelsicherheit« des BMJFG, die 1971 in Kraft traten.[202] Um gesundheitliche Risiken so weit wie möglich auszuschließen, forderte der durch Universitätsmediziner dominierte Beirat objektivierte, also auf naturwissenschaftlichen Nachweisverfahren beruhende Unbedenklichkeits- und Wirksamkeitsnachweise für alle auf dem Markt befindlichen Arzneimittel.[203] Dies wiederum mobilisierte Anhänger alternativer Therapieformen (etwa Homöopathie), die in der Verbindlichmachung solcher Verfahren ihre eigene Existenz bedroht wähnten.[204] Da sie

199 *Neuer Pillen-Schock*, Bild, 30.10.1970. Siehe dazu Kap. 2.7.

200 *Vorsicht vor Schlankheitspillen und Raucherstopp*, Bild, 21.7.1971; *Erneut schwerer Verdacht gegen vier Appetitzügler*, Westfälische Rundschau, 21.7.1971. Weitere Artikel in BArch, B 189/11635. Siehe auch Kessel, *Arzneimittelschäden*, 2009, S. 283–308, zu den staatlichen Reaktionen Kap. 1.3.

201 Siehe etwa *Menschenversuche in deutschen Krankenhäusern*, Bild, 13.10.1971; *Versuche mit Menschen*, Die Zeit 43/1971.

202 Zu den Richtlinien von 1971 Kap. 1.3.

203 Siehe neben der verabschiedeten Richtlinie bspw. das Protokoll der Beiratssitzung vom 29.10.1970, BArch, B 189/11561, hier Bl. 122. Weitere Quellen in BArch, B 189/11559–11560. Siehe auch Herken, *Arzneimittelsicherheit*, 1974, S. 660–662.

204 Siehe dazu diverse Eingaben in BArch, B 189/11701.

sich in den regierungsnahen Gremien nicht hinreichend repräsentiert sahen, verließen sie den Fachkosmos und verlagerten ihre Aktivitäten – durchaus erfolgreich – auf die parlamentarische und mediale Ebene, wo sie die Frage der Arzneimittelregulierung zu einer Frage der Freiheit machten und mit dem grundsätzlichen Verhältnis zwischen Staat und Bürgern zu verknüpfen suchten.[205] Je eingehender dabei die Öffentlichkeit mit diesen Fragen befasst wurde, desto stärker schien die Expertenregulierung »hinter verschlossenen Türen« als unerwünschtes Relikt aus einer autoritären Ära.[206]

Die öffentliche Dauerkritik, die trotz gewisser Konjunkturen nie ganz abebbte,[207] stellte die Funktionstüchtigkeit der bestehenden Regulierungsstrukturen zunehmend prinzipieller infrage. Kernziel aller Reformforderungen blieb die Erhöhung der Arzneimittelsicherheit: ein Ziel, das nun auch verstärkt auf die politische Agenda der parlamentarischen Entscheidungsträger rückte. Dominierten zu Beginn der 1970er Jahre noch Forderungen nach weiteren Novellen des Arzneimittelgesetzes,[208] so setzte sich bald ein globalerer Ansatz durch. Das gesamte System der staatlichen Arzneimittelregulierung sollte zur Stärkung des Gesundheitsschutzes von Grund auf neu geregelt werden. Den rechtlichen Teil dieses Vorhabens bildete die »Neuordnung« des Arzneimittelrechts, die Bundeskanzler Willy Brandt im Januar 1973 öffentlich ankündigte.[209] Dieser politische Auftrag entsprach den Forderungen der Ministerialbürokratie, die sich schon seit geraumer Zeit für eine größere Reform ausgesprochen hatte.[210] Dass das BMJFG diese Neuordnung nun sehr entschieden forcieren konnte (und dafür positives Echo erhielt[211]), lag insoweit weniger an neuen Erkenntnissen. Es war vielmehr die öffentlich-mediale Politisierung dieses Themas, die den nötigen Rückenwind gab und die der Gesundheitspolitiker Udo Fiebig (SPD) auf den Punkt brachte: »Die Arzneimittelsicherheit beschäftigt nicht nur die Fachleute; sie wurde – wie auch öffentliche Auseinandersetzungen immer wieder zeigen – zu einer politischen Frage.«[212]

205 Eschenbruch, *Experteneinfluss*, 2007; Kessel, *Expertise*, 2009, S. 73–81.
206 Kessel, *Expertise*, 2009, S. 88–89.
207 Eberhard Greiser, *AN1 – das getarnte Suchtmittel*, FAZ, 3.5.1972 (»Versagen der Kontrollinstanzen«); siehe auch die gleichnamigen Erwiderungen, FAZ, 24.5.1972; *Bei Drogensüchtigen allzu beliebt*, Die Zeit 40/1972.
208 Bulletin BPA 99/1971, S. 1098–1099; 24/1972, S. 290.
209 BT-Plenarprotokoll, 18.1.1973, hier S. 126.
210 Siehe Kap. 1.3.
211 *Kontrolle ist besser*, NRZ, 28.2.1973; *Nur wenn sie wirklich heilen*, Die Zeit 11/1973; *Reform des Arzneimittelrechts begrüßt*, pharma aktuell, 16.3.1973; *Verbot zum Schutz*, Der Spiegel 1/1974. Weitere Artikel in BArch, B 189/10431.
212 Fiebig, *Arzneimittelsicherheit*, 1973, S. 3130.

Die Ausarbeitung und Verabschiedung eines gänzlich neuen Arzneimittelgesetzes gelang bis 1976 – angesichts der komplexen Materie also durchaus schnell. Dies hatte vor allem zwei Gründe. Zum einen schuf der fortwährende Prozess der europäischen Integration weiteren Anpassungsdruck, der sich durch eine Gesamtreform am besten auflösen ließ. Zum anderen bestand, trotz aller Unterschiede im Detail, ein breiter Konsens über legislativen Handlungsbedarf. Der öffentliche Diskurs machte es mit seinen lautstarken Reformimperativen allen Akteuren der Arzneimittelregulierung, namentlich den Abgeordneten, fast unmöglich, sich einem neuen »Arzneimittel-Sicherheitsgesetz« zu versperren,[213] wobei sich insbesondere der Contergan-Skandal immer wieder als argumentativer Türöffner erwies. Nicht ohne Grund verwies Katharina Focke (BMJFG) im Januar 1975 vor dem Bundestagsplenum auf »die Contergan-Katastrophe, die uns in der Bundesrepublik Deutschland besonders betroffen hat und uns dadurch besonders bewußt gemacht hat, welche Bedeutung der Arzneimittelsicherheit zukommt.«[214]

Neben der Fundamentalreform des Arzneimittelrechts erfolgte auch eine institutionelle Neuordnung der staatlichen Regulierungsstellen. Denn eines war unzweifelhaft: Ein stärkerer Eingriff des Staates in das Arzneimittelwesen ließ sich ohne massiven Ausbau des Amtsapparats nicht verwirklichen. Entsprechende Forderungen gehörten daher in den 1970er Jahren zum Grundton der Debatte um Arzneimittelsicherheit.[215] Ein erster Schritt in diese Richtung fand 1971 statt, als in der Zentralabteilung des BGA die Arbeitsgruppe Medizin (Pharmakologie) gebildet wurde.[216] Dieser neuen Stelle des Spezialitätenregisters oblag die medizinische Begutachtung von Anmeldeunterlagen, die das BGA infolge der Arzneimittelprüfrichtlinie von 1971 durchzuführen hatte. Die Registerbehörde in der Berliner Thielallee (Abb. 3) gliederte sich nun in zwei

213 CDU/CSU-Fraktionssitzung, 4.5.1976, ACDP, 08-001-1046/1: »Wir schlagen Ihnen trotz dieser Bedenken [...] vor, daß wir diesem Arzneimittelgesetz zustimmen, denn in erster Linie geht es um die Arzneimittelsicherheit [...], und ich hielte es für bedenklich, ein Arzneimittel-Sicherheitsgesetz aus wirtschaftspolitischen oder ordnungspolitischen Gründen scheitern zu lassen, weil u.U. dann bei einer Diskussion, spätestens bei einer nächsten Arzneimittelkatastrophe, der CDU/CSU-Fraktion der Vorwurf angelastet würde, durch unser Verhalten in Bundestag und Bundesrat hätten [wir] u.U. ein Gesetz zu Fall gebracht.«

214 BT-Plenarprotokoll, 16.1.1975, hier S. 9703. Die große Bedeutung von Contergan für die Beratungen zum AMG 1976 wird in diversen BT-Drucksachen deutlich (z.B. 7/1067, 7/3060, 7/5091).

215 Siehe statt vieler Herken, *Arzneimittelsicherheit*, 1974, S. 662–663.

216 BGA, Tätigkeitsbericht 1969–1973, ohne Seite. Die Schaffung entsprechender Stellen war bereits 1968 in den Wege geleitet worden; siehe BArch, B 189/222, Bl. 281–289. Seit 1970 bemühte sich das BGA um den Aufbau der Arbeitsgruppe, siehe BArch, PERS 101/98252, Bl. 39–68. Weitere Quellen in BArch, B 208/379; B 189/11559–11561.

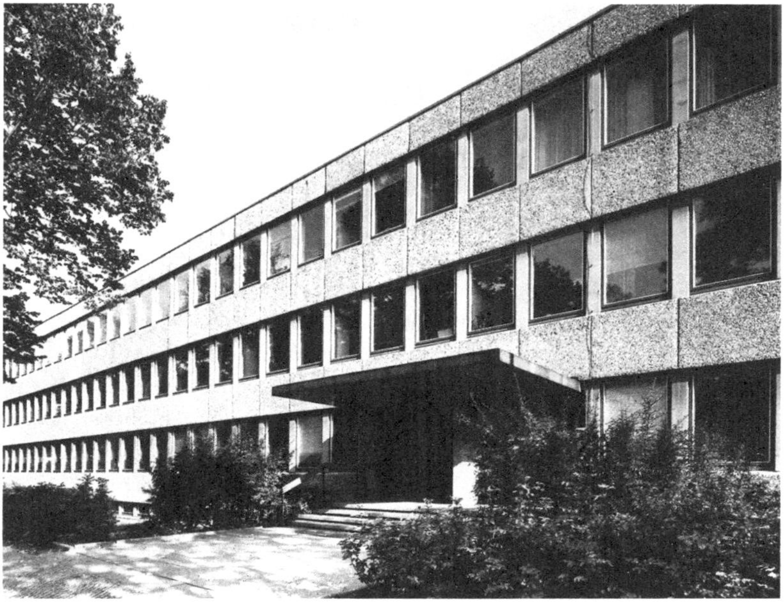

Abb 3: BGA, Zentralabteilung des BGA, Berlin-Dahlem, Thielallee 88–92 (circa 1975)

Referate: Pharmazie und Pharmakologie. In letzteres gingen 1973 die pharmakologischen Labore des Max von Pettenkofer-Instituts über, die auch zu Fragen der Arzneimittelsicherheit arbeiteten.[217] Der allmähliche Ausbau des Spezialitätenregisters erschien aber für die Fundamentalreform unzureichend, weil er die Grundlage für die Umsetzung der Prüfrichtlinie von 1971 bilden sollte, aber die Mehrbelastung durch ein neues Gesetz nicht berücksichtigte.[218]

217 BGA, P an C, 24.7.1973, BArch, B 353/2093; BGA, Tätigkeitsbericht 1969–1973, ohne Seite. Beim MvPI verlieb vorerst eine Rumpfabteilung Arzneimittelwesen (C II), die aus zwei Referaten bestand und schließlich 1975 im neu gegründeten Institut für Arzneimittel aufging. Siehe dazu auch diverse Unterlagen und Pläne in BArch, B 208-ORG; B 208/1230, 1588; B 353/1973; BGA, Tätigkeitsbericht 1974, S. 79.

218 Anfang 1972 arbeiteten im Referat Spezialitätenregister-Pharmazie (SR) 24 Personen (6 Wiss.), im Referat Spezialitätenregister-Pharmakologie (M) 7 Personen (5 Wiss.). Siehe den Plan vom 1.2.1972, BArch, B 208/1588. Nachdem sich diese Zahlen bis 1973 geringfügig auf 27 (6 Wiss.) und 12 (7 Wiss.) erhöht hatten, sah der Ausbauplan für das BGA 1973 mit Blick auf das Spezialitätenregister 87 neue Stellen (23 Wiss.) vor, davon 35 (10 Wiss.) für das Referat SR und 52 (13 Wiss.) für das Referat M; siehe BMJFG, 35 an StS, 18.6.1974, BArch, B 353/1973 (weitere Quellen ebenda und in BArch, B 208/379). In der Folge wurden die Ausbauplanungen noch mehrfach geändert; Unterlagen dazu in BArch, B 353/1973.

Daher ventilierten die für Verwaltungsangelegenheiten und für Arzneimittel zuständigen Stellen im BMJFG seit dem Frühsommer 1973 verstärkt Pläne, für die künftige Intensivierung der staatlichen Arzneimittelaufsicht ein eigenes Institut auf Bundesebene einzurichten.[219] Grundsätzliches Ziel war dabei, alle mit dem Arzneimittelwesen befassten Stellen des BGA (Opiumstelle, Spezialitätenregister und Pharmazie-Abteilung des Max von Pettenkofer-Instituts) organisatorisch wie räumlich zusammenzuführen und auszubauen.[220] Unklar war jedoch zunächst die Form einer solchen Dienststelle. Als fachlich »optimale Lösung« sahen die Beamten im BMJFG eine eigenständige Bundesoberbehörde, der die gesamte Ausführung des Arzneimittelgesetzes obliegen sollte, einschließlich der Aufgaben des Bundesamtes für Sera und Impfstoffe (PEI). Die zweitbeste Lösung erkannten die Beamten in einem eigenen Bundesamt für Arzneimittel neben dem PEI. »Am leichtesten durchzusetzen, aber vom fachlichen wie auch optisch am wenigsten wirkungsvoll« erschien es den Beamten, ein Arzneimittelinstitut innerhalb des BGA zu gründen.[221] Dass man sich für letzteren Weg entschied, lag am erwarteten Widerstand gegen die anderen Lösungen, zumal diese teurer waren und die Interessen der Länder und anderer Ämter tangierten.[222] Einig war man sich darin, dass aufgrund der öffentlichen Erwartungen eine staatliche Lösung hermusste und andere Konzepte (etwa in Form eines TÜVs) nicht gangbar waren.[223]

Die Planungen hoben den Kontrast zwischen Personalbestand und Personalbedarf grell hervor. Waren beim BGA im Juni 1974 insgesamt 73 Personen, darunter 25 Wissenschaftler und Juristen, mit dem Arzneimittelwesen befasst, so rechnete das BGA durch die Rechtsreform mit einem Bedarf von 286 Stellen, davon 118 Wissenschaftler und Juristen. Hinzu kamen Bau- und Ausstattungskosten in Höhe von 35 Millionen DM.[224] Auch wenn das BMJFG diesen weitreichenden Forderungen nicht vorbehaltlos begegnete, sie gegenüber den anderen Ressorts für nicht durchsetzbar hielt und Einsparpotenziale durch eine Optimierung der Arbeitsabläufe sah, bestand doch ein breiter Konsens über die Errichtung eines Arzneimittelinstituts innerhalb des BGA mit deutlich besserer personeller Ausstattung. Das Ministerium rechnete mit einem Bedarf von insgesamt 216 Stellen, davon 84 Wissenschaftler, und fand dafür die

219 Die ersten Planungen sind dokumentiert in BArch, B 353/1973.

220 BMJFG, 113, Vermerk, 17.10.1973, BArch, B 353/1973. Bereits Ende der 1950er Jahre war die Bildung einer eigenständigen Abteilung »Arzneimittelwesen« angedacht, aber (auch) aus finanziellen Gründen verworfen worden. Einschlägige Unterlagen dazu in BArch, B 142/959, hier Bl. 360, 374, 431.

221 BMJFG, 113, Vermerk, 27.11.1973, BArch, B 353/1973.

222 Ebenda sowie BMJFG, 113, Vermerk, 25.1.1974, BArch, B 353/1973.

223 BMJFG, 35 an StS, 10.5.1974, BArch, B 353/1973.

224 BGA an BMJFG, 13.6.1974, BArch, B 353/1973.

Zustimmung des Finanzressorts. Auch über die mittelfristige Errichtung eines neuen Institutsgebäudes bestand Einvernehmen.[225]

Die Vorarbeiten wurden 1974/75 unter Hochdruck fortgesetzt, mit Unterstützung externer Sachverständiger und unter Beratung der US-amerikanischen FDA. Zur administrativen Vorbereitung der Neugründung fasste der seit Oktober 1974 amtierende BGA-Präsident Georges Fülgraff die Referate des Spezialitätenregisters zur Organisationseinheit »Arzneimittelregistrierung« zusammen.[226] Nach Abschluss der weiteren Vorarbeiten erfolgte die Gründung des Instituts für Arzneimittel im BGA mit Wirkung zum 1. Juli 1975.[227] Die Organisationsstruktur des Instituts zeigt deutlich, wie stark die behördliche Arzneimittelaufsicht vergrößert wurde. Der erste Organisationsplan sah insgesamt 45 Referate vor, die auf 7 Abteilungen verteilt waren (Abb. 4). Neben den naturwissenschaftlichen und medizinisch geprägten Abteilungen II bis V, die ebenso wie die zur Abteilung VII aufgewertete Opiumstelle einen Ausbau bereits bestehender Strukturen darstellten, waren zwei Abteilungen im Kern neu: eine Rechtsabteilung, die sich aus dem Rechtsreferat der Zentralabteilung des BGA herausbildete, und die Abteilung Arzneimittelverkehr (VI), die den Markt zu beobachten hatte und für die Dokumentation, Pharmakovigilanz und Maßnahmen der Gefahrenabwehr (Stufenplan) zuständig war.[228] Gerade dies markierte den Anspruch zu einem intensivierten staatlichen Eingriff in das Arzneimittelwesen besonders deutlich. Allerdings gelang es nicht, alle Stellen sofort zu besetzen. Ende 1977 hatte das Institut insgesamt 170 Mitarbeiter.[229]

Am Vorabend des Inkrafttretens des neuen Arzneimittelgesetzes stand also deutlich weniger Personal zur Verfügung als eigentlich vorgesehen. Dieses Problem ließ sich auch in den folgenden Jahren trotz einiger Änderungen der Organisationsstruktur nicht beheben: Noch Anfang August 1980 waren 12 von 44 Referatsleitungen vakant.[230] Klagen über den Personalmangel und die damit einhergehenden Arbeitsüberlastungen kamen nicht zuletzt aus dem

225 BMJFG an BMF, 26.6.1974, BArch, B 353/1973. Ebenda auch weitere Unterlagen zur Bedarfskalkulation. Der BMF stimmte mit Schreiben vom 9.7.1974 zu: BArch, B 353/1974. Siehe auch BT-Drucksache 7/3060, S. 44; ferner Hohgräwe, *Implementation*, 1992, S. 58–59.

226 Mit Wirkung zum 9.12.1974, siehe BGA, Hausmitteilung 19/1974, BArch, B 208/400. Weitere Unterlagen dazu in BArch, B 353/1974, 1978. Zur Planung des Instituts auch BArch, B 136/19198, 21749.

227 Verfügung des BMJFG mit Organisationserlass, 30.6.1975, BArch, B 353/1974.

228 Organisationsplan Institut für Arzneimittel, BGA, 1.7.1975, BArch, B 353/1974.

229 Darunter befanden sich 26 Naturwissenschaftler (überwiegend Pharmazeuten), 16 Mediziner und 3 Juristen; siehe Murswieck, *Kontrolle*, 1983, S. 230. Siehe zur Personalentwicklung ferner Hohgräwe, *Implementation*, 1992, S. 300–305.

230 Organisationsplan BGA, 1.8.1980, BArch, B 208-ORG/10.

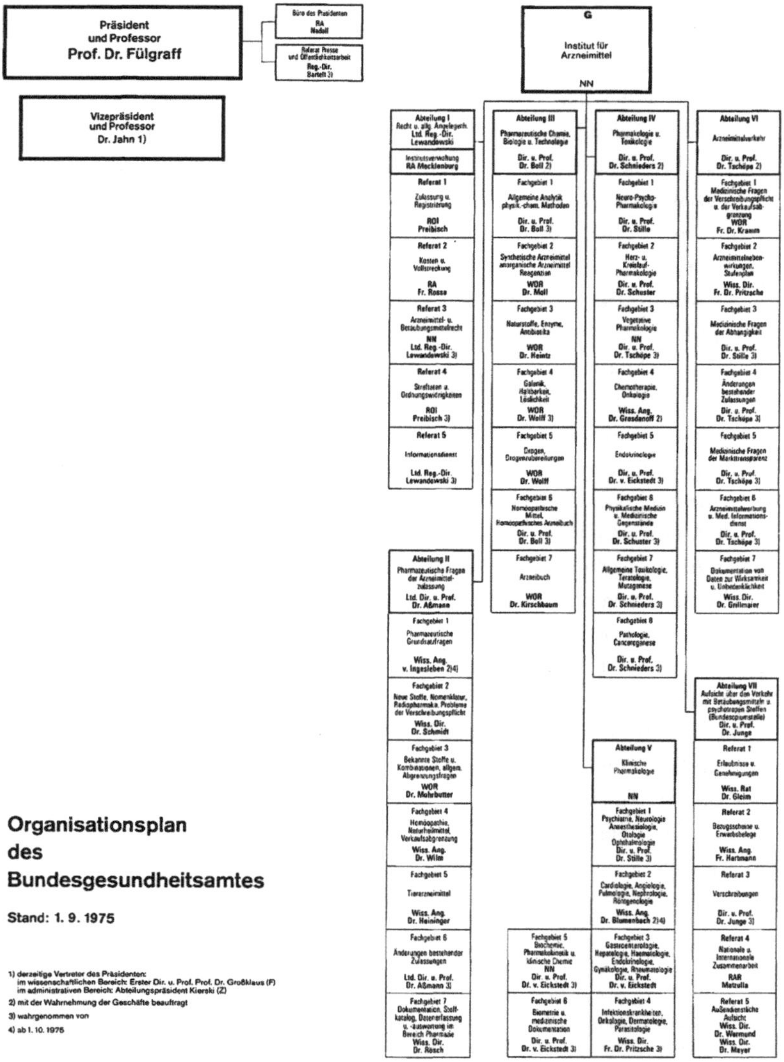

Abb. 4: Auszug aus Organisationsplan des BGA, hier Institut für Arzneimittel (1975)

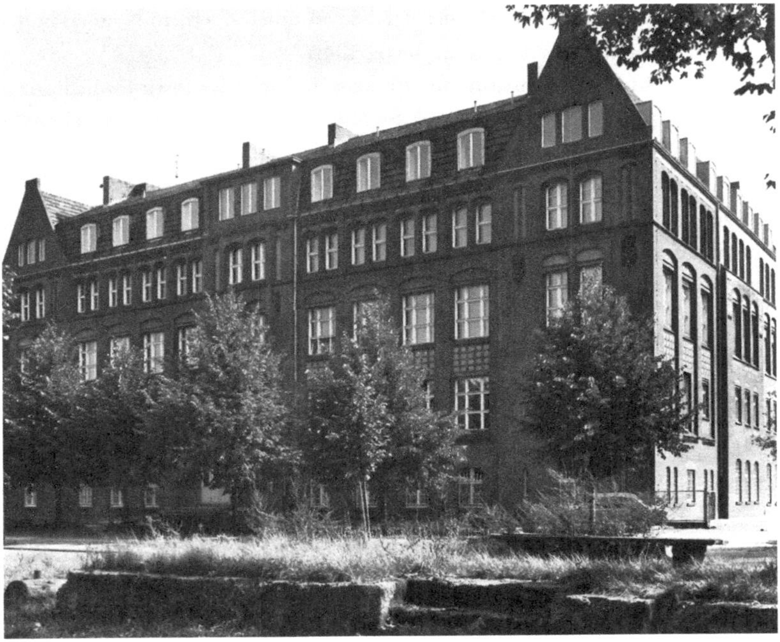

Abb. 5: BGA, Institut für Arzneimittel, Berlin-Tempelhof, Werner Voß-Damm 62 (circa 1975)

BGA selbst, dessen Präsident auf die Probleme bei der Gewinnung qualifizierter Mitarbeiter hinwies, die er nicht zuletzt auf die schlechteren Verdienstmöglichkeiten im öffentlichen Dienst zurückführte.[231] Auch die räumlichen Gegebenheiten waren vorerst suboptimal, war das Institut doch in Berlin auf drei Standorte verteilt: Während die Leitung und die Abteilungen, denen die Arzneimittelregistrierung und -überwachung oblag, zunächst in einer kaiserzeitlichen Kaserne in Tempelhof saßen (Abb. 5), waren die für Betäubungsmittel zuständigen Stellen im Bendlerblock und die experimentell tätigen pharmazeutischen und pharmakologischen Gruppen in einem Laborgebäude im Wedding untergebracht.[232] Nach zwischenzeitlichen Umzügen verschiede-

231 So Fülgraff in der TV-Sendung Report, SWR, 3.10.1978, Min. 10:30. Siehe auch BGA, Tätigkeitsbericht 1977, S. 262; 1980, S. 107; Hohgräwe, *Implementation*, 1992, S. 300–301.

232 BGA, *Jahrhundert*, 1983, S. 158–163. Siehe ebenso die Geschäftsverteilungspläne in BArch, B 208-ORG.

ner Abteilungen wurden alle Stellen 1982/83 räumlich in einem Neubau in der Seestraße in Berlin-Wedding zusammengeführt.[233]

Die Errichtung des Instituts für Arzneimittel war der institutionelle Ausdruck des AMG 1976. Dieses bildete die zentrale Zäsur im Arzneimittelwesen, weil es – deutlich stärker als sein Vorläufer von 1961 – sowohl Indikator als auch Faktor einer grundlegenden Verschiebung im gesamten Regulierungsgefüge war. Es überführte eine durch die kritische Öffentlichkeit forcierte Entwicklung in einen rechtsverbindlichen und institutionellen Rahmen. Die wesentlichen Entscheidungskompetenzen verlagerten sich dabei von den medizinisch-pharmazeutischen Experten der nicht-staatlichen Sphäre hin zum Staat, der nun eine bisher ungekannte regulative Kraft zu entfalten begann. Allerdings fand diese Entwicklung mit dem AMG 1976, das Anfang 1978 in Kraft trat, und mit dem Aufbau des Instituts für Arzneimittel keineswegs einen Abschluss. Getragen von einer fundamentalen Änderung des regulatorischen »mindsets« führten die zahlreichen AMG-Novellen und der beständige Ausbau der Behörde die »Durchstaatlichung« des Regulierungssystems weiter. Diese Entwicklung vollzog sich allerdings durchaus ambivalent. Auf der einen Seite nahm das Institut für Arzneimittel seine völlig veränderte Rolle im Regulierungssystem »in erstaunlich schneller Weise« an.[234] Auf der anderen Seite ließen sich die weitgesteckten Ziele und ehrgeizigen Programme der Behörde keineswegs über Nacht verwirklichen. Das lag indes weniger am BGA und am übergeordneten Ministerium, sondern in erster Linie an der parlamentarischen Ebene, die die sachlich erforderlichen Mittel für die Durchführung des AMG 1976 einstweilen nicht zur Verfügung stellte.[235] Eine Rolle spielte dabei auch die massive Kritik, die das BGA aufgrund immer tieferer Eingriffe in das Arzneimittelwesen von verschiedener Seite erfuhr. Während die Pharmaindustrie das Amt auf dem Weg zu einer »sozioökonomischen Medizinbehörde« sah,[236] sprachen weite Teile der CDU/CSU-Opposition von einer bedenklichen Ten-

233 Siehe zu den Baumaßnahmen die jeweiligen Abschnitt in den Tätigkeitsberichten des BGA 1975–1983.

234 Murswieck, *Kontrolle*, 1983, S. 435.

235 Bereits bei den ersten Kalkulationen reduzierte das BMJFG den vom BGA angegebenen Stellenbedarf für das Institut für Arzneimittel, weil die Beamten mit entschiedenem Widerstand des Finanzressorts und des Haushaltsausschusses des Bundestags rechneten (siehe etwa BMJFG, 111, Vermerk, 20. 6. 1974, BArch, B 353/1973; dort und in B 353/1974 weitere Unterlagen). Bereits vor Inkrafttreten des AMG 1976 drang der Haushaltsausschuss auf eine Reduktion der Planstellen, obwohl der Stellenbedarf weiter wuchs (Vorgänge dazu in BArch, B 353/2098). Auf dieses Problem machte auch die Presse aufmerksam: *Bankrott der Kontrolleure*, Die Zeit 13/1980. Siehe auch Murswieck, *Kontrolle*, 1983, S. 231.

236 So der BPI in MMW 1979, S. 1231.

denz, das BGA »von einer wissenschaftlichen Institution in eine politische Behörde umzufunktionieren«, durchsetzt mit »Ideologen, die auf einer dialektisch-materialistischen Grundlage stehen.«[237] Besondere Kritik richtete sich dabei gegen den Leiter der Abteilung Arzneimittelverkehr, Peter Schönhöfer, dem man sozialistische Regelungswut unterstellte und der bald den Beinamen »roter Arzneimittelkommissar« bekam.[238]

Der unterschiedlich motivierte Widerstand gegen verstärkte staatliche Eingriffe ins Arzneimittelwesen ebbte erst allmählich ab, während das behördliche Pharmakovigilanz-System kontinuierlich ausgebaut wurde. Der wohl mächtigste Impulsgeber blieb – wie auch der Fall Duogynon zeigt – die breite Medienöffentlichkeit, die sich auch weiterhin kritisch mit der Arzneimittelregulierung auseinandersetzte.[239] Dessen Fortentwicklung seit den 1980er Jahren soll hier aber nicht weiterverfolgt werden, auch aus Quellengründen.[240] Anknüpfend an diese eher allgemeine Skizze, geht es im Folgenden vielmehr darum, zunächst den rechtlichen und dann den medizinischen Kontext näher zu beleuchten, der auch für den Fall Duogynon und das Handeln der zuständigen Behörden wesentlich war.

1.3 Arzneimittelrecht in Gesetz und Praxis

Deutlich sichtbar wird die regulatorische Rollenverteilung im rechtlichen Rahmen, also jenem Bereich der Arzneimittelregulierung, der die verbindlichsten Geltungsansprüche erhebt und entsprechenden Verstößen das schärfste Sanktionsinstrumentarium entgegenstellt. Da rechtliche Normsetzung stets mit der gesellschaftlichen Umwelt verwoben ist, spiegelt das Arzneimittelrecht immer auch überkommene Denkmuster und Problemlagen wider. Es zeigt an, welchen Regelungsbedarf man gesehen hat und in welchen Rollenverständnissen man dachte. Dementsprechend folgte auch das deutsche Regulierungssystem einem

237 So MdB Hasinger in BT-Plenarprotokoll, 6.3.1980, S. 16489. Siehe auch den entsprechenden Antrag der CDU/CSU-Bundestagsfraktion: BT-Drucksache 8/3609. Weitere Stimmen aus verschiedenen politischen Lagern bei Murswieck, *Kontrolle*, 1983, S. 435–436, Anm. 124.

238 BT-Plenarprotokoll, 6.3.1980, S. 16490; *Denkwürdige Allianz*, Der Spiegel 3/1992 (Zitat); siehe auch die BT-Drucksachen 8/3981, Nr. 106; 8/4157, Nr. 27; ferner Murswieck, *Kontrolle*, 1983, S. 436.

239 *Bankrott der Kontrolleure*, Die Zeit 13/1980; *Wer schützt uns vor Arznei-Fehlschlägen?*, Der Spiegel 40/1983.

240 Einen ersten, auch die 1980er Jahre abdeckenden Überblick bietet Hohgräwe, *Implementation*, 1992, der sich aber fast ausschließlich auf veröffentlichtes Material stützt und behördeninterne Vorgänge kaum berücksichtigt.

historischen Entwicklungspfad, der sich durch die graduelle, aber keineswegs gleichmäßige Verrechtlichung des Arzneimittelwesens auszeichnete. Das Arzneimittelrecht ging dabei aus einem Traditionshintergrund hervor, der lange vor 1949 entstand, aber maßgebend in die Ära der frühen Bundesrepublik hineinwirkte. Dies warf zahlreiche Probleme auf, die die deutsche Arzneimittelregulierung entscheidend prägten, vor allem vor Inkrafttreten des ersten Arzneimittelgesetzes 1961. Das historisch gewachsene Normengeflecht enthielt nicht nur eine unüberschaubare Vielzahl an disharmonierenden Rechtsvorschriften auf Bundes- und Landesebene, sondern führte auch zu umstrittenen Kompetenzen und verfassungsrechtlichen Zweifeln – und damit zu chronischer Rechtsunsicherheit.

Für die Arzneimittelregulierung sind zahlreiche Rechtsnormen einschlägig. Neben grundsätzlichen Rechtsmaterien (etwa Strafgesetzbuch, Gewerbeordnung) wirken viele andere Gesetze und Verordnungen mittel- und unmittelbar in das Arzneimittelwesen hinein. Dabei handelt es sich zum Teil um eng verwandte Rechtsmaterien (etwa Apothekengesetz, Heilmittelwerbegesetz), die auch für die Strukturen und Mechanismen der Arzneimittelregulierung wichtig sind.[241] Das Arzneimittelrecht im engeren Sinn, das hier im Fokus steht, regelt dagegen im Wesentlichen die Herstellung und Prüfung, das Inverkehrbringen und die Abgabe von Arzneimitteln.[242] Es legt also, vereinfacht gesprochen, fest, welche Arzneimittel für die Behandlung grundsätzlich verfügbar sind und wie diese Mittel an die Patienten gelangen. Insoweit lässt sich unterscheiden in Regelungen zur Arzneimittelabgabe und in Regelungen zur Arzneimittelzulassung, die – negativ gewendet – auch Verbote umfassen.

Die Regelungen zur Arzneimittelabgabe haben eine lange Geschichte. Sie verkörpern insoweit das traditionelle rechtliche Regulierungsinstrument, dem gerade im deutschen Arzneimittelwesen eine zentrale Bedeutung zukommt. Diese Form der Regulierung erfolgt vorwiegend durch Rechtsverordnungen, also durch materielle Gesetze, zu deren Erlass der Gesetzgeber die Regierung ermächtigt hat. Das innere Strukturprinzip der Abgaberegelungen hat sich seit dem 19. Jahrhundert nicht wesentlich geändert, auch wenn diesen Regelungen freilich immer wieder neue Arzneistoffe unterfielen. Auch mit Blick auf weibliche Sexualhormone – und damit auch auf Duogynon – änderten sich die

241 Neben weiteren verwandten Gesetzen (etwa Opium- bzw. Betäubungsmittelgesetz) gab es diverse spezielle Rechtsnormen (etwa Branntweinmonopolgesetz), die auch die Arzneimittelregulierung tangierten (siehe auch die Aufzählungen bei Rotthege, *Entstehung*, 2011, S. 96; BT-Drucksache 3/654, hier S. 14). Hinzu kamen Vorschriften zur Anwendung von Arzneimitteln, etwa aus dem Impfgesetz, dem Gesetz zur Bekämpfung der Geschlechtskrankheiten oder dem Bundes-Seuchengesetz.

242 Zu den Funktionen des Arzneimittelrechts Deutsch/Spickhoff, *Medizinrecht*, 2014, S. 964–967.

Abgaberegelungen im Untersuchungszeitraum dieses Buches nicht wesentlich, weshalb sie im Folgenden zuerst skizziert werden.

Die Regelungen zur Zulassung bestimmter Arzneipräparate sind dagegen relativ jung. Erst seit Mitte des 20. Jahrhunderts wurden in Deutschland Rechtsvorschriften eingeführt, auf deren Grundlage die Behörden zu entscheiden hatten, welche Arzneipräparate unter welchen Bedingungen in den Verkehr gebracht werden dürfen und welche nicht. Die Regulierung erfolgt hier, im Unterschied zu den Abgaberegelungen, zumeist durch Verwaltungsakte, also durch behördliche Einzelfallentscheidungen mit Außenwirkung. Die Entstehung des modernen Zulassungsverfahrens bildet einen – wenn nicht *den* – zentralen Entwicklungsstrang des Arzneimittelrechts in der zweiten Hälfte des 20. Jahrhunderts. Daher wird diese Entwicklung zusammen mit der Genese des bundesrepublikanischen Arzneimittelrechts nachgezeichnet: von der »vorgesetzlichen Zeit« vor 1961 bis hin zum zweiten Arzneimittelgesetz von 1976. Da sich diese Rechtsmaterie in dieser Zeit immer weiter ausdifferenzierte und ihre Regelungstiefe beständig zunahm, wäre jeder Anspruch auf Vollständigkeit vermessen. Die Ausführungen konzentrieren sich daher auf die behördliche Arzneimittelregulierung im Einzelfall, die auch – aber nicht nur – für den Fall Duogynon wesentlich war und ist.

Abgaberegulierung

Die Arzneimittelabgabe zählt traditionell zum Kernbereich der Arzneimittelregulierung. Dabei lassen sich zwei grundsätzliche Regelungsansätze unterscheiden: zum einen die *Apothekenpflicht*, die sich in Deutschland seit dem 14. Jahrhundert herausbildete und die Abgabe auf fachkundige Stellen beschränkte, zum anderen die *Verschreibungspflicht*, die deutlich jüngeren Datums ist und die Abgabe von einer schriftlichen Verordnung eines Arztes abhängig machte. Trotz mancher Gemeinsamkeiten unterschieden sich Apotheken- und Verschreibungspflicht in ihrer regulativen Reichweite und zum Teil auch in ihrer regulativen Zielsetzung:

1. Die Apotheke institutionalisierte sich seit dem späten Mittelalter zum herrschaftlich privilegierten Ort von Arzneimittelherstellung und -verkauf.[243] In diesem Zusammenhang ergingen rechtliche Vorschriften, nach denen Arzneimittel ausschließlich in Apotheken an das Publikum abgegeben werden durften. Die *Apothekenpflicht* war die umfassendere der beiden Abgaberegelungen und bezweckte zweierlei. Da die Apotheken bei Herstellung und Verkauf an

243 Meinecke, *Apothekenbindung*, 1971, S. 6–84; Schmitz, *Geschichte*, 1998, S. 507–552.

rechtliche Auflagen (etwa Arzneitaxe) gebunden waren, sollten sie zum einen wirtschaftlich geschützt werden. Diese Schutzlogik blieb bestehen, nicht zuletzt aufgrund der zunehmenden Industrialisierung der Arzneimittelherstellung seit dem 19. Jahrhundert. Zum anderen sollte die Apothekenpflicht eine weitere fachliche Regulierungsinstanz einbinden, um durch die Beratung des Publikums und die Kontrolle der Arzneimittelabgabe und -qualität eventuelle Risiken zu mindern.[244]

Die Apothekenpflicht wurde in der Bundesrepublik zunächst auf Grundlage der sog. Kaiserlichen Verordnung von 1901 geregelt.[245] Diese Vorschrift nannte in einem Verzeichnis A jene Darreichungsformen, die ausschließlich in Apotheken abgegeben werden durften, sofern sie zu Heilzwecken dienten (etwa Salben, Tabletten oder Zäpfchen). Freiverkäufliche Ausnahmen waren ausdrücklich genannt. Ein Verzeichnis B führte dagegen jene Stoffe auf, die grundsätzlich dem Apothekenverkauf vorbehalten waren (etwa Opiate, Phenacetin oder Tuberkulin). Beide Verzeichnisse wurden in der Folgezeit durch Streichungen und Ergänzungen insgesamt 13-mal überarbeitet, zuletzt im Oktober 1933.[246] Aufgrund der großen wirtschaftlichen Bedeutung war diese Verordnung umstritten wie kaum eine andere Vorschrift des Arzneimittelrechts. Besonders Drogisten prozessierten schier unablässig gegen sie.[247] Nachdem ihre Gültigkeit in den 1950er Jahren vom Bundesgerichtshof und vom Bundesverfassungsgericht bestätigt worden war,[248] blieb sie in unveränderter Form bis

244 In zahlreichen Rechtsstreiten wurden diese Zwecke der Apothekenpflicht deutlich betont; siehe etwa RG, Urteil vom 20.3.1930, RGZ 128, S. 298–308. Diese Zwecke wurden auch in der Bundesrepublik als legitim und verfassungsgemäß anerkannt, siehe BVerfG, Beschluss vom 7.1.1959, BArch, B 237/89948, Bl. 38–53, hier Bl. 48–51. Abgedruckt in BVerfGE 9, S. 73–82, hier S. 79–81. Siehe ferner BGH, Urteil vom 16.11.1956, BGHZ 22, S. 167–186, hier S. 176–177.

245 Verordnung, betreffend den Verkehr mit Arzneimitteln, 22.10.1901, RGBl. 1901, S. 380–390. Dazu auch Meinecke, *Apothekenbindung*, 1971, S. 200–207. Im Deutschen Reich waren bereits zuvor ähnliche Regelungen ergangen (RGBl. 1872, S. 85–89; RGBl. 1875, S. 5–10; RGBl. 1890, S. 9–17; siehe dazu BArch, R 86/1579, 2555, 2556; Lenhard-Schramm, *Gesundheit*, 2020, S. 119–120). Diese Vorschriften blieben aber wegen diverser rechtlicher Schlupflöcher unzureichend.

246 Verordnung über den Verkehr mit Arzneimitteln, 4.10.1933, RGBl. I 1933, S. 721–722. Siehe zu den Änderungen BArch, R 86/1579–1580, 5047–5055. Eine größere Änderung erfuhr die Verordnung 1924, als ihr ein Verzeichnis C hinzugefügt wurde (RGBl. I 1924, S. 772–775), das den »Vorschriften über den Verkehr mit Geheimmitteln« entnommen wurde, die der Bundesrat 1903 verabschiedet hatte.

247 Eine Übersicht über die unzähligen Rechtsstreitigkeiten bietet Marcetus, *Arzneimittelrecht*, 1955, S. 32–281.

248 BVerfG, Beschluss vom 7.1.1959, BArch, B 237/89948, Bl. 38–53, siehe auch Nr. 89949. Abgedruckt in BVerfGE 9, S. 73–82. Der BGH hatte bereits zuvor die Verfassungskonformität und Fortgeltung der Verordnung bestätigt: Urteil vom

Oktober 1969 geltendes Recht, als die im AMG 1961 vorgesehenen Rechtsverordnungen zur Apothekenpflicht in Kraft traten.[249] Die neuen Verordnungen funktionierten ebenfalls nach dem Listenprinzip wie die Vorgängerregelungen. Auch das AMG 1976 ließ die bestehenden Regelungen zur Apothekenpflicht im Kern bestehen.[250]

2. Die zweite zentrale Säule der Abgaberegulierung bildete (und bildet bis heute) die *Verschreibungspflicht*. Ihre Ursprünge liegen in einer Zeit, in der moderne Fertigarzneimittel noch nicht existierten und die Ärzte die Apotheker schriftlich (Rezept) zur Anfertigung einer bestimmten Arznei anwiesen. Im Laufe der Zeit entwickelte sich für bestimmte, meist stark wirksame Arzneimittel eine Pflicht zur ärztlichen Verschreibung. Durch die Einbeziehung einer weiteren Fachinstanz sollte einem unsachgemäßen Gebrauch dieser Mittel vorgebeugt und ein Schädigungsrisiko minimiert werden. Seit dem 19. Jahrhundert erließen die Länder daher immer wieder konkrete Vorschriften über die Abgabe stark wirksamer Arzneimittel.[251] Diese Vorschriften fußten ebenfalls auf dem Listenprinzip und führten jene Arzneistoffe auf, die nur auf ärztliche Verschreibung abgegeben werden durften.[252] Auch diese Listen wurden regelmäßig aktualisiert. Dabei nahm man meist nur Stoffe neu auf, deren Risikopotenzial bereits bekannt war, etwa weil sie sich seit geraumer Zeit im Verkehr befanden und erfahrungsbegründete Bedenken aus wissenschaftlichen, ärztlichen oder

16.11.1956, BGHZ 22, S. 167–186; Urteil vom 29.1.1957, BGHZ 23, S. 184–198. Siehe zu diesen Urteilen Lenhard-Schramm, *Drogist*, 2019, S. 64–65.

249 Siehe die Verordnungen nach §§ 30, 32 AMG 1961 vom 19.9.1969, BGBl. I 1969, S. 1651–1666. Dazu auch BArch, B 136/5268; B 189/11608, 11611, 11613–11615, 11626, 11628.

250 Die erste Verordnung nach §§ 45, 46 AMG 1976 erging am 26.10.1988 (BGBl. I 1988, S. 2103–2105).

251 In Preußen wurde die Verschreibungspflicht erstmals durch Runderlass vom 3.6.1878 (MBliV 1878, S. 117–119) in konkreterer Form geregelt. Bereits zuvor hatte es ähnliche Regelungen zur Abgabe von Giften und einzelner Arzneimittel gegeben, die aber inhaltlich unscharf waren und wiederholt zu Problemen geführt hatten (siehe etwa Tit III § 2 Nr. g und k, Anhang I a, c und f der Revidirten Apotheker-Ordnung, 11.10.1801, abgedruckt in Eulenberg, *Medicinalwesen*, 1874, S. 443–453).

252 Die Verschreibungspflicht wurde, von einigen Sonderfällen abgesehen, bis 1968 durch Landesrecht geregelt. Bis 1918 stimmten sich die Länder im Bundesrat in regelmäßigen Abständen über »Vorschriften, betreffend die Abgabe stark wirkender Arzneimittel« ab, die auf Beschluss des Staatenhauses von den Landesregierungen anzuordnen waren (dazu die Vorgänge in BArch, R 1501/110205, 110380–110386, 115384). An diesem Verfahren wurde auch nach 1918 festgehalten, indem die Abstimmung der Länder nun im Reichsrat erfolgte (dazu die Vorgänge in BArch, R 1501/110384–110386). Maßgebend für die preußischen Nachfolgestaaten nach 1945 war eine Bekanntmachung des Ministers für Volkswohlfahrt vom 31.3.1931 (VMBl. 1931, Sp. 897–904), der einen Reichsratsbeschluss vom 19.3.1931 (Niederschriften über die Vollsitzungen des Reichsrats 1931, S. 124, Beschluss § 160) umsetzte.

anderen Kreisen provoziert hatten. Die Unterstellung unter die Verschreibungspflicht geschah daher nicht selten mit einiger Verspätung, zumal sich die Listenregulierung als überaus schwerfällig erwies und die Behörden kaum von sich aus nach unerwünschten Wirkungen nachforschten.[253]

Auch wenn das System trotz seiner Schwerfälligkeit im Kern funktionierte, war es rechtlich nicht unproblematisch. Bei den Vorschriften zur Verschreibungspflicht stützten sich auch nach 1945 viele Länder auf Verwaltungsvorschriften, die formal nur für öffentlich Bedienstete bindend waren.[254] Einige Länder gingen erst ab den späten 1950er Jahren von dieser »Erlaßregelung« ab und stattdessen dazu über, die Verschreibungspflicht durch materielle Gesetze allgemeinverbindlich zu regeln.[255] Das grundsätzliche Verfahrensproblem blieb damit aber bestehen. Da die Ausarbeitung einer neuen »Abgabe-Verordnung« aufwendig und zeitintensiv war, beschränkten sich die obersten Landesbehörden in der Regel darauf, jährlich eine Verordnung zur Anpassung des Verzeichnisses zu erlassen. In der Verwaltungspraxis war die Verschreibungspflicht für einen bestimmten Arzneistoff daher kaum *ad hoc* zu realisieren, da eine Rechtsverordnung kaum über Nacht erlassen und allenfalls etwas vorgezogen

253 Dieses Problem blieb im Prinzip von Beginn des 20. Jahrhunderts bis in die 1960er Jahre bestehen, wie ein Vergleich der Fälle Veronal 1908 (BArch, R 1501/110392) und Contergan 1961 (Lenhard-Schramm, *Land*, 2016, S. 120–121, 249–305) zeigt.

254 Als Rechtsgrundlage der Verschreibungspflicht wurde § 367 Abs. 1 Nr. 5 StGB verstanden, wonach ein Verstoß gegen die zur »Aufbewahrung, Beförderung, Verausgabung oder Verwendung […] der Arzneien […] ergangenen Verordnungen« strafbewehrt war. Zum Erlass dieser Verordnungen war nach § 136 des preußischen Landesverwaltungsgesetzes vom 30.7.1883 (PrGS 1883, S. 195–236) der zuständige Minister befugt. Abgesehen von der seltsamen Konstruktion der Ermächtigungsgrundlage waren diverse Punkte der Vorschriften über die Verschreibungspflicht problematisch: Sie wiesen nicht oder nur teilweise auf die Ermächtigungsgrundlagen hin. Vor allem aber ergingen sie nicht als Verordnungen (und somit als materielle Gesetze), sondern lediglich als Verwaltungsvorschriften (z. B. »Runderlass«, »Anordnung«). Auch die Ministerialbürokratie war sich über die rechtliche Zweifelhaftigkeit dieser »Erlaßregelung« im Klaren. So habe sich, wie der damalige Leiter der Gesundheitsabteilung im InnMin NRW darlegte, »mit der Heranreifung des Rechtsempfindens« auch im Ministerium die Auffassung durchgesetzt, dass es bei der Verschreibungspflicht »mit Erlassen nicht getan ist, sondern daß hier Verordnungen geschaffen werden müssen« (Aussage Hans Studt vom 24.11.1969, LAV NRW R, Gerichte Rep. 139, Nr. 351, S. 11).

255 Dazu am Beispiel NRW: Lenhard-Schramm, *Land*, 2016, S. 115–123. Zur Schwierigkeit, eine einheitliche Verschreibungspflicht einzuführen, auch: BayHStA, MInn 87153, 87154. Um eine gewisse Einheitlichkeit zu wahren, verständigten sich die Pharmaziereferenten der Länder regelmäßig über die Verzeichnisse, siehe etwa LHA Koblenz 880/5249, 5251, 5253 und 5255. Überdies holten die Länder auch Gutachten des BGA ein, die nicht nur die Einheitlichkeit wahren, sondern auch die Behördenentscheidungen zusätzlich legitimieren sollten, zumal immer wieder Widerstand von Herstellerseite kam. Siehe dazu Lenhard-Schramm, *Land*, 2016, S. 122–123 mwN.

werden konnte. Dass dieses Verfahren in allen Ländern durchlaufen werden musste, potenzierte nicht nur die Schwerfälligkeit, sondern sorgte auch für chronische Uneinheitlichkeit und mangelnde Übersichtlichkeit. Immer wieder kamen Fälle vor, in denen ein Arzneistoff in einem Land verschreibungspflichtig war, in einem anderen aber (noch) nicht.

Neben den landesrechtlichen Vorschriften zur Verschreibungspflicht existierten auch einige Regelungen dieser Materie, die vor 1945 auf Reichsebene erlassen worden waren und nach 1949 als vorkonstitutionelles Bundesrecht fortgalten. Eine Verordnung vom 13. März 1941 band die Verschreibungspflicht an die Apothekenpflicht.[256] Eine weitere (auch für das Präparat Duogynon maßgebliche) Polizeiverordnung vom selben Tag unterwarf weibliche Sexualhormone und deren Abkömmlinge ebenso der Verschreibungspflicht wie Mittel zur Behandlung der Amenorrhoe.[257] Ein Nebeneinander von Bundes- und Landesrecht bestand auch nach 1961 einstweilen fort: Neben die landesrechtlichen Vorschriften trat durch die AMG-Novelle von 1964 eine bundesrechtliche Bestimmung, die alle neu eingeführten Arzneistoffe automatisch der Verschreibungspflicht unterwarf.[258] Abhilfe schuf hier erst die 1968 nach § 35 AMG 1961 erlassene Rechtsverordnung, die die Verschreibungspflicht durchweg bundeseinheitlich regelte.[259] Wie die landesrechtlichen Vorläufer basierte auch diese Verordnung auf dem Listenprinzip, was regelmäßige (jährliche) Aktualisierungen erforderlich machte. Auch das Arzneimittelgesetz von 1976 hielt an diesem Prinzip fest, indem es die Ermächtigung zum Erlass entsprechender Rechtsverordnungen bietet.[260]

256 Verordnung über den Verkehr mit Arzneimitteln usw., die der ärztlichen Verschreibungspflicht unterliegen, 13.3.1941, RGBl. I 1941, S. 136.

257 Polizeiverordnung über die Abgabebeschränkung für weibliche Geschlechtshormone und andere Arzneimittel, 13.3.1941, RGBl. I 1941, S. 136–137. Auch diverse andere Stoffe waren reichseinheitlich der Verschreibungspflicht unterworfen worden (siehe etwa die Polizeiverordnung vom 7.11.1939, RGBl. I 1939, S. 2176; weitere Beispiele in BArch, R 3001/21476). Während einige dieser Bestimmungen bald aufgehoben wurden (durch Gesetz vom 30.6.1952, BGBl. I 1952, S. 349; siehe dazu den Vorgang des BMI in BArch, B 142/1437; B 136/5264; R 86/4045, Bl. 175–189), galt dies nicht für die Vorschriften über weibliche Sexualhormone, da der Bundesrat – im Gegensatz zur Bundesregierung – hier aus gesundheitspolitischen Gründen die Verschreibungspflicht nicht aufheben wollte. Diese Regelung wurde 1961 durch landesrechtliche Vorschriften ersetzt (siehe dazu unten in diesem Kapitel).

258 Siehe zur zweiten AMG-Novelle vom 23.6.1964, in der § 35 a AMG 1961 hinzugefügt wurde, unten in diesem Kapitel.

259 Die erste Verordnung nach § 35 AMG 1961 erging am 7.8.1968, BGBl. I 1968, S. 914–937; siehe dazu auch BArch, B 136/5268, B 189/11639, 11649–11650.

260 Die Ermächtigung (§ 48 AMG 1976) wurde dabei erweitert, indem auch Stoffe der Verschreibungspflicht unterworfen werden konnten, deren Gefahrenpotenzial sich

Trotz gewisser rechtlicher Unzulänglichkeiten war die Verschreibungspflicht kaum umstritten. Anders als bei der Apothekenpflicht hatten hier wirtschaftliche Argumente gegenüber gesundheitspolitischen Erwägungen kaum Gewicht, zumal kein Zweifel an einem stärkeren Regulierungsbedarf für potenziell gefährliche Stoffe bestand. Zudem wollte die einflussreiche Ärzteschaft ihre Kompetenzen hier nicht geschmälert sehen. Vor diesem Hintergrund galt die Verschreibungspflicht als *das* zentrale Regulierungsinstrument, um den Umgang mit starken Medikamenten zu steuern und schädliche Arzneimittel von den Verbrauchern fernzuhalten. Da es letztlich bis zum Arzneimittelgesetz von 1976 an einem effektiven Zulassungssystem fehlte, war es nicht der zulassende oder verbietende Staat, sondern der Arzt, der durch Verschreibungen entschied, ob ein bestimmtes Arzneimittel therapeutisch brauchbar war und wann es an die Patienten gelangen sollte – worin sich die Logik der vorstaatlichen Arzneimittelregulierung klar widerspiegelte.

Die zentrale Bedeutung der Abgaberegulierung in Form der Apotheken- und der Verschreibungspflicht lässt sich an ihrer großen Kontinuität ablesen. Trotz Neuordnung der Rechtslage durch das Arzneimittelgesetz von 1961 wurden die Abgaberegelungen erst Ende der 1960er Jahre angepasst. Dies macht zweierlei deutlich: Da diese Regelungen mit der Ärzte- und Apothekerschaft maßgebende Fachkreise einbanden, mussten auch deren Interessen berücksichtigt werden, zumal eine Reform gegen ihren Widerstand nur schwer möglich war. Zum anderen sah man hier keinen vordringlichen Änderungsbedarf. Diese traditionelle Regulierungsstruktur hatte sich gleichsam eingespielt und in den Augen vieler Akteure bewährt. Dementsprechend gelten diese Regelungen trotz einiger Modifikationen vom Prinzip her bis heute. Nichtsdestoweniger erschien die Beschränkung auf eine bloße Abgaberegulierung durch die medizinischen Fachkreise im Laufe der Zeit immer mehr als unzureichend – vor allem, weil es der Ärzte- und Apothekerschaft aufgrund der wachsenden Komplexität der Arzneimittel immer weniger möglich war, Nutzen und Risiken einzelner Präparate genau zu überblicken und abzuschätzen. Wie diverse Zwischenfälle außerdem gezeigt hatten, war die Ärzte- und Apothekerschaft nicht immer hinreichend über die Arzneimittel informiert und in manchen Fällen bewusst von den Herstellern in die Irre geführt worden. Vor diesem Hintergrund mehrten sich die Rufe nach der Einführung eines Systems, das den Pool an verfügbaren Medikamenten auf zuverlässig geprüfte und verhältnismäßig sichere Präparate begrenzte. Diese Motivation bildete die zentrale Triebkraft der Arzneimittelgesetzgebung in der zweiten Hälfte des 20. Jahrhunderts.

bei bestimmungs*widrigem* Gebrauch realisierten. Die erste Verordnung nach § 48 AMG 1976 erging am 20. 2. 1978, BGBl. I 1978, S. 277–278.

Die »vorgesetzliche« Zeit

Das moderne Arzneimittelrecht resultiert aus dem fundamentalen Wandel des Arzneimittelwesens seit dem 19. Jahrhundert. Exklusiver Ort der Arzneimittelherstellung war seit dem Mittelalter die Apotheke, die durch Apothekenbetriebsordnungen und amtliche Arzneibücher (Pharmakopöen) einer relativ kleinteiligen Reglementierung unterlag.[261] Dieses System brach grundsätzlich auf, als der Norddeutsche Bund 1869 die Gewerbefreiheit einführte, die bald vom Deutschen Reich übernommen wurde. Außerhalb der Apotheken durfte nunmehr jede Person legal Arzneimittel produzieren, ohne an ähnliche Vorschriften wie die Apotheker gebunden zu sein – also unabhängig von fachlicher Qualifikation oder behördlicher Konzession.[262] Die Regulierung der Arzneimittelherstellung geriet vor diesem Hintergrund zusehends in eine Schieflage, weil die industrielle Arzneifertigware (auch als »Spezialität« bezeichnet, sofern sie unter einheitlicher Aufmachung vermarktet wurde) die klassische Rezeptur und Defektur in den Apotheken immer weiter verdrängte. Mit der rasanten Industrialisierung und Kommerzialisierung des pharmazeutischen Sektors nahmen auch die Missstände zu. Dies galt vor allem für das Problem der Geheimmittel, die sich durch eine fehlende Deklaration der Bestandteile auszeichneten und meist von Kleinbetrieben als Fertigwaren zu überhöhten Preisen und mit überzogenen Heilversprechen vertrieben wurden.[263]

Erste Impulse zur Gesamtregulierung des Arzneimittelmarkts gingen in den 1870er Jahren von der organisierten Apothekerschaft aus, zumal die Apotheker auch für die von ihnen abgegebenen Fertigwaren verantwortlich blieben.[264] Staatlicherseits beschränkte man sich indes auf Abgaberegelungen. Erst zu Beginn des 20. Jahrhunderts mehrten sich hier die Bestrebungen, auch weitere Eingriffsmöglichkeiten (etwa Verkehrsverbote) zu schaffen. Neben den Abgaberegelungen blieben alle staatlichen Regulierungsversuche aber letztlich ineffektiv und auf polizeiliche oder gerichtliche Eingriffe in den Ländern begrenzt,

261 Siehe zur Reglementierung der Apotheken Stapel, *Arzneimittelgesetze*, 1988, S. 10–13; Weingarten, *Wirtschaftsaufsicht*, 1989, S. 118–121. Zur Industrialisierung des Pharmasektors ab dem 19. Jahrhundert Friedrich, *Anfänge*, 1996, S. 243–255; Wimmer, *Neues*, 1994, S. 25–106; Stapel, *Arzneimittelgesetze*, 1988, S. 20–60; beispielhaft anhand eines Unternehmens Burhop, *Merck*, 2018, hier S. 99–216. Zur Geschichte der pharmazeutischen Industrie insgesamt Friedrich/Müller-Jahncke, *Geschichte*, 2005, S. 977–1076.

262 Eine Ausnahme bildeten Impfstoffe, Sera und Betäubungsmittel. Siehe Stapel, *Arzneimittelgesetze*, 1988, S. 16, 35, 80–84; Schiedermair, *Gesetzeskunde*, 1965, S. 100; Linz, *Entwicklung*, 1953, S. 508–509.

263 Ernst, *Geheimmittel*, 1975, zu den Merkmalen des Geheimmittels S. 51–52.

264 Stapel, *Arzneimittelgesetze*, 1988, S. 12, 44–45; Rotthege, *Entstehung*, 2011, S. 25–26, 33.

zumal einschlägige Gesetzesvorhaben auf Reichsebene an Kompetenzkonflikten und unterschiedlich motivierten Widerständen zerschellten: Neben wirtschaftlichen Bedenken, die vor allem aus der Industrie und Apothekerschaft kamen, scheiterten alle Reformvorhaben am Votum der Reichstagsmehrheit, das Heilwesen nicht weiter staatlich zu reglementieren und die Kurierfreiheit beizubehalten.[265]

In der Weimarer Republik wurde das Vorhaben eines Arzneimittelgesetzes wieder aufgegriffen. Seit den frühen 1920er Jahren arbeitete man im Reichsgesundheitsamt (RGA) an entsprechenden Entwürfen. Ziel war dabei ein »Mantelgesetz«, das nur einen groben Rahmen vorgeben und den Erlass von Einzelverordnungen und Ausführungsbestimmungen vorsehen sollte, um das Recht dem dynamischen Arzneimittelmarkt flexibel anpassen zu können.[266] Schon bald zeigte sich aber: Der Konflikt zwischen ökonomischen Interessen und gesundheitspolitischen Erwägungen war einstweilen kaum zu lösen. Ein 1928 erstellter Entwurf stieß auf vehementen Widerstand vor allem der Pharmaindustrie und des Reichswirtschaftsministeriums, die staatliche Eingriffsrechte als untragbare Einschränkungen des Arzneimittelmarktes zurückwiesen. Erst ein mehrfach überarbeiteter und in seiner Regelungstiefe massiv entschärfter Entwurf des RGA erhielt im Frühjahr 1932 die Zustimmung der Länder und der Reichsressorts, verschwand nach dem Machtwechsel 1933 aber zunächst in den Schubladen der Reichsministerien.[267] Auch unter dem NS-Regime wurden die Versuche wieder aufgenommen, ein Arzneimittelgesetz an die Stelle der kaum mehr überschaubaren Einzelbestimmungen treten zu lassen. Neue Entwürfe von 1938/39 und 1941, die eine Registrierungspflicht für

265 In den Jahren 1903 und 1907 verständigten sich die Länder im Bundesrat auf Verwaltungsvorschriften, mit denen sie dem Geheimmittelproblem beikommen wollten. Diese Versuche erwiesen sich aber als Fehlschlag. Gleiches galt für Gesetzentwürfe der Reichsregierung von 1908 und 1910, die die eng verbundenen Probleme der Kurierfreiheit und des Geheimmittelwesens zu regulieren suchten, aber keine parlamentarische Mehrheit fanden. Siehe dazu Lenhard-Schramm, *Gesundheit*, 2020, S. 118–119; Murswieck, *Kontrolle*, 1983, S. 269–273; zum »Kampf um die Kurierfreiheit« eingehend Regin, *Selbsthilfe*, 1995, S. 404–442.

266 Das RGA hatte gegenüber dem RMI bereits 1921 die Schaffung eines »Mantelgesetzes über den Verkehr mit Arzneimitteln« angeregt, siehe RGA an RMI, 26. 7. 1923, BArch, R 1501/110457, hier Bl. 23v. Weitere Quellen ebenda und in BArch, R 1501/110458. Die Akten des RGA und des RMI sind nicht vollständig überliefert. Dazu Lenhard-Schramm, *Gesundheit*, 2020, S. 122–123.

267 Siehe zu den Arbeiten am AMG in der Spätphase der Weimarer Republik BArch, R 1501/126487; R 86/3078; als Schilderung eines Zeitzeugen Linz, *Entwicklung*, 1953, S. 509–511; ferner Lenhard-Schramm, *Gesundheit*, 2020, S. 123–124; Stapel, *Arzneimittelgesetze*, 1988, S. 86–92; Wimmer, *Neues*, 1994, S. 67–74; Rotthege, *Entstehung*, 2011, S. 43–80, 267–285 mit verschiedenen Gesetzentwürfen im Abdruck.

neue Arzneispezialitäten vorsahen, scheiterten jedoch erneut am Widerstand des Reichswirtschaftsministeriums.[268]

Zu einer rechtlichen Zulassungsregelung für Arzneipräparate kam es erstmals während des Zweiten Weltkriegs. Nachdem auch aus kriegswirtschaftlichen Gründen restliche Widerstände abgebaut werden konnten, erließ der Ministerrat für die Reichsverteidigung am 11. Februar 1943 die Verordnung über die Herstellung von Arzneifertigwaren.[269] Die bald auch als ›Stoppverordnung‹ bezeichnete Rechtsnorm untersagte Herstellung und Inverkehrbringen neuer Arzneifertigwaren grundsätzlich, sah aber die Möglichkeit für Ausnahmegenehmigungen durch den Reichsminister des Innern vor. Ein Runderlass desselben vom 17. Mai 1943 konkretisierte die Voraussetzungen für die Erteilung einer solchen Genehmigung. Demnach hatten Arzneimittelhersteller ihren Anträgen neben der Gebrauchsanweisung, der Verpackung und weiteren Informationen auch »Unterlagen über die pharmakologische und klinische Wirkung« beizufügen.[270] Die Genehmigungen ergingen durch den Reichsminister des Innern, während die inhaltliche Prüfung der Anträge bis zum Kriegsende im RGA erfolgte, das vergleichsweise strenge medizinische Maßstäbe anlegte und sich in vielen Fällen gegen eine Ausnahmegenehmigung aussprach.[271]

Nach 1945 wurde diese Verordnung zunächst durch die Länder durchgeführt.[272] Mit der Gründung der Bundesrepublik 1949 ergab sich die Frage, wer fortan für die Genehmigung zuständig sein würde. Der Bundesminister des Innern sah sich in der Nachfolge des Reichsministers und beanspruchte diese Kompetenz für sich, vor allem soweit es sich um die Einfuhr von Arzneifertig-

268 Der Entwurf von 1938/39 ist enthalten in BArch, R 86/4045; abgedruckt in PharmZ 1950, S. 682–683. Den Inhalt referiert Rotthege, *Entstehung*, 2011, S. 96–105, dem der Entwurf von 1941 (BArch, R 1501/3757) aber unbekannt ist. Siehe auch den Vorgang des RJM in BArch, R 3001/21476, hier Bl. 16–75; ferner Leonardo Conti, Die Arzneimittelversorgung, BArch, R 1501/3809. Insgesamt dazu Lenhard-Schramm, *Gesundheit*, 2020, S. 124–125.

269 Verordnung über die Herstellung von Arzneifertigwaren, 11. 2. 1943, RGBl. I 1943, S. 99. Siehe zum Zustandekommen BArch, R 43-II/737, Bl. 44–66; R 3001/21476, Bl. 94–97; ferner RWM an RMI, 20. 1. 1943, R 1501/3675; sowie Lenhard-Schramm, *Gesundheit*, 2020, S. 125–127.

270 RMI, Runderlass, 17. 5. 1943, RMBliV 1943, Sp. 865–868.

271 Ein großer Teil der diesbezüglichen RGA-Akten hat den Krieg überlebt (siehe etwa BArch, R 86/3971–3973, 3995–3997), wurde aber, soweit ersichtlich, für die Forschung nicht ausgewertet. Siehe zur Durchführung der Stopp-Verordnung Kärber, *Durchführung*, 1951, S. 376–382. Kärber (zur Person S. 64, Anm. 139) weist auf eine Genehmigungsquote von über 50 Prozent hin, was im Vergleich zu späteren Zeiten eine sehr hohe Ablehnungsquote bedeutet.

272 Die Überlieferung in den Archiven der Länder ist hier sehr unterschiedlich und oft nur bruchstückhaft.

waren handelte. Wie der Bundesminister argumentierte, konnten die Länder formal nur Zulassungen für den eigenen Hoheitsbereich erlassen, nicht aber für das gesamte Bundesgebiet.[273] Mehrere Landesregierungen erhoben dagegen scharfen Protest und verwiesen auf das Grundgesetz, nach dem die Durchführung reiner Verwaltungsakte verfassungsrechtlich Sache der Länder sei. Jede Genehmigung durch den Bund betrachte man daher, so erklärte das Bayerische Staatsministerium des Innern, als einen »nichtigen Verwaltungsakt«.[274] Eine grundsätzliche Klärung konnte hier nicht herbeigeführt werden. Aufgrund fehlender administrativer Kapazitäten akzeptierte die Bundesregierung aber seit 1953 die Durchführung sämtlicher Genehmigungsverfahren durch die Länder, wobei dasjenige Land tätig wurde, in dem der jeweilige Hersteller oder Importeur seinen Sitz hatte.[275]

Das auf der Stoppverordnung beruhende Genehmigungsverfahren – in dessen Rahmen die Duogynon-Präparate 1950 und 1958 ihre Genehmigung erhielten – war äußerst problembehaftet. Auch wenn dem Verfahren eine gewisse Steuerungswirkung nicht abzusprechen ist, gab es doch drei strukturelle Schwachstellen, derentwegen sich diese Regulierungspraxis als ungeeignet erwies, um einen wirksamen Schutz vor Arzneimittelrisiken zu gewährleisten:

1. Zunächst schuf die Genehmigung auf Landesebene eine Reihe an Problemen. Da die Länder grundsätzlich nur Genehmigungen für das eigene Hoheitsgebiet erteilen konnten, griffen sie zu der rechtlich nicht unproblematischen Hilfskonstruktion, erteilte Genehmigungen gegenseitig »stillschweigend« anzuerkennen.[276] Die Genehmigung durch die Länder hatte außerdem eine uneinheitliche Verfahrensweise zur Folge, welche die zuständigen Beamten durch informelle Abstimmungen zu vermeiden suchten, die aber auch aufgrund unterschiedlicher Rechtsauffassungen nicht völlig auszuschließen war.[277] Der

273 BMI, Vermerk, 13.12.1951; BMI an SozMin NRW, 27.2.1953, BArch, B 142/1432, Bl. 178, 200–201.

274 SozMin NRW an BMI, 15.1.1953; BayStMIn an BMI, 13.5.1953, BArch, B 142/1432, Bl. 168, 206–208 (Zitat 207). Dort auch weitere Stellungnahmen. NRW und Bayern beriefen sich auf Art. 83, 84 und 129 GG. Auf der Konferenz der Pharmaziereferenten der Länder am 3./4.2.1953 vertraten diese »einstimmig« die Auffassung, dass entsprechende Genehmigungen allein von den Ländern erteilt werden dürfen; siehe das Protokoll in LArch Berlin, B Rep. 12, Nr. 3281.

275 Siehe die Handvermerke im BMI in BArch, B 142/1432, Bl. 209v.

276 BMI, Verfügung vom 27.2.1953; SozMin NRW an BMI, 26.3.1953, ebenda, Bl. 200–202.

277 Während die meisten Länder die Stoppverordnung selbst durchführten, ruhte die Anwendung in Schleswig-Holstein zeitweilig, weil die dortige Landesregierung die Zuständigkeit beim Bund sah: MInn an BMI, 2.7.1951, ebenda, Bl. 76. Das Land Berlin stützte sich – ergänzend – auf die Verordnung über Arzneimittel und Schönheitsmittel vom 10.5.1947, VOBl. Groß-Berlin 1947, S. 130–131, die dem Re-

deshalb gefasste Plan einer einheitlichen Durchführungsverordnung scheiterte jedoch an legislativen Hürden.[278] Neben potenzieller Uneinheitlichkeit führte die Verlagerung auf die Landesebene auch zu großer Unübersichtlichkeit. Die Länder übersandten sich seit 1950 in unterschiedlichen Abständen Listen über die von ihnen neu genehmigten Mittel. Da ein Gesamtregister nicht existierte, kamen bei den zuständigen Behörden im Laufe der Zeit unzählige Einzel- und Ergänzungslisten zusammen, die nur unter großem Aufwand die Feststellung zuließen, ob ein Präparat genehmigt war oder nicht. Weil diese Listen außer dem Namen des Präparats und des Herstellers keine weiteren Angaben enthielten, war zum Beispiel nicht zu erkennen, um was für einen Medikamententyp es sich genau handelte und ob es bereits vermarktet wurde, wie es geprüft und wann genau es genehmigt worden war.[279] Die institutionelle Fragmentierung der Arzneimittelaufsicht erschwerte einen Überblick, der für eine wirksame Kontrolle aber unabdingbar war.

2. Das von den Ländern praktizierte Verfahren war auch strukturell ungeeignet, schädliche Präparate vom Markt fernzuhalten.[280] Grundsätzlich waren die

gulierungsmodus der Stoppverordnung weitgehend entsprach. Arzneifertigwaren durften demnach erst nach Eintragung in ein amtliches Verzeichnis in den Verkehr gebracht werden, wobei der behördliche Entscheidungsspielraum für die Eintragung oder Ablehnung nicht begrenzt war. Zudem sah die Berliner Verordnung weitere Ermächtigungen vor, etwa zum Erlass von Prüfungs-, Abgabe- oder Preisvorschriften. Die wiederholt angefochtene Verordnung wurde spätestens durch das Urteil des VG Berlin vom 5.2.1954 (PharmZ 1954, S. 1120–1121) unwirksam.

278 Der Plan einer Durchführungsverordnung wurde 1952 aufgegeben, da generelle Zweifel an der Gültigkeit der Stoppverordnung (siehe unten) bestanden und die gesetzliche Ermächtigung für eine Verordnung fehlte, die in ihrer Regelungstiefe weit über die Stoppverordnung hinausging. Siehe dazu HHStAW, 507/10252 (hier Entwurf der Verordnung); BArch, B 142/1432; R 86/4045, Bl. 191–209; LArch Berlin, B Rep. 12, Nr. 3270.

279 Eine weitgehend vollständige Überlieferung dieser Listen findet sich in StArch HH, 352-6, Nr. 564, Bd. 1 und 2, Nr. 3277, 3278. Teilweise veröffentlichten die Länder die von ihnen genehmigten Präparate auch in Amtsblättern und Staatsanzeigern. Dies geschah jedoch uneinheitlich, teils auf Landesebene (etwa Schleswig-Holstein, Hessen), teils auf Bezirksebene (in NRW etwa der Regierungspräsident in Aachen, nicht jedoch derjenige in Münster). Einige Länder veröffentlichten ihre Listen auch in der Fachpresse (siehe etwa PharmZ 1957, S. 65, 214, 520); dies geschah jedoch nicht vollständig.

280 Das Genehmigungsverfahren ist in diversen Akten dokumentiert und problematisiert. Siehe allgemein BArch, B 142/1432; für Bayern BayHStA, MInn 87165–87167, 87170; für Berlin LArch Berlin, B Rep. 12, Nr. 3270 (Generalia), 3236–3248, 3255–3259, 3264–3267 (Spezialia); für Hessen HHStAW, 507/9974, 10254–10257. Siehe für NRW, wo sich die Überlieferung auf die Regierungspräsidenten konzentriert, LAV NRW R, BR 9, Nr. 12716–12718 (Köln); BR 1029, Nr. 73 (Aachen); Gerichte Rep. 139, Nr. 9, Bl. 226–246, 266, 288 (Vorgang des InnMin zu Contergan); LAV NRW OWL, D 1, Nr. 2540 (Detmold); LAV NRW W, K 101, Nr. 55096 (Arnsberg).

Verfahren in allen Ländern dreipolig aufgebaut, indem sie eine administrative, eine medizinische und eine chemisch-pharmazeutische Instanz einbanden: Für eine Ausnahmegenehmigung hatten die Hersteller beim zuständigen Landesministerium[281] eine schriftliche Anmeldung einzureichen, welche die wesentlichen Angaben zum Präparat (Name, Zusammensetzung, Indikationen, Preis usw.) enthielt. Unterlagen über die pharmakologische und klinische Prüfung waren ebenso beizufügen wie Prospekte, Beipackzettel und etwaige Publikationen zum Präparat oder Wirkstoff. Darüber hinaus waren Proben des Präparats an staatliche Untersuchungsämter einzureichen, welche die chemische Zusammensetzung und die galenischen Eigenschaften prüften. Wirkungen des Präparats wurden dagegen nicht untersucht, hier verließen sich die Behörden auf die vom Hersteller eingereichten Unterlagen. Da jegliche Vorgaben sowohl für die Arzneimittelprüfung als auch für die Unterlagen fehlten, handelte es sich meist um mehr oder minder formlose Unbedenklichkeitsbescheinigungen, die in der Regel nur wenige Blatt umfassten und kaum nachprüfbar waren.[282] Die Unterlagen und das Laborergebnis wurden dann an Arzneimittelprüfungskommissionen übersandt, welche die Länder eigens eingerichtet hatten und denen neben Beamten auch externe Mediziner und Apotheker angehörten.[283] Die Kommissionen berieten in regelmäßigen Sitzungen kursorisch und anhand der Aktenlage über die Anträge, deren Zahl von Sitzung zu Sitzung und von Land zu Land teils außerordentlich schwankte.[284] Die Landesministerien folgten für gewöhnlich der Kommissionsempfehlung und stellten die Genehmigungen gegen eine entsprechende Verwaltungsgebühr zu.

Während die Behörden zunächst noch relativ hohe Hürden für eine Genehmigung aufstellten und nur Mittel freigaben, die neuartig waren oder für die ein medizinischer Bedarf bestand,[285] wurden die Anforderungen angesichts der

281 In den Stadtstaaten hießen die obersten Behörden nicht Ministerium, sondern Senatsverwaltung bzw. Senator. Zuständig waren meist die obersten Landesgesundheitsbehörden, teilweise aber auch das Ressort für Wirtschaft (etwa in Hessen).

282 Lenhard-Schramm, *Land*, 2016, S. 105–114, 158–166, 863.

283 Das Land Berlin plante 1947 zunächst, einen Prüfungsausschuss einzurichten (Verfügung vom 10.7.1947, LArch, B Rep. 12, Nr. 3270), ging dann aber dazu über, die Genehmigungsentscheidungen auf Gutachten des ChemLA und des RKI (seit 1953 des MvPI im BGA) zu stützen.

284 In den Ländern mit größeren pharmaindustriellen Standorten (etwa NRW, Hessen) bewegte sich die Zahl der beratenen Anträge regelmäßig zwischen ca. 15 und 90 (siehe die Protokolle in LAV NRW W, K 101, Nr. 55096; HHStAW, 507/10256). In den übrigen Ländern war die Zahl der Anträge kleiner.

285 Siehe etwa das Protokoll der bayerischen Prüfungskommission vom 26.11.1947, BayHStA, MInn 87170; ebenso die Stellungnahme des MInn Rheinland-Pfalz vom 23.2.1950, BArch, B 142/1432, Bl. 17. Auch in NRW gab es zunächst einen Innovationsvorbehalt, dazu Lenhard-Schramm, *Land*, 2016, S. 111–112.

fortwährenden Rechtsunsicherheit (siehe unten) immer weiter abgesenkt. Deutlich wird dabei, wie die informationellen Entscheidungsressourcen die überaus freigiebige Genehmigungspraxis bedingten. Da die Hersteller mit ihrem Begehren auf Genehmigung nur solche Unterlagen einreichten, die dieses Begehren stützten, wurden die chemischen Analysen und galenischen Prüfungen der staatlichen Untersuchungsämter zur eigentlichen Hürde im Genehmigungsverfahren. Weil diese Ämter die Präparate aber nicht auf mögliche Gesundheitsgefährdungen prüften, konnten sie kaum Versagungsgründe feststellen. Sofern nicht offensichtliche Mängel bei der chemischen Zusammensetzung oder der äußeren Beschaffenheit eines Arzneimittels auftraten, war das Votum der Arzneimittelprüfungskommission (und damit auch die Entscheidung der Behörde) strukturell im Prinzip schon zugunsten des Herstellers determiniert.[286]

Auch wenn die Ausgestaltung des Verfahrens im Ermessen der zuständigen Landesbehörde lag und insoweit grundsätzlich veränderbar war, hielt eine prekäre Rechtslage (siehe unten) die staatlichen Stellen von einer restriktiven Genehmigungspraxis und intensiver Prüfung ab. Jeder behördliche Eingriff barg die Gefahr, weitere rechtliche Auseinandersetzungen mit den Herstellern zu provozieren, was wiederum das gesamte Verfahren bedrohte. Da die Entscheidungssituation durch grundsätzliche Zweifel an der Entscheidungskompetenz geprägt war, gingen die Behörden von einem (auch gerichtlich statuierten) Rechtsanspruch auf Ausnahmegenehmigung aus, sofern das Präparat nicht gesundheitsschädlich war.[287] Angesichts der massiven Vorbehalte von außen reduzierte man das Verfahren dabei auf eine Minimalprüfung anhand der Aktenlage, die von einem großen Vertrauensvorschuss gegenüber der Pharmaindustrie begünstigt wurde, es aber kaum erlaubte, schädliche Präparate zu identifizieren und vom Markt fernzuhalten.[288] Insofern zielte die Verfahrensweise nicht nur darauf, den gesundheitspolitischen Zweck der Arzneimittelsicherheit effektiv zu verwirklichen, sondern vor allem auf die Erzeugung von Legitimität für

286 Lenhard-Schramm, *Land*, 2016, S. 164–166, 863.

287 OVG Münster, Urteil vom 20. 6. 1956, DVBl. 1956, S. 796–797; ähnlich LVG Rheinland-Pfalz, Beschluss vom 25. 10. 1951, DVBl. 1952, S. 697–699. Siehe auch die Stellungnahmen der obersten Gesundheitsbehörden in HH vom 15. 12. 1954, Bayern vom 22. 1. 1958 und NRW vom 13. 2. 1958, StArch HH, 352-6, Nr. 3280.

288 Der zuständige Referent aus NRW erklärte etwa zum Verfahrensweg, dass vom Ministerium »weder eine pharmakologische noch eine klinische Prüfung jemals durchgeführt wurde und auch nicht durchgeführt werden konnte. Die Beurteilung der Präparate erging, abgesehen von der chemischen und galenischen Beurteilung, auf Grund der Aktenlage« (Vernehmung Tombergs, 22. 4. 1963, LAV NRW R, Gerichte Rep. 139, Nr. 173, hier Bl. 134). Eine »Nachprüfung der Angaben der Firmen« zur Wirkung eines Arzneimittels habe dabei »nicht stattgefunden« (Vernehmung Tombergs, 30. 6. 1969, ebenda, Nr. 351, S. 35).

das umstrittene staatliche Genehmigungssystem, dessen Fortbestand gegen die unterschiedlichen Ansprüche und Erwartungshaltungen anderer maßgeblicher Akteure abgesichert werden sollte. Die freigiebige Genehmigungspraxis wurde dabei nicht nur durch einen zeitlichen Entscheidungsdruck gefestigt,[289] der kein langwieriges Prüfen und Deliberieren zuließ. Auch die begrenzten personellen wie fachlichen Ressourcen und ein legalistischer Denkhorizont der Ministerialbeamten bedingten einen eher passiven Rollenmodus der Gesundheitsbehörde. Wenngleich dort ein Problembewusstsein über schädliche Arzneimittel fraglos existierte, bestärkten die etablierten Handlungsroutinen ein Amtsverständnis, das eher dem Leitbild eines Nachtwächterstaates folgte als einer interventionistischen Verwaltungslogik.

3. Das praktizierte Genehmigungsverfahren war auch rechtlich zweifelhaft, und zwar aus mehreren Gründen. Seitens der Pharmaindustrie wurde die Stoppverordnung als eine kriegsbedingte Bewirtschaftungsmaßnahme betrachtet, die durch das Besatzungsrecht aufgehoben sei.[290] Die Behörden wiesen diese Ansicht fast einhellig zurück und betonten den medizinalpolizeilichen Charakter der Stoppverordnung, weshalb sie auch »weiterhin gültig« sei.[291] Das Inkrafttreten des Grundgesetzes warf nun aber die Frage auf, wie das allgemeine Herstellungsverbot mit dem Grundrecht auf Berufsfreiheit (Art. 12 GG) zu vereinen war. Die Bundestagsfraktion der FDP etwa erkannte in der Verordnung eine »autoritäre Beschränkung« dieses Grundrechtes und äußerte Anfang 1951 verfassungsrechtliche Zweifel.[292] Das BMI wies solche Zweifel Ende Januar strikt zurück. Zwar möge die Verordnung »*auch* auf kriegsbedingten Gründen« beruhen. »Sie hatte vor allem aber gesundheitspolitische Zwecke zu erfüllen« – und sei somit verfassungskonform. Da das Gros der Arzneimittel inzwischen aus industrieller Produktion stamme, sei es erforderlich, die Verordnung weiterhin anzuwenden, »bis ein Bundesarzneimittelgesetz erlassen ist.«[293] So eindeutig sich die Bundesregierung nach außen auch positionierte – intern

289 Gerade die Verfahrensdauer wurde immer wieder kritisiert, siehe etwa AGPI an BMI, 22.5.1950, BArch, B 142/1432, hier Bl. 8.

290 AGPI an BMI, 22.5.1950, BArch, B 142/1432, Bl. 5–8. Siehe ebenda, Bl. 9–16, 18–22, die Rechtsgutachten der Professoren Friedrich Schack vom 3.12.1948 und Walter Jellinek vom 21.3.1950.

291 Vernehmung Tombergs, 22.4.1963, LAV NRW R, Gericht Rep. 139, Nr. 173, Bl. 132. Siehe auch Danner, *Bestimmungen*, 1952, S. 152, Hornung, *Arzneimittelgesetzeskunde*, 1955, S. 122. Die Problematik der Gültigkeit füllte bei den obersten Gesundheitsbehörden ganze Aktenbände. Siehe etwa BArch, B 142/1432; StArch HH, 352-6, Nr. 3278–3280; HHStAW, 507/10251; LArch Berlin, B Rep. 12, Nr. 3270; BayHStA, MInn 87165–87167.

292 BT-Drucksache 1/1738.

293 BT-Drucksache 1/1866. Dazu BArch, B 142/1432, Bl. 49–58.

räumte der Leiter der Gesundheitsabteilung im BMI, Franz Redeker, ein, ihm sei die Stoppverordnung »ihrer Tendenz nach immer unheimlich gewesen.«[294]

Auch wenn manche Befürworter der Stoppverordnung die Stellungnahme des BMI als hinreichende Klarstellung werteten, mehrte sich der Widerstand gegen diese Rechtsnorm. Neben zahlreichen Stimmen aus der Fachliteratur, die eine Gültigkeit der Vorschrift bezweifelten,[295] gingen nun unzählige Hersteller auf rechtlichem Wege gegen sie vor – und dies zum Teil mit Erfolg. Während zum Beispiel Kölner und Hamburger Gerichte die Stoppverordnung in Einzelfallurteilen von 1953 bis 1955 als unwirksam zurückwiesen,[296] bejahten mehrere andere Gerichte in den Jahren 1951 bis 1958 ihre Gültigkeit, jedoch mit der gewichtigen Einschränkung, dass ein Rechtsanspruch auf Ausnahmegenehmigung bestehe, sofern die angemeldete Spezialität nicht offenkundig gesundheitsschädlich sei.[297] Angesichts der widersprüchlichen Urteile häuften sich die Fälle, in denen Pharmaunternehmen neue Präparate schon vor der Genehmigung auf den Markt brachten oder sich dem Verfahren ganz zu entziehen suchten.[298] Die Behörden reagierten in solchen Fällen zumeist defensiv, zumal die Beamten wussten, wie wacklig die Rechtsgrundlage ihrer Verfahrensweise war. Wie Fälle aus Nordrhein-Westfalen, Hamburg oder Bayern zeigen,

294 BMI, Vermerk Redeker, 29.1.1951, BArch, B 142/1432, Bl. 54.

295 Siehe etwa Marcetus, *Arzneimittelrecht*, 1955, S. V. Die Pharmaindustrie vertrat diesen Standpunkt auch in diversen Veröffentlichungen; siehe etwa PharmInd 1951, S. 6, 33–36; PharmInd 1952, S. 24, 81–83, 88, 149–151; PharmInd 1955, S. 503–505. Diverse Arzneimittelhersteller bestritten die Rechtsgültigkeit der Stoppverordnung auch gegenüber den Behörden; diverse Beispiele in LAV NRW R, BR 9, Nr. 12716, Bl. 71, 82, 167; Nr. 12717, Bl. 140; BArch, B 142/1432, Bl. 170.

296 LVG Köln, Urteil vom 18.8.1953, PharmZ 1953, S. 903–904; LVG Hamburg, Urteil vom 10.11.1954, PharmInd 1954, S. 503–505; OLG Köln, Urteil vom 1.7.1955, PharmInd 1955, S. 572–573.

297 LVG Rheinland-Pfalz, Beschluss vom 25.10.1951, DVBl. 1952, S. 697–699; OLG Stuttgart, Urteil vom 25.4.1952, DAZ 1952, S. 410–411; LVG Rheinland-Pfalz, Urteil vom 16.6.1953, DAZ 1953, S. 928; VG Berlin, Urteil vom 5.2.1954, PharmZ 1954, S. 1120–1121; OVG Münster, Urteil vom 20.6.1956, DVBl. 1956, S. 796–797; KG Berlin, Entscheidung vom 5.11.1958, BayHStA, MInn 87167 (unveröffentlicht). Umstritten war auch die Frage, ob eine einmal erteilte Ausnahmegenehmigung überhaupt wieder zurückgenommen werden konnte. Das OVG Münster entschied im zitierten Urteil vom 20.6.1956, die begründete Rücknahme einer Ausnahmegenehmigung sei zulässig.

298 Die AGPI wies das BMI am 22.5.1950 (BArch, B 142/1432, hier Bl. 8) darauf hin, dass »laufend neue Arzneifertigwaren ohne Genehmigung« in den Verkehr gebracht wurden. Diverse Vorgänge finden sich in LAV NRW R, BR 9, Nr. 12716; LAV NRW R, BR 1029, Nr. 73. Es war keine Seltenheit, dass auch namhafte Hersteller ihre Präparate auf den Markt brachten, ohne eine Genehmigung abzuwarten; siehe etwa Hoechst an LWA Hessen, 15.9.1951, HHStAW, 507/9974. Letzteres kam auch bei Schering im Fall Duogynon vor, siehe Kap. 2.3.

rieten sich die Beamten und Behörden intern von rechtlichen Schritten gegen Unternehmen ab, die ihre Arzneispezialitäten ohne Genehmigung in den Verkehr gebracht hatten.[299] In diesen Fällen begnügten sich die Ministerien damit, den jeweiligen Hersteller zu »bitten«, einen Antrag »nachzureichen«.[300] Andererseits unterwarfen sich viele Unternehmen – obwohl sie die Rechtsgültigkeit der Stoppverordnung bezweifelten – dem staatlichen Genehmigungsverfahren, da sie die entsprechenden Zertifikate regelmäßig für den Export benötigten.[301]

Auch wenn die Notwendigkeit eines formalen Genehmigungsverfahrens mit gesundheitspolitischen Gründen gerechtfertigt wurde, war das Verfahren doch mehr Fassade als ein wirksamer Schutz vor Arzneimittelrisiken. Anfang 1959 kassierte dann das Bundesverfassungsgericht die Stoppverordnung als verfassungswidrig. Im Rahmen einer Verfassungsbeschwerde eines wegen unerlaubter Arzneimittelproduktion verurteilten Kaufmanns kam der erste Senat zu einem eindeutigen Votum. Demnach verstieß die Stoppverordnung gegen die Grundsätze des Rechtsstaates, weil sie die tatbestandlichen Voraussetzungen für die Erteilung einer Ausnahmegenehmigung nicht normierte und somit die Entscheidung dem »völlig freien Ermessen« der zuständigen Behörde überließ.[302] Hier wirkte die sich zunehmend an Grundsätzen des freiheitlich-demokratischen Rechtsstaates orientierende Rechtsprechung als Regulierungsinstanz – genauer gesagt als Deregulierungsinstanz –, wobei sie sich nicht von Fragen der Arzneimittelsicherheit leiten ließ, sondern allein vom Problem der Verfassungsmäßigkeit.

299 InnMin NRW an RP Arnsberg, 5.3.1955, LAV NRW R, BR 9, Nr. 12716, Bl. 165v (Durchschrift mit Zusatz: »In der augenblicklichen Situation sehe ich keine rechtliche Handhabe, gegen die Fa. Lappe vorzugehen«). Siehe auch ebenda, Bl. 109. In Hamburg riet zum Beispiel das Rechtsdezernat der Gesundheitsbehörde von einer Berufung gegen ein VG-Urteil ab, da man davon ausging, dass sich das OVG dem VG anschließen und die Stoppverordnung für ungültig erklären würde (Vermerk, 15.12.1954, StArch HH, 352-6, Nr. 3280).

300 InnMin NRW an Pharma OHG, 26.4.1955, LAV NRW R, BR 1029, Nr. 73. Weitere Fälle ebenda und in LAV NRW R, BR 9, Nr. 12716. Die anderen Länder verfuhren seit den frühen 1950er Jahren ähnlich, siehe Protokollauszug über Besprechung der Pharmaziereferenten der Länder am 9.2.1951, StArch HH, 352-6, Nr. 3278; beispielhaft auch Verfügung, 13.8.1958, BayHStA, MInn 87167. Siehe zur Firmensicht Lenhard-Schramm, *Land*, 2016, S. 111, Anm. 169.

301 Kloesel/Cyran, *Arzneimittelgesetz*, 1962, S. 206; ebenso InnMin NRW an ChemLA, 8.7.1957, LAV NRW R, BR 1029, Nr. 73; Vernehmung Tombergs, 22.4.1963, LAV NRW R, Gericht Rep. 139, Nr. 173, Bl. 132.

302 BVerfG, Beschluss vom 8.1.1959, BArch, B 237/89737 (siehe auch Nr. 89738), Bl. 158–166. Abgedruckt in BVerfGE 9, S. 83–89. Zum Verfahren auch BArch, B 142/1432, Bl. 113–128.

Noch 1959 erließen die Länder – mit Ausnahme Nordrhein-Westfalens[303] – hilfsweise Anmeldeverordnungen, um das rechtliche Vakuum zu füllen, das sich mit dem Beschluss des Bundesverfassungsgerichts aufgetan hatte. Diese Verordnungen waren zum Teil sehr unterschiedlich. Während manche Länder lediglich eine Anmeldepflicht für neue Präparate einführten (Bayern, Hamburg und Hessen), sahen andere Länder noch eine behördliche Bestätigung der Anmeldung vor (Baden-Württemberg, Rheinland-Pfalz, Niedersachsen und Schleswig-Holstein), worüber manche Länder noch hinaus gingen, indem sie eine gewisse Prüfung auf Unschädlichkeit des Präparats festsetzten (Berlin und Saarland).[304] Damit trat ein großes Problem des Arzneimittelwesens einmal mehr und deutlich zutage: eine rechtliche Fragmentierung in zahlreiche Einzelnormen, mit unzulänglicher Regelungstiefe und landesrechtlich begrenzter Reichweite, die überaus uneinheitlich waren und zu Unübersichtlichkeit führten.[305]

Auch das Verfahren unter diesen Anmeldeverordnungen stand für jene Denkweise, nach der die zentralen Regulierungsentscheidungen im vorstaatlichen Raum zu treffen waren. Insoweit folgte die Arzneimittelregulierung einer Logik der Eigenverantwortung. Da die rechtlich-administrativen Hürden für die Einführung neuer Präparate ungemein niedrig lagen (oder im Falle Nordrhein-Westfalens völlig fehlten), war es weiterhin vor allem der Pharmaindustrie überlassen, wie und unter welchen Voraussetzungen ein Präparat auf den Markt kam. Faktisch bestimmten die Hersteller nicht nur die Indikationsgebiete, sondern auch, ob ein neuer Arzneistoff verschreibungspflichtig sein sollte. War ein Medikament einmal auf dem Markt, so sollten vor allem die medizinisch-pharmazeutischen Autoritäten, also die Apotheker und Ärzte, den Umgang regulieren. Dies galt auch für stark wirksame Arzneimittel: Es sollte also nicht der Staat

303 Zu den Hintergründen Lenhard-Schramm, *Land*, 2016, S. 112–114. In NRW blieben Herstellung und Inverkehrbringen neuer Arzneifertigwaren bis zum Inkrafttreten des AMG 1961 gesetzlich völlig ungeregelt. Abgesehen vom allgemeinen Ordnungsrecht gab es für die oberste Landesgesundheitsbehörde einstweilen keine rechtliche Handhabe, Produktion oder Verkauf eines Arzneimittels zu untersagen.

304 Die Anmeldeverordnungen sind aufgeführt in § 65 Abs. 2 AMG 1961. Siehe auch deren Besprechung von Brennhausen, *Vorschriften*, 1959. Die Pharmaziereferenten der Länder hatten sich zunächst auf eine einheitliche Anmeldeverordnung verständigt, die von den Ländern aber nicht übernommen wurde. Siehe die Niederschrift über die Sitzung der Leitenden Medizinalbeamten der Länder am 4./5. 6. 1959, BArch, B 142/708, hier Bl. 277–278. Siehe zur Ausarbeitung der Verordnungen in den Ländern BayHStA, MInn 87167; LArch Berlin, B Rep. 2, Nr. 2568; B Rep. 12, Nr. 3270; HHStAW, 507/10255; StArch HH, 352-6, Nr. 3279.

305 Auch seitens der leitenden Medizinalbeamten wurde »nachdrücklich die mangelnde Zusammenarbeit der Länder« bei der Anmelderegelung kritisiert; siehe die Konferenzen vom 18.3. und 7.4.1960, BArch, B 142/3677, hier Bl. 34–35, 102–103 (Zitat Bl. 34).

durch Verbote, sondern der Arzt durch Rezepte entscheiden, wann ein Mittel sinnvoll einzusetzen ist.[306] Auch wenn es keinen Bruch in der Gesamtlogik des Regulierungsgefüges gab, existierte durchaus ein Bewusstsein, dass (auch) die Anmeldeverordnungen eine nur unzureichende Rechtsgrundlage darstellten. Daher wurden die neuen Verordnungen auch nur als normative Überbrückung bis zum Erlass eines Arzneimittelgesetzes verstanden, über dessen konkrete Gestalt die zuständigen Bundestags-Ausschüsse 1959 bereits intensiv berieten.

Arzneimittelgesetz von 1961

Der Weg zum Arzneimittelgesetz von 1961 war lang. Die jahrzehntelange Vorgeschichte dieses Gesetzes war geprägt durch einen schier unauflöslichen Gegensatz der Interessen und Ordnungsvorstellungen, besonders mit Blick auf die rechtliche Regelungstiefe und die staatlichen Steuerungskompetenzen. Trotz aller Differenzen blieb das Erfordernis eines Arzneimittelgesetzes aber über alle politischen Zäsuren hinweg grundsätzlich anerkannt, weshalb bald nach der Gründung der Bundesrepublik die Diskussion wiederaufgenommen wurde. Nachdem die Ministerialbeamten der Gesundheitsabteilung des Bundesministeriums des Innern zu Beginn der 1950er Jahre mit den Vorarbeiten zu einem Arzneimittelgesetz begonnen hatten, legten sie den einschlägigen Interessenvertretern 1952 und 1956 erste Entwürfe vor.[307] Jedoch blockierten altbekannte Probleme das Gesetzesvorhaben. Es waren vor allem gegensätzliche Interessen in der Wirtschafts- und der Gesundheitspolitik – als regulatorischer Zankapfel erwies sich vor allem die Frage einer Herstellungsgenehmigung –, durch die das Projekt Mitte der 1950er Jahre ins Stocken geriet.[308] Bewegung in die Sache kam dann durch die Römischen Verträge von 1957, die eine Harmonisierung des nationalen Arzneimittelrechts vorsahen.[309] Nachdem zunächst

306 Vertreter der Ärzteschaft und der Industrie beanspruchten diese Entscheidungshoheit auch selbstbewusst für sich, siehe etwa Koeppe, *Arzt*, 1962; MPS, *Arzneimittelprüfung*, 1962.

307 Ein Gesetzentwurf des BMI vom 12.5.1956 wurde den Fachverbänden zwei Tage später übersandt. Bereits am 31.7.1952 war ihnen ein erstes Grundsatzpapier zugegangen. Diese und weitere Unterlagen in BArch, B 189/11543, Bl. 401–435, 532–541. Die Gesetzesgenese ist dokumentiert in BArch, B 102/9324–9326; B 136/5264–5265; B 141/4599–4607; B 189/11542–11549, 11551–11552. Dazu auch Rotthege, *Entstehung*, 2011 (allerdings mit größeren Lücken); Lenhard-Schramm, *Land*, 2016, S. 123–134.

308 Die regierungsinternen Interessengegensätze zeigen sich in BArch, B 102/9325; B 189/11543.

309 Art. 3 Nr. h, Vertrag zur Gründung der EWG, 25.3.1957. Der Wortlaut des Vertrags ist abgedruckt in BGBl. II 1957, S. 766–963, hier S. 772.

die Opposition mit eigenen Gesetzentwürfen vorgetreten war, brachte die Bundesregierung 1958 einen eigenen Entwurf ein, der aber über einen Minimalkonsens nicht hinausging.[310] Auch die Beratungen des Bundestags, die sich bis Februar 1961 zogen, waren vom Bemühen geleitet, alle unterschiedlichen Interessen auszugleichen und besonders den Anliegen der Industrie, Ärzte- und Apothekerschaft Rechnung zu tragen. Nachdem auch Kompetenzstreitigkeiten zwischen Bund und Ländern im Vermittlungsausschuss ausgeräumt worden waren, konnte das »Gesetz über den Verkehr mit Arzneimitteln (Arzneimittelgesetz)« am 16. Mai 1961 ausgefertigt werden.[311]

Das Arzneimittelgesetz trat ab Anfang August 1961 schrittweise in Kraft.[312] Es war in mancher Hinsicht ein Fortschritt und schuf Rechtssicherheit, indem es die gesetzliche Regulierungsstruktur neu ordnete. Das disharmonische Nebeneinander von teilweise noch vorkonstitutionellem Landes- und Bundesrecht wurde abgelöst durch eine gesetzliche Grundlage, die das Arzneimittelrecht organisch zusammenführte und die Bündelung wichtiger Kompetenzen auf Bundesebene einläutete. Zugleich regelte das Gesetz zahlreiche, bis dahin offene Probleme. Neben einer klaren Arzneimitteldefinition galt dies insbesondere für die Anforderungen an Arzneimittel. Fortan war das Inverkehrbringen von Arzneimitteln verboten, die »bei bestimmungsgemäßem Gebrauch schädliche Wirkungen« hervorrufen, »die über ein nach den Erkenntnissen der medizinischen Wissenschaft vertretbares Maß hinausgehen« (§ 6 AMG 1961).[313] Eine wichtige Neuerung betraf auch die Arzneimittelherstellung. Hierfür bedurfte es nunmehr einer behördlichen Erlaubnis, die sowohl subjektive Merkmale (Befähigung des Herstellungsleiters) als auch objektive Kriterien (geeignete Räumlichkeiten) voraussetzte.[314]

Das neue Gesetz war seiner Natur nach ein Herstellungsgesetz.[315] Ganz dem politischen Konservatismus der Adenauer-Zeit folgend, sollte es »keine gesund-

310 Der Regierungsentwurf ging am 13.11.1958 in den Bundestag (BT-Drucksache 3/654). Die SPD hatte bereits am 26.6.1958 einen eigenen Entwurf vorgelegt (BT-Drucksache 3/485). Siehe auch die parlamentarische Dokumentation in PArch, III/327.

311 AMG 1961 = Gesetz über den Verkehr mit Arzneimitteln (Arzneimittelgesetz), 16.5.1961, BGBl. I 1961, S. 533–546. Zum AMG 1961 allgemein Stapel, *Arzneimittelgesetze*, 1988, S. 103–318.

312 Der Kern des Gesetzes trat am 1.8.1961 in Kraft, die Regelungen zur Registrierung von Arzneispezialitäten jedoch erst am 1.10.1961, einige andere Bestimmungen noch später (§ 63 AMG 1961).

313 Zur Arzneimitteldefinition §§ 1–4 AMG 1961, zur Anforderung an Arzneimittel §§ 5–11 AMG 1961.

314 Zur Arzneimittelherstellung §§ 12–19 AMG 1961.

315 So auch Murswieck, *Kontrolle*, 1983, S. 284, 288.

heitspolitischen und keine wirtschaftspolitischen Experimente« wagen,[316] sondern lediglich die bestehenden Regulierungsstrukturen in einen einheitlichen und rechtssicheren Zustand überführen. Insoweit entsprach auch das neue Gesetz der bisherigen Logik der Eigenverantwortung der medizinisch-pharmazeutischen Sphäre.[317] Besonders klar kam dies bei der Ausarbeitung des Gesetzes und in den parlamentarischen Beratungen zum Ausdruck. Wie bereits der Regierungsentwurf klargestellt hatte, sollte der Hersteller die alleinige Verantwortung unter anderem für die Unschädlichkeit der Arzneimittel tragen. Dem Staat waren dagegen keine Prüfungsbefugnisse zur Wirksamkeit oder Brauchbarkeit eines Arzneimittels zugedacht.[318] Ebenso unmissverständlich artikulierte sich der Wille des Gesetzgebers: »Die Verantwortung für Unschädlichkeit und Wirksamkeit soll eindeutig beim Hersteller liegen.«[319]

Vor diesem Hintergrund sah das Gesetz weder ein Zulassungsverfahren noch eine sonstige materielle Prüfung durch die Behörden vor, sondern allein eine zentrale Registrierung beim Bundesgesundheitsamt (BGA). War die Registrierung erfolgt, so durfte das Präparat in den Verkehr gebracht werden. Voraussetzung für die Registrierung war lediglich eine Anmeldung, der die Hersteller bestimmte Unterlagen beizufügen hatten; bei neuartigen Arzneistoffen zählte dazu auch ein Bericht »über Art und Umfang der pharmakologischen und ärztlichen Prüfung der Arzneispezialität und ihre Ergebnisse, in dem insbesondere die Namen der Prüfer und Art und Ausmaß festgestellter Nebenwirkungen anzugeben sind«.[320] Das Registrierungsverfahren blieb gleichwohl ein verwaltungstechnischer Formalakt. Das BGA unternahm aufgrund der gesetzlichen Vorgaben nur eine äußerliche Prüfung der Anmeldeunterlagen. Eine Prüfung auf materielle Verkehrsfähigkeit eines Präparates fand dagegen nicht statt. Die Registrierung hatte daher bei vollständigen Anmeldeunterlagen stets zu erfolgen, selbst wenn das Präparat Anlass zu Bedenken gab.[321]

Die gesetzlichen Registrierungsvoraussetzungen erforderten, neue Arzneifertigwaren eine pharmakologische und ärztliche Prüfung durchlaufen zu lassen (eine *klinische* Prüfung war nicht zwingend notwendig). Da es aber keine rechtsverbindlichen Vorschriften für Umfang, Dauer und Methodik der Prüfung

316 MdB Heinrich Gewandt (CDU), BT-Plenarprotokoll, 8.2.1961, S. 8047.

317 So auch Stapel, *Arzneimittelgesetze*, 1988, S. 176, 183, 250; Rotthege, *Entstehung*, 2011, S. 248–249.

318 BT-Drucksache 3/654, S. 15, 21–22.

319 BT-Drucksache 3/2421, S. 2.

320 Zur Registrierung von Arzneispezialitäten §§ 20–26 AMG 1961, Zitat § 21.

321 Bernhardt, *Arzneimittelgesetz*, 1961, S. 82, 87 (Bernhardt war der zuständige Jurist im BMGes); Kloesel/Cyran, *Arzneimittelgesetz*, 1962, S. 212–213; Zipfel, *Arzneimittelrecht*, 1971, S. 81–82, 87; Bundesgesundheitsblatt 1963, S. 104–105; 1964, S. 122. Siehe auch Stapel, *Arzneimittelgesetze*, 1988, S. 251, 275; Rotthege, *Entstehung*, 2011, S. 248.

gab, blieb es letzten Endes den Herstellern überlassen, wie sie ihre Präparate erprobten. Allein sie blieben für die Sicherheit und Qualität ihrer Mittel verantwortlich, während die Verantwortung für die Erprobung am Menschen in den Händen der jeweils prüfenden Mediziner lag. Weiterhin fehlten rechtsverbindliche Vorschriften, wie Patienten und Konsumenten über Arzneimittel zu informieren sind, etwa per Beipackzettel.[322] Auch das Arzneimittelgesetz gestand dem Staat und vor allem den »einfachen« Bürgern nur eine untergeordnete Rolle in der gesamten Regulierungsstruktur zu, während die Hersteller und die Ärzte als dominierende Kontroll- und Regulierungsinstanzen weitgehend autonom darüber entscheiden sollten, wie Medikamente geprüft, verordnet und verabreicht wurden.

Nach der Registrierung blieben die behördlichen Möglichkeiten für regulatorische Eingriffe sehr begrenzt. Für die Bundesbehörden gab es überhaupt keine rechtliche Handhabe, eine Marktrücknahme eines Präparates zu erzwingen oder das weitere Inverkehrbringen zu verbieten. Das Arzneimittelrecht bot auch keine Möglichkeit, eine Registrierung zurücknehmen oder zu widerrufen, weil sich das jeweilige Präparat als nicht verkehrsfähig erwies.[323] Eingriffsmöglichkeiten besaßen allein die Länder, denen die Durchführung des Arzneimittelgesetzes oblag.[324] Das schärfste Instrument stellte dabei ein Arzneimittelverbot nach § 42 AMG 1961 dar. Die rechtlichen Hürden für ein Verbot waren aber außerordentlich hoch, da hierfür mehrere Voraussetzungen gleichzeitig erfüllt sein mussten: Nur wenn das Arzneimittel den Vorschriften über den Arzneimittelverkehr nicht entsprach, seine Abgabe die Allgemeinheit gefährdete und sich dies durch hinreichendes Tatsachenmaterial belegen ließ, war ein Verbot zulässig.[325] Ob ein Arzneimittel den Vorschriften über den Arzneimittelverkehr

322 So existierte keine gesetzliche Vorschrift, die Form und Inhalt der Packungsbeilage regelte. Siehe auch Stapel, *Arzneimittelgesetze*, 1988, S. 176.

323 Bernhardt, *Arzneimittelgesetz*, 1961, S. 82; Kloesel/Cyran, *Arzneimittelgesetz*, 1962, S. 221; Zipfel, *Arzneimittelrecht*, 1971, S. 90; Grillmaier, *Zulassung*, 1969, S. 327.

324 Gemäß Art. 83 GG wurde das AMG von den Ländern ausgeführt, die nach Art. 84 Abs. 1 GG auch das Verwaltungsverfahren regelten, sofern das AMG nicht etwas anderes bestimmte (was etwa bei Registrierung durch das BGA gemäß § 20 AMG der Fall war). Siehe auch Bernhardt, *Arzneimittelgesetz*, 1961, S. 53–54, 123. Welche Behörde im Einzelnen zuständig war, wurde durch Landesrecht bestimmt. In der Regel waren dies die obersten Landesgesundheitsbehörden. Eine Übersicht über die landesrechtlichen Vorschriften findet sich in Etmer, *Arzneimittelgesetz*, 1970, Inhaltsverzeichnis sowie Erl. 8a zu § 12, Erl. 3 zu § 17, ebenda auch Abdruck der Vorschriften im Anhang »Landesrecht«.

325 § 42 AMG 1961: »Die zuständigen Behörden können das Inverkehrbringen von Arzneimitteln untersagen, bei denen Tatsachen die Annahme rechtfertigen, daß sie den Vorschriften über den Verkehr mit Arzneimitteln nicht entsprechen und daß durch ihre Abgabe die Allgemeinheit gefährdet wird.« Dazu Bernhardt, *Arznei-*

entsprach oder nicht, hing wiederum von anderen Voraussetzungen ab. Die tatsächliche Schädlichkeit eines Arzneimittels genügte zum Beispiel nicht. Vielmehr durften die Schädigungen medizinisch nicht vertretbar sein, auch mussten sie bei bestimmungsgemäßem Gebrauch eintreten.[326] Durch die vielen Voraussetzungen ergab sich für die Landesbehörden bei der Gefahrenabwehr ein hohes Maß an Unsicherheit. Dies wog umso schwerer, als ihnen vor Gericht die materielle Beweislast für das Vorliegen dieser Voraussetzungen zufiel und sie bei unrechtmäßigen Verboten den Hersteller zu entschädigen hatten.[327]

Vor diesem Hintergrund übten die Landesbehörden größte Zurückhaltung bei der Anwendung des § 42 AMG 1961. Besonders deutlich wird dies am Beispiel Contergan. Als der Hamburger Humangenetiker Widukind Lenz im November 1961 (auch) die Behörden über seinen anamnesebasierten Verdacht einer teratogenen Wirkung des Contergan-Wirkstoffes Thalidomid unterrichtet hatte, konnten sie sich aufgrund der ungesicherten Faktenlage nicht zu einem Einschreiten nach § 42 AMG 1961 durchringen. Vielmehr versuchten die Behörden, den Hersteller zu einer freiwilligen Marktrücknahme zu bewegen (die aber erst erfolgte, nachdem die Presse den Verdacht publik gemacht hatte).[328] Erst im Frühjahr 1963 untersagten schließlich mehrere Landesbehörden das weitere Inverkehrbringen des Contergan-Wirkstoffs gemäß § 42 AMG 1961, nachdem bekannt geworden war, dass das Mittel in einzelnen Fällen weiterhin aus Restbeständen abgegeben wurde.[329] Das Verbot erfolgte mithin rund anderthalb Jahre nach der Marktrücknahme des Präparats und über ein halbes Jahr, nachdem an der fruchtschädigenden Wirkung kaum noch ernsthafter Zweifel bestehen konnte. Selbst zu diesem Zeitpunkt äußerten aber die Verwaltungsjuristen noch Bedenken gegen das Verbot, da man die schädliche

mittelgesetz, 1961, S. 123–124; Cyran/Kloesel, *Arzneimittelgesetz*, 1962, S. 284–285; Bundesgesundheitsblatt 1964, S. 268; Zipfel, *Arzneimittelrecht*, 1971, S. 136–139. Die überaus hohen Hürden für ein Arzneimittelverbot nach § 42 AMG 1961 sind von der Forschung verschiedentlich betont worden, siehe Murswieck, *Kontrolle*, 1983, S. 285, 429; Kessel, *Phentermin*, 2009, S. 295; Rotthege, *Entstehung*, 2011, S. 249; Lenhard-Schramm, *Land*, 2016, S. 327–332, 423–434, 875.

326 Kärber, *Arzneimittelschäden*, 1964, S. 128; Grillmaier, *Zulassung*, 1969, S. 327.

327 Siehe zeitgenössisch zur (materiellen) Beweislast im Verwaltungsprozess Baur, *Studien*, 1967, S. 39–41 mwN. Auch die Beamten waren sich über die Problematik im Klaren, siehe Kärber, *Arzneimittelschäden*, 1964, S. 131; Bundesgesundheitsblatt 1964, S. 268; BMJFG, Vermerk, 2. 11. 1971, BArch, B 189/11635, Bl. 118–131. Mit weiteren Belegen auch Lenhard-Schramm, *Land*, 2016, S. 334–335.

328 Lenhard-Schramm, *Land*, 2016, S. 323, 332–338, 871.

329 Unter Bezug auf § 42 AMG 1961 untersagte das InnMin NRW das Inverkehrbringen des Wirkstoffs Thalidomid mit Runderlass vom 8. 3. 1963, LAV NRW R, NW 1180, Nr. 5.

Wirkung als noch nicht absolut sicher bewiesen wertete und das Präparat ohnehin nicht mehr auf dem Markt war.[330]

Wie auch andere Vorgänge zeigen, machten Behörden nur in absoluten Ausnahmefällen von der Anwendung des § 42 AMG 1961 Gebrauch.[331] Dabei handelte es sich um Fälle, in denen die Sachlage eindeutig war, zum Beispiel wenn Präparate durch hochtoxische Bestandteile verunreinigt waren.[332] Ein fruchtschädigendes Potenzial allein reichte für behördliche Verbote nicht aus, zumal ein solches Potenzial meist von der Dosierung abhing und oft nur im Tierversuch eindeutig gesichert war. Deutlich zeigte sich diese Problematik 1963 für verschiedene Präparate mit Vitamin A, das in höheren Dosen bekanntermaßen teratogen wirkte. Den Behörden reichten hier entsprechende Kontraindikationen für die Frühschwangerschaft aus.[333] Auch als 1967 diverse andere Arzneimittel in den Verdacht gerieten, eventuell fruchtschädigend wirken zu können, sahen die Behörden kaum Möglichkeiten für Verbote.[334] Nachdem Expertenanhörungen den Verdacht bei diversen Präparaten nicht entkräften konnten, hielten die Behörden das Anbringen von entsprechenden Warnhinweisen für ausreichend, waren sich aber unschlüssig, ob selbst dies sich überhaupt durchsetzen ließ, sofern sich der Verdacht nicht mit einer »überwiegenden Wahrscheinlichkeit« begründen ließ.[335]

Die Anwendung des § 42 AMG 1961 war darüber hinaus mit strukturellen Problemen verbunden, die sich durch den föderalen Aufbau der Arzneimittelüberwachung ergaben. Da die zuständigen Landesbehörden laut Gesetz als Überwachungsorgane fungierten und das BGA hier nur eine Art Hilfsorgan darstellte,[336] fehlte den zuständigen Stellen zumeist der Überblick über die

330 Diverse handschriftliche Vermerke von Januar und Februar 1963 dazu in LAV NRW R, NW 1180, Nr. 5. Siehe zu den Hintergründen auch Lenhard-Schramm, *Land*, 2016, S. 423–434.

331 So auch die Beobachtung von Kessel, *Expertise*, 2009, S. 66.

332 Dies gilt für den Fall des Präparates Bioprotin, das Barium enthielt und von der Gesundheitsbehörde HH am 29. 5. 1963 verboten wurde. Siehe StArch HH, 352-6, Nr. 580.

333 BGA, Rundschreiben, 10. 5. 1963, StArch HH, 352-6, Nr. 580.

334 Siehe den Vorgang in BayHStA, MInn 87156.

335 BGA an die obersten Landesgesundheitsbehörden, 21. 7. 1970, BayHStA, MInn 87156. Die Problematik der Regulierung teratogener Medikamente galt aber nicht nur für Verbote oder Warnhinweise, sondern auch für die Registrierung. Zum Teil wurden auch Präparate registriert und damit neu für den Verkehr zugelassen, bei denen sich tierexperimentell teratogene Wirkungen nachweisen ließen. Dies galt etwa für die Antibiotika Rifampicin (registriert am 28. 9. 1970 unter R 1149, siehe BAnz 191/1970, S. 3) und Rimactan (registriert am 30. 10. 1970 unter R 1170, siehe BAnz 215/1970, S. 2). Weitere Hinweise dazu in BArch, B 189/11560, Bl. 7–9, 18–25 und passim.

336 Bernhardt, *Arzneimittelgesetz*, 1961, S. 82.

Situation im Arzneimittelsektor. Der vor diesem Hintergrund geführte Austausch zwischen den Landesbehörden und – als vermittelnder Stelle – dem BGA konnte dieses Problem nicht lösen, zumal der Austausch unübersichtlich, schwerfällig und bisweilen auch unvollständig blieb. Dies war besonders problematisch, weil die zuständigen Landesbehörden Untersagungsverfügungen nur für ihren eigenen Hoheitsbereich aussprechen konnten. Daher konnte es vorkommen, dass bestimmte Arzneimittel in einem Bundesland (schon) verboten waren, in einem anderen aber (noch) nicht.[337] Naturgemäß kam bei der Anwendung des § 42 AMG 1961 denjenigen Ländern die entscheidende Bedeutung zu, in denen der jeweilige Hersteller saß, denn ein dort verfügtes Verbot machte das weitere Inverkehrbringen unmöglich. Gerade hier wurden Verbote aber auch durch wirtschaftspolitische Erwägungen erschwert, vor allem wenn es sich um große und insoweit für das jeweilige Land wirtschaftlich bedeutsame Hersteller handelte. Vor diesem Hintergrund blieb es im Arzneimittelwesen bei einer konsensualen Ausrichtung der behördlichen Gefahrenabwehr, die in erster Linie darauf zielte, Hersteller von einer freiwilligen Marktrücknahme zu überzeugen.[338]

Der Contergan-Skandal bewirkte einen tiefen Bruch in der Wahrnehmung der Rechtslage. Galt das Arzneimittelgesetz noch im Sommer 1961 als ein großer »Fortschritt«,[339] so war es durch die öffentliche Debatte bald zu einem mangelhaften Rechtsrahmen degradiert worden. Dabei setzte sich nicht nur die Erkenntnis durch, mit dem bestehenden Gesetz bedenkliche Arzneimittel kaum vom Markt fernhalten zu können. Auch der ständige Verweis auf die industrielle Eigenverantwortung schien angesichts des Geschehens um Contergan immer mehr als überholte Maxime. Ins Bild dieser zunehmend negativen Wahrnehmung des Arzneimittelrechts schien auch zu passen, dass die vorkonstitutionellen Abgaberegelungen vorerst weitergalten. Dies erwies sich insbesondere bei der Verschreibungspflicht als problematisch, da hier das Ne-

337 Dies zeigt sich im Fall Contergan. Während der InnMin NRW das Inverkehrbringen des Wirkstoffs Thalidomid am 8.3.1963 untersagte (siehe oben), hatte der Niedersächsische SozMin ein Verbot bereits am 19.12.1962 ausgesprochen (Runderlass in BArch, B 189/11733, Bl. 455–456). Andere Länder hatten dagegen gar kein Verbot erlassen oder die Mittelbehörden angewiesen, erst nach § 42 AMG 1961 vorzugehen, wenn eine weitere Abgabe von Thalidomid bekannt werde, so etwa Bayern (BayStMIn, Runderlass, 22.2.1963, ebenda, Bl. 449).

338 Diese Haltung kommt klar zum Ausdruck in Bundesgesundheitsblatt 1964, S. 92, wo Kärber rhetorisch fragte, ob man wirklich mit § 42 AMG das »mittelbare Wegenetz« der Landesbehörden beschreiten wolle oder ob es nicht sinnvoller sei, Hersteller zu einer freiwilligen Rücknahme zu bewegen. Siehe auch Murswieck, *Kontrolle*, 1983, S. 285, 429–430; Lenhard-Schramm, *Land*, 2016, S. 332–338.

339 So die MdB Heinrich Gewandt (CDU) und Elinor Hubert (SPD), BT-Plenarprotokoll, 8.2.1961, S. 8047, 8055. Siehe auch *Ein großer Fortschritt in der Gesundheitspolitik*, FAZ, 9.2.1961; PharmZ 1961, S. 351–352, 605.

beneinander von Bundes- und Landesrecht einstweilen (und letztlich bis 1968) fortbestand.[340]

Vor diesem Hintergrund wurden die Rufe nach einer Reform des Arzneimittelrechts stetig lauter. Besonders die Medien setzten die Bundesregierung nun zusehends unter Druck und verstärkten dabei die Kritik der politischen Opposition. Die Bundestagsfraktion der SPD kam noch im Juni 1962 auf eine Forderung zurück, die sie bereits in ihrem eigenen Arzneimittelgesetz-Entwurf vorgesehen hatte: eine automatische und zunächst für drei Jahre geltende Verschreibungspflicht für neue Arzneistoffe.[341] Energischer Widerstand hiergegen kam nicht nur von der Pharmaindustrie, die auf der Eigenverantwortlichkeit der Hersteller beharrte.[342] Eine solche Regelung stieß auch im BMGes auf Ablehnung, wo die Beamten im Sommer 1962 aufgrund des öffentlichen Drucks selbst mit Vorarbeiten zu einer Reform des Arzneimittelrechts begonnen hatten.[343] Nachdem sich aber auch der 65. Deutsche Ärztetag im Juni 1962 öffentlich für die automatische Verschreibungspflicht ausgesprochen hatte,[344] ließ sich ein politisches Veto hiergegen kaum noch vermitteln, zumal die mediale Fundamentalkritik an Gesundheitsministerin Schwarzhaupt im Herbst 1962 einen Höhepunkt erreichte.[345] Bereits im November 1962 änderte die Bundesregierung daher ihren Kurs und übernahm diese Regelung in ihren Entwurf einer AMG-Novelle.[346]

340 Siehe oben in diesem Kapitel.

341 BT-Drucksache 4/563. Eine solche Regelung wurde ab Ende 1961 wieder diskutiert, nachdem sie bereits 1958 von der SPD gefordert worden war (BT-Drucksache 3/485, §37). Dazu auch Lenhard-Schramm, *Contergan*, 2017, S. 156–157; BMGes, Vermerk, 15.12.1961, BArch, B 189/11597, Bl. 37.

342 Stellungnahmen des BPI vom 11.12.1962 und 29.3.1963, BArch, B 189/11584, Bl. 53–62, 136–143.

343 Noch im September 1962 hieß es in Vermerken des BMGes unter Anführung diverser Argumente: »Die Bundesregierung hält eine so weitgehende Maßnahme gesundheitspolitisch nicht für erforderlich« (BArch, B 189/11584, Bl. 453–454). Im ersten Entwurf vom 8.8.1962 (ebenda, Bl. 11–13) war eine automatische Verschreibungspflicht daher nicht vorgesehen, zumal sich die Ministerin bereits zuvor öffentlich dagegen ausgesprochen hatte: BT-Plenarprotokoll, 22.2.1962, S. 476–477. Siehe zu den Regierungsarbeiten an der AMG-Novelle BArch, B 136/5265; B 189/10413, 11584–11585, 11596–11597.

344 Siehe die Entschließung des Deutschen Ärztetages in BArch, B 189/11584, Bl. 4. Ebenda auch weitere Eingaben der Bundesärztekammer (Bl. 7–10, 29–31, 144–145). Siehe aus der Fach- und Allgemeinpresse etwa ÄM 1962, S. 2071–2072; *Strengere Rezeptpflicht gefordert*, FR, 23.6.1962.

345 *Schwarzhaupt: Durch Contergan geschädigt*, Der Spiegel 39/1962; Steinmetz, *Politisierung*, 2003, S. 217–227.

346 Nachdem Schwarzhaupt Ende Oktober 1962 einen Kurswechsel angedeutet hatte (BT-Plenarprotokoll, 26.10.1962, S. 1930–1932), übernahm das BMGes diese Re-

Um den Oppositionsforderungen mit eigenen Vorschlägen begegnen zu können, waren im BMGes seit Sommer 1962 Pläne ventiliert worden, das Registrierungsverfahren zu verschärfen.[347] Dabei sollten vor allem strengere Maßstäbe an die einzureichenden Unterlagen angelegt werden. Laut einem ersten, deutlich durch den Contergan-Skandal geprägten Arbeitsentwurf von August 1962 hatten die Hersteller für die Registrierung von Arzneifertigwaren nachzuweisen, dass diese »nach wissenschaftlich anerkannten Methoden pharmakologisch geprüft und im Rahmen ärztlicher, zahnärztlicher oder tierärztlicher Behandlung erprobt worden« waren.[348] In diesem Entwurf des Gesetzestextes war zunächst auch ausdrücklich von einer Prüfung auf fruchtschädigende Wirkungen die Rede. Dies wurde aber bald wieder getilgt, da die konkreten Prüfrichtlinien nicht durch Gesetz, sondern durch die Fachverbände vorgegeben werden sollten. Auch wenn sich besonders seitens der Pharmaindustrie energischer Widerstand gegen Änderungen des Registrierungsverfahrens regte,[349] stellte das BMGes nach intensivem Austausch mit den Ländern und den Fachverbänden den Gesetzentwurf am 20. November 1962 fertig. Das Ministerium beschritt dabei einen konzeptionellen Mittelweg. Einerseits betonte es das Erfordernis eines strengeren Registrierungsverfahrens, das im Interesse der »Volksgesundheit« liege. Andererseits grenzte der Entwurf die Verantwortungssphären klar ab: »Es liegt in der Natur der Dinge, daß auch ein verschärftes Registrierungsverfahren keine volle Gewähr dafür bieten kann, daß Arzneispezialitäten mit schädlichen Nebenwirkungen nicht mehr in den Verkehr gelangen. Die Verantwortung der Hersteller für die von ihnen in den Verkehr gebrachten Arzneispezialitäten bleibt in vollem Umfange bestehen.«[350]

In den parlamentarischen Beratungen wurden diverse Änderungen der Registrierung diskutiert: etwa die Schaffung einer unabhängigen Arzneimittelprüfstelle oder die Möglichkeit, eine Registrierung offenkundig schädlicher Mittel abzulehnen.[351] Letztlich offenbarte sich aber auch hier der parteiüber-

gelung in den Gesetzentwurf vom 20.11.1962 (BArch, B 189/11597, Bl. 131–135). Dazu weiterführend Lenhard-Schramm, *Contergan*, 2017, S. 156–160.

347 BMGes an BGA (Entwurf), Juli 1962, BArch, B 189/11597, Bl. 42–43: »Um dem SPD-Initiativ-Antrag begegnen zu können, scheint es […] erforderlich zu sein, eine Verschärfung hinsichtlich der Nachweise der vom Hersteller durchzuführenden Prüfungen vorzusehen, die bei der Registrierung vorzulegen sind.«

348 BMGes, Arbeitsentwurf, 8.8.1962, BArch, B 189/11597, Bl. 54–55.

349 Stellungnahme des BPI, 10.9.1962, BArch, B 189/11584, Bl. 15–23.

350 BMGes, Gesetzentwurf, 20.11.1962, BArch, B 189/11597, Bl. 131–135, Zitat Bl. 134. Die Passage fand in leicht veränderter Fassung Eingang in den überarbeiteten Entwurf vom 11.3.1963, dem das Bundeskabinett am 20.3.1963 zustimmte und der die Grundlage der legislativen Beratungen bildete; siehe die Unterlagen in BArch, B 189/11597, ferner BR-Drucksache 125/63; BT-Drucksache 4/1370, hier S. 4.

351 Die Beratungen des BT-Gesundheitsausschusses sind dokumentiert in BArch, B

greifende Konsens, die bestehende Regulierungsstruktur nicht wesentlich zu ändern. Wie die Berichterstatterin des Gesundheitsausschusses, Elinor Hubert (SPD), darlegte, habe man sich nicht entschließen können, »von der Grundsatzentscheidung, die der Bundestag bei der Verabschiedung des Arzneimittelgesetzes getroffen hatte, abzugehen und der Regierung ein Recht zur Ablehnung der Registrierung zu geben.« Vielmehr wollte der Ausschuss »eine Verschiebung der Verantwortlichkeit von der Herstellerfirma auf die Regierung« vermieden wissen, weil damit einhergehende materielle Prüfungen »kaum durchzuführen« wären, ein »Hemmnis« für die Arzneimittelforschung darstellten und ein »gewisses Risiko« sich ohnehin nicht ausschalten lasse. Ungeachtet der Regelung in anderen Ländern beschloss der Ausschuss – dem das Bundestagsplenum hier einstimmig folgte – daher, bei der Entscheidung zu bleiben, »daß ausschließlich der Hersteller für seine Erzeugnisse verantwortlich bleiben und bei Zwischenfällen belangt werden muß.«[352]

Das Zweite Gesetz zur Änderung des Arzneimittelgesetzes (»Contergan-Novelle«) trat Ende Juni 1964 in Kraft und war die substanziellste Änderung des Arzneimittelrechts bis 1976.[353] Neben der automatischen dreijährigen Verschreibungspflicht für neue Arzneistoffe hatten Hersteller bei der Registrierung ihrer Präparate mit neuartigen Arzneistoffen nunmehr einen – dies war neu – *ausführlichen* Bericht über die pharmakologische und *klinische* Erprobung einzureichen; eine bloße ärztliche Prüfung war nur noch in begründeten Ausnahmefällen möglich. Dabei legte das Gesetz auch erstmals eingehender fest, welche Angaben der Prüfbericht enthalten musste.[354] Außerdem hatten Hersteller ihrer Anmeldung eine schriftliche Versicherung beizufügen, dass das Präparat nach dem jeweiligen wissenschaftlichen Kenntnisstand ausreichend und sorgfältig geprüft worden war. Diese Versicherung sollte die industrielle Eigenverantwortung eindeutig markieren. Das BGA erhielt etwas mehr regulatorischen Spielraum, weil es bei formalen Beanstandungen der Anmelde-

189/11596. Siehe dort vor allem die Kurzprotokolle Nr. 36, 43, 46, 47, 50. Weitere Unterlagen in B 189/10413 (zur unabhängigen Arzneimittelprüfstelle BMGes, I B 3 an UAL I B, 13.1.1964, Bl. 25–43). Siehe auch die BT-Dokumentation in PArch, IV/201.

352 Bericht MdB Hubert (*zu* BT-Drucksache 4/2162, BArch, B 189/11597, Bl. 457–458). Der entsprechende Antrag des Ausschusses (BT-Drucksache 4/2162) wurde vom Plenum nach wenigen redaktionellen Änderungen am 29.4.1964 einstimmig angenommen, wobei die Verantwortung des Herstellers deutliche Erwähnung fand (BT-Plenarprotokoll, 29.4.1964, S. 5975–5981).

353 Zweites Gesetz zur Änderung des Arzneimittelgesetzes, 23.6.1964, BGBl. I 1964, S. 365–369.

354 Ebenda, Änderung des § 21 AMG 1961. Das Erfordernis einer klinischen Prüfung hatten die Länder Berlin und NRW sowie die DPG betont (BArch, B 189/11585, Bl. 14–15, 22–23, 91, 109).

unterlagen (etwa fehlenden Angaben) Nachbesserungen verlangen konnte.[355] Ein scharfes Sanktionsinstrument war dies aber nicht, da das BGA die Registrierung bei Vorlage vollständiger Unterlagen nicht versagen durfte und nicht zu einer materiellen Nachprüfung der Herstellerangaben befugt war.[356] Vor diesem Hintergrund sah sich das BGA in den Folgejahren wiederholt veranlasst, das übergeordnete Ministerium auf Unzulänglichkeiten des Registrierungsverfahrens hinzuweisen, nicht zuletzt auf den Umstand, auch gesundheitlich bedenkliche oder schädliche Spezialitäten registrieren zu müssen.[357]

Die zuständigen Überwachungsbehörden der Länder erhielten mit der Novelle ebenfalls weitere Kompetenzen, die eine unverkennbare Reaktion auf den Contergan-Skandal darstellten. Sie konnten das Anbringen von Warnhinweisen auf Verpackungen, Umhüllungen und Packungsbeilagen anordnen, »wenn die Annahme begründet ist, daß auch bei ihrem bestimmungsgemäßen Gebrauch bestimmte Personenkreise gefährdet werden können.«[358]

Auch nach dieser ersten Reform wurde das Arzneimittelgesetz noch über ein dutzend Mal geändert. Die meisten Änderungen waren aber eher redaktioneller Natur, indem sie Zuständigkeiten aktualisierten oder im Rahmen anderer Gesetzesänderungen (etwa Strafrechtsreform) die Bestimmungen des AMG anpassten.[359] Wesentliche neue Regulierungsmöglichkeiten für die Behörden schufen all diese Änderungen der Gesetzeslage nicht.

Wie wirkungslos die arzneimittelrechtlichen Schutzmechanismen im Ernstfall blieben, zeigen die Fälle der Appetithemmer Menocil (1968) und Mirapront (1971).[360] Beide Präparate waren erstmals auf Grundlage des AMG 1961 in den Verkehr gebracht worden und hatten das Registrierungsverfahren problemlos

355 Änderung des § 22 AMG 1961.

356 Zipfel, *Arzneimittelrecht*, 1971, S. 87. Insoweit überschätzt Murswieck, *Kontrolle*, 1983, S. 429–431, die Regulierungsmöglichkeiten, da eine Eintragung nicht von einer Wirksamkeit oder Unschädlichkeit des Präparats abhängig gemacht werden durfte. Dies bestätigte auch der BGH, Urteil vom 23.4.1968, LRE 6 (1970), S. 25–30, hier S. 28. Verwehrt werden konnte eine Registrierung etwa bei falschen Angaben oder wenn überhaupt kein Arzneimittel vorlag.

357 Bundesgesundheitsblatt 1965, S. 312–313; BGA, Bericht des Spezialitätenregisters, Februar 1969, BArch, B 189/11559, Bl. 75–84; weitere Quellen ebenda.

358 Änderung des § 42 AMG 1961.

359 Eine Liste der Änderungen bis Juli 1973 findet sich in Etmer, *Arzneimittelgesetz*, 1973. Danach wurde das AMG 1961 noch viermal geändert: BGBl. I 1974, S. 469–650 (hier Art. 47); BGBl. I 1974, S. 1245–1251; BGBl. I 1974, S. 1945–1966 (hier Art. 5); BGBl. I 1975, S. 1745–1753 (hier Art. 23).

360 Menocil enthielt den Wirkstoff Aminorex, Mirapront (wie einige andere Präparate auch) den Wirkstoff Phentermin. Siehe für weitere Informationen die in Kap. 1.1 angegebene Literatur

passiert. Die Mittel gerieten im Laufe der Zeit in den Verdacht schwerer Nebenwirkungen (tödliches Lungenhochdrucksyndrom), hatten aber in den Augen vieler Experten nur einen sehr begrenzten therapeutischen Wert. Dennoch sahen sich die Behörden hier mit größten Schwierigkeiten konfrontiert, rechtlich einzugreifen. Bei Menocil stand in erster Linie ein Verkehrsverbot zur Debatte, weil das Mittel bereits verschreibungspflichtig war.[361] Allerdings blieben Verbote von Präparaten aufgrund der oft nicht klaren Faktenlage rechtlich heikel und schwer durchsetzbar, selbst wenn diese – wie im Fall Menocil – nur mit äußerst dürftigen, aber formal ausreichenden Unterlagen vom BGA registriert worden waren. Eben dies hielt das BGA Anfang 1969 in einem Bericht an das Bonner Gesundheitsministerium fest.[362]

Während sich im Falle von Menocil die Herstellerfirma (Cilag) Ende November 1968 selbst dazu entschloss, das Mittel zurückzuziehen,[363] verweigerte sich die Herstellerfirma von Mirapront (Mack in Illertissen) 1971 einem solchen Schritt. Versuche des BMJFG, eine freiwillige Marktrücknahme zu erreichen, schlugen fehl, zumal die Datenlage mager war und die medizinischen Zusammenhänge daher überaus undurchsichtig blieben.[364] Obwohl die Arzneimittelkommission der deutschen Ärzteschaft den Verdacht gegen Mirapront als begründet wertete – was der höchsten Stufe des Alarmplans entsprach –, sah das zuständige Bayerische Staatsministerium des Innern keine hinreichende Handhabe, das Inverkehrbringen nach § 42 AMG zu untersagen.[365] Weil das Medikament aber nicht der Verschreibungspflicht unterlag, erkannten die Beamten hier einen Ansatzpunkt zum Eingreifen. Sowohl eine nach dem Alarmplan einberufene ad-hoc-Kommission mit Vertretern aus Behörden,

361 Das am 14.1.1966 beim BGA registrierte Menocil (BAnz 26/1966, S. 3) unterstand aufgrund § 35 a AMG 1961 der automatischen Verschreibungspflicht (Verordnung vom 8.11.1965, BAnz 213/1965, S. 1, hier Nr. 42). Siehe zu Menocil auch die Spezialitätenregister-Akte M 551 des BGA, BfArM-Archiv. Die Löschung aus dem Register erfolgte am 25.3.1971.

362 BGA an BMGes, 4.2.1969, BArch, B 189/11559, Bl. 115–121.

363 BMGes, StS-Vermerk über Menocil, 16.12.1968, ebenda, Bl. 12–14.

364 Die Firma Mack wies eine Rücknahme bei Besprechungen am 19.7. und 8.12.1971 mit Vertretern der Behörden und der Ärzteschaft zurück. Siehe AkdÄ an BMJFG, 23.7.1971; BMJFG, H III 1, Vermerk, 10.12.1971, BArch, B 189/11635, Bl. 20–21, 248–250. Ausführlicher dazu Kessel, *Arzneimittelschäden*, 2009.

365 BayStMIn an BMJFG u.a., 15.7.1971, BArch, B 189/11635, Bl. 8. Bereits im Februar 1969 hatte das BayStMIn ein Verbot abgelehnt, nachdem die Kölner Tropon-Werke den chemisch verwandten Appetithemmer Avicol wegen schwerer Nebenwirkungen (ebenfalls Lungenhochdruck) zurückgezogen hatten (ebenda, Bl. 3). Die AkdÄ hatte dem BGA am 13.7.1971 mitgeteilt, den Verdacht gegen Phentermin als begründet zu werten (ebenda, Bl. 5). Siehe insgesamt zu den behördlichen Vorgängen BArch, B 189/11635, 11728.

Ärzteschaft und Industrie als auch das BGA sprachen sich im Sommer 1971 nachdrücklich für eine rasche Unterstellung des Mirapront-Wirkstoffes Phentermin unter die Verschreibungspflicht aus.[366]

Eine rechtliche Prüfung ergab allerdings, dass selbst die Verschreibungspflicht nicht ohne Weiteres durchzusetzen war. Wie das Justiziariat des BMJFG darlegte, durfte eine entsprechende Verordnung nur erlassen werden, wenn sich die Schädigungen sicher auf das Medikament zurückführen ließen und bei bestimmungsgemäßem Gebrauch auftraten. Bei zu Unrecht ergangenen Verordnungen sei der Staat zu Schadensersatz verpflichtet. Das Resümee des Justiziars war ernüchternd: »Das offenkundige Mißverhältnis zwischen dem, was fachlich für geboten gehalten wird und dem, was nach dem geltenden Recht realisierbar ist, stellt unausweichlich vor die Frage, ob das Arzneimittelgesetz einer Änderung bedarf. Nach meiner Auffassung ist sie dringend geboten. Das heutige Arzneimittelgesetz ermöglicht aus den vorstehend dargelegten Gründen ein Einschreiten der Gesundheitsbehörden nicht schon dann, wenn sich der bloße Verdacht schädigender Nebenwirkungen ergibt, sondern erst dann, wenn diese Nebenwirkungen erwiesen sind. Dies gilt nicht nur für die im vorliegenden Falle interessierende Unterstellung unter die Rezeptpflicht (§ 35 AMG), sondern in gleicher Weise für den harmlosesten Eingriff (Warnhinweise nach § 42 Abs. 1 AMG) bis hin zum stärksten Geschütz (Vertriebsverbot nach den §§ 6, 42 Abs. 2 AMG).« Gegenwärtig stehe man vor dem Dilemma, entweder erheblichste Schadensersatzforderungen zu riskieren oder »abzuwarten, bis die ersten Leichen auf dem Tisch liegen«.[367]

Das Referat für Arzneimittelrecht im BMJFG widersprach dieser Auffassung insoweit, als es zumindest für die Verschreibungspflicht den strengen Nebenwirkungsnachweis nicht für erforderlich hielt. Dennoch äußerte auch dieses Referat juristische Vorbehalte. Letztlich, so das Fazit, müsse die Hausleitung aus gesundheitspolitischen Erwägungen entscheiden, ob »eine Unterstellung unter die Verschreibungspflicht erfolgen soll, obwohl wegen der noch bestehenden rechtlichen Bedenken eine Haftung des Staates nicht ausgeschlossen werden kann«.[368] Das BMJFG setzte sich, vor allem auf Betreiben des Staatssekretärs Manger-Koenig, über die Bedenken hinweg und verordnete im Dezember 1971

366 Siehe die Stellungnahmen der ad-hoc-Kommission vom 19.9.1971 sowie des BGA vom 9.8. und 26.8.1971, BArch, B 189/11635, Bl. 20–23, 32–34, 70–78.

367 BMJFG, Z 10, Vermerk, 2.11.1971, ebenda, hier Bl. 128. Ähnlich äußerte sich das BGA zur Verschreibungspflicht, siehe BArch, B 189/11559, Bl. 79.

368 BMJFG, H III 2, Vermerk, 9.11.1971, BArch, B 189/11635, hier Bl. 142. Dass begründete Verdachtsmomente für eine Verschreibungspflicht ausreichen, hatte der Referent MinRat Hoffmann auch bereits zuvor betont, siehe etwa BArch, B 189/11559, Bl. 197.

die Verschreibungspflicht für Phentermin.[369] Ein darüber hinaus vom BGA angestrebtes Verbot von Phentermin-Präparaten ließ sich bei der bestehenden Sach- und Rechtslage allerdings nicht durchsetzen.[370]

Wichtiger für die weitere Entwicklung der behördlichen Arzneimittelregulierung waren Veränderungen, die sich außerhalb des deutschen Arzneimittelgesetzes vollzogen. Seit den 1960er Jahren intensivierte die EWG ihre Bemühungen, den europäischen Arzneimittelmarkt regulatorisch anzugleichen, vor allem bei der Zulassung neuer Medikamente. 1965 hatte der Europäische Rat eine erste Richtlinie vorgelegt, die vor allem Begriffsbestimmungen enthielt und allgemeine Anforderungen für die Genehmigung von Präparaten umriss, aber aus wirtschaftspolitischen Gründen vorerst nicht umgesetzt wurde.[371] Im Februar 1970 legte die Kommission der Europäischen Gemeinschaften einen zweiten Richtlinienentwurf vor, der die Form der Arzneimittelprüfung auf Wirksamkeit und Unschädlichkeit konkretisierte.[372] Um die EWG-Richtlinie auf nationaler Ebene umzusetzen, sollte der Beirat »Arzneimittelsicherheit« des BMJFG eine Prüfrichtlinie ausarbeiten.[373] Bei diesen Beratungen zeigte sich einmal mehr, wie schwer die verschiedenen Standpunkte miteinander zu vereinen waren. Neben den bereits erwähnten Auseinandersetzungen um einen naturwissenschaftlichen Wirksamkeitsnachweis wurde unter anderem darum

369 Siehe die Verordnung vom 2.12.1971, BGBl. I 1971, S. 1971. Die Verschreibungspflicht erging nach § 35 Abs. 5 AMG 1961 und war daher auf ein Jahr befristet. Phentermin wurde durch die 8. Verordnung nach § 35 vom 16.6.1972 (BGBl. I 1972, S. 913–914) in das »reguläre« Verzeichnis der verschreibungspflichtigen Arzneimittel aufgenommen.

370 Das BGA empfahl den zuständigen Landesbehörden u.a. in Bayern am 13.1.1972, ein Verkehrsverbot für phenterminhaltige Arzneimittel nach § 42 Abs. 2 AMG zu erlassen (BArch, B 189/11728, Bl. 2–4). Das BayStMIn wies in seiner Antwort vom 24.1.1972 (ebenda, Bl. 10–12) darauf hin, dass ein Verbot nicht hinreichend gerichtsfest begründet werden könne. Eine ähnliche Ansicht vertrat auch das BMJFG (ebenda, Bl. 6–7). Auch bei einer Besprechung im BMJFG am 13.6.1972 kam man zu dem Ergebnis, dass sich bei der Sachlage ein Verbot nach § 42 Abs. 2 AMG nicht rechtfertigen lasse (Protokoll ebenda, Bl. 137–141, hier Bl. 138). Man beschränkte sich daher darauf, Warnhinweise in die Packungsbeilage aufzunehmen. Siehe die Vorgänge in BArch, B 189/11728; BayHStA, MInn 110534, 110535; ferner Kessel, *Arzneimittelschäden*, 2009, S. 299–300.

371 EWG, Richtlinie des Rates zur Angleichung der Rechts- und Verwaltungsvorschriften über Arzneispezialitäten (65/65/EWG), 29.1.1965, ABl. EG 1965, S. 369–382. Siehe zur Nichtumsetzung der Richtlinie in nationales Recht auch die Äußerung Heinrich Hoffmanns in der Beiratssitzung vom 6.2.1969, BArch, B 189/11559, hier Bl. 69.

372 Entwurf vom 12.2.1970 in BT-Drucksache 6/417.

373 Siehe oben, Kap. 1.2.

gerungen, ob die Regulierung eher durch die Fachverbände oder eher durch behördliche Instanzen erfolgen solle.[374]

Trotz aller Widerstände und Vorbehalte erließ das BMJFG am 11. Juni 1971 die »Richtlinie über die Prüfung von Arzneimitteln«.[375] Diese Richtlinie stellte eine Zäsur dar, denn mit ihr wurde das Registrierungsverfahren prinzipiell geändert: Es entsprach einem intensivierten Eingriff des Staates in das Arzneimittelwesen, sich nicht mehr auf fachinterne Normen zu stützen, sondern amtliche Vorschriften verbindlich zu machen. Dementsprechend wies das BMJFG das BGA an, neue Arzneispezialitäten nur noch dann zu registrieren, »wenn sie nach dieser Richtlinie geprüft worden sind.«[376] Die Richtlinie unterschied in eine pharmakologische und in eine klinische Prüfung. Sie gab ausführlich vor, was im Rahmen der Prüfungen nachzuweisen (etwa toxische und therapeutische Wirkungen) und anhand welcher Unterlagen dies zu belegen ist. Ziel war dabei, die Wirkungen und Risiken der geprüften Medikamente naturwissenschaftlich zu objektivieren. Demgemäß waren auch Methoden vorgegeben (zum Beispiel ein doppel-blindes Prüfungsdesign, wenn sich die Wirkung eines Arzneimittels nicht objektiv feststellen ließ). Auch die Prüfung auf fruchtschädigende Wirkungen fand eingehende Berücksichtigung.[377] Die Richtlinie wurde im Bundesanzeiger und im Bundesgesundheitsblatt veröffentlicht, gemeinsam mit der Deklaration von Helsinki, mit welcher der Weltärztebund 1964 die ethischen Grundsätze für die medizinische Forschung am Menschen genauer bestimmt hatte.[378]

Die Einführung dieser Richtlinie bedeutete einen wichtigen Schritt in Richtung eines Zulassungsverfahrens und trug zur späteren Gründung des Instituts für Arzneimittel im BGA mit bei.[379] Auch wenn seitens der Pharmaindustrie

374 Zu den Beratungen BArch, B 189/11559–11561. Dazu eingehend Kessel, *Expertise*, 2009, S. 71–81.

375 Richtlinie über die Prüfung von Arzneimitteln, 11.6.1971, BArch, B 189/11558, Bl. 99–111.

376 Ebenda, Bl. 99.

377 Ebenda, Bl. 103.

378 Richtlinie über die Prüfung von Arzneimitteln, 11.6.1971, BAnz 113/1971, S. 1–3; Bundesgesundheitsblatt 1971, S. 189–194. Siehe auch Bulletin BPA 1971, S. 1098–1099; Stapel, *Arzneimittelgesetze*, 1988, S. 313–318.

379 Die Ansicht von Murswieck, *Kontrolle*, 1983, S. 432, mit dieser Richtlinie sei »das materielle Zulassungsverfahren institutionalisiert« worden, geht aber sicherlich zu weit, zumal das BGA eine Registrierung auch fortan nicht widerrufen konnte. Das Registrierungsverfahren stützte sich auch weiterhin allein auf die Unterlagen der Hersteller, die nun auch hinsichtlich Wirksamkeit und Unschädlichkeit geprüft wurden. Laut einer Stellenbegründung des BGA vom 23.11.1973 (BArch, B 353/1973) hatte sich der Zeitaufwand dadurch circa vervierfacht; das Personal war aber nur geringfügig aufgestockt worden (siehe auch BT-Drucksache 7/892). Auch

kein nennenswerter Widerspruch gegen das neue behördliche Prüfregime ertönte, weil zumindest die größeren Unternehmen ohnehin bereits entsprechend verfuhren, blieb das Verfahren rechtlich prekär. Als Verwaltungsvorschrift hatte die Richtlinie keine rechtliche Außenwirkung, war also für die anmeldenden Unternehmen nicht verbindlich. Dies wog umso schwerer, als die Richtlinie ohne jede Mitwirkung des Gesetzgebers ergangen war und zentrale Begriffe (etwa »therapeutische Wirksamkeit«) nicht näher definierte.[380] Insoweit blieb das Arzneimittelrecht stellenweise unscharf und von verschiedenen, teils gesetzlichen, teils dienstlichen, teils fachlichen Regularien geprägt, die ineinandergriffen, dadurch aber die Verbindlichkeit verwischten und es erschwerten, Verantwortlichkeiten klar abzugrenzen, insbesondere zwischen Herstellern, Behörden und Ärzten.

Die Fortbildung des Arzneimittelrechts verlagerte sich vor diesem Hintergrund bis zum zweiten Arzneimittelgesetz von 1976 in erster Linie in die Judikatur. Dabei wurden aber weniger behördliche Regulierungskompetenzen erörtert, sondern vor allem die Pflichten der Arzneimittelhersteller. Namentlich zwei Gerichtsentscheidungen zogen hier größere Aufmerksamkeit auf sich. Dies galt zunächst für die (später auch auszugsweise abgedruckte) Begründung des Beschlusses, mit dem die Erste Große Strafkammer des Landgerichts Aachen am 18. Dezember 1970 den Contergan-Prozess eingestellt hatte.[381] Die Kammer befasste sich in ihren 99-seitigen Ausführungen nicht nur mit dem Fall Contergan, sondern äußerte sich auch grundsätzlich zu diversen Rechtsfragen, was zum Teil überaus kontrovers rezipiert wurde.[382]

Die Rolle des Staates behandelte die Kammer nur am Rande. So sprach sie von »einer immer noch fehlenden wirksamen staatlichen Kontrolle« des Arzneimittelwesens, äußerte sich aber sonst nicht zum regulatorischen Status quo.[383]

diese Erfahrung trug zur Gründung des Instituts für Arzneimittel im Jahr 1975 bei. Siehe dazu BArch, B 353/1973, 1974.

380 Plagemann, *Wirksamkeitsnachweis*, 1979, S. 16; siehe auch S. 3–4 des Rechtsgutachtens *Arzneimittelsicherheit und Grundgesetz* (1974) von Gerhard Leibholz, Richter des BVerfG, BArch, B 353/1974. Murswieck, *Kontrolle*, 1983, S. 432, spricht von einem Zulassungsverfahren »contra legem«; zur verfassungsrechtlichen Problematik auch Hasskarl, *Grundlagen*, 1972, S. 1499.

381 LG Aachen, Beschluss vom 18.12.1970, LAV NRW R, Gerichte Rep. 139, Nr. 302, Bl. 458–459. Die schriftliche Begründung (ebenda, Bl. 460–558) wurde erst im Mai 1971 fertiggestellt (dazu weiterführend Lenhard-Schramm, *Land*, 2016, S. 838–847) und auszugsweise abgedruckt in JZ 1971, S. 507–521.

382 Viele der vom Gericht erörterten Rechtsansichten waren in der Jurisprudenz hoch umstritten. Siehe etwa Kaufmann, *Tatbestandsmäßigkeit*, 1971; Bruns, *Fragen*, 1972 mwN.

383 LAV NRW R, Gerichte Rep. 139, Nr. 302, Bl. 554–555. Das Behördenhandeln im Fall Contergan werteten die Richter dagegen als zögerlich (ebenda, Bl. 547). Auch

Wegweisender für die Fortentwicklung der Arzneimittelregulierung waren ihre eingehenden (und weithin positiv aufgenommenen) Ausführungen zu den Fragen, ab wann ein Arzneimittelhersteller bei Verdachtsmeldungen auf Nebenwirkungen tätig werden muss und welche Maßnahmen er dabei zu treffen habe. Analog zur ärztlichen Aufklärungspflicht ging das Gericht von einer grundsätzlichen »Offenbarungspflicht« eines Herstellers gegenüber den Ärzten und Patienten aus, da es sich auch bei Medikationen um Eingriffe in die körperliche Unversehrtheit handele.[384]

Wie die Kammer eingehend darlegte, dürfe der Hersteller bei Bekanntwerden eines Verdachts auf schädliche Wirkungen nicht mit Maßnahmen warten, bis der Verdacht nachgewiesen oder auch nur wissenschaftlich begründet sei. Dies könne nämlich, so die Kammer, geraume Zeit in Anspruch nehmen – Zeit, in der weitere, eventuell bleibende Schäden gesetzt werden könnten. Solange unklar sei, ob der Verdacht zutreffe, ging die Kammer von einer »Risikoverteilung zu Lasten des Arzneimittelherstellers« aus, der »immer dann tätig werden muß, wenn es der Schutz des Verbrauchers erfordert.« Auch wenn die Kammer keinen generell verbindlichen Maßstab sah, ab wann ein Hersteller Maßnahmen zu ergreifen habe, wies sie auf einige relevante Kriterien hin, etwa auf den therapeutischen Wert des Präparats und die Häufigkeit der behaupteten Schäden. Von »wesentlicher Bedeutung« war aber deren Schwere. »Bei schweren Schäden müssen Schutzmaßnahmen schon bei vergleichsweise geringen Verdachtsmomenten getroffen werden. Besonders schwere Schäden, wie zum Beispiel Mißbildungen, zwingen den Arzneimittelhersteller schon dann zum Handeln, wenn nur die – mitunter sogar entfernte – Möglichkeit besteht, daß sich der geäußerte Verdacht als richtig erweist.«[385]

Mit Blick auf die erforderlichen Maßnahmen eines Herstellers erkannte die Kammer eigenen Nachprüfungen nur eine untergeordnete Bedeutung zu, da sie »keine unmittelbare Sofortwirkung nach außen« hätten. Entscheidend waren Maßnahmen zum direkten Schutz des Verbrauchers. Hierzu zählte die Kammer eine ausreichende Unterrichtung von Ärzten und Anwendern, die Einführung der Verschreibungspflicht und die Marktrücknahme des Mittels. Welche Maßnahme erforderlich sei – so betonte die Kammer auch hier –, ließ sich nicht generell beantworten, sondern nur von Fall zu Fall entscheiden. Neben den genannten Kriterien (etwa Schwere und Häufigkeit der Schäden) spielten nach Auffassung der Kammer die Möglichkeiten zur Verhinderung der

die StA Aachen hatte in ihrer Stellungnahme zur Anregung der Verfahrenseinstellung vom 11.12.1970 auf »Mängel« im Arzneimittelrecht hingewiesen, siehe ebenda, Bl. 424–457, hier Bl. 451.

384 Ebenda, Bl. 504–517, Zitat Bl. 507.

385 Ebenda, Bl. 506–513, Zitate Bl. 511–512.

Schäden eine wesentliche Rolle. Bleibe es bei einer Unterrichtung, so müsse der Hersteller »eine sichere Möglichkeit zur Vermeidung der Schäden« angeben. Ferner durften die Informationen nicht irreführend oder bagatellisierend sein; etwaige Warnhinweise mussten nach Ansicht der Kammer in optisch auffallender Weise (etwa durch farbliche Hervorhebung auf der Packung) gefasst und auch durch Informationsschreiben zur Kenntnis gebracht werden, die sich von sonstigen Aussendungen deutlich abheben.[386]

Eine weitere wichtige Entscheidung war das sog. Estil-Urteil des BGH vom 11. Juli 1972. In diesem Fall ging es um das Kurznarkotikum Estil, das im April 1961 auf den westdeutschen Markt gekommen war. Das Mittel sollte intravenös gegeben werden, konnte aber bei intraarterieller Injektion zu gravierendsten Gefäßreaktionen mit irreparablen Gesundheitsschäden führen und Amputationen erforderlich machen. Nach diversen Zwischenfällen nahm der Hersteller das Medikament bereits im Februar 1962 wieder vom Markt.[387] Der Hersteller hatte die intraarterielle Injektion in der Packungsbeilage zwar ausdrücklich und deutlich als Kontraindikation genannt. Laut BGH war dies aber unzureichend, weil der Hersteller damit seiner Aufklärungspflicht nicht genügt habe. Er hätte nämlich, so das Gericht, auch auf die Folgen eines Gebrauchs hinweisen müssen, der nicht bestimmungsgemäß sei, aber doch naheliege (etwa durch Abirren der Injektion in die Arterie). Dies galt vor allem dann, wenn der naheliegende Fehlgebrauch »Folgen von überraschender Schwere« habe.[388] Wie die verwandte Frage der ärztlichen Aufklärungspflicht allgemein, so wurde auch das Estil-Urteil kontrovers diskutiert.[389]

Der Contergan-Beschluss und das Estil-Urteil waren sowohl Indikator als auch Faktor eines grundlegenden Wandels im Arzneimittelrecht. Beide Entscheidungen markieren wichtige Weichenstellungen, die einer Neuausrichtung der Rechtslage den Weg wiesen und damit dem zweiten Arzneimittelgesetz in wesentlichen Punkten vorgriffen. Was sich änderte, war vor allem die Logik arzneimittelrechtlicher Schutzmechanismen. An die Stelle einer reaktiven Ausrichtung, die sich stark an der tatsächlichen Schädlichkeit eines Arzneimittels orientierte, trat zunehmend eine präventive Ausrichtung, die bereits bei einer

386 Ebenda, Bl. 513–517, Zitate Bl. 513, 517.

387 Weitere Informationen und Materialien zu Estil finden sich in StArch HH, 352-6, Nr. 580.

388 BGH, Urteil vom 11.7.1972, NJW 1972, S. 2217–2222, hier S. 2220–2221.

389 Zustimmend: Anm. Franz und Schmidt-Salzer in NJW 1972, S. 2217–2220; Rebe, *Produzentenhaftung*, 1974, S. 429–436. Durchaus beachtlich war dagegen die Kritik von Hasskarl, *Aufklärungspflichten*, 1973, S. 120–124, der die arzneimittelrechtliche Prüfung des Urteils als unzureichend wertete, weil der BGH auf AMG-Bestimmungen hinwies, die gar nicht existierten, und offenbar irrig davon ausgegangen war, dass das AMG zum Zeitpunkt des Schadensereignisses noch gar nicht in Kraft war.

möglichen Schädlichkeit greifen sollte. Diese Neuausrichtung setzte nicht nur die Schwelle für regulatorische Eingriffe im Sinne der Arzneimittelsicherheit deutlich herab. Zugleich gewann, wie die Entscheidungen zeigen, die Frage einer sachgerechten und intensivierten Aufklärung von Arzneimittelanwendern deutlich an Bedeutung.[390] Diese Änderungen des Arzneimittelrechts vollzogen sich aber außerhalb des Gesetzes. Dementsprechend wuchs das Bestreben, die Gesetzlage an die neuen Auffassungen und Maximen anzupassen. Dass dies gelang, hing nicht nur mit einer gesteigerten öffentlich-medialen und politischen Sensibilität für Arzneimittelsicherheit zusammen, sondern wurde – wie schon beim Zustandekommen des AMG 1961 – ganz wesentlich durch den Prozess der europäischen Integration begünstigt, der immer stärker darauf drängte, die Arzneimittelregulierung in der EG zu vereinheitlichen, und damit auch Wandlungsprozesse im deutschen Arzneimittelrecht erheblich dynamisierte.[391]

Arzneimittelgesetz von 1976

Das Arzneimittelgesetz von 1976 war Folge jener Politisierung, die das Arzneimittelwesen seit den 1960er Jahren erfasst hatte. Wurde den wachsenden Sicherheitsansprüchen zunächst mit einer Reihe von Novellen begegnet, die ihre Ergänzung in diversen Rechtsverordnungen und außergesetzlichen Richtlinien fanden, so änderte sich der Ansatz der Rechtsfortbildung ab den frühen 1970er Jahren prinzipiell. Anstatt das Arzneimittelgesetz durch weitere Einzelreformen weiterzuentwickeln, sollte die Rechtslage durch eine grundsätzliche Umgestaltung ein gänzlich neues Fundament erhalten. Auch wenn es den bisherigen Reformen gelungen war, das gesamte Regulierungssystem immer weiter dem Primat der Arzneimittelsicherheit zu unterwerfen, hatten sich die zahlreichen Neujustierungen letztlich als unausgegorene Lösung erwiesen. Dies lag weniger an inneren Unstimmigkeiten und einzelnen Regelungslücken, sondern vor allem an der Grundstruktur des Arzneimittelrechts, das weiterhin von der Maxime der industriellen Eigenverantwortung geprägt blieb und eine eher passive Rolle des Staates vorsah. Eine legislative Neuregelung »aus einem Guss« versprach nicht nur diesen Problemen abzuhelfen, sondern bot auch weitere Vorteile. Sie erleichterte die weiter an Bedeutung gewinnende Integra-

390 Auch in der Jurisprudenz wurde diesen Fragen vermehrt Aufmerksamkeit geschenkt, siehe Oelkers, *Grundlagen*, 1969; Kohlhaas, *Medizin*, 1969, S. 74–92.

391 Zum Einfluss der EG auf das Arzneimittelrecht Stapel, *Arzneimittelgesetze*, 1988, S. 343–346, 432–434, 482–489; Plagemann/Forch, *Arzneimittelgesetz*, 1979.

tion europäischer Vorgaben ins Arzneimittelrecht[392] und gab der Bundesregierung die Möglichkeit, den unzähligen Forderungen auf dem inzwischen hochpolitisierten Gebiet Rechnung zu tragen und legislative Handlungsbereitschaft zu demonstrieren. War das erste Arzneimittelgesetz vor allem ein Projekt der CDU gewesen, so konnte die sozialliberale Koalition nun ihre Konzeption des Arzneimittelrechts verwirklichen.

Die Vorarbeiten zum neuen Arzneimittelgesetz begannen bereits 1970 im BMJFG. Die wesentlichen Impulse dazu gingen vom Referat für Arzneimittel- und Apothekenrecht aus. Referatsleiter Heinrich Hoffmann[393] hatte bereits seit einiger Zeit die »Flicktaktik« beklagt, die Rechtslage mit »zahllosen Einzelnovellen« unentwegt zu ändern, mit denen man aber der Entwicklung nur hinterherlaufe.[394] Seit Mitte 1970 wurden daher sowohl auf Referats- als auch auf Leitungsebene vermehrt Überlegungen angestellt, wie sich die Rechtslage im Sinne der Arzneimittelsicherheit verbessern lasse. Dabei verfolgte man zunächst einen zweigleisigen Plan. Zuerst sollten in einer »Vorabnovelle« einige Gesetzesänderungen rasch verwirklicht werden: Im Fokus stand dabei die Einführung einer Nachweispflicht für die Wirksamkeit und Unbedenklichkeit jeder neu zu registrierenden Arzneispezialität, um dem Ansatz der staatlichen Arzneimittelprüfrichtlinie vom 11. Juni 1971 eine gesetzliche Grundlage zu geben.[395] Eine grundsätzliche Neuordnung des Arzneimittelrechts sollte erst

392 Dieses Motiv tritt in den BMJFG-Akten immer wieder deutlich hervor, siehe etwa BArch, B 189/10427, Bl. 4, 15–16, 85. Dies betonte auch Bundesministerin Focke vor dem Ausschuss für Jugend, Familie und Gesundheit am 14.2.1973 (Protokoll 2/23). Siehe auch BT-Drucksache 7/3060, S. 43.

393 Heinrich Hoffmann wurde am 7.11.1922 im oberfränkischen Zell geboren. Nach Studium der Rechts- und Staatswissenschaften, Promotion 1953 und den beiden juristischen Staatsprüfungen 1951/54 trat er in den bayerischen Staatsdienst. Als Regierungsrat wechselte Hoffmann Ende 1957 zum BMI, wo er 1958 zum Bundesbeamten ernannt und 1959 in die Abteilung IV (Gesundheit) versetzt wurde, die Ende 1961 an das neugebildete BMGes überging. Dort übernahm Hoffmann ab Juni 1963 die Leitung des Referats für Arzneimittel- und Apothekenrecht. Nach Ernennung zum Ministerialrat im April 1966 wurde ihm im Juni 1981 die Leitung der Unterabteilung Arzneimittel und Gifte übertragen. Hoffmann trat mit diversen Publikationen (*Gesetz*, 1962) hervor und gilt als »Gesetzes-Autor« des AMG 1976 (*Verbot zum Schutz*, Spiegel 1/1974). Hoffmann trat mit Ablauf des März 1986 in den Ruhestand und verstarb am 21.6.1993. Siehe BArch, PERS 101/88963–88968; PharmZ 1992, S. 3693–3694; 1993, S. 2054; DAZ 1992, S. 2475–2476.

394 Siehe etwa die Vorlage des BMJFG-Referats I B 3, Mai 1969, BArch, B 189/10424, Bl. 428–435.

395 Spätestens seit Mitte 1970 wurde im BMJFG der Doppelplan einer »Vorabnovelle« und einer Grundsatzreform verfolgt; siehe etwa die Vermerke vom 1.6.1970 (StS Manger-Koenig) und 15.7.1970 (RD Kornfeld) in BArch, B 189/11591, Bl. 17–18. Nachdem noch 1970 erste Skizzen für diese Novelle erstellt worden waren (ebenda, Bl. 24–34), ging der erste fertige Entwurf vom 6.7.1971 Ende Juli an die Bundesres-

anschließend erfolgen, zumal allen Beteiligten der dafür erforderliche Zeitaufwand klar war. Ihren organisatorischen Ausdruck fand diese neue Zielsetzung in der Aufspaltung des Referats für Arzneimittel- und Apothekenrecht im Frühjahr 1971. Das Arzneimittelrecht wurde nunmehr separat in einem Referat bearbeitet, das bezeichnenderweise unter »Reform des Arzneimittelrechts« firmierte.[396] Unter der Federführung von Ministerialrat Hoffmann wurden erste Materialsammlungen angelegt, Kosten kalkuliert und erste konzeptionelle Grundzüge skizziert.[397] Bereits im Herbst 1971 verwies der Referatsleiter auch in einschlägigen Fachpublikationen auf den Plan einer »umfassenden Neuordnung des gesamten Arzneimittelrechts«.[398]

Energisch forciert wurde die Neuordnung des Arzneimittelrechts aber erst, nachdem Bundeskanzler Willy Brandt eine solche in seiner Regierungserklärung vom 18. Januar 1973 angekündigt hatte.[399] Auch wenn über die Reformbedürftigkeit der Rechtslage insgesamt ein breiter Konsens bestand, waren es einzelne Köpfe, die das Projekt nun weiter vorantrieben. Im Bonner BMJFG (Abb. 6) war es vor allem Ministerialrat Hoffmann, der die seit Dezember 1972 amtierende Ministerin Katharina Focke auf die, wie er es nannte, »deplorable Situation« auf dem Gebiet des Arzneimittelrechts aufmerksam machte und sich »mit großer Entschiedenheit« dafür aussprach, »etwas zu realisieren, das tatsächlich den Namen Neuordnung verdient.«[400] Hoffmann warb in zahlreichen Vorlagen und Vermerken – letztlich erfolgreich – dafür, das Arzneimittelrecht nicht durch Vorabnovellen stückweise zu reformieren, sondern die Neuordnung en bloc umzusetzen: eine Neuordnung, deren Kern ein in sich geschlossenes Zulassungs- und Kontrollsystem bilden sollte. Wie Hoffmann im Februar 1973 unter Hinweis auf die Fälle Contergan und Menocil in einer Ministervorlage schrieb, sei das Ziel dieser »umfassenden und tiefgreifenden« Neuordnung, »die Qualität der Arzneimittel zu verbessern und das Höchstmaß an Sicherheit zu verwirklichen.« Dazu gelte es aber, »aus dem Stadium

sorts, die Länder und die Fachverbände (ebenda, Bl. 199–228). Siehe zu den ministeriellen Arbeiten an der Novelle: BArch, B 189/10424–10426, 11591–11594. Wie sehr diese Arbeiten mit denen am AMG verbunden waren, zeigen auch die Akten zum AMG 1976; siehe etwa BArch, B 189/10427, Bl. 15, 53, 101, 159.

396 Siehe die einschlägigen Organisationsunterlagen des BMJFG, BArch, B 189-ORG/1, 2, 72, 73.

397 Siehe neben den Unterlagen zur Vorabnovelle die Materialsammlungen in BArch, B 189/10430–10433.

398 Hoffmann, *Wirksamkeit*, 1971, S. 1706; Hoffmann, *Arzneimittelgesetz*, 1972, S. 2040.

399 Siehe die Regierungserklärung in BT-Plenarprotokoll, 18. 1. 1973, hier S. 126.

400 BMJFG, H III 2, Vermerk, 26. 2. 1973, BArch, B 189/10427, Bl. 53–54.

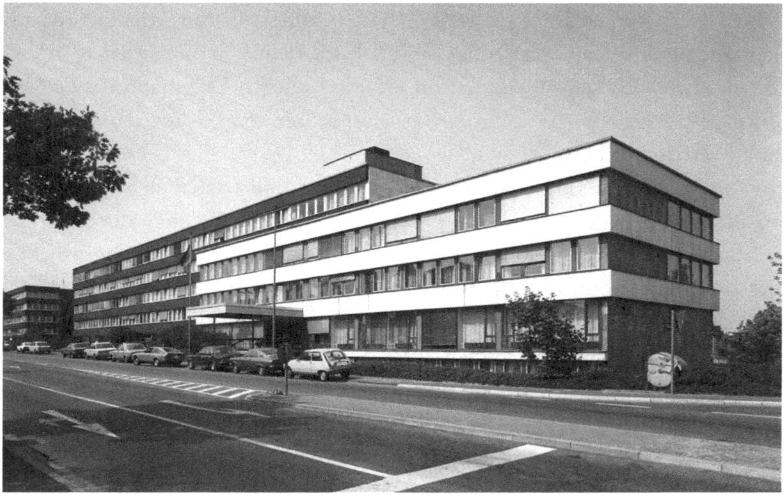

Abb. 6: Sitz des BMJFG, Bonn, Kennedyallee 105-107 (1976)

des Improvisierens herauszutreten und eine Konzeption zu entwickeln, die auf längere Sicht hin bestehen kann.«[401]

Welchen politischen Stellenwert das Thema inzwischen bekommen hatte, zeigte sich Ende Februar 1973, als Ministerin Focke die Arzneimittelrechtsreform als »dringendste Aufgabe« ihres Geschäftsbereichs bezeichnete (der neben Gesundheit immerhin auch die Bereiche Jugend und Familie umfasste).[402] Die Presse nahm Fockes Ankündigungen durchaus positiv auf, wenngleich vereinzelt Zweifel anklangen, ob eine tiefgreifende Reform angesichts der vielen widersprüchlichen Interessen nicht zum Scheitern verurteilt sei.[403] Angesichts des medialen Rückenwindes wurden die Arbeiten am neuen Arzneimittelgesetz in der ersten Jahreshälfte 1973 deutlich intensiviert. Hoffmann konnte nach dreieinhalbwöchiger »Einmannklausur« im Juli einen Leitsatzkatalog und einen ersten, als Verschlusssache klassifizierten Arbeitsentwurf vorlegen, der

401 BMJFG, H III 2, Ministervorlage, 20.2.1973, ebenda, hier Bl. 81. In Vermerken vom 20.2. und 26.3.1973 skizzierte Hoffmann die Grundzüge einer Neuordnung (ebenda, Bl. 95–105). Das Fallenlassen der Vorabnovelle erzeugte aber durchaus Kritik, siehe Neuhaus, *Konsequenzen*, 1973, S. 255.

402 Informationen des BMJFG, 27.2.1973, BArch, B 189/10427, hier Bl. 90v.

403 *Arzneien sollen unter die Lupe*, KSA, 28.2.1973; *Frau Focke dringt auf Reform des Arzneimittelrechts*, FR, 28.2.1973; *Reform des Arzneimittelrechts vordringlich*, FAZ, 28.2.1973; *Kontrolle ist besser*, NRZ, 28.2.1973; *Bonn läßt Arzneimittel strenger überwachen*, BR, 28.2.1973; *Nur wenn sie wirklich heilen*, Die Zeit 11/1973.

bereits viele Elemente des späteren Gesetzes enthielt.[404] Außerdem wurde zur Jahresmitte mit dem Pharmazeuten Karl Feiden ein Beamter (wieder) in den Bundesdienst übernommen, der mit seinem Kollegen Hoffmann das Arzneimittelgesetz im Wesentlichen entwarf und später auch durch das Gesetzgebungsverfahren führte.[405]

Die Arbeiten am Gesetz waren anspruchsvoll und warfen eine lange Reihe an juristischen und medizinisch-pharmazeutischen Problemen auf. Deutlich zeichnete sich die neue Logik des kommenden Gesetzes ab, die gewissermaßen die Unschuldsvermutung für Arzneimittel auflöste und gerade für Zweifelsfälle den Ausschluss der Medikamente vom Verkehr vorsah. Neben dem Zulassungsverfahren galt dies auch für die Eingriffsbefugnisse der Behörden (insbesondere Verbote), die von Beginn an einen wichtigen Aspekt der ministeriellen Arbeiten bildeten. Diese Befugnisse hätten sich bislang, so betonte Hoffmann, als ein »stumpfes Schwert« erwiesen, weil »ein Eingriff praktisch erst dann vollzogen werden konnte, wenn die Schäden evident waren. Die Erfahrungen des Contergangeschehens lehren, daß ein Eingriff schon dann möglich sein muß, wenn eine ›konkrete Wahrscheinlichkeit‹ für diese Gefährdung dargetan werden kann.«[406]

Aufbauend auf dem ersten Arbeitsentwurf konkretisierten die beiden freigestellten Ministerialräte nun die Grundlinien des neuen Gesetzes. Dabei skizzierten sie für verschiedene Teilbereiche alternative Lösungsansätze (etwa für die Frage der Arzneimittelhaftung).[407] Nicht zur Disposition standen dagegen die Kernbestandteile des Gesetzes. Dies betraf neben der Einführung eines Zulassungsverfahrens auch die »Verstärkung der Exekutivbefugnis des BGA durch zentrales ›aus dem Verkehr ziehen‹ von Arzneimitteln«.[408] Wichtige Weichen für den Fortgang wurden im September 1973 gestellt, nachdem Feiden den Entwurf Hoffmanns ergänzt und einen Zeitplan entworfen hatte: Orientierten sich die ersten Arbeiten noch am Paragraphenschema des AMG 1961,

404 BMJFG, H III 2 an Frau Minister, 31.7.1973, BArch, B 189/10427, Bl. 163–165, Zitat Bl. 164. Leitsätze und Entwurf ebenda, Bl. 166–170, 171–252.

405 Die Übernahme Feidens wurde Ende Februar 1973 in die Wege geleitet (BMJFG, H III, Ministervorlage, 20.2.1973, ebenda, Bl. 88–89), zumal der bisherige Referent für Arzneimittelwesen, MinRat Heinrich Danner, zu Anfang Juli 1973 in den Ruhestand trat.

406 BMJFG, H III 2, Ministervorlage, 20.2.1973, ebenda, hier Bl. 84. Siehe auch den undatierten Vermerk (Februar 1973) ebenda, hier Bl. 59.

407 Wie Feiden bspw. in einer Stellungnahme vom 28.8.1973 betonte, kamen für eine Haftungsregelung mehrere Alternativen (Gefährdungshaftung, Entschädigungsfonds usw.) in Betracht, über die »politisch entschieden« werden müsse, siehe ebenda, Bl. 254–257.

408 BMJFG, 352, Leitsätze zum AMG, 28.8.1973, ebenda, hier Bl. 259.

so fiel nun nach intensiven Grundsatzberatungen die Entscheidung, eine komplett neue Gesetzesstruktur zu erarbeiten.[409]

Parallel zu den Arbeiten im BMJFG legte die CDU/CSU-Bundestagsfraktion Anfang Oktober 1973 einen Entwurf für eine AMG-Novelle vor, die bereits vor der zu erwartenden Gesamtreform in Kraft treten und der Arzneimittelsicherheit Rechnung tragen sollte.[410] Dieser Vorstoß zeigte, wie groß der allgemeine Konsens über Regelungsbedarf war, erhöhte aber auch den Handlungsdruck. Nach diversen Vorentwürfen wurde am 12. Dezember 1973 ein Referentenentwurf vorgelegt, der samt Begründung 240 Seiten zählte, bereits die meisten letztlich eingeführten Regelungen beinhaltete und deutlich zeigte, wie sehr man die Regelungstiefe zu intensivieren gedachte.[411] Kurz vor Weihnachten wurde der Entwurf den übrigen Ressorts, den Ländern und 53 einschlägigen Fachverbänden zur Stellungnahme übersandt. Ein daraufhin mehrfach überarbeiteter Entwurf fand am 17. Juli 1974 die Zustimmung des Bundeskabinetts.[412] Änderungen betrafen vor allem den Umgang mit homöopathischen sowie mit Alt-Arzneimitteln. Als größter Streitpunkt innerhalb der Bundesregierung erwies sich aber die Frage der Entschädigungsvorschriften: eine Frage, die sich nicht nur rechtlich hochkomplex ausnahm,[413] sondern die auch durch die Diskussion

409 Die grundlegenden Entscheidungen wurden auf Besprechungen mit der Ministerin am 17., 21. und 27.9.1973 getroffen, siehe das entsprechende Ergebnisprotokoll vom 24.10.1973, ebenda, Bl. 304–312 (Entwurf vom 9.10.1973, ebenda, Bl. 291–302). Neben dem Arbeitsentwurf Hoffmanns (siehe oben) lagen den Beratungen zwei Stellungnahmen Feidens vom 28.8.1973 und eine vom 1.9.1973 zu den Leitsätzen und zu dem Entwurf zugrunde (ebenda, Bl. 254–257, 258–259, 263–282).

410 Der Entwurf vom 4.10.1973 (BT-Drucksache 7/1067) sah unter anderem vor, für das Registrierungsverfahren eine Nachweispflicht für Wirksamkeit und Unschädlichkeit einzuführen. Zugleich legte die CDU/CSU-Fraktion weitere Vorschläge für die ankündigte Reform des Arzneimittelrechts vor: BT-Drucksache 7/1066. Beide Anträge wurden in die Beratungen des AMG 1976 einbezogen.

411 Referentenentwurf vom 12.12.1973, BArch, B 189/10429, Bl. 41–287. Der Entwurf wurde am 18.12.1973 an die Bundesressorts, Länder und Fachverbände versandt (ebenda, Bl. 16–39) und kurz darauf veröffentlicht (PharmInd 1974, S. 1–30). Diverse Arbeitsentwürfe in BArch, B 189/10428. Siehe auch B 141/65100–65106.

412 Kabinettsprotokolle der Bundesregierung 1974, Sitzung vom 17.7.1974, hier S. 314. Das BMJFG hatte bereits am 20.5.1974 einen überarbeiteten Entwurf erstellt und den Bundesressorts, Ländern und Fachverbänden übersandt (BArch, B 353/268), der ebenfalls abgedruckt wurde (PharmInd 1974, S. 406–428). Diesem Entwurf widersprachen aber einige Ressorts, weshalb er noch mehrfach überarbeitet werden musste, zuletzt im Kabinettsausschuss für Soziales und Gesundheit am 11.7.1974. Weitere Unterlagen dazu in BArch, B 136/5269–5270, 5272, 36236; B 141/65107–65115; B 353/280–282. Siehe zu den Änderungen in den Entwürfen auch Hohgräwe, *Implementation*, 1992, S. 53–60.

413 BMJFG, 352 an Frau Minister, 11.6.1974, BArch, B 353/268. Ministerialrat Hoffmann hielt hier fest, dass »die größten Schwierigkeiten bei den Entschädigungs-

über die Entschädigung der Contergan-Opfer in Form einer 1972 verwirklichten Stiftungslösung beeinflusst war.[414] Beinhaltete der Referentenentwurf noch eine verschuldensunabhängige Gefährdungshaftung der pharmazeutischen Unternehmer für Arzneimittelschäden, so sah der Kabinettsentwurf einen von der Pharmaindustrie solidarisch finanzierten Entschädigungsfonds vor – eine Änderung, die später wieder rückgängig gemacht wurde.[415]

Die große Bandbreite der unterschiedlichen Interessen und Ansichten zeigte sich noch deutlicher im weiteren Gesetzgebungsverfahren. Nachdem die Bundesregierung ihren Gesetzentwurf zunächst dem Bundesrat vorgelegt hatte, der keine wesentlichen Änderungswünsche äußerte, brachte sie ihren Entwurf am 7. Januar 1975 in den Bundestag ein.[416] Das Bundestagsplenum überwies ihn einige Tage später an den Ausschuss für Jugend, Familie und Gesundheit (federführend) und an den Ausschuss für Wirtschaft, den Ausschuss für Ernährung, Landwirtschaft und Forsten, den Haushalts- sowie den Rechtsausschuss (mitberatend). Noch im Januar entschied der federführende Ausschuss, einen Unterausschuss »Arzneimittelrecht« einzusetzen, unter personeller Beteiligung der mitberatenden Fachausschüsse.[417]

Der Unterausschuss Arzneimittelrecht begann am 19. Februar 1975 mit den Beratungen. Dabei bezog er neben dem Regierungsentwurf auch die Forderungen und Entwürfe der Opposition mit ein. In 23 weiteren Arbeitssitzungen des Unterausschusses erfolgten unter anderem 7 Anhörungen mit insgesamt 115 Sachverständigen und Interessenvertretern. Im Mittelpunkt dieser Beratungen standen dabei aber weniger Fragen behördlicher Regulierungsbefugnisse im engeren Sinn, sondern andere Themenkreise. Neben Begriffsdefinitionen galt dies in erster Linie für den Wirksamkeitsnachweis bei der Zulassung, den Umgang mit Naturheilmitteln und anderen alternativen Therapieformen, für Haftungsfragen und für die rechtliche Behandlung bereits eingeführter Arzneifertigwaren (»Nachzulassung«).[418] Zudem bereisten zwei Delegationen des

vorschriften liegen. Diese Schwierigkeiten müssen so hoch veranschlagt werden, daß sie die fristgerechte Kabinettsvorlage gefährden. […] Die Entschädigungsvorschriften nehmen allmählich eine Dimension an, die ein eigenes Gesetz ohne weiteres rechtfertigen würden.« Siehe auch AL 3 an Frau Minister, 7.6.1974, ebenda.

414 Die große Bedeutung des Contergan-Falls geht aus den Begründungen der Gesetzentwürfe klar hervor. Siehe zur Stiftungsgründung Böhm, *Entschädigung*, 1973; Lenhard-Schramm, *Land*, 2016, S. 847–857.

415 Zur Diskussion in der Fachliteratur mit weiteren Hinweisen Deutsch, *Arzneimittelrecht*, 1979, S. 686.

416 BT-Drucksache 7/3060. Siehe zu den parlamentarischen Beratungen im Einzelnen PArch, VII/485, A 1–11 und B 1–4.

417 BT-Plenarprotokoll, 16.1.1975, S. 9702–9718; BT-Drucksache 7/5091.

418 Siehe die Dokumentation in PArch, VII/485, A 4–10; BArch, B 141/65124–65139 mit weiteren Unterlagen; zu den Anhörungen außerdem BArch, B 353/247, 285.

Ausschusses im September 1975 die USA sowie Großbritannien und Schweden, um sich mit der Rechtslage und den Regulierungserfahrungen in diesen Ländern vertraut zu machen.[419]

Der ursprüngliche Gesetzentwurf erfuhr dabei substanzielle Veränderungen. Zeichnete sich der Referentenentwurf durch eine umfassende Gestaltungsabsicht aus, die primär die Arzneimittelsicherheit fokussierte, so wurden manche Schutzbestimmungen immer weiter aufgeweicht, insbesondere als in den Ausschussberatungen die Pluralität der Interessen und weltanschaulicher Haltungen verschiedener Gruppen voll durchbrach. Gerade hier stießen staatliche Regulierungsansprüche auf Skepsis und Bedenken.[420] Dies führte letztlich zur Verwässerung zentraler Bestimmungen. Ein starke Auflockerung erfuhr vor allem der Wirksamkeitsnachweis, da die Vertreter alternativer Heilverfahren hier Sonderregelungen durchsetzen konnten – was wiederum scharfe Kritik aus den Reihen der medizinischen Wissenschaft provozierte.[421] Problematisch blieb auch der Status des BGA. Obwohl im Ausschuss durchaus Bewusstsein für den immensen Mehrbedarf der Bundesoberbehörde zur Durchführung des neuen Gesetzes bestand, zeigten sich die Parlamentarier aus verschiedenen (etwa finanzpolitischen) Gründen nicht bereit, die erforderlichen Sach- und Personalmittel zur Verfügung zu stellen.[422] Insoweit führten die Ausschussberatungen dazu, »daß die im Ministerialbereich formulierten politisch-administrativen Kompetenzansprüche auf das praktisch Realisierbare und interessenpolitisch Konsensfähige reduziert wurden.«[423]

Trotz aller Unterschiede blieb die weitere Arbeit von einer ergebnisorientierten und konsensualen Logik geprägt,[424] die auf Kooperation mit allen

Siehe auch Hohgräwe, *Implementation*, 1992, S. 66–84; Eschenbruch, *Experteneinfluss*, 2007, S. 65–70, ferner Murswieck, *Kontrolle*, 1983, S. 293–301

419 Siehe dazu die Ausschussdrucksachen 7/98 und 7/110, PArch, VII/485, A 4, Nr. 58–59.

420 Das zeigte sich etwa in den Anhörungen, bei denen Prüfungen durch das BGA kritisch diskutiert wurden und ein Zulassungsverfahren zum Teil auf glatte Ablehnung stieß; siehe besonders die 52. Sitzung des BT-Ausschusses für Jugend, Familie und Gesundheit, 14.5.1975, PArch, VII/485, A 6, Nr. 61, dort bspw. S. 68–70, 83. Auch aus den Reihen des BT-Plenums wurde der Vorwurf laut, die Bundesregierung hätte mit ihrem Entwurf »einen absolutistischen Verwaltungsapparat« aufbauen wollen, BT-Plenarprotokoll, 6.5.1976, S. 16630.

421 Murswieck, *Kontrolle*, 1983, S. 293–301, 314–319; Hohgräwe, *Implementation*, 1992, S. 68–71; Eschenbruch, *Experteneinfluss*, 2007, S. 66–69. Siehe zur Kritik Herken, *Sicherheit*, 1976, S. 1171; DÄBl. 1977, S. 2235–2240; *»Das Gesetz wurde ausgehöhlt«*, Der Spiegel 38/1976. Rechtlich zur Wirksamkeitsproblematik auch Plagemann, *Wirksamkeitsnachweis*, 1979.

422 Hohgräwe, *Implementation*, 1992, S. 75–79, 82–84.

423 Murswieck, *Kontrolle*, 1983, S. 376.

424 So auch Murswieck, *Kontrolle*, 1983, S. 319, 377.

relevanten Akteuren setzte, wie es für die bundesrepublikanische Arzneimittelregulierung insgesamt typisch war. Nachdem der Unterausschuss sein Ergebnis im Februar 1976 präsentiert und die mitberatenden Ausschüsse ihre Stellungnahme abgegeben hatten, legte der Ausschuss für Jugend, Familie und Gesundheit im April Beschlussantrag und Bericht vor.[425] Der Entwurf des neuen Gesetzes wurde in der Ausschussfassung vom Bundestagsplenum am 6. Mai einstimmig angenommen.[426] Nach Anrufung des Vermittlungsausschusses konnte Ende Juni auch Konsens mit dem Bundesrat hergestellt werden.[427] Das Gesetz zur Neuordnung des Arzneimittelgesetzes wurde daraufhin am 24. August 1976 ausgefertigt und trat zu Jahresbeginn 1978 in Kraft.[428]

War das Arzneimittelgesetz von 1961 im Kern ein Herstellungs- und Abgabegesetz (das vor allem auf die Selbstregulierung durch Industrie, Ärzte- und Apothekerschaft setzte), so verschob sich der Fokus mit dem neuen Gesetz auf die Arzneimittelsicherheit, die in erster Linie durch präventive Kontrollmechanismen gewährleistet werden sollte. Diese Verschiebung kam in einer Reihe grundsätzlicher Neuregelungen zum Ausdruck. Zu den zentralen Bausteinen des neuen Arzneimittelgesetzes zählte die Schaffung eines materiellen Zulassungsverfahrens, das die Beweislast umkehrte. Nunmehr hatten die Hersteller die Qualität, Wirksamkeit und Unbedenklichkeit ihrer Arzneimittel nachzuweisen.[429] Dem Bestreben der Risikominimierung entsprach, dass der bisherige Begriff der Schädlichkeit durch den der Bedenklichkeit ersetzt wurde. An die Stelle einer Verschuldenshaftung trat die Gefährdungshaftung, etwaige Risiken waren durch eine Haftpflichtversicherung abzusichern.[430] Hinzu kam der Aufbau einer systematischen Überwachung und Erfassung von Arzneimittelrisiken (Pharmakovigilanz), um auf etwaige Gefährdungen rascher reagie-

425 BT-Drucksache 7/5025 (Antrag); BT-Drucksache 7/5091 (Bericht). Siehe auch die Beschlüsse des UA Arzneimittelrecht: Ausschussdrucksache 7/115, PArch, VII/485, A 10, Nr. 82; BArch, B 141/65143.

426 BT-Plenarprotokoll, 6.5.1976, S. 16690. In der zweiten Lesung war eine Änderung des Art. 3 beschlossen worden (ebenda, S. 16677), der aber nicht das AMG selbst betraf, sondern die Überleitungsvorschriften. Zu den parlamentarischen Schlussarbeiten umfassend BArch, B 141/65143–65149.

427 Siehe die BT-Drucksachen 7/5324 und 7/5384.

428 Gesetz zur Neuordnung des Arzneimittelgesetzes, 24.8.1976, BGBl. I 1976, S. 2445–2482. Das AMG 1976 bildete Art. 1. Die weiteren Artikel enthielten Übergangs- und Bestandsschutzregelungen, Änderungen weiterer Gesetze sowie Bestimmungen zum Außer- und Inkrafttreten.

429 Siehe zum Zulassungsverfahren §§ 21–37 AMG 1976. Siehe zum Inhalt des AMG 1976 auch Kloesel/Cyran, *Arzneimittelrecht*, 1977 ff. und Sander/Scholl/Köbner, *Kommentar*, 1977 ff.

430 Zur Haftung für Arzneimittelschäden §§ 84–94 AMG 1976.

ren zu können.[431] Der Begriff der Spezialitäten wurde durch den Begriff der Fertigarzneimittel ersetzt, um auch Generika zu erfassen, die bis dahin keiner Registrierungspflicht unterlagen. Zudem wurden diverse Bereiche strenger gefasst, darunter die Kennzeichnungspflicht, die Anforderungen an eine Herstellungserlaubnis und die Überwachung der herstellenden Betriebe.[432]

Mit Blick auf die Arzneimittelprüfung integrierte das AMG 1976 das Richtlinienprinzip. War die amtliche Arzneimittelprüfrichtlinie von 1971 ohne jede gesetzliche Grundlage ergangen und daher immer mit einem gewissen Zweifel behaftet gewesen, so hielt § 26 das zuständige Bundesministerium nun auch gesetzlich dazu an, entsprechende Richtlinien in Form von Verwaltungsvorschriften zu erlassen.[433] Auf diesem Wege konnten – dies erschien als weiterer Vorteil – nunmehr die europäischen Vorschriften zur Arzneimittelprüfung flexibel in das nationale Recht integriert werden. Für die Arzneimittelprüfung war dabei die EWG-Richtlinie von 1975 maßgebend,[434] die inzwischen mehrfach angepasst und durch weitere internationale Richtlinien (etwa der WHO und der OECD) ergänzt wurde.[435]

Zu den zentralen Neuerungen des AMG 1976 gehörte die ausdrückliche und eingehende Regelung der Anforderungen an eine klinische Prüfung neuer Arzneimittel.[436] Dieser Teil des Gesetzes war völlig neu und bedeutete auch eine große Stärkung für Patientenrechte, weil die klinische Arzneimittelprüfung bis dahin gleichsam im privaten Raum und nur in den Grenzen des allgemeinen Arztrechts erfolgte, das wiederum zu weiten Teilen aus Richterrecht bestand.[437] Das AMG 1976 statuierte einen verbindlichen Katalog an Voraussetzungen, unter denen allein eine klinische Prüfung zulässig war. Eine solche Prüfung musste ein vertretbares Nutzen-Risiko-Verhältnis aufweisen und durfte erst nach hinreichender pharmakologisch-toxikologischer Prüfung erfolgen. Vor allem aber war die klinische Prüfung nur nach informierter Einwilligung der Versuchsperson zulässig, wobei die Einwilligung in der Regel schriftlich zu ertei-

431 Zur Pharmakovigilanz §§ 62–63 AMG 1976.

432 Zur Kennzeichnungspflicht §§ 10–12, zur Herstellungserlaubnis §§ 13–18, zur Überwachung der Betriebe und der Werbung § 63 AMG 1976.

433 § 26 AMG 1976. Hierzu weiterführend Stapel, *Arzneimittelgesetze*, 1988, S. 318, Anm. 1.

434 Richtlinie 75/318/EWG des Rates zur Angleichung der Rechts- und Verwaltungsvorschriften der Mitgliedstaaten über die analytischen, toxikologisch-pharmakologischen und ärztlichen oder klinischen Vorschriften und Nachweise über die Versuche mit Arzneispezialitäten, 20. 5. 1975, ABl. L 147 vom 9. 6. 1975, S. 1–12.

435 Inzwischen sind die Arzneimittelprüfrichtlinien durch Rechtsverordnungen, also materielle Gesetze, geregelt. Siehe weiterführend Kügel/Müller/Hofmann, *Arzneimittelgesetz*, 2016, § 26.

436 Siehe die Schutzbestimmungen der §§ 40–42 AMG 1976.

437 Lenhard-Schramm/Rating/Rotzoll, *Krankheit*, 2022, S. 39–48 mwN.

len war (bei Heilversuchen war dagegen eine mündliche Einwilligung in Anwesenheit eines Zeugen ausreichend). Neben weiteren Bestimmungen, etwa zur Qualifikation der Prüfer, musste für eine klinische Prüfung nun eine Pflichtversicherung bestehen, die beim Wegfall anderer Haftungsgrundlagen zu greifen hatte. Auch in diesen Regelungen, die möglichen Schädigungen vorbeugen und bei eingetretenen Schädigungen zumindest materielle Abhilfe schaffen sollten, kam der Sicherheitsgedanke deutlich zum Ausdruck.

Die Sicherheitslogik des neuen Gesetzes zeigte sich schließlich in den behördlichen Eingriffsmöglichkeiten, die hier im Mittelpunkt stehen. Da sich jede staatliche Intervention auf eine hinreichende Informationsgrundlage stützen musste, hatte das BGA nach § 62 AMG Arzneimittelrisiken »zentral zu erfassen, auszuwerten und die nach diesem Gesetz zu ergreifenden Maßnahmen zu koordinieren.« Um das Vorgehen bei Bekanntwerden von Arzneimittelgefahren zu regeln, sah § 63 AMG die Schaffung eines entsprechenden Stufenplans vor. Vor allem aber erweiterte das AMG 1976 die behördlichen Eingriffsbefugnisse. Dies galt etwa für das klassische Instrument der Verschreibungspflicht. Konnten dieser nach alter Rechtslage nur Arzneistoffe unterworfen werden, von denen bei bestimmungsgemäßem Gebrauch ein Risiko ausging,[438] so war dies nach § 48 AMG 1976 auch bei Stoffen möglich, »die häufig in erheblichem Umfang nicht bestimmungsgemäß gebraucht werden« und dadurch eine mittelbare oder unmittelbare Gesundheitsgefahr darstellten. Von wesentlicher Bedeutung war auch eine umfassende Auflagenbefugnis, die das neue Arzneimittelgesetz schuf. Kamen nach dem alten Recht fast ausschließlich den Ländern begrenzte Auflagenbefugnisse zu,[439] so konzentrierte das AMG 1976 diese durch § 28 bei der zuständigen Bundesoberbehörde und erweiterte sie zugleich. Neben dem Anbringen von Warnhinweisen auf Verpackungen, Umhüllungen und Packungsbeilagen konnte die Bundesbehörde fortan auch Anwendungsgebiete einschränken, Packungsgrößen vorschreiben oder weitere Prüfungen anordnen. Zugleich erweiterte und konkretisierte das AMG 1976 auch die Überwachungsbefugnisse der Landesbehörden.[440]

Das AMG 1976 sah mithin einen umfassenden Katalog an Regulierungsinstrumenten mit unterschiedlicher Eingriffsintensität vor. Die Ultima Ratio des behördlichen Eingriffs stellte dabei das Verbot eines Arzneimittels dar. Wa-

438 § 35 AMG 1961. Dieses Problem war bereits frühzeitig kritisiert worden (siehe Bundesgesundheitsblatt 1962, S. 385), wiederholt aufgetreten (etwa im Fall Phentermin, siehe oben) und sollte durch das AMG 1976 gelöst werden, siehe BT-Drucksache 7/3060, S. 56.

439 §§ 40–42 AMG 1961.

440 §§ 64–69 AMG 1976. Auch die Arzneimittelwerbung wurde nun in die Überwachung miteinbezogen.

ren solche Verbote nach der alten, bis Ende 1977 geltenden Rechtslage für die Bundesbehörden gar nicht möglich und für die Landesbehörden nur äußerst schwer durchsetzbar,[441] so schuf das AMG 1976 auch in dieser Hinsicht Abhilfe: Kernvorschrift des sicherheitsorientierten Gesetzes war dabei § 5, der das Verbot statuierte, bedenkliche Arzneimittel in den Verkehr zu bringen. Bedenklich waren solche Arzneimittel, »bei denen nach dem jeweiligen Stand der wissenschaftlichen Erkenntnisse der begründete Verdacht besteht, daß sie bei bestimmungsgemäßem Gebrauch schädliche Wirkungen haben, die über ein nach den Erkenntnissen der medizinischen Wissenschaft vertretbares Maß hinausgehen.«[442] Diese Bestimmung war dem alten § 6 AMG 1961 nachgebildet, hatte die Rechtslage aber im Sinne eines vorbeugenden Gesundheitsschutzes verändert: Das Verbot eines Arzneimittels war nicht mehr an dessen (ggf. wissenschaftlich nachzuweisende) Eignung gebunden, schädliche Wirkungen hervorzubringen. Für ein Verbot reichte vielmehr ein substantiierter und zum Zeitpunkt des Inverkehrbringens bestehender Verdacht aus. Zwei weitere Voraussetzungen für ein Verkehrsverbot bestanden aber auch im neuen Arzneimittelgesetz unverändert fort: Zum einen mussten die schädlichen Wirkungen bei bestimmungsgemäßem Gebrauch eintreten und zum anderen durfte der therapeutische Wert des Mittels nicht überwiegen.[443]

§ 5 AMG 1976 bildete den zentralen inhaltlichen Bezugspunkt für alle behördlichen Maßnahmen, ein Arzneimittel grundsätzlich vom Verkehr auszuschließen. Dies galt zunächst für das Zulassungsverfahren. Dieses Verfahren sollte die Zieltrias von Qualität, Wirksamkeit und Unbedenklichkeit der Arzneimittel verwirklichen, indem nur solche Fertigarzneimittel in den Verkehr gebracht werden durften, denen die zuständige Bundesoberbehörde (BGA) eine Zulassung erteilt hatte.[444] Das BGA durfte die beantragte Zulassung nur unter bestimmten Bedingungen versagen, insbesondere wenn das Arzneimittel bedenklich war (also die Voraussetzungen des § 5 AMG 1976 vorlagen), aber auch bei fehlender therapeutischer Wirksamkeit, unzureichender Prüfung und einigen weiteren formalen Kriterien.[445] Wurde erst im Nachhinein bekannt, dass Versagungsgründe bereits bei der Erteilung einer Zulassung vorlagen, so musste das BGA diese Zulassung zurücknehmen; traten die Versagungsgründe erst nachträglich ein, so hatte das

441 Siehe oben, Abschnitte zum AMG 1961.

442 § 5 AMG 1976.

443 Siehe auch die amtliche Begründung in BT-Drucksache 7/3060, hier S. 45; ferner die Anm. zu § 5 bei Kloesel/Cyran, *Arzneimittelrecht*, 1977 ff. und Sander/Scholl/Köbner, *Kommentar*, 1977 ff.

444 § 21 Abs. 1 AMG 1976.

445 § 25 Abs. 2 AMG 1976. Hinzu kamen einige weitere Voraussetzungen, zum Beispiel unvollständige Unterlagen oder Verstoß gegen andere Gesetze.

BGA die Zulassung zu widerrufen. Auch bei Rücknahme und Widerruf der Zulassung durfte das Arzneimittel nicht weiter in den Verkehr gebracht werden[446] – es handelte sich also um ein faktisches Verbot. Rücknahmen und Widerrufe von Zulassungen bezogen sich in erster Linie auf die Bedenklichkeit und fehlende Wirksamkeit von Arzneimitteln, da andere Versagungsgründe (etwa Unvollständigkeit der Unterlagen) zumeist im Vorfeld hinreichend abgeklärt werden konnten und nach der Zulassung nur noch eine untergeordnete Rolle spielten. Widerrief das BGA eine Zulassung, so trug die Behörde die materielle Beweislast für das Vorliegen der Widerrufsvoraussetzungen.[447]

Neben Versagung, Rücknahme und Widerruf einer Zulassung durch das BGA enthielt das AMG in §69 noch eine weitere Bestimmung, mit der die »zuständigen Behörden« (in diesem Fall die Landesbehörden) das Inverkehrbringen von bestimmten Arzneimitteln generell untersagen konnten. Auch diese Verbotsermächtigung war inhaltlich auf den §5 AMG 1976 ausgerichtet. Hinzu kamen einige weitere, hier nicht relevante Voraussetzungen für ein behördliches Verbot.[448]

Um staatlicherseits die Einführung eines Präparats wegen eventueller Arzneimittelschädigungen untersagen zu können, mussten alle drei Verbotsvoraussetzungen des §5 AMG 1976 vorliegen: ein nach dem Stand der wissenschaftlichen Erkenntnisse *begründeter Verdacht* auf *medizinisch unvertretbare schädliche Wirkungen* bei *bestimmungsgemäßem Gebrauch*. Hierbei handelte es sich um unbestimmte Rechtsbegriffe, deren Auslegung keineswegs statisch und gänzlich unumstritten war – ein geschichtswissenschaftlicher Zugriff hat sie indes nur in ihrer zeitgenössischen Auslegung einzuordnen.

Am unproblematischsten war die Voraussetzung der *medizinischen Unvertretbarkeit.* Diese bezog sich auf »schädliche Wirkungen«, die »über ein nach den Erkenntnissen der medizinischen Wissenschaft vertretbares Maß hinausgehen«. Sie stammte im Kern aus dem AMG 1961 und berücksichtigte eine pharmakologische Grundregel: Wirksame Arzneimittel haben immer auch unerwünschte Wirkungen und können insoweit die Gesundheit schädigen. Daher waren nach dieser Vorschrift schädliche Wirkungen eines Arzneimittels in Kauf zu nehmen, wenn sie von seinem therapeutischen Wert überwogen wurden. Es handelte sich also um eine arzneiliche Nutzen-Risiko-Abwägung. Das AMG

446 §30 AMG 1976.

447 Sander/Scholl/Köbner, *Kommentar*, 1977, Erl. 2–3 zu §5; Deutsch, *Arztrecht*, 1983, S. 268.

448 §69 AMG 1976. Neben fehlender Wirksamkeit bzw. Qualität konnten die zuständigen Behörden das Inverkehrbringen von Arzneimitteln untersagen, deren Rückruf anordnen und diese sicherstellen, wenn keine Zulassung für das Arzneimittel vorlag oder der Hersteller keine Herstellungserlaubnis besaß.

1976 änderte die Rechtslage insoweit, als die bisher ausgeklammerten »besonderen Umstände des Einzelfalls« nun in die Abwägung miteinflossen.[449] Eine allgemein verbindliche Richtschnur für die medizinische Vertretbarkeit existierte aber nicht, weil es keine objektive Wertskala für Indikationen gab, an der sich der Nutzen eines Arzneimittels bemessen ließ. Der Wert eines Arzneimittels war meist nur im Einzelfall zu bestimmen, da er von diversen anderen Faktoren (etwa Behandlungsalternativen) abhing und sich auf die keineswegs statischen »Erkenntnisse der medizinischen Wissenschaft« bezog.[450] Gerade der Bezug auf die Wissenschaft war nicht unproblematisch, da deren Erkenntnisse selten einheitlich und unumstritten sind, sondern oft durch Kontroversen geprägt.[451] Dessen ungeachtet galt im Grundsatz: Je höher der medizinische Nutzen eines Arzneimittels war, desto größer durfte auch ein etwaiges Risiko sein. Bei vitalen Indikationen waren also auch schwerere Nebenwirkungen in Kauf zu nehmen, während bei Mitteln mit geringerem therapeutischen oder bloßem diagnostischen Nutzen ein nur sehr begrenztes Risiko akzeptabel erschien.

Problematischer war der Begriff des *begründeten Verdachts*. Wie das Gesetz mit dem Begriff »Verdacht« klarstellte, musste ein gesichertes Wissen über die Schädlichkeit eines Arzneimittels nicht vorhanden sein, um ein Verkehrsverbot eintreten zu lassen. Ein solches Verbot an gesichertes Wissen und somit an einen wissenschaftlichen Nachweis zu binden, erschien im Sinne des vorbeugenden Gesundheitsschutzes nicht tragbar, da ein solcher Nachweis im Einzelfall oft nur schwer oder erst nach längerer Zeit zu erbringen war und damit das Risiko einseitig zu Lasten der Arzneimittelverbraucher verlagerte.[452] Unklar war jedoch, ab welchem Grad von Gewissheit ein Verdacht als begründet zu gelten hatte, zumal die Grenzen zwischen vager Vermutung, begründetem Verdacht und erwiesener Tatsache naturgemäß fließend sind. Während das Gesetz sich selbst hierüber ausschwieg, gab die amtliche Begründung einige Anhaltspunkte. Demnach musste der Verdacht »nach dem jeweiligen Stand der wissenschaftlichen Erkenntnisse substantiiert sein und im Zeitpunkt des Inverkehrbringens des Arzneimittels bestehen.«[453]

449 BT-Drucksachen 7/3060, S. 45; 7/5091, S. 12. Siehe auch Feiden, *Neuordnung*, 1976, S. 1624; Sander/Scholl/Köbner, *Kommentar*, 1977, Erl. 4 zu § 5; Etmer/Lundt/Schiwy, *Arzneimittelgesetz*, 1979, Anm. zu § 5 mwN.

450 Hoffmann, *Arzneimittelgesetz*, 1972, S. 2033. Dieser Problemkreis war auch deshalb besonders komplex, da er in innerem Zusammenhang zum unbestimmten Rechtsbegriff der therapeutischen Wirksamkeit stand; siehe dazu eingehend Plagemann, *Wirksamkeitsnachweis*, 1979.

451 Kriele, *Wissenschaft*, 1976; Kienle, *Arzneimittel*, 1976.

452 Auf dieses Problem wies auch die amtliche Begründung des AMG hin: BT-Drucksache 7/3060, S. 45.

453 Ebenda.

Die zeitgenössischen Gesetzeskommentatoren waren sich hier im Grunde einig, ab wann ein Verdacht als begründet zu gelten hatte. Der »vage, auf bloße Vermutungen gestützte Verdacht der Schädlichkeit« reichte hier nicht aus, ebenso wenig ein Verdacht, der »nach oberflächlicher Prüfung« entstanden war und »voreilig geäußert« wurde. Der begründete Verdacht musste vielmehr auf »wissenschaftliche Erkenntnisse oder Erfahrungen« gestützt sein.[454] Damit ergab sich in der Praxis aber das bereits angesprochene Problem, wie mit widersprüchlichen wissenschaftlichen Erkenntnissen und Ergebnissen umzugehen ist. Dies warf eine Reihe von Folgeproblemen auf, etwa die Frage, ob, inwieweit und ab wann ein einmal begründeter Verdacht wieder als entkräftet gelten konnte. Fraglich war auch, ob andere Maßstäbe an jene Arzneimittel anzulegen waren, die sich seit langem auf dem Markt befanden und zu denen größere Erfahrungswerte vorlagen.

Der Verweis auf die wissenschaftlichen Erkenntnisse und Erfahrungen trug indes nicht zu einer Klärung des Begriffs bei, sondern verlagerte das Problem nur in die Wissenschaft. Um dieses Problem rechtlich in den Griff zu bekommen, griffen diverse Vertreter aus Jurisprudenz und Judikatur zu einem Kniff. Sie banden das Kriterium der Begründetheit an das Nutzen-Risiko-Verhältnis des jeweiligen Arzneimittels. Ob ein Verdacht begründet war, hing demnach nicht mehr allein von der Eintrittswahrscheinlichkeit des Schadens ab, sondern auch und vor allem von dessen Schwere.[455] In dieser Hinsicht erklärte etwa das Verwaltungsgericht Berlin in seinem Clofibrat-Beschluss (siehe dazu unten) von 1979: »Bei sehr großen Schäden [...] genügt auch eine entfernte Möglichkeit des Schadeneintritts, um einen begründeten Verdacht anzunehmen«.[456] Diese Auffassung entsprach zweifellos dem Gesetzestelos einer verbesserten Arzneimittelsicherheit und -kontrolle, streng genommen aber nicht dem Wortlaut des Gesetzes. Denn die Frage, ob und inwieweit ein Verdacht begründet ist, hing weder logisch noch begrifflich davon ab, wie schwerwiegend der Verdachtsinhalt ist. Dessen ungeachtet hatte sich bei der Anwendung des AMG 1976 aus nachvollziehbaren Gründen der Grundsatz der umgekehrten Proportionalität etabliert, der aus dem Gefahrenabwehrrecht stammte und der bereits im Contergan-Beschluss des Landgerichts Aachen Erwähnung fand: je schwerer der drohende Schaden, desto geringer war der Grad der Eintrittswahrscheinlichkeit, der für eine Marktrück-

454 Kloesel/Cyran, *Arzneimittelrecht*, 1978, Erl. 7 zu § 5. Siehe auch Sander/Scholl/Köbner, *Kommentar*, 1977, Erl. 2 zu § 5; Etmer/Lundt/Schiwy, *Arzneimittelgesetz*, 1979, Anm. zu § 5.

455 So etwa Plagemann, *Arzneimittelrecht*, 1978, S. 782.

456 VG Berlin, Beschluss vom 15.1.1979, BArch, B 353/1519. Auch in BfArM-Archiv, R-7251, Clofibrat, Bd. 13; abgedruckt in PharmR 1979, S. 1–3, hier S. 2.

nahme verlangt wurde.[457] Die behördliche Anwendung im Arzneimittelwesen war dabei besonders diffizil, da auch solche Schäden zu berücksichtigen waren, die durch das Verbot eines Medikaments entstehen konnten.[458] Die Auslegung des Begriffs vom »begründeten Verdacht« bewegte sich insoweit immer mehr in Richtung einer allgemeinen Nutzen-Risiko-Kalkulation: eine Entwicklung, der 2005 auch legislativ entsprochen wurde, als (auch) der Begriff des »begründeten Verdachts« aus den Zulassungsvoraussetzungen gestrichen und durch den Begriff des Nutzen-Risiko-Verhältnisses ersetzt wurde.[459]

Im Gegensatz zum »begründeten Verdacht« war der »bestimmungsgemäße Gebrauch« ein seit langem etablierter Begriff des Arzneimittelrechts, auf den sich auch § 6 AMG 1961 stützte. Dessen Kommentatoren stimmten weithin überein, wer den bestimmungsgemäßen Gebrauch festlegt: der Hersteller oder derjenige, der das Arzneimittel in den Verkehr bringt.[460] Bereits die amtliche Begründung des § 6 AMG 1961 brachte dies zum Ausdruck, da sie über diesen Begriff die Verantwortungssphären des Herstellers einerseits und des Arztes bzw. Patienten andererseits voneinander abgrenzte.[461] Dies war insofern folgerichtig, als die arzneiliche Zweckbestimmung laut dem Gesetz vom Hersteller oder Inverkehrbringer vorgenommen wurde.[462] Auch die höchstrichterliche Rechtsprechung folgte der Ansicht, nach der sich der bestimmungsgemäße

457 Siehe die Ausführungen zum Contergan-Beschluss des LG-Aachen (oben); ebenso Günter, *Sorgfaltspflichten*, 1972, S. 312; Räpple, *Verbot*, 1991, S. 83 mwN.

458 Dies betonten auch Vertreter des BGA; siehe etwa Fülgraff, *Arzneimittelsicherheit*, 1978, S. 954; Lewandowski, *Probleme*, 1980, S. 868–871.

459 Änderung des § 25 Abs. 2 AMG durch die 14. Novelle vom 29.10.2005, BGBl. I 2005, S. 2570–2601.

460 Bernhardt, *Arzneimittelgesetz*, 1961, S. 55; Zipfel, *Arzneimittelrecht*, 1971, S. 33. Siehe ebenso Günter, *Sorgfaltspflichten*, 1972, S. 313; Hasskarl, *Aufklärungspflichten*, 1973, S. 121; Rebe, *Produzentenhaftung*, 1974, S. 431–432; Bernhardt, *Gesetz*, 1966, S. 46; Grillmaier, *Zulassung*, 1969, S. 324. Auch die Geschichte dieses arzneimittelrechtlichen Grundbegriffs zeigt, dass er traditionell in dieser Hinsicht interpretiert und verwendet wurde. Nicht nur unterschied man bereits in den 1930er Jahren den bestimmungsgemäßen vom zu erwartenden Gebrauch (siehe etwa Gesetzentwurf des DRV vom 10.6.1932, BayHStA, MInn 87133; BArch, R 86/3078), vielmehr zeigen diverse Entwürfe, dass der bestimmungsgemäße Gebrauch auf die Herstellerangaben zurückgeführt wurde. Siehe etwa den AMG-Entwurf von 1931, Reichs-Gesundheitsblatt 1931, Beiheft zu Nr. 34, S. 63–77 (§ 8 samt Begründung); Entwurf zu einer Durchführungsverordnung zur Stoppverordnung, Januar 1952, BArch, R 86/4045 (§ 5 samt Begründung). Auch die europarechtlichen Verhandlungen um eine Arzneimittelprüfrichtlinie belegen eine entsprechende Begriffsverwendung. Siehe Art. 4 und 6 der Entwurfsbegründung vom 29.10.1962, BArch, B 189/10517, Bl. 73–93, ferner Art. 5 der EWG-Richtlinie vom 26.1.1965, ABl. EG 1965, S. 369–373.

461 BT-Drucksache 3/654, S. 18–19. Ebenso Plagemann, *Arzneimittelrecht*, 1978, S. 782; Papier, *Gebrauch*, 1980, S. 16.

462 § 1 AMG 1961: »Arzneimittel im Sinne dieses Gesetzes sind Stoffe und Zubereitun-

Gebrauch aus der vom Hersteller beigegebenen Gebrauchsanweisung ergebe.[463] Unter den frühen Kommentatoren des AMG 1961 bildeten Arno Kloesel und Walter Cyran insoweit eine Ausnahme, als sie den Begriff etwas weiter fassten. Nach ihrer Ansicht richtete sich der bestimmungsgemäße Gebrauch nicht nur (aber »in erster Linie«) nach den Angaben des Herstellers. Vielmehr umfasste er auch den nach ärztlichen Vorschriften (»soweit sie im Einklang mit den Erkenntnissen der medizinischen Wissenschaft« stehen) erfolgenden und den »vom Hersteller oder vom Abgebenden vorausgesetzten und – auch stillschweigend – gebilligten, in Verbraucherkreisen üblichen Gebrauch«.[464] Nach dieser Auffassung konnte also auch jener Gebrauch bestimmungsgemäß sein, den der Hersteller oder Inverkehrbringer zwar nicht angegeben hatte, den er aber billigte oder zumindest duldete.

Mit Inkrafttreten des AMG 1976 intensivierte sich die juristische Debatte über die Frage behördlicher Eingriffs- und Verbotsmöglichkeiten – nicht nur, aber auch infolge der schwelenden Diskussion um Duogynon.[465] Zahlreiche Beiträge befassten sich dabei eingehender mit dem Begriff des bestimmungsgemäßen Gebrauchs, zumal dieser auch in den neuen Regelungen zur Gefährdungshaftung enthalten war, die einen zentralen Baustein des neuen Gesetzes ausmachten. Seine bis dahin weiteste Auslegung erfuhr der Begriff durch einen im November 1978 veröffentlichten Aufsatz des Berliner Rechtsanwalts Hermann Plagemann, der seine Argumentation am Beispiel des inzwischen in Cumorit umbenannten Hormonpräparats Duogynon darlegte.[466] Für Plagemann war es eine Frage der »Bewährung« des neuen Arzneimittelrechts: Er hielt ein Verbot des Präparats nach § 5 AMG 1976 und den daraus abgeleiteten Bestimmungen für möglich, obwohl es eine etwaige teratogene Wirkung nur in der Schwangerschaft entfalten konnte, für die es seit Jahren kontraindiziert war. Unter Hinweis auf das Gesetzestelos argumentierte Plagemann dabei aus der Perspektive der Patientinnen: Bekämen diese das verschreibungspflichtige Medikament vom Arzt als Schwangerschaftstest verordnet, so handele es sich aus ihrer Sicht um einen bestimmungsgemäßen Gebrauch – und weil das Gesetz den Patientenschutz bezwecke, komme es vor allem auf ihre Sicht an. Dies führte Plagemann zu dem Schluss: Der Begriff des bestimmungsgemäßen Gebrauchs umfasse auch den

gen aus Stoffen, die vom Hersteller oder demjenigen, der sie sonst in den Verkehr bringt, dazu bestimmt sind […].«

463 Siehe die Urteile des BGH vom 5.12.1967 und 12.12.1967, VersR 1968, S. 276–277, 280–281.

464 Kloesel/Cyran, *Arzneimittelgesetz*, 1962, S. 154–155.

465 Siehe Kap. 2.9.

466 Plagemann engagierte sich auch auf Diskussionsveranstaltungen zum Thema Duogynon. Siehe etwa die Broschüre in LArch Berlin, B Rep. 58, Nr. 13195, Bl. 258–261.

»vorauszusehenden Fehlgebrauch«, selbst wenn dieser der medizinischen *lex artis* widerspreche und die Kontraindikationen des Herstellers missachte.[467]

Mit seiner Interpretation des bestimmungsgemäßen Gebrauchs stand Plagemann jedoch vorerst weitgehend allein. Die Rechtswissenschaft verortete die Definitionshoheit über den bestimmungsgemäßen Gebrauch in den späten 1970er und frühen 1980er Jahren fast einhellig beim pharmazeutischen Unternehmer: Dieser hatte demnach durch die Indikationen – die Teil der amtlichen Zulassung waren – den bestimmungsgemäßen Gebrauch festzulegen und konnte durch Angabe von Kontraindikationen bestimmte Anwendungsformen vom bestimmungsgemäßen Gebrauch ausschließen.[468]

Die herrschende Meinung stützte sich zunächst auf die Geschichte des AMG 1976. Die unveränderte Übernahme aus dem Vorgängergesetz sprach *prima facie* dafür, dass der Gesetzgeber den Begriff des bestimmungsgemäßen Gebrauchs im neuen Gesetz ebenso verstanden wissen wollte. Dass das Verkehrsverbot in dieser Hinsicht sachlich erweitert werden sollte, war (und ist) weder den Begründungen noch den Beratungen zum AMG 1976 zu entnehmen. Ganz im Gegenteil: Bei der Ausarbeitung des Gesetz wurde ausdrücklich geprüft, ob sich die Verbotsnorm des § 5 AMG nicht nur auf den bestimmungsgemäßen, sondern auch auf den »zu erwartenden Gebrauch« erstrecken soll, für den es »nicht ausgewiesen« war.[469] Bei der weiteren Ausarbeitung des Gesetzes fiel die Entscheidung jedoch gegen eine solche Erweiterung des Verkehrsverbots um den

467 Plagemann, *Arzneimittelrecht*, 1978, S. 783–784.

468 Siehe aus den zeitgenössischen Kommentaren Sander/Scholl/Köbner, *Kommentar*, 1977, Erl. 5 zu § 5; Kloesel/Cyran, *Arzneimittelrecht*, 1979, Erl. 8, 12 zu § 5 in Verbindung Erl. 11 zu § 84; Etmer/Lundt/Schiwy, *Arzneimittelgesetz*, 1979, Anm. zu § 5. Siehe zudem Wolter, *Haftungsregelung*, 1976, S. 2004, mit Bezug auf Wolter, *Reform*, 1974, S. 262; Weitnauer, *Produktenhaftung*, 1978, S. 426–427; Sander, *Gefährdungshaftung*, 1978, S. 486; Prütting/Prütting, *Haftungsprobleme*, 1978, S. 257–258; Müller-Römer, *Arzneimittelrecht*, 1978, S. 47; Kullmann, *Haftung*, 1978, S. 176; Henning, *Nachweis*, 1978, S. 1673; Papier, *Gebrauch*, 1980, S. 13, 27, 53; Hasskarl, *Gebrauch*, 1980, S. 662; Doepner, *Heilmittelwerbegesetz*, 1980, S. 141; Rieger, *Verantwortlichkeit*, 1981, S. 703–704; Müller-Römer, *Gebrauch*, 1981, S. 2606. So im Ergebnis auch Deutsch, *Arzneimittelrecht*, 1979, S. 686–689.

469 BMJFG, 352, Stellungnahme zum Gesetzentwurf, 1. 9. 1973, BArch, B 189/10427, hier Bl. 267. Anlass der Prüfung war eine entsprechende Regelung im Lebensmittelrecht. Ministerialrat Feiden verwies hier auf das parallel novellierte LMBG (BGBl. I 1974, S. 1945–1966), das in den §§ 5, 24, 30 zwischen bestimmungsgemäßem und vorauszusehendem Gebrauch unterschied (dazu auch BT-Drucksache 6/2310). Siehe zeitgenössisch zum Vergleich mit dem LMBG Plagemann, *Arzneimittelrecht*, 1978, S. 783; Papier, *Gebrauch*, 1980, S. 18–20. Dessen ungeachtet ging auch sonst aus der Erarbeitung des AMG 1976 hervor, dass der bestimmungsgemäße Gebrauch durch den Hersteller festgelegt werden sollte. Siehe etwa § 6a des AMG-Entwurfs vom Juli 1973, BArch, B 189/10427, hier Bl. 178.

voraussehbaren Fehlgebrauch.[470] Stattdessen wurde in den parlamentarischen Beratungen ausdrücklich festgehalten, dass der pharmazeutische Unternehmer durch Kontraindikationen »den Umfang des ›bestimmungsgemäßen Gebrauchs‹ zur Vermeidung eines Verbots gemäß § 5 neu fixieren« kann.[471] Auf derselben Linie lagen im Übrigen auch die Einschätzungen der Rechtswissenschaftler, die der Bundestags-Unterausschuss hörte.[472] Wie die amtliche Begründung des § 5 AMG ausdrücklich ausführte, war diese Bestimmung »Ausdruck der Eigenverantwortung des pharmazeutischen Unternehmers«, der insoweit auch den bestimmungsgemäßen Gebrauch eingrenzen konnte.[473]

Diese Interpretation basierte auch auf der Systematik des Arzneimittelgesetzes. Mit dem Kriterium des bestimmungsgemäßen Gebrauchs grenzte es die aufeinandertreffenden Risiko- und Verantwortungssphären der beteiligten Akteure typisierend gegeneinander ab.[474] Den pharmazeutischen Unternehmer traf demnach die straf-, zivil- und verwaltungsrechtliche Verantwortung, dass bei bestimmungsgemäßem Gebrauch des von ihm in den Verkehr gebrachten Arzneimittels schädliche Wirkungen ausbleiben, die nicht von seinem therapeutischen Wert überwogen werden. Wichen Ärzte von den Anwendungsvorgaben des Unternehmers ab (etwa durch Missachtung von Indikationen, Dosierungsangaben oder Kontraindikationen), so fielen schädigende Folgen der Medikation dagegen in ihren Risiko- und Verantwortungsbereich. Gerade die Missachtung von Kontraindikationen galt dabei als Verstoß gegen allgemein anerkannte Grundsätze der medizinischen Wissenschaft und damit als Verletzung der ärztlichen Sorgfaltspflicht.[475] Setzten sich Arzneimittelanwender aus eigenem Entschluss über die Gebrauchsbestimmungen des Unternehmens

470 Siehe die Vorgänge in BArch, B 189/10427. Auch im Bereich der Haftungsregelungen entschied sich der Gesetzgeber gegen eine Erweiterung des bestimmungsgemäßen Gebrauchs um den voraussehbaren Fehlgebrauch, siehe Hauke/Kremer, *Gebrauch*, 1992, S. 163 mwN.

471 BT, UA Arzneimittelrecht, 21. Sitzung, Kurzprotokoll, 14. 1. 1976, PArch, VII/485, A 10, Nr. 78, S. 18.

472 So erklärte etwa Prof. Landau, dass »jede Art von Fehlgebrauch«, auch ein »vom behandelnden Arzt herbeigeführter Fehlgebrauch«, nicht unter den bestimmungsgemäßen Gebrauch falle. Siehe BT, UA Arzneimittelrecht, 18. Sitzung, Stenografisches Protokoll, 27. 11. 1975, BArch, B 353/274, S. 67–68. Diverse weitere Stimmen ebenda. Im Ergebnis ebenso Horst Ehmke/Erik Westermann, Rechtsgutachten zur Reform des Arzneimittelrechts, Juni 1974, PArch, VII/485, A 8, Nr. 64, Beigabe 1, S. 14–17, 27.

473 BT-Drucksache 7/3060, S. 45. Siehe ebenso BR, Erläuterungen zu Drucksache 552/74, PArch, VII/485, A 1, Nr. 18.

474 Dazu und zum Folgenden Papier, *Gebrauch*, 1980, S. 11.

475 Zur ärztlichen Sorgfaltspflicht Laufs, *Arztrecht*, 1978, hier S. 87.

hinweg, so fielen eventuelle und dadurch provozierte Schädigungen in ihren eigenen Risikobereich.[476]

Die Abgrenzung der Risiko- und Verantwortungssphären durch das Kriterium der Gebrauchsbestimmung ist rechtlich von zentraler Bedeutung, weil Arzneimittel bei unsachgemäßer Anwendung stets ein hohes Risikopotenzial haben. Das AMG 1976 stützte sich daher in diversen Vorschriften auf den Begriff des bestimmungsgemäßen Gebrauchs.[477] Es grenzte ihn dabei explizit vom gewohnheitsmäßigen Gebrauch ab, ebenso von Fällen, in denen Arzneimittel »häufig in erheblichem Umfange nicht bestimmungsgemäß gebraucht werden«.[478] Ein Gebrauch war also nicht schon deshalb bestimmungsgemäß, nur weil er in erheblichem Umfang, gewohnheitsmäßig oder länger erfolgte.[479] Auch die in § 84 AMG 1976 eingeführten Regelungen zur Gefährdungshaftung stützten sich auf diesen Begriff. Eine verschuldensunabhängige Ersatzpflicht traf den jeweiligen Unternehmer nur bei Schäden, die entweder bei bestimmungsgemäßem Gebrauch eines fehlerhaft entwickelten oder hergestellten Arzneimittels eingetreten waren oder aber wegen fehlerhafter Kennzeichnung oder Gebrauchsinformation.[480] Letzterer Tatbestand betraf also vor allem den voraussehbaren Fehlgebrauch. Dies legte den Umkehrschluss nahe, nur denjenigen Gebrauch als bestimmungsgemäß aufzufassen, der den vom Hersteller angegebenen Anwendungsgebieten entsprach.[481] Auch die anderen Vorschriften des AMG 1976, die auf den bestimmungsgemäßen Gebrauch abhoben, setzten fast alle den pharmazeutischen Unternehmer als *den* Bestimmenden logisch voraus. Dies galt vor allem für die Regelungen zum Zulassungsverfahren und zur Packungsbeilage, aber auch für das Verbot irreführender Angaben.[482]

476 Papier, *Gebrauch*, 1980, S. 11.

477 Die erste Fassung des AMG 1976 enthielt den Begriff in §§ 4, 5, 8, 25, 30, 39, 46, 48, 49, 69, 84.

478 §§ 46, 48 AMG 1976. Gleiches galt für den »längeren« Gebrauch, siehe § 8 AMG 1976.

479 So Plagemann, *Arzneimittelrecht*, 1978, S. 782; Papier, *Gebrauch*, 1980, S. 14.

480 § 84 AMG 1976.

481 So etwa Plagemann, *Arzneimittelrecht*, 1978, S. 782–783; Papier, *Gebrauch*, 1980, S. 14; Kloesel/Cyran, *Arzneimittelrecht*, 1979, Erl. 12 zu § 5.

482 Welcher Gebrauch bestimmungsgemäß war, musste bereits bei der Zulassung klar sein, die sich inhaltlich auf die Unterlagen des Unternehmers stützte (§ 25 AMG 1976). Demnach hatte der Unternehmer diesen Gebrauch festzusetzen, der sich nicht erst aus der (fehlerhaften) medizinischen Praxis ergeben konnte. Zudem musste der Unternehmer in der gesetzlich vorgeschriebenen Gebrauchsanweisung nicht nur auf die Anwendungsgebiete und Gegenanzeigen hinweisen, sondern auch auf die Nebenwirkungen (§ 11 Abs. 1 Nr. 4–6 AMG 1976), bei denen es sich laut Legaldefinition um »die beim bestimmungsgemäßen Gebrauch eines Arzneimittels auftretenden unerwünschten Begleiterscheinungen« handelte (§ 4 Abs. 13 AMG 1976). Auch durfte der Unternehmer keine falschen Angaben über die Unschädlichkeit bei bestim-

Neben historischen und systematischen Gesichtspunkten sprach nach zeitgenössisch herrschender Auffassung auch der Wortsinn für eine enge Begriffsauslegung. Zwar meinten Arno Kloesel und Walter Cyran, dass der bestimmungsgemäße Gebrauch nicht allein aus ausdrücklichen Angaben des pharmazeutischen Unternehmers hervorgehe, sondern auch einen von ihm »vorausgesetzten und – auch stillschweigend – gebilligten, in Verbraucherkreisen üblichen Gebrauch« umfasse.[483] Die aber »vom Wortsinn her gezogenen Grenzen« dieser Ansicht problematisierte der spätere Präsident des Bundesverfassungsgerichts, Hans-Jürgen Papier, der der Frage des bestimmungsgemäßen Gebrauchs 1980 eine eigene Monographie widmete und damit die zeitgenössisch fundierteste Auseinandersetzung mit diesem arzneimittelrechtlichen Zentralbegriff leistete. »Der voraussichtliche oder übliche Gebrauch kann«, so erläuterte Papier, »nur so lange als ›bestimmungsgemäßer Gebrauch‹ angesehen werden, wie es an ausdrücklichen Herstellerbestimmungen fehlt. Der ausdrücklichen Gebrauchsbestimmungen *zuwiderlaufende* Gebrauch kann schlechterdings dem Wortsinn ›bestimmungsgemäß‹ als *Konträrbegriff nicht* zugeordnet werden. Die Herstellerangaben über die Indikationen stellen, soweit sie nicht erkennbar exemplarisch gemeint sind, auch eine *abschließende* Bestimmung der Anwendungsgebiete dar. Bestimmungs*widrig* ist ein Gebrauch mithin nicht nur, wenn die Anwendung entgegen ausdrücklichen Kontraindikationsangaben erfolgt, sondern auch dann, wenn sie über die positiv aufgezählten Indikationsfälle hinaus vorgenommen wird.«[484]

Papier befasste sich dabei auch intensiv mit arzneimittelrechtlichen Verkehrsverboten. Dabei argumentierte er vor allem aus der Perspektive des Grundgesetzes. Da solche Verbote unmittelbare Eingriffe in die Grundrechte bedeuteten, waren ihnen verfassungsrechtliche Schranken gesetzt. Der Staatsrechtler erkannte in einer begrifflichen Erweiterung des bestimmungsgemäßen Gebrauchs um den voraussehbaren Fehlgebrauch – unter anderem – eine mögliche Verletzung des verfassungsrechtlichen Verhältnismäßigkeitsprinzips, besonders der Gebote der Geeignetheit und der Erforderlichkeit bei hoheitlichen Grundrechtseingriffen: Eine solche Erweiterung des Rechtsbegriffs sei nicht geeignet, um die gesundheitspolitischen Intentionen des AMG zu verwirklichen, weil sie die gesetzliche Zieltrias Qualität, Wirksamkeit und Unbedenklichkeit einseitig zugunsten der

mungsgemäßem Gebrauch machen (§ 8 AMG 1976). Diese systematischen Aspekte sind bereits zeitgenössisch thematisiert worden (Papier, *Gebrauch*, 1980, S. 14–15), wurden aber in der Folgezeit noch weiter entfaltet (vor allem von Kempe-Müller, *Gebrauch*, 2008, S. 62–75).

483 Kloesel/Cyran, *Arzneimittelrecht*, 1979, Erl. 8 zu § 5.

484 Papier, *Gebrauch*, 1980, S. 13. Hervorhebungen im Original.

Sicherheitskomponente verschiebe. Sie sei überdies nicht erforderlich, da hierfür auch schonendere legislative wie exekutive Eingriffe möglich seien.[485]

Eine interpretative Erweiterung des bestimmungsgemäßen Gebrauchs um einen voraussehbaren Fehlgebrauch verstieß laut Papier auch gegen den Verfassungsgrundsatz der Rechtssicherheit als Ausdruck des Rechtsstaatsprinzips. Bei einer solchen Erweiterung »würde der gesetzliche Tatbestand ›offen‹ werden, die Betroffenen könnten mangels abschließender Formulierung der Eingriffsvoraussetzungen *ihm* nicht mehr entnehmen, was rechtens ist und wie sie ihr Verhalten einzurichten haben.« Damit seien im Übrigen auch die Verfassungsgrundsätze der Gewaltenteilung und der Gesetzmäßigkeit der Verwaltung verletzt, weil es nicht zulässig sei, »den rechtsanwendenden Organen anstelle des Gesetzgebers die Bestimmung der Grundrechtsgrenzen zu überantworten.«[486] Weil ein Verstoß gegen § 5 AMG nach § 95 AMG strafrechtlich bewehrt war, schloss Papier eine interpretative Erweiterung auch wegen des strafrechtlichen Analogieverbots und des Gebots der Straftatbestandsbestimmtheit (Art. 103 Abs. 2 GG) aus.[487] Das Urteil des späteren Präsidenten des Bundesverfassungsgerichts war unmissverständlich: »Eine auf den ›voraussehbaren Fehlgebrauch‹ gerichtete Extension der lex lata scheitert deswegen auch aus verfassungsrechtlichen Gründen.«[488]

Papiers Monographie stieß in der Rechtswissenschaft zunächst auf geradezu einhelligen Zuspruch. Neben diversen positiven Rezensionen[489] fand es als Referenzwerk bald auch Eingang in die einschlägigen Gesetzeskommentare.[490] Dass sich der voraussehbare Fehlgebrauch nicht dem bestimmungsgemäßen Gebrauch zurechnen ließ, war nicht nur herrschende Meinung in der Rechtswissenschaft. Auch die obergerichtliche und die höchstrichterliche Rechtsprechung der 1980er Jahre folgte dieser Grundannahme und schloss den Fehlge-

485 Ebenda, S. 43–48. Papier wies etwa auf exekutive Auflagenbefugnisse in § 28 AMG hin (S. 15, 43–46), gestand aber zu, dass diese unter Umständen unzureichend seien. Dem könne jedoch abgeholfen werden durch legislative Maßnahmen, etwa durch eine verbindliche und verbesserte Fachinformation, durch Konkretisierung ärztlicher Berufspflichten, aber auch durch ein »normatives System abgestuften Reagierens« (S. 47), das auch verschärfte Voraussetzungen und Modalitäten bei der Verschreibung vorsah (wie sie im Betäubungsmittelrecht existierten) oder temporäre Verbote enthielt. In jedem Fall müssten solche Alternativen in den Abwägungsprozess des Gesetzgebers einbezogen werden.

486 Ebenda, S. 49–51, Zitate S. 50.

487 Ebenda, S. 51–52, 55.

488 Ebenda, S. 53.

489 Siehe etwa Hasskarl, *Gebrauch*, 1980; Müller-Römer, *Gebrauch*, 1981; Wietschoreck, *Gebrauch*, 1981.

490 Kloesel/Cyran, *Arzneimittelrecht*, 1981, Erl. 30 zu § 25; Sander/Scholl/Köbner, *Kommentar*, 1981, Erl. 5 zu § 5.

brauch – auch den naheliegenden – vom bestimmungsgemäßen Gebrauch aus und überantwortete es dem Unternehmer, durch eindeutige Gebrauchsangaben den bestimmungsgemäßen Gebrauch einzuschränken.[491]

Außer der Rechtswissenschaft und der Rechtsprechung führten auch andere Fachkreise den bestimmungsgemäßen Gebrauch fast durchweg auf die Vorgaben des pharmazeutischen Unternehmers zurück. Dies galt etwa für Apotheker und Mediziner, insbesondere aber für Parlamentarier und andere Politiker, für Regierungsbeamte und andere Behördenvertreter[492] – nicht zuletzt im Fall Duogynon (dazu eingehend Kap. 2.9). Auch der Untersuchungsausschuss des Bundestags zum »Bluter-Skandal« kam 1994 zu dem Schluss, dass die Gebrauchsbestimmung »mit den Zulassungsmerkmalen übereinstimmen« muss.[493]

Erst ab der zweiten Hälfte der 1980er Jahre fand auch in der juristischen Literatur die Ansicht vermehrt Anklang, nach der ein bestimmungsgemäßer Gebrauch auch den typischen oder naheliegenden Fehlgebrauch umfassen könne.[494] Die Mehrzahl der einschlägigen Beiträge vertrat dagegen weiterhin die Auffassung, nach der der pharmazeutische Unternehmer durch Indikationen den bestimmungsgemäßen Gebrauch definiere, vor allem aber durch Kontraindikationen festlege, welcher Gebrauch bestimmungswidrig sei.[495] Im Rahmen der weiteren Debatte um die Auslegung des Begriffs wurde auch über das Beispiel Duogynon diskutiert. Ein Teil der Beiträge ging dahin, im Falle der Anwendung Duogynons als Schwangerschaftstest trotz Kontraindikation keinen bestimmungsgemäßen Gebrauch zu sehen,[496] ein anderer sah hier einen

491 OVG Berlin, Beschluss vom 26.11.1987, VersR 1989, S. 70–71; BGH, Urteil vom 24.1.1989, JZ 1989, S. 853–856; OLG Stuttgart, Urteil vom 23.2.1989, VersR 1990, S. 631–634.

492 So etwa Stapel, *Arzneimittelgesetze*, 1988, S. 438, 563–564; Göing, *Gebrauch*, 1979, S. 100, 105. Auch 1988 erklärte die Bundesregierung: »Der bestimmungsgemäße Gebrauch wird durch die vom pharmazeutischen Unternehmer in der Gebrauchs- und Fachinformation angegebene Dosierung, Art und Anwendung und die von ihm mitgeteilten Anwendungsgebiete und Wechselwirkungen mit anderen Mitteln begrenzt«; BT-Drucksache 11/2771, S. 4.

493 BT-Drucksache 12/8591, hier S. 162.

494 Siehe etwa Bertelsmann, *Risikovorsorge*, 1985, S. 10; Bertelsmann, *Grundzüge*, 1987, S. 133; Hart u. a., *Recht*, 1988, S. 83, 159; Wieckhorst, *Produzentenhaftung*, 1990, S. 87; Räpple, *Verbot*, 1991, S. 62–66.

495 Siehe etwa Vogeler, *Arzthaftung*, 1983, S. 114–115; Vogeler, *Haftungsvoraussetzungen*, 1984, S. 20; Hager, *Schäden*, 1987, S. 1055; Wolz, *Arzneimittel*, 1988, S. 59–69; Samson/Wolz, *Bedenklichkeit*, 1988, S. 72; Deutsch, *Anmerkung*, 1991, S. 189; Hauke/Kremer, *Gebrauch*, 1992, S. 163–164; Flatten, *Haftung*, 1993, S. 464. Die weitere Debatte ab Mitte der 1990er Jahre kann hier nicht nachverfolgt werden; siehe dazu Kempe-Müller, *Gebrauch*, 2008, S. 17–28 mwN.

496 Vogeler, *Arzthaftung*, 1983, S. 114–115; Vogeler, *Haftungsvoraussetzungen*, 1984, S. 20.

solchen Gebrauch gegeben.[497] Neben der arzneimittelrechtlichen Debatte im engeren Sinn wurde das Problem auch aus verfassungsrechtlicher Perspektive weiter erörtert, wobei maßgebliche Juristen, darunter der spätere Richter des Bundesverfassungsgerichts Udo Di Fabio, in der Erweiterung des bestimmungsgemäßen Gebrauchs um den voraussehbaren Fehlgebrauch eine »nicht zu rechtfertigende Auslegung contra legem« erkannten.[498]

Ob die Zurechnung des (naheliegenden) Fehlgebrauchs zum bestimmungsgemäßen Gebrauch trägt, kann hier nicht weiter erörtert werden. Diese Frage wird in der Literatur bis heute kontrovers diskutiert.[499] Stattdessen ist hier festzuhalten, dass der bestimmungsgemäße Gebrauch im Untersuchungszeitraum, von wenigen Ausnahmen abgesehen, in der Bestimmungskompetenz des pharmazeutischen Unternehmers verortet wurde. Allerdings ist dieses Problem in den letzten zehn Jahren deutlich in den Hintergrund getreten, da sich viele Vorschriften des AMG 1976 inzwischen nicht mehr auf diesen Begriff stützen (siehe unten).

Mit welchen rechtlichen Problemen das Verbot eines bestimmten Arzneimittels auch nach dem Inkrafttreten des AMG 1976 verbunden war, zeigt auch der Fall Clofibrat. Er ist nicht nur von Interesse, weil er sich parallel zu Duogynon ereignete, sondern weil er 1978/79 ein ähnlich großes öffentliches Echo fand und von ähnlichen Problemen geprägt war. Bei dem Arzneistoff Clofibrat handelte es sich um einen Lipidsenker, dessen Nutzen bereits seit geraumer Zeit diskutiert wurde.[500] Ende November 1978 referierte die Zeitschrift *The Lancet* einen im *British Heart Journal* erschienenen Bericht über eine seit den frühen 1970er Jahren laufende Clofibrat-Studie der WHO. Demnach waren in der mit Clofibrat behandelten Patientengruppe Todesfälle häufiger (77) als in der nicht mit Clofibrat behandelten Kontrollgruppe mit hohem Cholesterin-Spiegel (47).[501] Als erste deutsche Zeitung griff die *Welt am Sonntag* das Thema am 10. Dezember 1978

497 Räpple, *Verbot*, 1991, S. 65. Eine Zwischenposition nahm Wolz, *Arzneimittel*, 1988, S. 65, ein. Nach ihrer Auffassung legte allein der pharmazeutische Unternehmer den bestimmungsgemäßen Gebrauch fest; der Gebrauch bleibe aber bestimmungsgemäß, wenn es dem Unternehmer nicht gelinge, eine von ihm ursprünglich ausgelöste Verordnungsweise zu revidieren.

498 Di Fabio, *Risikoentscheidungen*, 1994, S. 258–259, Anm. 100.

499 Siehe zuletzt Zuck/Dettling, *Arzneimittelgesetz*, 2021, S. 516–517; Kloesel/Cyran, *Arzneimittelrecht*, 2019, Erl. 21 zu § 5. Alle Arbeiten, die sich besonders intensiv mit diesem Begriff befassen, sehen die Bestimmungshoheit beim pharmazeutischen Unternehmer. Siehe neben Papier, *Gebrauch*, 1980, vor allem Kempe-Müller, *Gebrauch*, 2008, S. 53, 74–75, 204.

500 Siehe etwa PharmZ 1978, S. 490.

501 Oliver u. a., *Trial*, 1978, S. 1070, 1097; *Clofibrate: a Final Verdict?*, The Lancet, 25. 11. 1978, S. 1131–1132.

auf, weitere Zeitungen folgten in den nächsten Tagen.[502] Offenbar erst durch diesen Artikel auf das Problem aufmerksam geworden, überschlugen sich nun beim BGA die Ereignisse. Am 13. Dezember 1978 lud die Behörde die betroffenen Unternehmen sowie Vertreter der Industrie, der Arzneimittelkommissionen und der Länder zu einer kurzfristig anberaumten Anhörung ein, die am Folgetag stattfand.[503] Mit Bescheid vom 18. Dezember 1978 widerrief das BGA dann die Zulassung für clofibrathaltige Arzneimittel mit Wirkung zum 15. Januar 1979. Zugleich ordnete das BGA die sofortige Vollziehung des Widerrufs an. Wie es in der Begründung unter Verweis auf die Studie aus dem *British Heart Journal* hieß, bestand der begründete Verdacht auf unvertretbare Schädigungen auch bei bestimmungsgemäßem Gebrauch. Der Widerruf war allerdings nicht als endgültig angeordnet worden, sondern als »Schwebezustand«, der Zeit für die weitere Aufklärung schaffen sollte, zumal das BGA einen gewissen therapeutischen Wert von Clofibrat nicht bestritt und auch andere Maßnahmen der Risikoabwehr noch nicht als völlig ausgeschlossen betrachtete.[504]

Während der Zulassungswiderruf in der pharmakritischen Presse überwiegend begrüßt wurde,[505] regte sich alsbald großer Protest gegen das Vorgehen des BGA. Dies galt vor allem für die organisierte Ärzte- und Apothekerschaft, die sich von der Bundesoberbehörde regelrecht überrumpelt fühlte und massive Kritik äußerte.[506] Der Zulassungswiderruf wurde in der Folgezeit kontrovers diskutiert, sowohl in den Medien als auch in Politik und Parlament.[507] Wesentlicher noch war allerdings der rechtliche Widerstand der betroffenen Unternehmen. Zwölf von ihnen beantragten vor dem Verwaltungsgericht Berlin, die aufschiebende Wirkung ihres Widerspruchs wiederherzustellen.[508] Das Gericht wies die Anträge der Unternehmen nach mündlicher Verhandlung am 15. Januar 1979 zurück. Wie die (hier stets zuständige) 14. Kammer in ihrer Beschlussbegründung darlegte, liege ein begründeter Verdacht »bereits

502 *Lebensbedrohende Nebenwirkungen bei elf deutschen Medikamenten?*, WamS, 10.12.1978. Weitere Zeitungsartikel finden sich in BArch, B 353/1519.

503 Einladungen und Vermerke in BArch, B 353/1519.

504 BGA an Adenylchemie GmbH u.a., 18.12.1978, ebenda. Auch in BfArM-Archiv, R-7251, Clofibrat, Bd. 12. Siehe auch BGA-Pressedienst 13/1978.

505 *AgV unterstützt Verbot von Clofibrat*, Verbraucherpolitische Korrespondenz 52/1978, S. 4.

506 *Proteste gegen das Clofibrat-Verbot*, BR, 21.12.1978; *Ärzte kritisieren das Bundesgesundheitsamt*, FAZ, 16.1.1979. Diverse Fachzeitschriften widmeten dem umstrittenen Verbot eine ausführliche Diskussion, siehe bspw. PharmZ 1978, S. 2315–2316; PharmZ 1979, S. 14, 27–28, 45; MMW 1979, S. 44–46; DAZ 1979, S. 27–29, 32, 70–71. Diverse weitere Stimmen und Eingaben in BArch, B 353/1519.

507 BT-Drucksache 8/2464, Nr. 69, 70, 118, 119; BT-Plenarprotokoll, 18.1.1978, S. 10038; 19.1.1979, S. 10113. Auch in der Folgezeit kam es zu weiteren Anfragen.

508 Siehe die Widersprüche in BfArM-Archiv, R-7251, Clofibrat, Bd. 12.

dann vor, wenn ernstzunehmende Erkenntnisse irgendwelcher Art den Schluss nahelegen, daß das fragliche Präparat unvertretbare Nebenwirkungen hat. Aus welchen Quellen die Behörde dabei ihre Erkenntnisse gewinnt ist unerheblich.« Da aufgrund der unklaren Wirkungszusammenhänge »eine wirksame Indikationsbeschränkung nicht möglich« sei, wies die Kammer die Anträge der Unternehmen durchweg zurück.[509]

Diese Entscheidung wurde als vollständige Bestätigung der Rechtsauffassung des BGA interpretiert, bisweilen auch als behördliche Möglichkeit, *allein* bei begründetem Verdacht auf unvertretbare Wirkungen eine Zulassung widerrufen und damit ein Verkehrsverbot anordnen zu können.[510] Bei genauerer Betrachtung der Sachlage stellt sich die Situation jedoch etwas anders dar. Auch wenn das Gericht relativ weit in die Sache eingestiegen war, handelte es sich nur um eine summarische Prüfung im Eilverfahren, in der die Frage einer aufschiebenden Wirkung des Widerspruchs zu klären war, nicht jedoch um eine Entscheidung in der Hauptsache. Diese wurde ebenso wenig entschieden wie die Beschwerden der Unternehmen beim Oberverwaltungsgericht Berlin gegen den Beschluss der Erstinstanz.[511] Denn wenig später sah sich das BGA gezwungen, wieder zurückzurudern. Am 26. Juli 1979 hob es den Zulassungswiderruf auf und ließ clofibrathaltige Arzneimittel wieder zu, ordnete dabei aber eine Beschränkung des Anwendungsgebietes und eine bestimmte Gebrauchsinformation an.[512]

Dem BGA ist daraufhin von pharmakritischer Seite vorgeworfen worden, »trotz vollauf bestätigter Rechtsposition« ohne sachlichen Grund von seinem Standpunkt abgerückt zu sein – Vorwürfe, die unter anderem Rechtsanwalt Siegbert Setsevits äußerte, der auch Duogynon-Betroffene vertrat.[513] Solche Vorwürfe beruhen allerdings auf unvollständiger Kenntnis der Zusammenhänge. Abgesehen davon, dass das BGA bereits in seinem Zulassungswiderruf eine Wiederzulassung als möglich bezeichnet hatte und in dieser Frage noch gar nicht abschließend entschieden worden war, hatte der Vorsitzende Richter der 14. Kammer dem BGA wenige Tage vor dem Beschluss vom 15. Januar

509 VG Berlin, Beschluss vom 15.1.1979, BArch, B 353/1519. Auch in BfArM-Archiv, R-7251, Clofibrat, Bd. 13; abgedruckt in PharmR 1979, S. 1–3.

510 So etwa der Rechtsanwalt Siegbert Setsevits in der Sendung *Vor Ort. Duogynon in der Schwangerschaft*, WDR, 29.4.1980, Min. 40:40.

511 Siehe zum Widerspruchsverfahren und zu den Beschwerden beim OVG Berlin den Vorgang im BfArM-Archiv, R-7251, Clofibrat, Bd. 12–13.

512 BGA an Adenylchemie GmbH u.a., 26.7.1979, BArch, B 353/1519. Dass es dabei um eine Einschränkung des bestimmungsgemäßen Gebrauchs ging, betonte auch die Bundesregierung gegenüber dem Bundestag, siehe BT-Drucksache 8/3180, Nr. 33–35.

513 Setsevits, *Aufsichtsbehörde*, 1982, S. 99.

1979 mitgeteilt, »daß das Gericht eine vergleichsweise Regelung anstrebe.«[514] Ob der Zulassungswiderruf gerichtlich Bestand gehabt hätte, muss offenbleiben, zumal eine große Sachverständigenanhörung am 18. und 19. Juni 1979 den Widerruf als unverhältnismäßig wertete.[515] Deutlich wird hier: Das BGA war in seinen Entscheidungen keineswegs völlig frei, sondern den gesetzlichen Bestimmungen und dem rechtsstaatlichen Verhältnismäßigkeitsprinzip unterworfen. Von den zur Verfügung stehenden Sanktionsinstrumenten durfte das BGA daher nur das mildeste geeignete Mittel ergreifen, um den erstrebten Zweck zu erreichen – und dies waren nach Ansicht des BGA und maßgebender Experten auch im Fall Clofibrat eine Beschränkung des Anwendungsgebietes und eine bestimmte Gebrauchsinformation.

In Fällen wie Clofibrat oder Duogynon (dazu eingehend Kap. 2) offenbarten sich Regulierungsprobleme, die (auch) nach Inkrafttreten des AMG 1976 fortbestanden. Obwohl dieses Gesetz den sichtbarsten Einschnitt im deutschen Regulierungssystem bildete und in seinem Kern nach wie vor gültig ist, wäre es doch ein gravierender Irrtum, den heutigen Stand des Arzneimittelrechts auf die späten 1970er Jahre zurückzuprojizieren. Mit dem Inkrafttreten des Gesetzes Anfang 1978 begann eine vom Gesetzgeber intendierte Übergangsphase, in der das »alte« Arzneimittelrecht mit seinen teils noch vorgesetzlichen Überhängen in die »neue« Ordnung überführt werden sollte. Dementsprechend galten alle bei Inkrafttreten des Gesetzes rechtskonform eingeführten Präparate – auch solche, die vor dem AMG 1961 eingeführt, aber noch nicht nachregistriert worden waren – für eine Übergangsphase von zwölf Jahren als zugelassen (»fiktive Zulassung«) und waren denjenigen Präparaten rechtlich gleichgestellt, die das reguläre Zulassungsverfahren durchlaufen hatten.[516] Angesichts eines Nachzulassungsstaus wurden diese Fristen später modifiziert, zumal auch der Umgang mit Arzneimitteln zu regeln war, die sich in der DDR legal im Verkehr befunden hatten.[517] Bis ins neue Jahrtausend hinein war eine größere Zahl fiktiv zugelassener Arzneimittel auf dem Markt.[518]

514 BGA, G I, Telefonvermerk, 12.1.1979, BfArM-Archiv, R-7251, Clofibrat, Bd. 13.

515 Ein Wortprotokoll der Sachverständigenanhörung vom 18./19.6.1979 findet sich in BayHStA, MInn 110545.

516 Gesetz zur Neuordnung des Arzneimittelrechts, 24.8.1976, BGBl. I 1976, S. 2445–2482, Art. 3 §§ 5–10.

517 Siehe den Überblick bei Fuhrmann/Klein/Fleischfresser, *Arzneimittelrecht*, 2020, S. 41–46.

518 Die Nachzulassung wurde zum 31.12.2005 abgeschlossen. Aufgrund mehrerer Klagen pharmazeutischer Unternehmer gegen die versagte Nachzulassung bestand die fiktive Zulassung der Mittel aufgrund der aufschiebenden Wirkung der Klagen bis zur rechtskräftigen Gerichtsentscheidung fort. Noch 2017 waren fünf Arzneimittel

Auch wenn das AMG 1976 das behördliche Regulierungsinstrumentarium erheblich erweiterte und damit einem vertieften staatlichen Eingriff ins Arzneimittelwesen den Weg ebnete, war das Gesetz selbst nur ein erster Schritt in diese Richtung. Manche der darin vorgesehenen Vorschriften wurden erst im Laufe der nächsten Jahre wirksam, darunter der neue, in § 63 erstmals auch gesetzlich vorgesehene Stufenplan, der erst im Oktober 1980 in Kraft trat und das behördliche Verfahren bei Bekanntwerden von Arzneimittelrisiken nach den nunmehr gesetzlich möglichen Maßnahmen konkretisierte.[519] Das weitere Vordringen des Staates in die Arzneimittelregulierung setzte sich mit einer Vielzahl an Novellen fort. So wurde – um nur einige Beispiele zu nennen – die klinische Prüfung 1986 der behördlichen Überwachung unterworfen, bevor 1994 das Arzneibuch amtlichen Charakter erhielt und 2004 die Anzeigepflicht für die klinische Prüfung durch ein behördliches Genehmigungsverfahren ersetzt wurde.[520] Auch viele andere, heute als selbstverständlich geltende Vorschriften unterfielen erst im Laufe der Zeit einer gesetzlichen Regulierung. Dies gilt zum Beispiel für die Fachinformation für Arzneimittel, die mit der Novelle von 1986 verpflichtend eingeführt wurde (§ 11 a).

Auch einige der hier näher beleuchteten Bestimmungen erfuhren im Laufe der Zeit wesentliche Veränderungen, während andere ganz wegfielen. Die 14. AMG-Novelle von 2005 änderte etwa aufgrund europarechtlicher Vorgaben den Wortlaut der gesetzlichen Zulassungsvoraussetzungen – und damit auch die Voraussetzungen, unter denen die zuständige Bundesoberbehörde eine Zulassung versagen, zurücknehmen oder widerrufen durfte. An die Stelle des oben problematisierten Kriterienbündels eines *begründeten Verdachts* auf *unvertretbare schädliche Wirkungen* bei *bestimmungsgemäßem Gebrauch* trat nun der Begriff eines ungünstigen Nutzen-Risiko-Verhältnisses.[521] Auch wenn die amtliche Begründung unter der Neuformulierung keine materielle Änderung der Rechtslage verstanden wissen wollte,[522] wurde dieselbe doch insoweit aufgelockert und der behördliche Handlungsspielraum geweitet, als die drei unbestimmten Rechtsbegriffe als eigene Voraussetzungen entfielen und *de lege lata* nur noch eine Gesamtbewertung des Nutzen-Risiko-Verhältnisses zu erfolgen hatte, in die die genannten Einzelkriterien zwar miteinflossen, aber

fiktiv zugelassen (*Nachzulassungen für fünf Medikamente seit mehr als einem Vierteljahrhundert überfällig*, arznei-telegramm (online), 5.5.2017).

519 Der Stufenplan vom 20.6.1980 wurde veröffentlicht in BAnz 114/1980, S. 13–14.

520 Siehe die Novellen vom 16.8.1986, BGBl. I 1986, S. 1296–1304; vom 9.8.1994, BGBl. I 1994, S. 2071–2087 und vom 30.7.2004, BGBl. I 2004, S. 2031–2053.

521 Siehe die 14. AMG-Novelle vom 29.10.2005, BGBl. I 2005, S. 2570–2601, hier Änderung des § 25.

522 BT-Drucksache 15/5316, hier S. 38.

dabei durch die anderen Kriterien überwogen werden konnten.[523] Mit der großen Arzneimittelrechtsreform 2012 wurde schließlich auch das Kriterium des bestimmungsgemäßen Gebrauchs aus den Verbotsvoraussetzungen nach § 69 gestrichen, damit die Behörden grundsätzlich auch Maßnahmen (etwa ein Verkehrsverbot) ergreifen konnten, wenn unvertretbare schädliche Wirkungen bei Überdosierung, Fehlgebrauch, Missbrauch und Medikationsfehlern aufzutreten drohten.[524]

Insbesondere durch die Angleichung an europäisches Recht hat das Arzneimittelgesetz heute ein deutlich anderes Gepräge als 1978, wodurch die ursprüngliche Zielsetzung (Arzneimittelsicherheit) und Regulierungslogik (Prävention) nicht aufgegeben, sondern stärker verwirklicht wurden. Ohnehin füllten sich viele Bestimmungen des Gesetzes erst durch die Judikatur mit rechtlichem Leben, zum Teil mit der Folge, dass bestimmte Probleme erst durch die Rechtspraxis deutlich und durch legislative Neuregelungen gelöst wurden. Diese Entwicklung ist bis heute nicht abgerissen. Daher blieb und bleibt das Arzneimittelrecht »weiterhin eine sich in erheblicher Geschwindigkeit entwickelnde Rechtsmaterie«, was indes auch mit einer »sich steigernden Unübersichtlichkeit« einhergeht.[525]

Wie bereits dargelegt, war das AMG 1976 vor allem durch einen nachhaltigen Politisierungsprozess bedingt, in dem die Öffentlichkeit neue Handlungsimperative an den Staat herantrug und neuen Regulierungsdruck im Arzneimittelwesen schuf. Dass sich die kritische Öffentlichkeit auch nach 1978 mit den Strukturen der Arzneimittelregulierung auseinandersetzte, diese hinterfragte, kritisierte und dadurch beeinflusste, zeigt nicht zuletzt der Fall Duogynon. Doch so sehr sich die Öffentlichkeit ab den 1960er Jahren als Impulsgeber für die Fortentwicklung der Arzneimittelregulierung erwiesen hatte: Hier waren auch andere Einflüsse und Triebkräfte wichtig. So wirkte etwa die breite mediale Debatte über Arzneimittelsicherheit und -risiken nicht nur direkt auf die Regulierungssysteme ein, sondern auch mittelbar: Mit bestimmten gesellschaftlichen Thematisierungskonjunkturen änderten sich auch Interessen und Schwerpunkte in der medizinischen Wissenschaft, die ihrerseits neues medizinisches Wissen produzierte – und auch dadurch den Umgang mit und die Regulierung von Arzneimitteln prägte.

523 Dementsprechend konfligierte eine unveränderte Berücksichtigung des bestimmungsgemäßen Gebrauchs mit europäischem Recht, siehe auch Kloesel/Cyran, *Kommentar*, 2019, Erl. 78 zu § 25.

524 Siehe das Gesetz vom 19.10.2012, BGBl. I 2012, S. 2192–2227, hier Art. 1 Nr. 56; ferner die amtliche Begründung: BT-Drucksache 17/9341, S. 65.

525 Fuhrmann/Klein/Fleischfresser, *Arzneimittelrecht*, 2020, S. 53.

1.4 Medizinisches Wissen in der Arzneimittelregulierung

Grundlage jeder Regulierung von Arzneimitteln ist medizinisches Wissen. Alle Akteure der Arzneimittelregulierung sind – ganz unabhängig davon, welchem System der Regulierung sie sich zuordnen lassen – in bestimmte medizinische Wissenskontexte eingebunden, aus denen sie sich nicht lösen können. Das medizinische Wissen ist dabei den anderen Regulierungssphären gegenüber vorgelagert, weil es durch spezifische Konzepte von Krankheit und Krankheitsursachen, von Diagnose, Prävention und Therapie das Verständnis von Medikationsmöglichkeiten determiniert und insoweit das Arzneimittel als solches überhaupt erst hervorbringt. In einem engeren Sinne ist medizinisches Wissen aber auch für die Regulierung *einzelner* Arzneimittel maßgebend. Alle Regulierungsakteure sind auf Erkenntnisse über Nutzen und Risiken von bestimmten Arzneistoffen angewiesen. Wogegen ein konkretes Medikament hilft, wie es anzuwenden ist und welche Dinge sonst zu beachten sind: Solche Zuweisungen resultieren aus medizinischen Wissensbeständen, die das Handeln aller Regulierungsakteure bedingen. Medizinisches Wissen wird dadurch aber – wie das Beispiel der Arzneimittel zeigt – selbst permanent verändert: durch die von ihm geschaffenen Mittel, deren Anwendung und die dabei gemachten Erfahrungen. Medizinisches Wissen ist also kontextgebunden und kontingent.

Von wesentlicher Bedeutung für die Erzeugung medizinischen Wissens ist die Wissenschaft. Auch wenn konkurrierende Konzeptionen des Medizinischen existieren (etwa Alternativmedizin), die mit anderen Vorstellungen von Wissen und Evidenz operieren,[526] ist für die moderne Arzneimittelregulierung doch die medizinische Wissenschaft maßgeblich.[527] Sie gilt als ultimative Richtgröße für Sachverstand und Urteilskompetenz, institutionalisiert sich dabei in erster Linie an den Universitäts- und anderen größeren Kliniken.[528] Als soziales System folgt die (medizinische) Wissenschaft eigenen Logiken, Spielregeln und Gepflogenheiten. Sie ist bestimmten institutionellen und ideellen Strukturen unterworfen, die weitgehend vorgeben, in welchen Bahnen die Wissensproduktion erfolgt und wie welche Erkenntnisse verteilt werden – und welche nicht. Dabei geht es nicht nur um die Mehrung und den Austausch von Wissen, sondern auch um symbolisches Kapital. Wissenschaft ist also auch ein Reputationssystem, in dem nicht jede Stimme gleiches Gewicht hat, in dem

526 Siehe etwa Eschenbruch, *Experteneinfluss*, 2007; Eschenbruch, *Brechnuss*, 2009; Kessel, *Expertise*, 2009.

527 Dementsprechend werden die »Erkenntnisse der medizinischen Wissenschaft« auch begrifflich in Rechtsnormen eingebettet, siehe etwa § 5 AMG 1976.

528 Zum sozialen Bedeutungsgewinn der Wissenschaften Raphael, *Verwissenschaftlichung*, 1996; siehe aus soziologischer Perspektive auch Stehr, *Wissensgesellschaften*, 2023.

nicht jeder Publikationsort als gleichwertig gilt. Dementsprechend kann auch das medizinische Wissen selbst nicht losgelöst von den Menschen betrachtet werden, die es erzeugen und besitzen, die es anwenden und dadurch verändern.[529] Erkenntnisproduktion und Wissen sind also bedingt durch den soziokulturellen Kontext, in den die Menschen bewusst wie unbewusst verstrickt sind. Der Mediziner und Wissenschaftstheoretiker Ludwik Fleck hat in diesem Zusammenhang von Denkkollektiven gesprochen, also von Gemeinschaften, in denen ein reger Gedankenverkehr zu einem bestimmten Gegenstand erfolgt und die einem gemeinsamen Denkstil unterliegen, der zwar nicht statisch ist, aber veränderungsträge. Dieser Denkstil determiniert Wahrnehmung und Wahrheit innerhalb eines Denkkollektivs und bestimmt, welche Probleme als interessant, welche Urteile als evident und welche Methoden als brauchbar gelten.[530]

Diese pfadabhängigen Strukturen waren und sind auch für die Arzneimittelregulierung entscheidend. Sie geben den spezifischen Denk- und Wissensrahmen für den sozialen Austausch vor, in dem sich Arzneimittelnutzen und Arzneimittelrisiken überhaupt erst konstituieren können.[531] Das Wissen der Akteure ist dabei nie einheitlich, zumal es stets unterschiedlichen sozialen Bedingungen unterliegt. Das Wissen des Staates[532] ist durch andere Aufgaben, Interessen und Funktionen geprägt als das Wissen eines Arztes oder einer Wissenschaftlerin. Das reine, objektive, von sozialen Einflüssen freie Wissen gibt es nicht. Insoweit ist auch die Regulierung von Arzneimitteln nicht rein rational-abstrakt ersonnen worden, sondern historisch bedingt: In die Genese des Regulierungssystems sind stets Erfahrungen eingeflossen, die sich als weichenstellend und wegweisend erwiesen haben, dabei aber neue Erfahrungen und Erwartungen schufen, auf die es zu reagieren galt. Man geht sicher nicht fehl, das Problem teratogener Arzneimittelrisiken, wie es sich im Contergan-Skandal zeigte, zu jenen Themen zu zählen, die den Diskurs über die Arzneimittelregulierung ganz erheblich dynamisierten. Ähnliches gilt für die Einführung der Hormone, deren enorme therapeutischen Potenziale das Arzneimittelwesen des 20. Jahrhunderts wesentlich prägten. Um das regulatorische Handeln – auch und insbesondere im Falle Duogynon – einordnen und bewerten zu können, sind die Grundlinien des medizinischen Wissens zu diesen Bereichen historisch zurückzuverfolgen. Dabei richtet sich der Blick zunächst auf das Wissen um die Entstehung von Fehlbildungen, bevor die Entdeckung der

529 Siehe dazu Jordanova, *Construction*, 1995; Borck, *Anatomien*, 1996; Roelcke, *Politik*, 2010.

530 Fleck, *Entstehung*, 2019, S. 54–55, 130–131.

531 Hess, *Risks*, 2010, S. 200–203.

532 Collin/Horstmann, *Wissen*, 2004.

Hormone (besonders der Sexualhormone) und deren Prekarisierung beleuchtet werden. Schließlich ist von Interesse, wie und weshalb sich diese verschiedenen Entwicklungsstränge medizinischen Wissens – Fehlbildungen und Arzneimittelrisiken – seit den 1960er Jahren immer stärker miteinander verknüpften und mit welchen Problemen es gleichwohl verbunden blieb, entsprechenden Zusammenhängen auf die Spur zu kommen.

Arzneimittel und teratogene Risiken

Die Problematik angeborener Fehlbildungen hat die Menschheit seit jeher beschäftigt. Aus nahezu allen Epochen und Kulturkreisen lassen sich Zeugnisse über Menschen finden, die den Zeitgenossen als körperlich »abnorm« galten.[533] Wurden angeborene Fehlbildungen zunächst fast durchweg als Omen, Gottesstrafe oder Laune der Natur gedeutet, so wuchs in der Renaissance das medizinische Interesse an anatomischen und physiologischen Zusammenhängen, nicht zuletzt bei »mißgestalteten« Menschen. Eine wissenschaftliche Lehre von den Fehlbildungen – die »Teratologie« – etablierte sich aber erst im frühen 19. Jahrhundert. Wegweisend waren hier vor allem Étienne Geoffroy Saint-Hilaire (1772–1844) und sein Sohn Isidore (1805–1861) sowie Johann Friedrich Meckel (1781–1833), die dieses Problem erstmals tierexperimentell erforschten und sich um eine Systematisierung der Fehlbildungsformen bemühten.[534] Die teratologische Forschung erlebte nun einen raschen Aufschwung. Die Entwicklung des Embryos konnte, so war am Ende des 19. Jahrhunderts bekannt, sowohl durch Erbanlagen als auch durch Umwelteinflüsse gestört werden. Die genauen Mechanismen der Missbildungsentstehung (»Teratogenese«) blieben hingegen im Dunkeln, zumal sich die Teratologie vorwiegend mit dem toten Körper befasste und der Blick auf die Fehlbildungen *in statu nascendi* verschlossen blieb.[535]

Zu Beginn des 20. Jahrhunderts verlor die Teratologie zusehends an Bedeutung. Da sie kaum Erkenntnisfortschritte erzielen konnte, verlagerten sich die ätiologischen Fragen in andere Fachdisziplinen, etwa in die pathologische Anatomie oder die Embryologie.[536] Trotz aller Forschungen blieb lange Zeit unklar, welche konkreten Faktoren die embryonale Entwicklung beeinträchtigten und

533 Püschel, *Mißbildungen*, 1970, S. 1; Scharf, *Kulturgeschichte*, 1968, S. 71–75.

534 Nestawal, *Monstrosität*, 2010, S. 63–76; Püschel, *Mißbildungen*, 1970, S. 164–171; Zürcher, *Monster*, 2004, S. 98–115, 153–162 und passim.

535 Zürcher, *Monster*, 2004, S. 262.

536 Ebenda, S. 260–282, 287. Siehe zur Geschichte der Embryologie Girod, *Embryologie*, 1986; ferner O'Rahilly/Müller, *Embryologie*, 1999; Schweikardt, *Embryologie*, 2005.

wie sie dies taten, zumal sich dieser Fragenkomplex von moralischen Ansichten und religiösem Aberglauben lange Zeit nie ganz lösen konnte. Zwar war zur Jahrhundertwende die Unterscheidung in endogene und exogene Ursachen bekannt und etabliert. Unklar war dagegen, welche äußeren Faktoren im Einzelnen für die Fehlbildungsentstehung überhaupt verantwortlich waren und wie hoch ein entsprechendes Risiko war. Dass auch chemische Substanzen wie Alkohol oder Arzneimittel fruchtschädigend wirken können, galt zu Beginn des 20. Jahrhunderts noch nicht als gesichert, aber als wahrscheinlich.[537]

In den folgenden Jahrzehnten machte die Forschung zu embryonalen Schädigungen große Fortschritte. Es war in erster Linie die medizinische Wissenschaft in den USA, die sich seit den 1930er Jahren verstärkt mit negativen Arzneimittelwirkungen auf das keimende Leben befasste (etwa Schädigungen des Hörvermögens, des Blutes oder der Haut). Im Mittelpunkt standen dabei verschiedene, meist breit verwendete Mittel wie Barbiturate und vor allem Chinin.[538] Dass die stärksten Impulse von den USA ausgingen, hing auch mit der Sulfanilamid-Katastrophe von 1937 zusammen, bei der 107 Personen nach Einnahme eines Erkältungssaftes ums Leben gekommen waren, darunter viele Kinder. Der Fall hatte das prinzipielle Gefahrenpotenzial von Arzneimitteln besonders drastisch aufgezeigt und weitere einschlägige Forschungen angestoßen.[539] Dennoch blieben teratogene Arzneimittelschädigungen, aufs Ganze gesehen, zunächst ein medizinisches Nischenthema. Dies änderte sich 1941, als der australische Mediziner Norman McAlister Gregg ein typisches Fehlbildungssyndrom bei Neugeborenen beschrieb, ausgelöst durch eine Röteln-Infektion während der Schwangerschaft.[540] Die Entdeckung bedeutete einen Durchbruch, weil der praktische Nutzen der teratologischen Forschung hier besonders deutlich zutage trat und das wissenschaftliche Interesse an entsprechenden Problemen sich nun merklich intensivierte. Diverse Mediziner scheinen durch Greggs Arbeiten überhaupt erstmals auf das Problem exogener Noxen für das keimende Leben aufmerksam geworden zu sein.[541]

537 So schrieb Schwalbe, *Missbildungslehre*, 1906, S. 179, bewusst im Konjunktiv: »Dagegen wäre es wohl möglich, daß unter Umständen chemische Einflüsse zu Mißbildungen führen. So könnte etwa der Alkoholismus der Mutter oder lang fortgesetzter Gebrauch von Arzneimitteln Mißbildungen veranlassen. […] Es muß jedoch betont werden, daß bis jetzt eine derartige Vermutung für die Entstehung von Mißbildungen lediglich eine Hypothese ist«; ähnlich auch Birnbaum, *Klinik*, 1909, S. 2–3.

538 Siehe den Überblick bei Kirk, *Contergan-Fall*, 1999, S. 129–136.

539 Zum Teil findet sich auch die Zahl von 105 Toten. Siehe als Reaktion exemplarisch Heckel, *Chemotherapy*, 1941 mwN. Zur Sulfanilamid-Katastrophe und ihrem Kontext Carpenter, *Reputation*, 2010, S. 73–117.

540 Gregg, *Cataract*, 1941.

541 So Büchner, *Ursachen*, 1955, S. 1673; Krone, *Ursachen*, 1958, S. 1418; Brücke, *Schädi-*

Auch in Deutschland setzte sich im ersten Drittel des 20. Jahrhunderts die Einsicht durch, dass auch »chemische Einflüsse« oder »Gifte« ein teratogenes Potenzial besaßen. Anders als in der US-amerikanischen Forschung wurde diese Problematik aber in Arbeiten, die sich mit Fehlbildungen befassten, oft nur am Rande berührt. Dies lag nicht zuletzt an der Dominanz eugenischer Denkmuster, die den Problemkreis »Mißbildungen« in erster Linie als Frage der Erbgesundheit erscheinen ließen. Die Bedeutung umweltbedingter (»peristatischer«) Faktoren für die Teratogenese wurde damit zwar nicht zurückgewiesen, aber im wissenschaftlichen Diskurs doch einstweilen marginalisiert.[542] Dies zeigte sich etwa im 1921 erstmals erschienenen Standardwerk *Grundriß der menschlichen Erblichkeitslehre und Rassenhygiene*, in dem Fritz Lenz eher vage schrieb: »Neben den erblichen Mißbildungen gibt es auch solche paratypischer Natur, welche infolge von Krankheit der Mutter, Giftwirkung oder mechanischen Einflüssen zustandekommen.«[543]

Mit der Machtübernahme der Nationalsozialisten avancierte das genetische Dispositiv dann ab 1933 zu einer Art medizinisch-ideologischen Staatsräson. Dementsprechend richtete sich das hauptsächliche Erkenntnisinteresse einschlägiger Experten auf die Beseitigung vermeintlich »minderwertiger« Anlagen aus dem Erbgut des »Volkskörpers«.[544] Damit war bei Fehlbildungsfällen die Aufmerksamkeit automatisch auf genetische Ursachen hingelenkt, nicht zuletzt auf massiven Druck des Staates, der eine Meldung solcher Fälle verbindlich dekretierte.[545] Die politische wie wissenschaftliche Sozialisation festigte insoweit ein eugenisches Denkschema, das über den Zusammenbruch des NS-Regimes hinaus fortwirkte und die Sichtweisen vieler Mediziner nach 1945 prägte.[546]

Die Sicht der deutschen Medizin auf angeborene Fehlbildungen begann sich ab 1945 zu ändern, zwar nicht schlagartig, aber fortwährend und nachhaltig. Immer deutlicher rückten nun die umweltbedingten Einflüsse der Teratogenese in den Blick. Der allmähliche Perspektivwechsel lag nicht nur an

gungen, 1958, S. 561; Uhlig, *Fehlbildungen*, 1959, S. 346; zur Bedeutung Greggs auch O'Rahilly/Müller, *Embryologie*, 1999, S. 19.

542 Zürcher, *Monster*, 2004, S. 286 und passim; ferner O'Rahilly/Müller, *Embryologie*, 1999, S. 19.

543 Baur/Fischer/Lenz, *Erblichkeitslehre*, 1923, S. 197.

544 Die Zahl der Studien zur NS-Rassenhygiene ist inzwischen kaum noch zu überblicken. Siehe exemplarisch Weingart/Kroll/Bayertz, *Rasse*, 2017; Wolf, *Auswahlbibliographie*, 2008.

545 Siehe den konzisen Überblick zum Meldesystem bei Burkhardt, *NS-Euthanasie-Unrecht*, 2015, S. 144–146.

546 Siehe zur Kontinuität eugenischer Denkmuster nach 1945 Weingart/Kroll/Bayertz, *Rasse*, 2017, S. 562–630; Cottebrune, *Konzepte*, 2012.

den Erfahrungen der NS-Zeit, die eine allzu starke Fixierung auf genetische Gesichtspunkte als obsolet erscheinen ließen und teils auch diskreditiert hatten. Ebenso deutlich machte sich der Anschluss der deutschen Medizin an den transnationalen Wissenschaftsdiskurs bemerkbar. Dies führte in den 1950er Jahren zu einer Polarisierung der deutschen Forschung in zwei teratologische Lehrmeinungen. Während die eine Richtung »die Mehrzahl der Fehlbildungen durch exogene Schädigungen bedingt« sah,[547] folgte die andere Strömung der Auffassung, »daß pathologische Gene auch heute und in Zukunft als wesentlichste Ursache angeborener Bildungsfehler zu gelten haben.«[548] Manchen Medizinern schien sich die Überbewertung genetischer Aspekte nun in ihr Gegenteil zu verkehren. Ganz auf dieser Linie erklärte der prominente Genetiker Hans Nachtsheim 1959 auf dem Kongress der Gesellschaft für innere Medizin, »daß im Dritten Reich die Rolle der genetischen Faktoren für die Entstehung von Mißbildungen überschätzt wurde, jetzt aber umgekehrt den peristatischen Faktoren eine zu große Bedeutung beigelegt werde.«[549]

Die Diskussion um fruchtschädigende Umwelteinflüsse erhielt ab der zweiten Hälfte der 1950er Jahre kräftigen Auftrieb. Arzneimittel spielten dabei zunächst keine zentrale Rolle. Es waren vielmehr zwei andere Aspekte, die auch aufgrund der besonderen Umstände der Nachkriegszeit im Mittelpunkt standen. Angesichts der kargen Lebensumstände rückten nun – erstens – Mangelerscheinungen in den Fokus der Forschung. Ein prominenter Vertreter der Mangeltheorie war der Freiburger Pathologe Franz Büchner, der sich in seinen Arbeiten auf den Sauerstoff- und Glukosemangel konzentrierte, aber auch andere Mangelzustände (etwa Vitamine) für Fehlbildungen verantwortlich machte.[550] Diese Theorie reüssierte, zumal sie sich mit vielen anderen Erklärungsmodellen verbinden ließ.

Schon bald trat aber – zweitens – ein anderer Aspekt in den Vordergrund: die Frage nach den Auswirkungen radioaktiver Strahlung, besonders durch den Fallout nach Kernwaffentests. Dass dieser Zusammenhang die Diskussion bald völlig überformte, hatte mehrere Gründe. Die atomare Rüstung im Ost-West-Konflikt und die latente Gefahr eines nuklearen Infernos hielten das Problem der Kernwaffen im öffentlichen Raum dauerhaft präsent.[551] Für den medizini-

547 Rett, *Ursachen*, 1958, S. 42; ähnlich Büchner, *Ursachen*, 1955, S. 1673.
548 Grebe, *Fruchtschädigungen*, 1955, S. 123; ähnlich Jörgensen, *Mißbildungsursache*, 1953, S. 974.
549 Schubert, *Mängel*, 1959, S. 480; Nachtsheim, *Ätiologie*, 1959, S. 1845.
550 Büchner, *Biologie*, 1952; Büchner, *Ursachen*, 1955; Büchner, *Mißbildungen*, 1956. Siehe ähnlich Rübsaamen, *Wirkung*, 1952; Rübsaamen/Leder, *Ursachen*, 1955; Kühnelt/Rotter-Pool, *Mißbildungen*, 1955, S. 894 (»An erster Stelle steht hier das chronische Hungern mit dem Fehlen der wichtigsten Vitamine«).
551 Schwerin, *Contergan-Bombe*, 2009, S. 256. In den Medien war diese Frage allgegen-

schen Diskurs war dabei die thematische Anschlussfähigkeit radioaktiver Risiken entscheidend: Die Frage eines schädlichen Einflusses auf die Organogenese des Embryos ging fast immer mit der Frage eines schädlichen Einflusses auf das menschliche Erbgut einher. Damit konnten die nach wie vor wirkmächtigen, an der Genetik orientierten Denk- und Traditionslinien in den einschlägigen medizinischen Fachdisziplinen problemlos aufgegriffen, in die Debatte um exogene Fehlbildungsursachen eingewoben und fortgeführt werden.[552] Mit ihren teils überaus dystopischen Prognosen strahlte diese Diskussion auch in die breite Medienöffentlichkeit aus.[553]

Wie sehr die Fehlbildungsdebatte durch das Problem radioaktiver Strahlung geprägt und auch verzerrt wurde, zeigte sich 1958/59.[554] Nachdem der Bayreuther Kinderarzt Karl Beck einen Zusammenhang zwischen Atombombentests und dem vermehrten Auftreten von Fehlbildungen hergestellt hatte, griff die Presse die Warnrufe des Mediziners auf und berichtete zum Teil in sensationeller Aufmachung über den Verdacht.[555] Nach einer parlamentarischen Anfrage über die, wie man damals noch sagte, »Zunahme von Mißgeburten« leitete die Bundesregierung im Mai 1958 eine Prüfung ein und konsultierte alle einschlägigen Behörden und Fachgesellschaften.[556]

Deutlich zeigte sich, wie unzureichend das Wissen war. Ungeachtet der kontroversen wissenschaftlichen Debatte über Fehlbildungsursachen existierte auch staatlicherseits kein Monitoringsystem. Es fehlte an belastbaren Daten, die sich aufbereiten und auswerten ließen, um daraus fundierte Rückschlüsse oder gar Handlungsentscheidungen abzuleiten. Da eine Meldepflicht für Fehlbildungen nicht bestand, waren Beamte und Mediziner gezwungen, sich behelfsmäßig auf anderes Material (etwa Todesursachenstatistik) und auf Beobachtungen aus einzelnen Kliniken zu stützen. Der im März 1959 vorgelegte Bericht des Bundesministers des Innern changierte zwischen Ernüchterung und Beschwichtigung. Er wies auf die strukturellen Erkenntnisprobleme hin, ließ

wärtig, siehe bspw. *Die Wolken brechen aus*, Der Spiegel 16/1955; *Sind wir schon durch Atomstrahlen bedroht?*, Die Zeit 30/1956. Siehe hierzu Stölken-Fitschen, *Atombombe*, 1995, S. 91–147 mwN.

552 Siehe aus der zeitgenössischen Forschungsliteratur Verschuer, *Strahlenschädigung*, 1957; Degenhardt/Grüter, *Röntgenstrahlen*, 1959; sowie Kröner, *Förderung*, 1997, bes. S. 76–82; Schwerin, *Humangenetik*, 2012.

553 Siehe etwa *Strontium 90 – das Schreckgespenst*, Die Welt, 2.8.1956.

554 Thomann, *Contergan*, 2005; Thomann, *Sicherheit*, 2007; Lenhard-Schramm, *Land*, 2016, S. 306–314.

555 Beck, *Mißbildungen*, 1958. Becks Verdacht fand in der Presse reges Echo, siehe etwa *Zum Schutz der Ungeborenen*, Schwäbische Landeszeitung, 10.5.1958; *Es geht um unsere Kinder!*, Welt der Arbeit, 16.5.1958. Kritisch dazu Nachtsheim, *Ätiologie*, 1959, S. 1849.

556 Siehe den Vorgang in BArch, B 142/474.

aber zugleich Entwarnung durchklingen. Eine Zunahme an Fehlbildungen konnte er nicht bestätigen, vielmehr war vom »Eindruck« eines momentanen Rückgangs die Rede.[557] In der Rückschau erwies sich der Bericht als verhängnisvoll, denn er wog die Experten in »trügerischer Sicherheit« und verstellte auch den Blick auf die conterganbedingten Fehlbildungen, die just ab Frühjahr 1959 sprunghaft anzusteigen begannen.[558]

Die medizinisch-wissenschaftliche Diskussion über Risiken chemischer Substanzen bezog sich in den 1950er Jahren weniger auf Arzneimittel. Die Debatte um eine »toxische Gesamtsituation«, vor der manche Experten in den 1950er Jahren eindringlich warnten,[559] richtete sich im Wesentlichen auf zwei andere Bereiche: zum einen auf die Risiken von Lebensmittelzusatzstoffen,[560] zum anderen auf die Gefahren von Umweltgiften am Arbeitsplatz.[561] Teratogene Wirkungen spielten dabei kaum eine Rolle. Im Mittelpunkt standen vielmehr karzinogene und zum Teil auch mutagene Wirkungen. Mit Blick auf prekäre Substanzen absorbierten diese Diskussionen einen Großteil der fachlichen wie medialen Aufmerksamkeit.

Teratogene Arzneimittelrisiken besaßen im zeitgenössischen Diskurs dagegen nur einen untergeordneten Stellenwert. Nicht wenige Fachpublikationen der 1950er Jahre, die sich mit Fehlbildungsursachen befassten, subsumierten Arzneimittel unter Allgemeinbegriffen wie »chemische Faktoren« oder »Gifte« – oder erwähnten sie gar nicht erst.[562] Andere Arbeiten zählten Arzneimittel zwar kursorisch mit auf, beließen es aber bei eher generellen Hinweisen auf ein mögliches Schädigungspotenzial, ohne genaueren Anhalt zu geben, welche Mittel in der Schwangerschaft ein Risiko darstellen könnten.[563] Der Pädiater Andreas Rett etwa, der bei Fehlbildungen exogene Ursachen eigentlich stärker gewichtete als endogene, zählte Medikamente 1958 zwar prinzipiell zu den möglichen Teratogenen, schränkte dies aber zugleich ein: »Inwieweit Medikamente die wachsende Frucht zu schädigen vermögen, ist derzeit noch nicht zu übersehen.«[564]

557 BT-Drucksache 3/954, S. 4.
558 Thomann, *Sicherheit*, 2007, S. 2782.
559 Eichholtz, *Gesamtsituation*, 1956.
560 Siehe dazu eingehend Stoff, *Gift*, 2015.
561 Schwerin, *Contergan-Bombe*, 2009, S. 268.
562 Siehe etwa Klebanow/Hegnauer, *Genese*, 1950; Jörgensen, *Mißbildungsursache*, 1953; Thalhammer, *Erkrankungen*, 1953; Kühnelt/Rotter-Pool, *Mißbildungen*, 1955; Rübsaamen/Leder, *Ursachen*, 1955; Büchner, *Ursachen*, 1955; Grebe, *Fruchtschädigungen*, 1955; Idelberger, *Aetiologie*, 1958; Karte, *Ursachen*, 1958; Nachtsheim, *Ätiologie*, 1959; Schubert, *Mängel*, 1959; Neuweiler/Richter, *Ätiologie*, 1961.
563 Krone, *Ursachen*, 1958; Knörr, *Mißbildungsforschung*, 1961.
564 Rett, *Ursachen*, 1958, S. 41.

Dass Medikamente die Entwicklung des Embryos prinzipiell schädigen können, war in den 1950er Jahren bekannt. Neben den vielen Arbeiten, die einen allgemeinen Überblick über Fehlbildungsursachen gaben, erschienen in dieser Zeit auch diverse Fachbeiträge renommierter Mediziner, die sich speziell mit medikamentös bedingten »Fruchtschäden« befassten. Viele der Artikel zählten solche Arzneimittel auf, die sich in Tierversuchen als fruchtschädigend oder teratogen erwiesen hatten oder aus anderen Gründen im Verdacht standen, bei Gabe während der Schwangerschaft die Embryonalentwicklung zu stören.[565] Hinweise auf eine gesicherte fruchtschädigende oder gar teratogene Wirkung konnten aber auch die Artikel nur vereinzelt geben. Auch wenn die Autoren das Risiko einer Medikation während der Schwangerschaft zum Teil sehr deutlich herausstrichen, war, wie etwa Ernst-Albrecht Josten von der Universitäts-Frauenklinik in Bonn betonte, »nur wenig bekannt über die Frage, welche Medikamente in den einzelnen Schwangerschaftsmonaten von der Mutter auf das Kind übergehen und wie sie dort wirken.«[566] Auch sein Berner Kollege Simon Rageth zeigte sich angesichts der »Unmengen« an während der Schwangerschaft verabreichten Arzneimitteln »erstaunt, wie wenig über Fruchtschäden durch Medikamente bekannt geworden ist. [...] Daß auch Medikamente zu Fruchtschädigungen und gar Mißbildungen führen können, ist aber eine Erkenntnis, die erst in zunehmender Zeit Bedeutung erlangt.«[567] Diese Arbeiten, die sich meist in vagen Verdachtsmomenten erschöpften, stimmten aber grundsätzlich in der Forderung überein, mit der Gabe von Medikamenten in der Schwangerschaft sehr vorsichtig und zurückhaltend zu sein.[568]

Arbeiten, die fruchtschädigende Arzneimittelwirkungen thematisierten, bezogen sich keineswegs immer auf schwere Fehlbildungen der Organe oder Extremitäten, wie sie sich durch den Contergan-Skandal ins kollektive Gedächtnis eingeprägt haben. Zur Diskussion standen auch Folgen wie Taubheit oder Schilddrüsenstörungen. Während es kaum möglich war, eindeutige Beziehungen zwischen bestimmten Schädigungstypen und bestimmten Substanzen herzustellen, waren viele andere Zusammenhänge bekannt. Dies galt etwa für die »teratogenetische Determinationsperiode«, also jene Phase der Frühschwangerschaft, in der der Embryo besonders empfindlich ist, weil sich hier die verschiedenen Organe anlegen und eine Störung der jeweiligen Wachstumsfuge die Schädigung

565 Josten, *Wirkung*, 1956; Brücke, *Schädigungen*, 1958.

566 Josten, *Wirkung*, 1956, S. 489.

567 Rageth, *Fruchtschäden*, 1959, S. 215. Ähnlich vorsichtig Hartl, *Medikamente*, 1961, S. 1208.

568 Siehe zum Beispiel Josten, *Wirkung*, 1956, S. 489; Brücke, *Schädigungen*, 1958, S. 561; Krone, *Ursachen*, 1958, S. 1420; Rageth, *Fruchtschäden*, 1959, S. 220.

des jeweiligen Organs determiniert.[569] Dementsprechend wusste man von der zentralen Bedeutung des Schädigungszeitpunkts bei der Teratogenese.[570]

Im Rahmen der Debatte um fruchtschädigende Arzneimittelwirkungen wurden auch solche Probleme diskutiert, die es mitunter schwer machten, bestimmte Schädigungen auf bestimmte Medikamente (oder auf andere Noxen) zurückzuführen. Schädigungen des Embryos hingen nämlich von verschiedensten Faktoren ab und waren in der Regel nicht monokausal auf eine einzige Ursache zu reduzieren. Grundsätzlich bekannt war etwa die große Bedeutung des Zusammenspiels von Genen und Umwelteinflüssen. Demnach konnten manche Noxen ihr schädigendes Potenzial nur bei einer bestimmten genetischen Disposition verwirklichen.[571] Die Entstehung einer Fehlbildung war – auch dies war allgemein bekannt – vor allem durch die körperliche Disposition der Mutter bedingt. Dies galt zum Beispiel für das Alter. Je älter die Schwangere war, desto größer war das Risiko für Fehlbildungen.[572] Auch konnten bestimmte Vorerkrankungen, insbesondere Diabetes,[573] oder vorangegangene Geburten und Aborte die Wahrscheinlichkeit für Fehlbildungen erhöhen.[574] In diesem Zusammenhang wurde auch ein erhöhtes Risiko nach Blutungen in der Frühschwangerschaft diskutiert.[575] Der ätiologische Diskurs beschränkte sich aber nicht auf biologische Faktoren, sondern umfasste auch soziale Umstände. Dass

569 Krone, *Ursachen*, 1958, S. 1420. Auf dieser Grundlage ließ sich bei Contergan-Fällen, in denen der Einnahmezeitpunkt bekannt war, die konkrete Form der Schädigung noch vor der Geburt korrekt vorhersagen (Gutachten Prof. Johannes Thomas, 14./15. 10. 1968, LAV NRW R, Gerichte Rep. 139, Nr. 336, S. 59–60). Zeitgenössisch war daher auch vom »Mißbildungskalender« die Rede; siehe Kuhlmann, *Gesichtspunkte*, 1962, S. 281; ähnlich Grebe, *Fruchtschädigungen*, 1955, S. 124.

570 Neuweiler/Richter, *Ätiologie*, 1961, S. 360; Klebanow/Hegnauer, *Genese*, 1950, S. 1235, 1239; Grebe, *Fruchtschädigungen*, 1955, S. 123; Idelberger, *Aetiologie*, 1958, S. 859; Brücke, *Schädigungen*, 1958, S. 560; Krone, *Ursachen*, 1958, S. 1417, 1420.

571 Rübsaamen/Leder, *Ursachen*, 1955, S. 348; Idelberger, *Aetiologie*, 1958, S. 859; Rett, *Ursachen*, 1958, S. 38; Nachtsheim, *Ätiologie*, 1959; Knörr, *Mißbildungsforschung*, 1961, S. 1977–1978.

572 Klebanow/Hegnauer, *Genese*, 1950, S. 1237–1238; Büchner, *Ursachen*, 1955, S. 1674; Kühnelt/Rotter-Pool, *Mißbildungen*, 1955, S. 894; Rübsaamen/Leder, *Ursachen*, 1955, S. 352, 366–367; Idelberger, *Aetiologie*, 1958, S. 860; Karte, *Ursachen*, 1958, S. 585–586; Krone, *Ursachen*, 1958, S. 1419; Rett, *Ursachen*, 1958, S. 39–40.

573 Klebanow/Hegnauer, *Genese*, 1950, S. 1236–1237; Büchner, *Ursachen*, 1955, S. 1676; Grebe, *Fruchtschädigungen*, 1955, S. 125; Idelberger, *Aetiologie*, 1958, S. 860, 862; Karte, *Ursachen*, 1958, S. 585; Rageth, *Fruchtschäden*, 1959, S. 215; Schubert, *Mängel*, 1959, S. 478; Thalhammer, *Erkrankungen*, 1953, S. 268.

574 Rett, *Ursachen*, 1958, S. 40; Rübsaamen/Leder, *Ursachen*, 1955, S. 366.

575 Neuweiler/Richter, *Ätiologie*, 1961, S. 359–360; ferner Rett, *Ursachen*, 1958, S. 39; Rübsaamen/Leder, *Ursachen*, 1955, S. 368–370.

zum Beispiel die Fehlbildungsrate unter unehelichen oder unerwünschten Kindern »deutlich höher« ausfiel, war durch verschiedene Studien belegt.[576]

Die Wissenserzeugung in der Ätiologie der Fehlbildungen blieb vor diesem Hintergrund generell prekär. Eindeutigkeit ließ sich nur in den seltensten Fällen herstellen,[577] weshalb die Medizin gezwungen war, die letztlich kaum auflösbaren Unsicherheiten in Risikobewertungen zu übersetzen. Weisen solche Kulturen des Risikos grundsätzlich eine größere Elastizität im Umgang mit Gefahr auf als absolute Sicherheitsstrategien,[578] so ist die Berechnung des Risikos ihrerseits vielen Variablen unterworfen und daher allenfalls näherungsweise möglich. In Anbetracht dessen waren auch die Schwierigkeiten evident, eindeutige Zusammenhänge zwischen einem bestimmten Arzneimittel und bestimmten Fehlbildungen herzustellen. Dies galt vor allem, wenn die Disposition der Mutter sowohl das (ohnehin nicht exakt zu beziffernde) allgemeine Fehlbildungsrisiko als auch eine Medikamenteneinnahme begünstigte. Litt eine Mutter zum Beispiel unter Diabetes (was das Fehlbildungsrisiko erhöhte) und nahm aus diesem Grund Insulin, so war schwerlich festzustellen, ob eine Fehlbildung auf die Medikation oder die Grunderkrankung zurückzuführen war. Im Einzelfall ließ sich daher ein kausaler Zusammenhang zwischen Medikation und Fehlbildung nie sicher beweisen.[579] Die Klärung solcher Zusammenhänge wurde durch viele weitere Probleme erschwert. Neben dem Problem unzuverlässiger anamnestischer Angaben[580] lagen bei vielen Arzneimitteln nur im Tierversuch klare Hinweise auf teratogene Wirkungen vor. Ob und inwieweit sich solche Ergebnisse auf den Menschen übertragen ließen, blieb meist unklar.[581] Denn das Ausbleiben teratogener Effekte im Tierversuch bewies keineswegs die Unschädlichkeit für den menschlichen Embryo. Umgekehrt mussten teratogene Effekte im Tierversuch keineswegs bedeuten, dass ein Medikament in therapeutischen Dosen für den menschlichen Embryo gefährlich war. Dies galt umso mehr, als in Tierversuchen meist extreme Überdosierungen verabreicht wurden, teratogene Effekte aber – auch dies war allgemein bekannt – in der Regel von der Dosis abhingen.[582]

576 Rübsaamen/Leder, *Ursachen*, 1955, S. 370.

577 Eindeutige Zusammenhänge ließen sich nur durch reproduzierbare Experimente erkennen oder bei extrem teratogenen Substanzen, die in kleinsten Dosen stets zu typischen Schädigungen führten.

578 Münkler, *Strategien*, 2010, S. 13; Schlich, *Risk*, 2006, S. 1–3.

579 Klebanow/Hegnauer, *Genese*, 1950, S. 1239–1240; Thalhammer, *Erkrankungen*, 1953, S. 258, 276; Josten, *Wirkung*, 1956, S. 489; Karte, *Ursachen*, 1958, S. 586.

580 Thalhammer, *Erkrankungen*, 1953, S. 274; Rett, *Ursachen*, 1958, S. 37.

581 Knörr, *Mißbildungsforschung*, 1961, S. 1977.

582 Rageth, *Fruchtschäden*, 1959, S. 220; Neuweiler/Richter, *Ätiologie*, 1961, S. 360.

Vor diesem Hintergrund wurde in der medizinischen Wissenschaft, insbesondere in der Gynäkologie und Pädiatrie, auch schon vor dem Fall Contergan über ein teratogenes Potenzial verschiedenster Arzneimittel diskutiert. Deutlich wird bei den einschlägigen Beiträgen vor allem, wie wenig man genau wusste und wie sehr die Meinungen bei bestimmten Arzneimitteln auseinandergingen. Wie Walter Neuweiler und Robert Richter von der Universitäts-Frauenklinik Bern 1961 betonten, werde die Liste von gefährlichen Medikamenten »von Jahr zu Jahr größer«, während der US-amerikanische Pädiater Joseph Warkany es für nicht unwahrscheinlich hielt, wenn eines Tages auch Aspirin als potenziell teratogen gelte.[583] Als erwiesen galt die teratogene Wirkung beim Menschen für einige Arzneistoffe. Dazu zählten Chinin und Zytostatika.[584] Auch die teratogene Wirkung von Vitaminen – insbesondere Vitamin A[585] – galt als sehr wahrscheinlich. Während eine solche Wirkung chemischer Kontrazeptiva sehr umstritten war,[586] wurde sie für Hormone als wahrscheinlich, von manchen auch als erwiesen angenommen. Dies galt besonders für Hormone wie Insulin, Cortison oder Schilddrüsenhormone.[587] Im Rahmen der einschlägigen Debatte richtete sich der Blick auch auf Sexualhormone: ein Debattenstrang, der im Folgenden genauer in den Blick genommen wird.

Hormone und ihre Prekarisierung

Hormone und Hormonpräparate zählen zu den hochwirksamen Medikamenten. Die Geschichte ihrer erfolgreichen Einführung in die Medizin ist daher untrennbar mit ihrer Problematisierung und Prekarisierung verbunden, das heißt mit der Bewusstwerdung und -machung ihrer unerwünschten und eventuell auch unkontrollierbaren Wirkung auf den menschlichen Körper. Diese Ambivalenz der Hormone hängt mit ihrer Geschichte selbst zusammen, mit den spezifischen wissenschaftlichen und medizinischen Kontexten, in denen

583 Neuweiler/Richter, *Ätiologie*, 1961, S. 360.

584 Brücke, *Schädigungen*, 1958, S. 561; Krone, *Ursachen*, 1958, S. 1419; Rageth, *Fruchtschäden*, 1959, S. 216, 218, 220; Hartl, *Medikamente*, 1961, S. 1208.

585 Josten, *Wirkung*, 1956, S. 489–490; Schubert, *Mängel*, 1959, S. 478 (mit Anm. 9); Neuweiler/Richter, *Ätiologie*, 1961, S. 360 (mit Anm. 9, 10).

586 Siehe etwa die unterschiedlichen Ansichten bei Rageth, *Fruchtschäden*, 1959, S. 216, 220; Hartl, *Medikamente*, 1961, S. 1208; Durand-Wever, *Empfängnisverhütung*, 1959.

587 Grebe, *Fruchtschädigungen*, 1955, S. 123; Josten, *Wirkung*, 1956, S. 490; Brücke, *Schädigungen*, 1958, S. 561; Idelberger, *Aetiologie*, 1958, S. 860; Karte, *Ursachen*, 1958, S. 584, 586; Krone, *Ursachen*, 1958, S. 1418, 1421; Rett, *Ursachen*, 1958, S. 41; Rageth, *Fruchtschäden*, 1959, S. 217; Schubert, *Mängel*, 1959, S. 478–480.

sie entdeckt, erforscht und eingesetzt wurden.[588] Die medizinische Anwendung der Hormone (vor allem in Form von tierischen Organen) erfolgte bereits lange, bevor man von ihrer Existenz ahnte, und lässt sich bis in die Gentilgesellschaft zurückverfolgen.[589] Nach der Entdeckung des Blutkreislaufs im 17. Jahrhundert begann sich eine Vorstellung zu entwickeln, nach der bestimmte Organe bestimmte Stoffe produzieren, die im Blut durch den Körper strömen und in anderen Körperregionen wirken. Die innere Sekretion konnte 1849 erstmals experimentell nachgewiesen werden.[590] Durch weitere Forschungen trat die biologische Bedeutung dieser endokrinen Drüsen und ihrer Sekrete im Laufe des 19. Jahrhunderts immer deutlicher zutage. Sie waren lebensnotwendig, denn Fehlfunktionen konnten wichtige körperliche Prozesse und Funktionen in gefährliche Unordnung bringen. Dementsprechend wurden im späten 19. Jahrhundert verschiedenste Krankheitsbilder mit einem Ausfall der inneren Drüsen in Verbindung gebracht. Damit offenbarte sich aber zugleich die ungeheure Wirkmächtigkeit der von ihnen produzierten Stoffe, die selbst einstweilen unsichtbar blieben und vorerst nur als biologischer Effekt in einer klinischen oder experimentellen Situation zu fassen waren.[591]

Einen Durchbruch für die Forschung brachte 1901 die Entdeckung des ersten Hormons durch Jōkichi Takamine, der die kristalline Substanz aus Nebennierenrindenmark gewann und ihr den Namen Adrenalin gab.[592] Drei Jahre später folgte die Aufklärung der Formel und chemische Synthese durch Friedrich Stolz bei den Farbwerken Hoechst. Unterdessen war Ernest Starling und William Bayliss bereits 1902 die Entdeckung des zweiten Hormons (Sekretin) gelungen. Starling führte 1905 den Begriff »Hormon« (von griechisch *horman* = antreiben, erregen) ein, womit er körpereigene Stoffe bezeichnete, die aus endokrinen Drüsen in den Blutkreislauf abgegeben werden, um als chemische Boten in anderen Organen eine spezifische Wirkung zu entfalten.[593] Angesichts der bahnbrechenden Forschungen formte sich mit der Endokrinologie bald ein eigenes medizinisches Fachgebiet aus, das diverse Hormone mit therapeutisch herausragender Bedeutung hervorbrachte. Dies galt zum Beispiel für das 1921 erstmals isolierte Insulin, das bereits im Folgejahr erfolgreich in die Therapie eingeführt wurde und die Diabetes-Behandlung revolutionierte,[594] oder für das ab Mitte der 1930er Jahre von verschiedenen Forschern dargestellte Cortison,

588 Dazu eingehend Stoff, *Wirkstoffe*, 2012.
589 Müller-Jahncke/Friedrich/Meyer, *Arzneimittelgeschichte*, 2005, S. 87.
590 Stoffregen, *Endokrinologie*, 2007, S. 354.
591 Ebenda, S. 353–354; Stoff, *Wirkstoffe*, 2012, S. 11–15.
592 Müller-Jahncke/Friedrich/Meyer, *Arzneimittelgeschichte*, 2005, S. 88, 166.
593 Ebenda, S. 88; Stoffregen, *Endokrinologie*, 2007, S. 354.
594 Bliss, *Discovery*, 2021; Dilg, *Insulin*, 2007; Schlich, *Diabetes*, 2007.

das einen zentralen Platz im Arzneischatz fand.[595] Nicht weniger bedeutend war die Entdeckung und Erforschung der Sexualhormone, die insofern einer einzigartigen Deutungsweise unterlagen, als ihnen sowohl in wissenschaftlichen als auch in populären Diskursen geschlechtliche Qualitäten zugeschrieben wurden.[596] Alle Diskurse über Sexualhormone beschränkten sich daher nicht nur auf chemische Substanzen, sondern verhandelten bestimmte, meist dichotome Vorstellungen von Geschlechtlichkeit zumindest untergründig mit.[597]

Bereits 1899 hatten Hermann Rubinstein und Josef Halban unabhängig voneinander die innere Sekretion des Ovars postuliert.[598] Allerdings vergingen noch drei Jahrzehnte, bis die wirksamen estrogenen Substanzen nachgewiesen und dargestellt werden konnten. Erst 1929 gelang Edward Adelbert Doisy, Adolf Butenandt und Ernst Laqueur unabhängig voneinander die Darstellung des ersten Sexualhormons in kristalliner Form. Es handelte sich dabei um Estron, das auch das erste isolierte Steroidhormon war.[599] Das Hormon ließ sich aus dem Harn schwangerer Frauen extrahieren, dessen große estrogene Aktivität bereits bekannt war. Darüber hinaus gelang es Butenandt ab 1930, die chemische Struktur des Estron zu entschlüsseln. Nahmen die beteiligten Forscher zunächst noch an, Estron sei das einzige estrogene Hormon, wurden sie in dieser Annahme bald widerlegt. Bereits 1930 isolierte Guy Frederick Marrian mit Estriol ein zweites Estrogen, ebenfalls aus Harnextrakt. 1935 gelang Doisy mit seinen Mitarbeitern schließlich die Reindarstellung von Estradiol, dem dritten und stärksten natürlichen Estrogen, das aus Schweineovarien gewonnen wurde.[600] Auf einer internationalen Konferenz einigten sich die maßgebenden Forscher 1935 auf die Trivialnamen Estron, Estradiol und Estriol für die drei natürlichen Estrogene, die bis dahin unterschiedlich bezeichnet worden waren.[601] Ein weiterer Durchbruch gelang Walter Hohlweg und Hans Herloff Inhoffen Ende 1937, als sie im Hauptlabor der Schering AG das erste künstliche und oral voll wirksame Estrogen synthetisierten: Ethinylestradiol.[602]

Neben den Estrogenen rückte ab den 1920er Jahren eine weitere Gruppe weiblicher Sexualhormone in den Blick der endokrinologischen Forschung.

595 Haller, *Cortison*, 2014; Dilg, *Cortison*, 2007; Kaiser/Klinkenberg, *Cortison*, 1988.
596 Dabei haben Sexualhormone selbst kein Geschlecht, zumal auch weibliche Hormone in männlichen Körpern vorkommen und Funktionen erfüllen – und umgekehrt.
597 Ratmoko, *Chemie*, 2010, S. 13–14, 27–28 mwN; Satzinger, *Differenz*, 2009.
598 Frobenius, *Siegeszug*, 1989, S. 12.
599 Ebenda, S. 13; Müller-Jahncke/Friedrich/Meyer, *Arzneimittelgeschichte*, 2005, S. 93–95; Süß, *Doisy*, 2007, S. 320; Süß, *Östrogene*, 2007, S. 1065.
600 Frobenius, *Siegeszug*, 1989, S. 14; Süß, *Doisy*, 2007, S. 320; Süß, *Östrogene*, 2007, S. 1066.
601 Süß, *Östrogene*, 2007, S. 1066.
602 Dazu umfassend Frobenius, *Siegeszug*, 1989, zur Datierung S. 9, 29.

Dies waren die (seit 1947 so bezeichneten) Gestagene, also Hormone, die der Entstehung und der Erhaltung der Schwangerschaft (Gestation) dienen. Obschon der französische Histologe Louis Auguste Prenant 1898 die These aufgestellt hatte, der Gelbkörper (Corpus luteum) sei eine innersekretorische Drüse, die die Ovulation während der Schwangerschaft verhindere, war die Existenz mehrerer weiblicher Ovarialhormone lange Zeit umstritten. Erst 1929 lag der einwandfreie Nachweis eines spezifischen Gelbkörperhormons vor.[603] 1933/34 gelang dann vier Arbeitsgruppen unabhängig voneinander die Reindarstellung des wichtigsten natürlichen Gelbkörperhormons, das 1935 den Trivialnamen Progesteron erhielt. Die erste Beschreibung erfolgte 1934 durch Butenandt, der bei seinen Forschungen eng mit der Firma Schering zusammenarbeitete.[604] Die beiden anderen natürlichen Gestagene wurden erst 1958 durch eine Arbeitsgruppe um den Gynäkologen Josef Zander entdeckt.[605] Unterdessen war Walter Hohlweg und Hans Herloff Inhoffen 1937/38 im Hauptlabor der Schering AG auch die Synthese des ersten künstlichen Gestagens (Ethisteron) gelungen, das im Gegensatz zu Progesteron oral voll wirksam war.[606]

Die Wirkung der Hormone erschien sensationell. Ihr schier unbändiges Vermögen, physiologische Prozesse zu steuern und Wachstum anzuregen, menschliches Fühlen und Verlangen zu bestimmen, ja letzten Endes über Leben und Tod zu entscheiden, ließ sie als autonome Agentien erscheinen, die unentwegt drohten, der menschlichen Kontrolle zu entgleiten, zumal sie sich dem wissenschaftlichen Auge lange Zeit verbargen und nur in ihrer Wirkung offenbarten. Vor diesem Hintergrund verwundert es kaum, dass Hormone auch frühzeitig als riskante Substanzen wahrgenommen wurden, als unergründliche Kräfte mit unheimlicher Macht. Dies galt nicht zuletzt für die Sexualhormone, die nicht nur das geschlechtliche Dasein des Menschen bestimmten, sondern geradezu gebieterisch des Menschen Fortpflanzung, Entstehung und Wachstum lenkten. Dementsprechend wurden sie, lange Zeit bevor sich ihre chemische Natur klärte, nicht nur als therapeutischer Segen wahrgenommen, sondern auch als Verursacher körperlicher Störungen.[607]

Die Prekarisierung der Sexualhormone richtete sich dabei von Beginn an besonders auf unkontrollierbares, ja wildwucherndes Wachstum und auf mons-

603 Süß, *Gestagene*, 2007; Müller-Jahncke/Friedrich/Meyer, *Arzneimittelgeschichte*, 2005, S. 99.

604 Gaudillière, *Butenandt*, 2005; Gaudillière, *Patents*, 2008.

605 Süß, *Gestagene*, 2007, S. 99.

606 Ethisteron entspricht Ethinyltestosteron, das von den Entdeckern Hohlweg und Inhoffen zunächst Pregneninolon genannt wurde. Siehe zur Entdeckung, Prüfung und Einführung umfassend Frobenius, *Siegeszug*, 1989; ferner David/Ebert, *Geschichte*, 2010, S. 147.

607 Dazu eingehend Stoff, *Wirkstoffe*, 2012.

tröse Entartungen des menschlichen Körpers. Bereits im späten 19. Jahrhundert hatte man in den Ovarien einen Ausgangspunkt für krebserzeugende Wirkungen vermutet – eine Meinung, die auch in der Folgezeit nicht verstummte. In den 1920er Jahren wurden Geschwulsterkrankungen auf innere Sekrete zurückgeführt. Dass ab 1930 die chemische Struktur der nach und nach entdeckten Sexualhormone aufgeklärt werden konnte, vermochte die Verdachtsmomente nicht zu entkräften, ganz im Gegenteil: Gerade wegen ihres molekularen Aufbaus gerieten Steroide ab den 1930er Jahren erst recht unter Verdacht. Ihr Kohlenstoffskelett ähnelte dem der aromatischen Kohlenwasserstoffe, die als besonders karzinogen galten.[608] Eine Rolle spielten in diesem Zusammenhang aber auch ideologisch geprägte Krebstheorien, die diese Krankheit in die Nähe einer vermeintlich pathologischen weiblichen Sexualität rückten.[609] Butenandt arbeitete seit 1937 mit Förderung der DFG und im Verbund mit dem Gynäkologen Carl Kaufmann, dem Kaiser-Wilhelm-Institut für Biochemie, der Charité und der Schering AG daran, diesen Verdacht zu entkräften, wobei auch industrielle Interessen eine nicht unwichtige Rolle gespielt haben dürften.[610] Butenandt kam Anfang der 1940er Jahre zu dem Schluss, dass die natürlichen Estrogene und ihre Ester nicht krebserzeugend seien und ihre Verwendung bei richtiger Dosierung und Kontrolle unbedenklich.[611] Die Debatte war damit aber nicht beendet, weil die These der karzinogenen Wirkung von Sexualhormonen zu Beginn der 1950er Jahre vor allem in Großbritannien Auftrieb erhielt.[612] Die Folge waren kontroverse Diskussionen in der Fachwelt, die auch in der Folgezeit nicht mehr abbrachen, zumal die These weder in die eine, noch in die andere Richtung entschieden werden konnte. Spätestens jetzt »gab es keine unschuldigen chemischen Substanzen mehr, waren diese höchstens duldbare Gegenstände eines statistisch kaum erfassbaren Risikomanagements. Die Unentscheidbarkeit des Krebsverdachts sollte die Östrogentherapie bis ins 21. Jahrhundert hinein begleiten.«[613]

Die mit Hormonen verbundene Risikowahrnehmung blieb nicht auf die Frage der Krebsentstehung beschränkt. Da Sexualhormone die sexuellen Körperfunktionen steuerten, namentlich die Fortpflanzung und die Geschlechtsdifferenzierung der Nachkommenschaft, lag es nur nahe, hormonelle Störun-

608 Dazu und zum Folgenden eingehend ebenda, S. 298–309.

609 Siehe etwa Seeger, *Beziehung*, 1940.

610 Zur Zusammenarbeit eingehend Gaudillière, *Biochemie*, 2004, S. 220–232. Siehe auch die Förderakten der Forschungsgemeinschaft in BArch, R 73/10568–10569.

611 Butenandt, *Beiträge*, 1940, S. 349–350. Die Ergebnisse wurden auch in der allgemeinen medizinischen Fachliteratur breit rezipiert, siehe etwa Ratschow, *Wirkung*, 1952.

612 Siehe etwa Lipschütz, *Hormones*, 1950; Horning, *Hormones*, 1951.

613 Stoff, *Wirkstoffe*, 2012, S. 309.

gen und Ungleichgewichte mit embryonalen Entwicklungsschädigungen und fetalen Fehlbildungen in Verbindung zu bringen. Die Arbeiten, die sich seit den späten 1930er und frühen 1940er Jahren verstärkt mit diesen Fragen befassten, sind kaum vollständig zu überblicken, zu groß ist ihre Zahl, zu verstreut sind ihre Publikationsorte. Deutlich wird bei genauerer Betrachtung solcher Arbeiten aber nichtsdestoweniger: Es handelte sich nicht um Beiträge, die eine teratogene Wirkung von bestimmten Sexualhormonen bei Menschen nachweisen und ein konkretes Risiko taxieren konnten, sondern in der Regel um Beiträge, die eine solche Wirkung – unter bestimmten Umständen – als möglich, in einigen Fällen auch als wahrscheinlich betrachteten. Im Unterton dieser Beiträge der 1940er und 1950er Jahre kam nicht selten das Rätselhafte zum Ausdruck, das Hormone und ihre Wirkung auch weiterhin umgab. Hormone und ihre Wirkungen blieben kaum fassbar.

Obschon die vormals numinose Aura der Hormone durch den Fortschritt der medizinischen Forschung sozusagen säkularisiert wurde, schienen sie sich als hochkomplexe Agentien ihrer wissenschaftlichen Ergründung einstweilen zu verschließen. Auch wenn das Wissen vorerst im Vagen blieb: Hormone wurden – gerade mit Blick auf die Schwangerschaft – in der Zeit des Nationalsozialismus zunehmend als prekäre Substanzen identifiziert, die stärkerer regulatorischer Kontrolle bedurften. Dies hing aber nicht nur mit rein medizinischen Sicherheitsbedürfnissen zusammen, sondern war gleichermaßen durch einen völkischen Pronatalismus bedingt. Zum Schutz des »Volkskörpers« wurden ab 1941 mit mehreren Maßnahmen staatliche Sanktionen gegen Schwangerschaftsverhütung und -unterbrechung drastisch verschärft, die 1943 in der Einführung der Todesstrafe für Abtreibungen gipfelten.[614] In diesem Zusammenhang wurden weibliche Sexualhormone 1941 der ärztlichen Kontrolle unterworfen. Wegen ihrer pharmakologischen Wirkung, so ließ der Apotheker und Oberregierungsrat Kurt Annecke aus dem Reichsministerium des Innern durchaus vage verlauten, könnten sie »bei ungeeigneter oder nicht richtig dosierter Anwendung eine Störung des Schwangerschaftsverlaufs, der Konzeption oder eine Gesundheitsschädigung« verursachen. Da entsprechende Mittel aufgrund ihres arzneilichen Wertes »auf keinen Fall« verboten werden

614 Änderung des § 218 StGB durch Verordnung vom 18.3.1943, RGBl. I 1943, S. 169–171. Siehe auch die Polizeiverordnung über Verfahren, Mittel und Gegenstände zur Unterbrechung und Verhütung von Schwangerschaften, 21.1.1941, RGBl. I 1941, S. 63–64. Zum Umgang mit Abtreibungen im Nationalsozialismus Czarnowski, *Frauen*, 1993; Waite, *Sonderstellung*, 2005.

sollten,[615] unterstellte man sie mit Wirkung zum 1. April 1941 der ärztlichen Verschreibungspflicht,[616] ihre »männlichen« Pendants dagegen nicht.

Die Frage, ob Sexualhormone als Abortivum infrage kommen, sollte seither nicht mehr verstummen,[617] wenngleich zahlreiche Mediziner energisch betonten, dass als Arzneimittel eingeführte Hormonpräparate »kein Abortivum« seien.[618] Noch 1958 schrieb der Wiener Pädiater Andreas Rett, dass über eine abortive Wirkung beim Menschen »zur Zeit noch nichts bekannt« sei, auch wenn manche Ärzte natürliche wie synthetische Estrogene »in manchmal unvorstellbar hohen Dosen zu abortiven Zwecken« verabreichen würden.[619] Dass der Verdacht einer abortiven Wirkung virulent blieb, hing sicherlich damit zusammen, dass entsprechende Anwendungen wohl oft im Dunkel der medizinischen Schattenwelt erfolgten, da Schwangerschaftsabbrüche ohne medizinische Indikation bekanntlich illegal waren. Gesundheitspolitiker gingen mit diesem keineswegs einhelligen Meinungsbild jedenfalls höchst unterschiedlich um.[620]

Ins Blickfeld der medizinischen Forschung gerieten bald auch Entwicklungsstörungen und Fehlbildungen der Frucht nach Gabe von Sexualhormonen. Dabei handelte es sich zum einen um einige kasuistische Mitteilungen, die Einzelfälle verschiedener Anomalien und Fehlbildungen beim Menschen präsentierten, aber keinesfalls empirisch belastbare Studien darstellten. Zum anderen – und vor allem – waren es Arbeiten, die über einschlägige Tierversuche berichteten. Von größerer Bedeutung waren die besonders breit rezipierten Arbeiten des Schweizer Anatomen Gian Töndury,[621] der sich seit den frühen 1940er Jahren in Tierexperimenten mit fruchtschädigenden Wirkungen auch der Sexualhormone befasst hatte. Wie Töndury in zahlreichen Publikationen berichtete, konnte er durch die Gabe von Testosteron, aber auch von verschiedenen weiblichen Sexualhormonen bei verschiedenen Molch-Arten Neurulations- und Mitosestörungen, aber

615 Annecke, *Verordnungen*, 1941, S. 181.

616 Polizeiverordnung über die Abgabebeschränkung für weibliche Geschlechtshormone und andere Arzneimittel, 13. 3. 1941, RGBl. I 1941, S. 136–137.

617 Von einer abortiven Wirkung ging etwa Fühner, *Toxikologie*, 1943, S. 262, 265, aus.

618 Fraenkel/Fels, *Sexualhormon*, 1929, S. 176, ferner S. 184.

619 Rett, *Ursachen*, 1958, S. 41.

620 Dies zeigte sich in den frühen 1950er Jahren. Während die Bundesregierung alle Abgabebeschränkungen für weibliche Sexualhormone aufheben wollte, weil sie nicht für Abtreibungszwecke geeignet seien, erhob der Bundesrat gesundheitspolitische Bedenken: BMI, Gesetzentwurf, Juli 1950; BMI, I A 2 an StS, 13. 11. 1950, BArch, B 142/1437, Bl. 12–13, 24; BR-Drucksache 222/2/1951. Die Folge war eine leichte Form der Verschreibungspflicht, siehe Kap. 1.3, Anm. 257.

621 Viele einschlägige Arbeiten bezogen sich vor allem oder allein auf Töndury: Grebe, *Fruchtschädigungen*, 1955, S. 125; Rett, *Ursachen*, 1958, S. 41; Krone, *Ursachen*, 1958, S. 1421; Rageth, *Fruchtschäden*, 1959, S. 218.

auch Fehlbildungen der Augen erzeugen.[622] Auch in der Folgezeit berichteten weitere Mediziner über tierexperimentelle Arbeiten, bei denen sie Anomalien und Fehlbildungen nach Sexualhormongabe beobachtet hatten, wobei aus den Mitteilungen nicht immer hervorging, welche Hormone über welche Dauer und in welcher Dosierung verabreicht worden waren.[623]

Im Mittelpunkt der Debatte um fruchtschädigende Wirkungen von Sexualhormonen standen aber vor allem Einflüsse auf die Geschlechtsdifferenzierung des Embryos bzw. des Fötus. Ausgangspunkt der einschlägigen Forschungsarbeiten war der 1936 von Véra Dantchakoff publizierte tierexperimentelle Nachweis, mit der Verabreichung von Testosteron an trächtigen Meerschweinchen eine Virilisierung weiblicher Föten bewirken zu können.[624] Hieran anknüpfend erschienen zahlreiche Arbeiten, die entsprechende Wirkungen von Testosteron und anderen Androgenen bei weiteren Tierarten, darunter auch Primaten, belegen konnten. Der Grad der Virilisierung war dabei von Substanz, Dosierung und Behandlungszeitpunkt abhängig.[625] Nachdem in den späten 1930er Jahren die androgene Wirkung von Progesteron und synthetischen Gestagenen bei männlichen Versuchstieren aufgezeigt worden war,[626] belegten tierexperimentelle Forschungen schon bald die virilisierenden Effekte synthetischer Gestagene auf weibliche Embryonen und Feten.[627] Entsprechende Beobachtungen ließen sich später auch in Tierversuchen mit dem 1951 entwickelten Norethisteron reproduzieren, dem für die Entwicklung der Duogynon-Dragees eine zentrale Bedeutung zukam.[628]

Angesichts der eindeutig belegbaren virilisierenden Wirkung von Androgenen und Gestagenen warnten auch diverse tierexperimentelle Beiträge aus Vorsichtsgründen vor einer Anwendung dieser Substanzen bei schwangeren Frauen.[629] Solche Warnungen gewannen an Gewicht, als bald auch über entsprechende Wirkungen beim Menschen berichtet wurde. Im Mittelpunkt stan-

622 Siehe etwa Töndury, *Beeinflussung*, 1941 (Testosteron); *Beeinflussung*, 1942 (Estriol, Estradiol, Stilbestrol); *Wirkung*, 1947/48 (Stilbestrol); *Wachstum*, 1953 (Estradiol); *Mißbildungen*, 1955 (Stilbestrol).

623 Siehe etwa die Mitteilung von Schultz auf der 30. Tagung der Deutschen Gesellschaft für Gynäkologie 1954, referiert in DMW 1954, S. 1943; GuF 1955, S. 186.

624 Dantchakoff, *L'hormone*, 1936.

625 Siehe etwa Greene/Burrill/Ivy, *Intersexuality*, 1939; Jost, *Erzeugung*, 1954, S. 687 mwN.

626 Greene/Burrill/Ivy, *Progesterone*, 1939; Courrier/Jost, *l'action*, 1939.

627 Siehe etwa Courrier/Jost, *Intersexualité*, 1942.

628 Mey/Scheid, *Untersuchungen*, 1959; Revesz/Chappel/Gaudry, *Masculinization*, 1960.

629 Courrier/Jost, *Intersexualité*, 1942, S. 396; Mey/Scheid, *Untersuchungen*, 1959, S. 784. Laut Wenner, *Wirkungsmechanismus*, 1951, S. 1005, war die Gravidität »vielleicht die wichtigste Kontraindikation« für androgene Hormone, da im Tierversuch »Vermännlichungen verschiedenen Grades bei den neugeborenen Weibchen erzeugt werden« konnten.

den dabei, wie bereits bei den Tierversuchen, die Androgene. Eine der ersten Arbeiten dazu legten 1953 Josef Zander und Hans Aurel Müller vor. Wie die beiden Gynäkologen betonten, war über den Einfluss männlicher Geschlechtshormone auf die Entwicklung der menschlichen Frucht nur »wenig bekannt«, zumal aus den wenigen vorliegenden Mitteilungen »keine Schlüsse« über die Wirkung von Androgenen gezogen werden könnten. Zander und Müller berichteten nun über einen Fall eines weiblichen Neugeborenen, dessen Mutter ab dem 6. Schwangerschaftsmonat insgesamt 3.200 mg Methylandrostendiol zur Behandlung eines Brusttumors erhalten hatte. Das Neugeborene wies eine Virilisierung des äußeren Genitals auf, die die Autoren »mit einer gewissen Wahrscheinlichkeit« auf die Gabe des schwach androgen wirkenden Steroidhormons zurückführten.[630] In der Folgezeit berichteten diverse weitere Mediziner über ähnliche Virilisierungserscheinungen weiblicher Neugeborener (Pseudohermaphroditismus femininus) nach der Gabe von männlichen Sexualhormonen, wobei die Dosierungen stets sehr hoch waren und die Hormongaben wenigstens über mehrere Wochen erfolgten.[631]

Der Blick der Kliniker richtete sich bald verstärkt auf Gestagene, was insoweit naheliegend war, als diese zum Schutz der Schwangerschaft angewandt wurden.[632] Ab der zweiten Hälfte der 1950er Jahre erschienen zahlreiche Arbeiten, die über eine virilisierende Wirkung von Gestagenen auf weibliche Föten berichteten. Große Aufmerksamkeit erfuhren dabei die Arbeiten des US-amerikanischen Mediziners Lawson Wilkins, der als ein führender Kopf der pädiatrischen Endokrinologie in den USA galt. Gemeinsam mit einigen seiner Kollegen von der Johns Hopkins University berichtete er 1958 über 18 Fälle, in denen weibliche Neugeborene mit klaren Anzeichen eines Pseudohermaphroditismus femininus zur Welt gekommen waren, nachdem während der Schwangerschaft Gestagene gegeben worden waren. In 3 Fällen handelte es sich dabei um intramuskulär verabreichtes Progesteron, in 15 Fällen dagegen um oral angewandtes Ethinyltestosteron (Ethisteron).[633] Der Schwerpunkt lag damit klar auf den synthetischen Gestagenen. Dies galt umso mehr, als Wilkins 1960 eine weitere Arbeit vorlegte, in der er über eine Virilisierung weiblicher Föten nach Gaben

630 Zander/Müller, *Methylandrostendiolbehandlung*, 1953, Zitat S. 221.

631 Siehe etwa Hoffmann/Overzier/Uhde, *Frage*, 1955; Grunwaldt/Bates, *Pseudohermaphrodism*, 1957; Hayles/Nolan, *Pseudohermaphroditism*, 1957; Nellhaus, *Pseudohermaphroditism*, 1958; Gold/Michael, *Pseudohermaphrodism*, 1958; Reilly u. a., *Urethra*, 1958.

632 Da die Gestagene als Schwangerschaftshormone galten, wurden Präparate mit dem natürlichen Gestagen Progesteron als Mittel gegen den drohenden oder habituellen Abort propagiert; siehe auch die Kap. 2.1 und 2.2..

633 Wilkins u. a., *Masculinization*, 1958.

von Ethisteron (34 Fälle) und Norethisteron (35 Fälle) berichtete[634] – was also auch die gestagene Komponente der Duogynon-Dragees betraf.

Ende der 1950er Jahre erschienen diverse weitere Arbeiten, die über virilisierende Gestagenwirkungen berichteten. Die meisten von ihnen stammten aus dem angloamerikanischen Raum.[635] Die Beiträge berichteten zum Teil über neu beobachtete Fälle, in denen verschiedene Hormone in verschiedener Kombination gegeben wurden, waren zum Teil aber auch zusammenfassender Natur.[636] Sie stimmten allesamt in einem Punkt überein: Die Hormone wurden in extrem großen Dosen über längere Zeiträume gegeben. Vereinzelt wurde auch über die Feminisierung eines männlichen Fötus nach Gabe von Diethylstilbestrol und Progesteron berichtet.[637]

Die Beiträge wurden auch in der Bundesrepublik rezipiert, wo bald weitere Arbeiten über die Virilisierung weiblicher Föten nach Gestagen-Gabe in der Schwangerschaft erschienen. Besonders eindrucksvoll war ein Fall, den Klaus Thomsen und Johann-Heinrich Napp 1960 schilderten. Die beiden Mediziner von der Universitäts-Frauenklinik Hamburg berichteten über eine intrauterine Virilisierung eines neugeborenen Mädchens nach langdauernder Gabe von Norethisteron, also der gestagenen Wirkkomponente der Duogynon-Dragees. Deutlich zeigt der Fall, wie extrem die Dosen teilweise waren. Die Hormonbehandlung war zum Schutz einer bedrohten Schwangerschaft erfolgt. In der Hoffnung, die Schwangerschaft zu erhalten, hatte die Frau eigenmächtig rund 1.100 Tabletten des Schering-Präparats Primolut N zu sich genommen, was einer Gesamtsubstanzmenge von 5.500 mg entsprach.[638]

In einer Übersichtsarbeit über die *Hormonbehandlung während der Schwangerschaft* fasste Hans H. Simmer 1961 zusammen, was über virilisierende Hormonwirkungen bisher bekannt war. Bei Androgenen und oralen Gestagenen bestand laut Simmer »kein Zweifel« mehr an einer solchen Wirkung. Auch wenn eine Virilisierung unter anderem von der Dosis abhänge, hielt er die Anwendung dieser Hormone in der Schwangerschaft für kontraindiziert. Das reine Progesteron sei dagegen »mit größter Wahrscheinlichkeit ungefährlich«. Unklar stelle sich die Lage bei Estrogenen dar, von deren hochdosierter Gabe er aber in der ersten Schwangerschaftshälfte abriet. Unproblematisch waren nach

634 Wilkins, *Masculinization*, 1960, siehe hier vor allem Tabelle 3 (S. 1031).
635 Hayles/Nolan, *Masculinization*, 1958 (Progesteron); Jones, *Hermaphroditism*, 1957 (Progesteron); Grumbach/Ducharme/Moloshok, *Masculinization*, 1959 (Ethisteron, Norethisteron, Norethynodrel).
636 Moncrieff, *Pseudohermaphroditism*, 1958; Jones/Wilkins, *Anomaly*, 1960; Bongiovanni, *Effect*, 1960.
637 Kaplan, *Pseudohermaphrodism*, 1959.
638 Thomsen/Napp, *Nebenwirkungen*, 1960.

Simmer Kombinationen aus Estrogenen und Progesteron. »Mit diesen Hormonmischungen wird man also weiter unbedenklich habituelle und drohende Aborte behandeln können.«[639] Wie Hubert Hartl von der Universitäts-Frauenklinik Göttingen den Kenntnisstand 1961 auch unter Berufung auf Simmer resümierte, könne die Gabe von Sexualhormonen im ersten Schwangerschaftstrimester »die Geschlechtsdifferenzierung des Embryo stören. Es sind bereits über 100 derartige Fälle beschrieben worden«. Von den Gestagenen »führen vor allem die oral wirksamen Gestagene, die sich chemisch vom Testosteron und vom 19-Nor-testosteron ableiten, wie Äthinyltestosteron (Pregneninolon), Äthinyl- und Methylnortestosteron (Primolut N) zu Vermännlichungserscheinungen. Sie sind deshalb in der Schwangerschaft kontraindiziert«.[640]

Während also Schädigungen der embryonalen Geschlechtsdifferenzierung durch hochdosierte Hormongaben in der Schwangerschaft allgemein bekannt und anerkannt waren, lagen über andere Fehlbildungen nur sehr vereinzelte Beobachtungen vor. Es handelte sich dabei ausschließlich um kasuistische Mitteilungen einzelner Mediziner im In- und Ausland, die in ihrer Aussagekraft jedoch naturgemäß begrenzt blieben. Der Privatdozent Hans Schultheiss-Linder aus Basel brachte 1942 den »Mongolismus« eines schwer fehlgebildeten und kurz nach der Geburt verstorbenen Kindes mit einer versehentlichen Vergiftung des Vaters mit weiblichem Sexualhormon (Estron) in Verbindung, dessen Keimanlagen der Autor durch die Intoxikation geschädigt wähnte.[641] Größere Beachtung fand eine Arbeit des Pariser Mediziners Jacques Martinie-Dubousquet, der 1953 über drei Fälle aus seiner Klinik berichtete, in denen Kinder mit Gliedmaßenfehlbildungen zur Welt gekommen waren, nachdem die Mütter vielfach Gaben von Testosteron (zwei Fälle) oder Progesteron (ein Fall) erhalten hatten.[642] Nicht minder breit rezipiert wurden Arbeiten des Leipziger Pädiaters Heinz Uhlig, der ebenfalls Fehlbildungen dreier Kinder vorstellte, die er ätiologisch auf hochdosierte Estrogen-Gaben in der Schwangerschaft zurückführte. Verabreicht wurde zweimal das Präparat Oestrasid (Dienestroldiacetat) und einmal ein unbekanntes Follikelhormon, jeweils zum Zwecke des Schwangerschaftsabbruchs. Auch wenn sie in der Literatur »noch nicht erwähnt« worden sei, zeigte sich Uhlig von der teratogenen Wirkung der Sexualhormone überzeugt, zumal er beiläufig von Tierversuchen berichtete, die seine Beobachtungen bestätigt hatten. Zugleich

639 Simmer, *Hormonbehandlung*, 1961, S. 176.
640 Hartl, *Medikamente*, 1961, S. 1209; ähnlich Krone, *Ursachen*, 1958, S. 1421.
641 Schultheiss-Linder, *Pathogenese*, 1942.
642 Martinie-Dubousquet, *Rapport*, 1953.

räumte er ein, man könne seine Erklärungen als »subjektiven Standpunkt« betrachten.[643]

Vor diesem Hintergrund waren die meisten Überblicksarbeiten der 1950er Jahre über Fehlbildungsursachen beim Menschen von großer Vagheit und Ambivalenz geprägt. Wenn die Möglichkeit einer teratogenen Wirkung von Sexualhormonen in Betracht gezogen wurde, folgte in der Regel sogleich eine Relativierung. Wie Karlheinz Idelberger zum Beispiel schrieb, lägen über solche Wirkungen »beim Menschen noch kaum Erfahrungen vor.«[644] Viele andere Mediziner umgingen dieses Problem bewusst oder äußerten sich ähnlich unbestimmt und vorsichtig.[645] Laut Ernst-Albrecht Josten war über die Wirkung therapeutischer Hormongaben auf den Embryo »nicht viel bekannt.« Die Zusammenhänge seien vor allem »für alle weiblichen Hormone sehr unübersichtlich, weil die Plazenta eine Hormonquelle von ganz besonderem Ausmaß ist.«[646] In diesen Tenor stimmte auch Heinrich Adolf Krone ein, der 1958 in einem Überblicksartikel schrieb, dass man sich »heute auch noch nicht über die mögliche teratogenetische Wirkung der weiblichen Sexualhormone, besonders der Östrogene im klaren« sei, zumal beim Menschen »bisher keine angeborenen Mißbildungen beobachtet« wurden, »die mit einer Follikelhormon-Behandlung in der Frühschwangerschaft in kausalem Zusammenhang stehen«.[647] Auch als Ende der 1950er Jahre die erwähnten Beobachtungen Uhligs bekannt wurden, änderte dies an der Risikowahrnehmung nur wenig. Hartl etwa wertete Uhligs Publikationen als »ganz vereinzelte Berichte«, die aber »noch der Nachprüfung bedürfen.«[648]

643 Uhlig, *Fehlbildungen*, 1959, Zitate S. 346, 347. Uhlig hatte bereits zwei Jahre zuvor auf diese drei Fälle hingewiesen, allerdings nicht so ausführlich (Uhlig, *Beziehung*, 1957).

644 Idelberger, *Aetiologie*, 1958, S. 860.

645 Siehe neben den folgenden Ausführungen Klebanow/Hegnauer, *Genese*, 1950, S. 1239 (Möglichkeit hormonell bedingter Fruchtschädigungen sei »nicht völlig von der Hand zu weisen«); Wrete, *Mißbildungen*, 1955, S. 39 (»umstrittene« und »offene Frage«); Grebe, *Fruchtschädigungen*, 1955, S. 125 (beim Zusammenhang zwischen Sexualhormonen und Fruchtschädigungen müsse man »zurückhaltend« sein, er möchte die Frage »offenlassen«); Rett, Ursachen, 1958, S. 41 (»über eine derartige Wirkung beim Menschen ist zur Zeit noch nichts bekannt«). Ähnlich unbestimmt: Giroud, *Influences*, 1953, S. 133–134. Auch Brücke, *Schädigungen*, 1958, S. 561, klammerte diese Frage bewusst aus.

646 Josten, *Wirkung*, 1956, S. 490.

647 Krone, *Ursachen*, 1958, S. 1421.

648 Hartl, *Medikamente*, 1961, S. 1209. Ähnlich zurückhaltend äußerte sich Rageth, *Fruchtschäden*, 1959, S. 218, ebenfalls mit Bezug allein auf Uhlig: »Und es liegen bereits auch Publikationen vor, die schwere kindliche Mißbildungen dem Follikelhormon und den Stilbenen zur Last legen wollen.«

Auch wenn das Gros der Mediziner sexualhormonell bedingte Fehlbildungen als zwar möglich, aber (noch) nicht als erwiesen ansah, existierte doch ein weitgehender Konsens. Die Anwendung auch von Sexualhormonen sollte, wie zum Beispiel Martin Wrete 1955 schrieb, während der Schwangerschaft »nur in Ausnahmefällen und mit größter Vorsicht« erfolgen.[649] Unzählige seiner Kollegen stimmten mit dieser Vorsichtsmaxime überein, die Ausdruck der ärztlichen Grundregel *primum nil nocere* war. Während manche Mediziner der Anwendung von Sexualhormonen ganz grundsätzlich skeptisch gegenüberstanden,[650] beschränkten oder konzentrierten sich andere bei ihren Warnungen auf solche Hormone, denen eine virilisierende Wirkung zugeschrieben wurde. Dies galt nicht zuletzt für Gynäkologen, die Sexualhormone in der Abortbehandlung einsetzten, darunter Karl Knörr, demzufolge »Androgene oder progestative Hormone mit virilisierenden Eigenschaften in der Gravidität vorsichtshalber vermieden werden« sollten.[651] Auch der prominente Gynäkologe Carl Kaufmann erklärte zum Beispiel bei verschiedenen Gelegenheiten, er und sein Arbeitskreis verwendeten synthetische Gestagene aufgrund ihrer virilisierenden Eigenschaften »grundsätzlich nicht bei graviden Frauen, weil wir die Gefährdung des Kindes für zu groß halten.«[652]

Wie bei genauerer Betrachtung deutlich wird, bezogen sich solche Warnungen aber kaum auf die einmalige oder kurzdauernde Anwendung, sondern in der Regel auf hochdosierte und langdauernde Hormongaben. Dies kann kaum verwundern, weil die klassische Sexualhormontherapie in der Schwangerschaft der Abwendung des drohenden Aborts diente und sich durch längere Anwendungszeiträume auszeichnete. Selbst hier war das Meinungsbild aber keineswegs einhellig. Neben Autoren, die hochdosierte Hormontherapien (etwa zur Behandlung der Amenorrhoe) kritisierten, ohne aber die kurzzeitige Anwendung in der Schwangerschaft als problematisch zu bezeichnen,[653] gab es eine kaum zu überschauende Vielzahl an Medizinern, die insbesondere zum Schutz der bedrohten Schwangerschaft eine hochdosierte Therapie mit synthetischen Sexualhormonen empfahlen.[654] Selbst einige der Autoren, die auf das Virilisierungspotenzial synthetischer Gestagene hinwiesen und vor entspre-

649 Wrete, *Mißbildungen*, 1955, S. 49.
650 Idelberger, *Aetiologie*, 1958, S. 860; Karte, *Ursachen*, 1958, S. 586.
651 Knörr, *Mißbildungsforschung*, 1961, S. 1978; ähnlich Hartl, *Medikamente*, 1961, S. 1209; Neuweiler/Richter, *Ätiologie*, 1961, S. 363.
652 Kaufmann in Diskussion zu Thomsen/Napp, *Nebenwirkungen*, 1960, hier S. 512.
653 Schrank, *Allgemeinpraxis*, 1952, S. 1570–1572, sprach sich etwa gegen »eine kritiklose und hochdosierte Östrogentherapie bei der Amenorrhoe«, aber für Hormontests aus, mit denen sich eine Schwangerschaft feststellen ließ.
654 Smith, *Diethylstilbestrol*, 1948; Karnaky, *Stilbestrol*, 1950; Probst, *Behandlung*, 1952; Lüffe, *Behandlung*, 1952.

chenden Wirkungen warnten, bezeichneten die zur »Behandlung des Abortus imminens und habitualis übliche Hormontherapie als unschädlich« und die dafür verwendeten »Hormonmischungen« mit Progesteron und Estrogenen als »unbedenklich«.[655]

Auch wenn es in den 1950er Jahren bereits einen ersten Diskurs über eine mögliche fruchtschädigende Wirkung von Sexualhormonen gab, sollte das Wissen um die späteren Vorgänge um Duogynon nicht zu Rückschaufehlern und anderen Trugschlüssen führen. Wenn in der zeitgenössischen medizinischen Fachliteratur eine teratogene Wirkung von Hormonen problematisiert wurde, dann standen (weibliche) Sexualhormone, aufs Ganze gesehen, keineswegs im Mittelpunkt. Der Fokus richtete sich fast durchweg und stärker auf andere Hormone, namentlich auf Insulin und Corticosteroide, die als riskanter galten, weil hier ein teratogenes Potenzial nicht nur als möglich, sondern als wahrscheinlich oder gar gesichert galt.[656] Dementsprechend waren Sexualhormone gegenüber diesen anderen Hormonen in der zeitgenössischen Risikowahrnehmung deutlich untergeordnet. Wie die Sexualhormone nur ein Teil der Hormone abbildeten, so bildeten aber auch die Hormone und Hormonpräparate nur einen und keineswegs den hervorstechenden Teil derjenigen exogenen und pharmakologischen Faktoren ab, denen man eine fehlbildungsverursachende Wirkung zuschrieb. Dass sowohl in der medizinischen Wissenschaft als auch – was für die Frage der Regulierung der Arzneimittelsicherheit noch wichtiger war – in der breiten Öffentlichkeit Fehlbildungen immer mehr mit Arzneimitteln in Verbindung gebracht wurden, hing mit einer drastisch veränderten Gefahrenwahrnehmung zusammen, die sich im Jahr 1961 Bahn brach.

Eine Zeitenwende medizinischen Wissens? Das Jahr 1961, die Pille und Contergan

Das Jahr 1961 brachte einen tiefen Einschnitt für das deutsche Arzneimittelwesen. Hier überlappten sich gleich mehrere Ereigniszusammenhänge, die das gesellschaftliche Bild von Medikamenten ebenso nachhaltig prägten wie deren Regulierung in der Bundesrepublik. Es war nicht nur das Mitte 1961 in Kraft getretene Arzneimittelgesetz, das dem Verkehr mit Medikamenten erstmals einen einheitlichen Rechtsrahmen gab. Ins kollektive Gedächtnis haben sich

655 Hartl, *Medikamente*, 1961, S. 1209; Simmer, *Hormonbehandlung*, 1961, S. 176.

656 Diese Wahrnehmung wird deutlich bei Josten, *Wirkung*, 1956, S. 490; Brücke, *Schädigungen*, 1958, S. 561; Idelberger, *Aetiologie*, 1958, S. 860; Karte, *Ursachen*, 1958, S. 584; Krone, *Ursachen*, 1958, S. 1418, 1421; Rett, *Ursachen*, 1958, S. 41; Rageth, *Fruchtschäden*, 1959, S. 217–218, 220; Schubert, *Mängel*, 1959, S. 478–480.

vielmehr zwei andere pharmahistorische Großereignisse eingebrannt, die die Wahrnehmung von Arzneimitteln, von ihren Möglichkeiten und Risiken zutiefst prägten: der Skandal um das Schlafmittel Contergan und die Einführung der ersten »Antibabypille« in der Bundesrepublik – zwei Zusammenhänge, die auch für das Thema Duogynon von herausragender Bedeutung sind.

Die Einführung des ersten oralen Kontrazeptivums *Anovlar* durch Schering im Juni 1961 bedeutete nicht nur eine tiefe Disruption für den Markt der Verhütungsmittel, sondern zeitigte massive Folgewirkungen, die weit in die Gesellschaft reichten.[657] Hatten Themen wie Sexualmoral oder Familienpolitik zuvor nur wenig mit Arzneimittelregulierung zu tun, so waren sie dank ihrer Pharmazeutikalisierung von ganz neuen Möglichkeiten, Fragen und Problemen durchdrungen. Dies wirkte sich letztlich nicht nur dynamisierend auf gesellschaftliche Emanzipations- und Liberalisierungstendenzen aus, sondern änderte auch das Bild der Weiblichkeit, die nun, wie der Wissenschafts- und Medizinhistoriker Heiko Stoff betont, zunehmend als konsumistisch verfasst erschien. »Die Hormonisierung des weiblichen Körpers schuf Potenziale eines selbstbestimmten Lebens, wenn sich Frauen dafür in ein Gefüge von pharmaindustriellen Interessen, gynäkologischer Kontrolle, hormonanalytischer Logik, reproduktionsmedizinischen Techniken und steroidalen Effekten einpassten.«[658]

Die heftigen gesellschaftlichen Debatten um die »Pille« wirkten auf das Medikament als solches zurück und erwiesen sich als nachhaltiger pharmakopolitischer Problemverstärker. Die nicht zuletzt von Ärzten geäußerte sozialmoralische Kritik[659] an der Pille schrieb sich dabei auch in ihre pharmakologische Bewertung ein. Arzneiliche und gesellschaftliche Dimensionen des Hormonpräparats ließen sich nicht mehr voneinander trennen, was auch die regulatorische Einhegung der Pille prägte: Sie wurde zunächst fast ausschließlich an verheiratete Frauen verschrieben.[660] In solchen Verordnungsmaximen spiegelte sich das Unbehagen gegenüber den wirkmächtigen und vermeintlich autonomen Hormonen, ein Unbehagen, das sich nun zuspitzte, da die Hormone mit ihrer empfängnisverhütenden Wirkung nicht wenigen Zeitgenossen gegen eine göttliche Weltordnung zu verstoßen schienen oder, etwas profaner gesehen, das sittliche Gefüge oder gar den gesellschaftlichen Fortbestand gefährdeten. Arzneimittel und gesellschaftliche Probleme wurden immer öfter und immer enger zusammengedacht.

Damit ging zugleich eine besondere Nutzen-Risiko-Abwägung einher. Als Verhütungsmittel angewandt, war der therapeutische Nutzen gering, der le-

657 Dazu Silies, *Liebe*, 2010; Hartmann, *Pille*, 2021; ferner Keldenich, *Antibabypille*, 2002.

658 Stoff, *Wirkstoffe*, 2012, S. 280–281, Zitat S. 281.

659 Siehe oben, Kap. 1.2.

660 *Anti-Baby-Pillen nur für Ehefrauen?*, Der Spiegel 9/1964. Zum ärztlichen Verschreibungsverhalten auch Silies, *Liebe*, 2010, S. 8, 78, 89 und passim.

bensplanerische umso höher. Dies schuf ein spezielles Setting für die Wahrnehmung des hormonellen Gefahrenpotenzials, das sich in der Rückschau als höchst ambivalent erweist. Schon bald nach ihrer Einführung wurden erste Berichte über schwere Nebenwirkungen der Pille publik, wobei sich arzneiliche und sozialmoralische Warnungen gegenseitig verstärkten.[661] Dass man dieses Gefahrenpotenzial trotz des geringen therapeutischen Nutzens in Kauf nahm, war vor allem durch außermedizinische Aspekte bedingt. Dies wirkte auch auf die Wahrnehmung der Sexualhormone insgesamt zurück, die in sozialer wie pharmakologischer Hinsicht gleichermaßen als segensreich und prekär galten: »Ihr utopisches Versprechen schien auf der dystopischen Wahrheit zu beruhen, dass es keine unbedenkliche Dosierung, keine unschuldige chemische Struktur, keine gefahrlose physiologische Leistung gebe.«[662]

Der Diskurs um die Risiken der Pille im Besonderen und der Hormone im Allgemeinen wurde aber seinerseits durch etwas anderes geprägt: durch den Contergan-Skandal, der sowohl mit Blick auf Arzneimittelrisiken als auch mit Blick auf Fehlbildungsursachen eine fundamentale Wahrnehmungsverschiebung bewirkte.[663] Die Aufdeckung der fruchtschädigenden Wirkung des pharmazeutischen Bestsellers bedeutete einen tiefen Bruch für das bis dahin äußerst positive Image von Arzneimitteln. Auch wenn Medikamente nie als völlig risikofreie Güter gegolten hatten, verschob sich die öffentlich-mediale Wahrnehmung fast schlagartig von einer eher auf den Nutzen ausgerichteten Sicht hin zu den (eventuell unerkannten) Gefahren, die jedem Arzneimittel innewohnen konnten. Ebenso deutlich änderte sich die Sicht auf Fehlbildungen. Gerade die Geschichte des Contergan-Skandals zeigt, wie sehr auch diejenigen Personen, die die Zusammenhänge maßgeblich aufklärten, zunächst noch dem genetischen Dispositiv verhaftet waren. Dies galt nicht zuletzt für Widukind Lenz, der in Deutschland als Erster auf die teratogene Wirkung Thalidomids aufmerksam machte. Wie viele seiner Kollegen deutete er die ersten ihm bekannt gewordenen Fälle noch als erblich bedingt,[664] obwohl das teratogene Potenzial von Umwelteinflüssen bekannt war. Dieses rückte erst durch die sprunghafte Zunahme der Fehlbildungen stärker ins Problembewusstsein der Mediziner.

Der Contergan-Skandal stellte die Wahrnehmung von Fehlbildungsrisiken gleichsam auf den Kopf. Standen Medikamente unter den exogenen Fehlbildungsursachen bis dahin eher am Rand der Diskussion, so rückten sie nun schlagartig in ihren Mittelpunkt. Umgekehrt traten jene Faktoren, die bis dahin

661 Silies, *Liebe*, 2010, S. 82–84; Hess, *Risks*, 2010, S. 196–197. Siehe auch Kap. 2.5.
662 Stoff, *Wirkstoffe*, 2012, S. 282, siehe auch S. 307. Zur Risikowahrnehmung der Pille Marks, *Risk*, 2006.
663 Hess, *Risks*, 2010, S. 190.
664 Lenz, *Thalidomide*, 1985, S. 77.

das meiste Interesse der Forschung auf sich gezogen hatten, zusehends in den Debattenhintergrund. Dieser teratologische Paradigmenwechsel spiegelte sich in einer Vielzahl an einschlägigen Fachpublikationen, die sich dem kräftigen Thematisierungssog der Medienöffentlichkeit nicht zu entziehen vermochten, auch wenn nicht wenige Mediziner vor vorschnellen Schlüssen warnten, ätiologische Verengungen befürchteten und die vermehrte Mitsprache von Laien skeptisch beäugten.[665] Trotz aller Vorbehalte beeinflussten sich der medizinische Fachdiskurs einerseits und die mediale und politische Debatte andererseits in zunehmenden Maße wechselseitig. Die Forschung entsprach bald den Forderungen und Interessen der breiten Öffentlichkeit, während immer mehr Mediziner die Laienpresse als Sprachrohr für ihre fachlichen Positionen zu nutzen versuchten.[666] Eine Folge dieser zunehmenden Verflechtung von Fach- und Laiendiskurs war eine neuartige Sensibilität für Umwelt- und Arzneimittelrisiken.

Diese Wahrnehmungsverschiebung schlug sich bald auch in neuen Regularien nieder, die die medizinische Fachwelt entwickelte, um den paralegalen Standard zu bestimmen, der nach dem Willen der Bundesregierung fortan für die Arzneimittelprüfung verbindlich sein sollte.[667] Die Deutsche Pharmakologische Gesellschaft hatte noch im Laufe des Jahres 1962 Richtlinien zur Prüfung neuer Arzneimittel ausgearbeitet und an das BMGes gesandt,[668] bevor sie 1963 veröffentlicht wurden. Zentrales Ziel der Prüfrichtlinien war, methodische Mindeststandards zu formulieren. Fehlten entsprechende Vorgaben vorher gänzlich, so sollten die Richtlinien nun eine medizinisch-wissenschaftliche Erkenntnisproduktion in den Prozess der Arzneimittelprüfung verbindlich einschalten: Es ging also darum, ein möglichst belastbares Wissen über alle neuen Arzneimittel zu generieren – und über deren Risiken, um sie möglichst früh erkennen und abwehren zu können.

Der Versuch, Wissen verbindlich zu machen, war mit einem grundsätzlichen Problem konfrontiert: In vielen Fällen ließ sich sicheres Wissen kaum herstellen. Insoweit gingen die verbindlichen Prüfungsmaximen den verlässlichen Erkenntnismöglichkeiten voraus. Dies galt insbesondere für Arzneimittelwirkungen auf das ungeborene Leben. Zählte eine Prüfung an trächtigen Tieren in den 1950er Jahren noch nicht zur Standardprozedur bei der Arzneimittelentwicklung, so begann sich dies nun zu ändern. Auch wenn die Richtlinien aus-

665 Ritschl, *Arzneistoffe*, 1962, S. 1601: »Leider hat sich die Laienpresse dieses Problems sehr bemächtigt, und zwar nicht immer in korrekter Weise.« Ähnlich Kuhlmann, *Gesichtspunkte*, 1962, S. 279; Rett, *Ursachenforschung*, 1962, S. 1389, 1394.

666 Dazu eingehend Crumbach, *Sprechen*, 2018, ähnlich bereits Steinmetz, *Politisierung*, 2003; Lenhard-Schramm, *Land*, 2016, S. 435–439.

667 Siehe Kap. 1.2.

668 DPG an BMGes, 21.12.1962, BArch, B 189/11558, Bl. 137–151.

drücklich betonten, dass teratogene Wirkungen beim Menschen derzeit nur »schwer oder überhaupt nicht im Tierversuch zu erfassen« seien, war die Forderung klar formuliert: »In stärkerem Maße als bisher und insbesondere, wenn [...] die Indikation auch Schwangere betreffen kann, sind Prüfungen auf Schädigungen der Fortpflanzung und der Nachkommenschaft mindestens auch im Bereich therapeutisch zu verwendender Dosierungen erforderlich. Es sollten dazu auch Untersuchungen an trächtigen Tieren (Übertritt der Pharmaka oder ihrer Metaboliten durch die Placenta bzw. die Muttermilch und Verteilung auf die Foeten in den verschiedenen Entwicklungsstadien) und Generationsversuche durchgeführt werden. [...] Dabei können abortive und auch teratogene Wirkungen entdeckt werden. Sichere Methoden zur Erfassung teratogener Wirkungen müssen jedoch noch entwickelt werden.«[669]

Schuf dies für die pharmakologische Prüfung einen methodischen Standard, so fehlte ein solcher für die klinische Arzneimittelerprobung beim Menschen vorerst. Vor diesem Hintergrund erarbeitete auch die Deutsche Gesellschaft für Innere Medizin »Richtlinien für die klinische Prüfung von Arzneimitteln«, die 1965 veröffentlicht und breit rezipiert wurden. Auch diese Richtlinien verwiesen auf das Erfordernis und die Schwierigkeiten, schädliche Arzneimittelwirkungen sicher festzustellen. Dabei thematisierten auch sie die Schwangerschaft: »Aus klinischen Prüfungen sind schwangere Frauen auszuschließen, es sei denn, die neue Prüfsubstanz hat eine Erfolgsaussicht bei lebensbedrohlichen krankhaften Störungen, die im Zusammenhang mit der Schwangerschaft auftreten.«[670] Das ethische Postulat, Schwangere aus Arzneimittelprüfungen herauszuhalten, unterstrich nicht nur das klare Problembewusstsein für Medikationen in der Gravidität. Deutlich wird auch die fehlende Möglichkeit, Arzneimittel vor ihrer Markteinführung *sicher* auf teratogene Eigenschaften prüfen zu können. Da Tierversuche nur bedingt aussagekräftig waren, hätten allein Menschenversuche tragfähige Ergebnisse liefern können. Eben diese waren aber praktisch unmöglich, da sie (auch) von der Ärzteschaft aus ethischen Erwägungen abgelehnt wurden.[671] Bereits zeitgenössisch geäußerte Vorwürfe, man habe Medikamente auf den Markt gebracht, ohne vorher teratogene Wirkung sicher ausgeschlossen zu haben, führen daher in die Irre.

669 *Richtlinien für die pharmakologisch-toxikologische Prüfung neuer Arzneimittel*, Naunyn-Schmiedebergs Archiv für experimentelle Pathologie und Pharmakologie 245 (1963), S. 20–31, Zitate S. 27. Bereits im Frühjahr 1963 wurde die Richtlinie auf Betreiben des BPI überarbeitet, jedoch nur geringfügig. Dazu BArch, B 189/11558, Bl. 2–16, 181–193, 221–231.

670 *Richtlinien für die klinische Prüfung von Arzneimitteln*, KlinW 1965, hier S. 699.

671 Dies betonten etwa die Sachverständigen Prof. Hans Freiherr von Kress und Prof. Gustav Bodechtel im Contergan-Prozess. Siehe Wenzel/Wenzel, *Contergan-Prozess*, 1969, S. 193–195.

Das wachsende Problembewusstsein für fruchtschädigende Arzneimittelwirkungen korrespondierte mit einer kaum zu überschauenden Zahl an Überblicksarbeiten, die allein in den Jahren 1962 und 1963 erschienen und die den Wissensstand über Fehlbildungsursachen skizzierten. Fast alle dieser Arbeiten stellten – dies kann angesichts der breiten medialen Debatte kaum verwundern – Arzneimittel in den Mittelpunkt ihrer Ausführungen, oft verbunden mit der Mahnung, auf Medikationen in der (frühen) Schwangerschaft nach Möglichkeit zu verzichten.[672] Der Fokus lag dabei angesichts der Contergan-Problematik eindeutig auf Schlafmitteln. Dagegen rückten Hormone – von einigen Arbeiten abgesehen – keineswegs schlagartig in das teratologische Problembewusstsein. Obwohl bereits in den 1950er Jahren ein Diskurs über ein hormonelles Schädigungspotenzial während der Schwangerschaft existierte, blieben diese Zusammenhänge nach 1961 zunächst eher ein Randthema. Diverse Beiträge über medikamentöse Fehlbildungsursachen erwähnten Sexualhormone überhaupt nicht.[673] Andere Arbeiten nannten Hormone im Allgemeinen oder Sexualhormone im Besonderen nur in kursorischer Aufzählung oder in schematischen Schaubildern, oft in einem Atemzug mit Vitaminen und anderen chemischen Substanzen.[674] Wieder andere Artikel gingen über bloße Aufzählungen hinaus und widmeten den Sexualhormonen einige wenige Worte, wobei Tenor und Schwerpunkte aber durchaus variierten.[675]

Deutlich zeigte sich angesichts der unklaren Sachlage die Ausbildung einer therapeutischen Kultur des Risikos, also einer Kultur, der es nicht auf absolute Beseitigung oder Vermeidung der Gefahr ankommt, sondern die die Eintrittswahrscheinlichkeit der Gefahr kalkuliert und sich auf dieser Basis partiell auf die Gefahr einlässt, um daraus einen gegengewogenen Nutzen ziehen zu können.[676] Entsprechend ambivalent blieben die Einschätzungen und Empfehlungen mancher Experten. Mehrere Mediziner, die teratogene Wirkungen für gegeben oder möglich hielten, sprachen sich nicht kategorisch gegen Sexualhormongaben während der Schwangerschaft aus. Da sie entsprechende Wirkungen von Zeitpunkt, Dosierung und Dauer der Hormongaben abhängig

672 Thomas, *Thalidomid-Extremitätendysplasien*, 1962, S. 1646; Thomas, *Probleme*, 1963, S. 7; Pliess, *Beitrag*, 1962, S. 1573; Kuhlmann, *Gesichtspunkte*, 1962, S. 283; Ritschl, *Arzneistoffe*, 1962, S. 1606.

673 Hörmann/Massenbach, *Fruchtschäden*, 1962; Neumann, *Problem*, 1962; Pfeiffer/Kosenow, *Frage*, 1962; Krone, *Untersuchungen*, 1963; Petersen, *Thalidomid*, 1962; Thomas, *Thalidomid-Extremitätendysplasien*, 1962, S. 1646.

674 Wegerle, *Beitrag*, 1962, S. 879; Nachtsheim, *Mißbildungen*, 1962, S. 329; Schumann, *Schäden*, 1962, S. 89, 92; Rett, *Ursachenforschung*, 1962, S. 1394; Goerttler, *Entstehung*, 1963, S. 215; Thomas, *Probleme*, 1963, S. 3; Saller, *Frage*, 1963, S. 345, 350.

675 Pliess, *Beitrag*, 1962, S. 1569; Kuhlmann, *Gesichtspunkte*, 1962, S. 282.

676 Münkler, *Strategien*, 2010, S. 13 und passim.

sahen, war für sie vielmehr die richtige und verantwortungsvolle Anwendung entscheidend.[677] Auf Kritik stieß dementsprechend die »unkontrollierte Medikation« mit Sexualhormonen,[678] während »therapeutische Dosen« als »unbedenklich« bezeichnet wurden.[679] So kam es auch vor, dass manche Überblicksartikel die Anwendung von Sexualhormonen empfahlen, trotz nicht auszuschließender Schädigungsmöglichkeiten: »Bei drohendem und habituellem Abort bleibt jedoch Progesteron, auch wenn die Möglichkeit zu Virilisierungserscheinungen besteht, nach wie vor das Mittel der Wahl«.[680]

Größere Beachtung fanden – auch im BGA mit Blick auf Duogynon[681] – die Arbeiten des Kieler Pädiaters Hans-Rudolf Wiedemann, der 1961 als erster über die starke Zunahme von Fehlbildungen publiziert hatte und auch nach der Marktrücknahme Contergans wiederholt mit breit rezipierten Überblicksbeiträgen hervortrat. In seinem Artikel *Derzeitiges Wissen über Exogenese von Mißbildungen* bezeichnete er 1962 die hormonell verursachte Störung der Geschlechtsdifferenzierung angesichts von über 100 Fällen als gesichert. Einen »weitgehenden teratogenen Effekt« von Estrogenen »bei hochdosierter Anwendung«, wie ihn Uhlig beschrieben hatte, wertete Wiedemann dagegen als »noch ganz ungesichert«, wenngleich dieser Punkt »sehr genauer weiterer Beachtung bedarf«.[682] Wiedemann stellte den Forschungsstand in Folgearbeiten noch ausführlicher dar. Im Mittelpunkt standen dabei wieder Virilisierungen, die für den Mediziner nur noch theoretische Bedeutung zu haben schienen. Andere teratogene Wirkungen bezeichnete er weiter als »ungesichert«. Vor diesem Hintergrund sprach er sich gegen nicht unbedingt notwendige Hormonbehandlungen bei Schwangeren aus.[683]

In der medizinischen Diskussion um Contergan stellten einige wenige Arbeiten auch einen Zusammenhang zwischen der »Fehlbildungsepidemie« und Sexualhormonen her, namentlich zu den hormonalen Schwangerschaftstests.[684] Dies galt aber nur für die Frühphase des Skandals, die bis in den Hochsommer 1962 reichte und in der die Ursache für die zahlreichen Fehlbildungen vielen Medizinern als ungeklärt galt. Dies änderte sich mit dem schlagartigen Aufhören der typischen Fehlbildungsfälle acht Monate nach der Marktrücknahme Contergans, als das akute Problem gelöst schien.

677 Wiedemann, *Bemerkungen*, 1964, S. 557–558.
678 Goerttler, *Entstehung*, 1963, S. 215.
679 Hartl, *Medikamente*, 1961, S. 1209.
680 Ritschl, *Arzneistoffe*, 1962, S. 1605 mwN.
681 Siehe Kap. 2.5.
682 Wiedemann, *Wissen*, 1962, S. 1346.
683 Wiedemann, *Bemerkungen*, 1964, S. 557–558.
684 Siehe Kap. 2.5.

Insgesamt bleibt festzuhalten: Kurzfristig schuf der Contergan-Skandal kaum neues Problembewusstsein für Sexualhormone, da sich, aufs Ganze gesehen, die einschlägigen Fachpublikationen aus der ersten Hälfte der 1960er Jahre in ihren Vorbehalten gegen die Sexualhormontherapie in der Schwangerschaft kaum von jenen Arbeiten unterschieden, die vor 1961 erschienen waren. Dennoch veränderte der Contergan-Skandal hier die Risikowahrnehmung, jedoch mehr auf allgemeinem und indirektem Wege. Da Fehlbildungen in der allgemeinen Debatte nun stark an Arzneimittel gebunden waren, erschien es angesichts veränderter Wahrnehmungsschemata nur naheliegend zu sein, auftretende Fehlbildungen vor allem auf Arzneimittel zurückzuführen.

Bemerkenswerterweise führte die Annahme der teratogenen Wirkung eines bestimmten Arzneimittels nicht notwendig zur Forderung, dieses Mittel vom Markt zu nehmen. Dies zeigte sich bald nach der Marktrücknahme Contergans. Für den Hamburger Pathologen Günther Pliess war es zum Beispiel »nicht einzusehen, warum etwa alten Männern ein lebenserleichterndes Medikament vorenthalten werden soll, nur weil junge Frauen unvernünftig damit umgehen könnten.«[685] Ähnlich argumentierte der Pharmazieprofessor Wolfgang Ritschl 1962 in einem Leitartikel der *Deutschen Apotheker Zeitung*. Den Contergan-Wirkstoff »einfach zu verdammen«, erschien ihm »ungerecht, denn wir kennen eine ganze Reihe von Substanzen, die vom Coffein über die Salicylate zu den Vitaminen und Hormonen reichen, die teratogene Eigenschaften [...] zumindest im Tierexperiment aufweisen, aber niemand denkt daran, diese genannten Stoffe aus dem Arzneischatz zu verbannen.«[686]

In solchen Äußerungen schienen nicht nur Abwehrreflexe gegen die Contergan-Debatte in der Laienöffentlichkeit durch. Vielmehr äußerte sich auch hier eine mentale Grundhaltung, nach der nicht der Staat über das Arzneimittelangebot bestimmen sollte, sondern nach der es die exklusive Therapieentscheidung des jeweiligen Arztes war, ob ein Medikament sinnvoll zu verwenden war. Risikomanagement war in dieser Logik eine rein ärztliche Angelegenheit auf Grundlage medizinischen Wissens um erwünschte wie unerwünschte Wirkungen.

Solche Äußerungen waren aber insoweit prekär, als sich im Fall Contergan einmal mehr die Schwierigkeiten offenbarten, verlässliches Wissen über die Wirkungen und Risiken von Arzneimitteln zu generieren. Als großes Problem bei der Aufklärung der Schädigungen erwies sich nicht zuletzt die Brauchbarkeit von Anamnesen, insbesondere deren inhaltliche Belastbarkeit.[687] Ange-

685 Pliess, *Beitrag*, 1962, S. 1573.

686 Ritschl, *Arzneistoffe*, 1962, S. 1601–1602.

687 Petersen, *Thalidomid*, 1962, S. 754–755. Gerade zu Beginn des Diskurses äußerten viele Mediziner Zweifel an einem ursächlichen Zusammenhang, weil sie aufgrund anamnestischer Erhebungen davon ausgingen, dass die typischen Schädigungsfälle

sichts der Aktualität des Themas wurden nun in der Bundesrepublik diverse Forschungsprojekte aufgelegt, die sich dem Zusammenhang zwischen Arzneimittelgebrauch und Fehlbildungen aus epidemiologischer Sicht widmeten, um die teils großen Wissenslücken zu schließen. Den Anfang machte hier das Land Nordrhein-Westfalen. Dort hatte eine Expertenkommission der vier Landesuniversitäten mit Unterstützung der Innenbehörden ab Anfang 1962 begonnen, eine Nachprüfung der zahlreichen Fehlbildungsfälle durchzuführen.[688] Dabei ging es nicht nur darum, die Zahl der betroffenen Kinder zu klären, sondern auch um die Ursachenfrage. Ziel war dabei, neben den pharmakologischen Wirkungen von Thalidomid (und anderen Substanzen) auf die Fruchtentwicklung auch jene sozialen und biologischen Faktoren zu eruieren, die das teratogene Geschehen mitbedingten.

Im Rahmen der Ursachenklärung, die hauptsächlich die Kinderklinik der Medizinischen Akademie Düsseldorf übernahm, erfolgten retrospektive Erhebungen bei allen Betroffenen im Land, die man ausfindig machen konnte. Es handelte sich um 1.520 Mütter, deren Angaben die Mediziner intensiv auswerteten. Das 1964 veröffentlichte Ergebnis bestätigte nicht nur den Contergan-Wirkstoff Thalidomid als stark teratogen. Die Studie zeigte auch den bremsenden bzw. stimulierenden Effekt verschiedener Faktoren (etwa Erkrankungen, Rauchen, Stress, Blutgruppen) auf die thalidomidbedingte Teratogenese. Dabei stellte die Studie auch fest: Mütter fehlgebildeter Kinder hatten im Vergleich zu den Kontrollgruppen »deutlich häufiger« Schwangerschaftstests angewandt. Dabei waren allerdings Hormontests »kaum häufiger« als harmlose extrakorporale Tests.[689]

Angesichts des unzureichenden teratologischen Wissensstandes initiierte die Deutsche Forschungsgemeinschaft (DFG) 1963 ein umfassendes Schwerpunktprogramm, mit dem Ziel, in das »Kausalnetz« der Fehlbildungsentstehung »einzudringen und die für den Menschen relevanten komplexen ursächlichen Einflußfaktoren, vor allem in der Frühphase der Schwangerschaft zu ermitteln«.[690] Das Programm war ebenso kostspielig wie umfangreich. Unter dem Namen »Schwangerschaftsverlauf und Kindesentwicklung« und unter Aufwendung von jährlich bis zu 2 Mio. DM wurden von 1964 bis 1972 an insgesamt 21

auch bei Müttern aufgetreten waren, die den Contergan-Wirkstoff nicht eingenommen hatten. Siehe ebenda, S. 756; Pliess, *Beitrag*, 1962, S. 1567; Kuhlmann, *Gesichtspunkte*, 1962, S. 282; Krone, *Untersuchungen*, 1963, S. 569.

688 Dazu eingehend Lenhard-Schramm, *Land*, 2016, S. 345–422.

689 Siehe den Forschungsbericht in LAV NRW R, Gerichte Rep. 139, Nr. 5, Bl. 20–192, Zitate S. 36. Die Ergebnisse wurden 1964 veröffentlicht: Gleiss, *Analyse*, 1964, S. 14. Dies wurde auch später in anderen Studien wiederholt festgestellt, siehe zum Beispiel Torfs u. a., *Relationship*, 1981, S. 568.

690 Seitner/Degenhardt, *Schwangerschaftsverlauf*, 1972, S. 48.

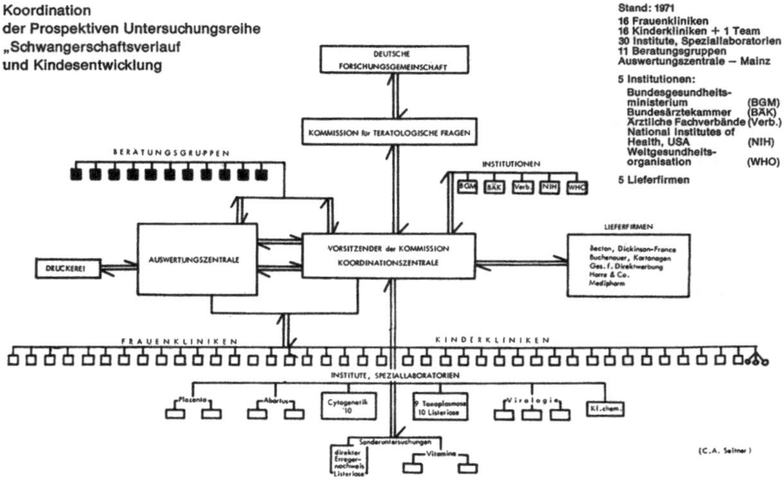

Abb. 7: Organisationsstruktur des DFG-Schwerpunktprogramms »Schwangerschaftsverlauf und Kindesentwicklung« (1971)

Universitäts- und Landesfrauenkliniken, denen die benachbarte Kinderklinik zugeordnet war, Daten zu 14.774 Mutter-Kind-Paaren erhoben (Abb. 7).[691] Die Studie war dabei prospektiv ausgerichtet: Ohne den Ausgang der Schwangerschaft zu kennen, sammelten Gynäkologen bereits während der Gravidität möglichst viele Informationen zu den Müttern und zum Schwangerschaftsverlauf. Dies umfasste nicht nur biologische und medizinische Daten, sondern auch zahlreiche sozioökonomische Informationen, etwa zu den Lebens- und Arbeitsbedingungen, zu den Ernährungs- und Trinkgewohnheiten oder zum Kontakt mit anderen Umweltfaktoren (etwa Rauch oder Chemikalien). Nach der Geburt erfassten dann Pädiater die Gesundheitsdaten der Kinder bis zum Ende des dritten Lebensjahres. Auf diese Weise wurden pro Mutter-Kind-Paar

691 Die Ursprünge des Programms liegen in den 1950er Jahren, als sich das wissenschaftliche Interesse an der Fehlbildungsentstehung mehrte, vor allem wegen der Debatte um die »Zunahme der Mißgeburten«, die auch Bundestag und Bundesregierung beschäftigte (siehe oben), und durch Forschungen im Ausland, vor allem durch das CPP (siehe unten). Den entscheidenden Anstoß zur Durchführung eines Großprojektes gab dann aber erst der Contergan-Skandal. Siehe die Überlieferung zum Programm in BArch, B 227/933–935, 981–1005. Weitere Informationen bei Seitner/Degenhardt, *Schwangerschaftsverlauf*, 1972; DFG, *Schwangerschaftsverlauf*, 1977, S. 9–21; Cottebrune, *Mensch*, 2008, S. 223–235.

rund 4.500 Einzeldaten auf 200 DIN A4-Seiten erhoben.[692] Außerdem führten Pathologen zytogenetische und histomorphologische Untersuchungen von totgeborenen Embryonen und Plazenten durch, darüber hinaus auch Autopsien von Kindern, die vor ihrem zweiten Geburtstag verstorben waren.

Mit Unterstützung von zwölf fachlichen Beratergruppen und weiteren Institutionen[693] wertete das Institut für Medizinische Statistik und Dokumentation der Universität Mainz die Datensätze computergestützt aus. Geleitet wurde die Auswertung von Siegfried Koller, einem führenden Biostatistiker der NS-Zeit, der auch als »wichtigster Begründer der medizinischen Dokumentation und Statistik in der Bundesrepublik« gilt.[694] Die breit angelegte Studie galt zeitgenössisch als besonders gut fundiert und belastbar und folgte dem epidemiologischen Risikofaktoren-Modell, das in den 1950er Jahren in den USA entwickelt worden war.[695] Sie orientierte sich dabei an dem ebenfalls prospektiv ausgerichteten US-amerikanischen Collaborative Perinatal Project (CPP),[696] das eine Art Leuchtturmprojekt eines breiteren biostatistischen Trends der US-amerikanischen Gesundheitsforschung bildete.[697] Das CPP sammelte in sieben Jahren (1959–1965) Daten von über 55.000 Schwangeren und ihren Kindern an zwölf US-amerikanischen Universitäts-Frauenkliniken. Dabei entstand umfangreiches Material, das die Grundlage für Hunderte von Veröffentlichungen bildete. Aus dem CPP ging auch die sog. Boston-Studie hervor, die sich dem Zusammenhang zwischen Medikamentengabe und Fehlbildungen widmete.[698]

Beide Projekte stellten Zusammenhänge zwischen verschiedenen Umweltfaktoren (etwa Rauchen) und Fehlbildungen, Erkrankungen und Mortalitätsrisiken des Kindes fest.[699] Auch sprachen sich beide gegen den Konsum von Genussgiften (etwa Alkohol) und gegen vermeidbare Medikationen in der

692 Siehe die Fragebögen in BArch, B 227/984, 991, 995.

693 Eine Auflistung der Gruppen befindet sich in DFG, *Schwangerschaftsverlauf*, 1977, S. 12. Das Projekt wurde u. a. unterstützt von der Bundesärztekammer, den US-amerikanischen National Institutes of Health (NIH) und der Weltgesundheitsorganisation (WHO).

694 Oehler-Klein, *Koller*, 2023 (Zitat); Schappacher/Oehler-Klein, *Koller*, 2007.

695 Die große zeitgenössische Autorität des DFG-Programms wird nicht nur an der großen Präsenz in der Fachliteratur und an der renommierten Besetzung erkennbar, sondern auch an der wiederholten Konsultation durch die Behörden in verschiedenen Angelegenheiten (siehe nur bspw. Kap. 1.2 mit Anm. 167). Zum Risikofaktoren-Modell: Patel, *Methods*, 2012; Timmermann, *Factors*, 2012.

696 Siehe zum CPP Klebanoff, *Project*, 2009; Hardy, *Project*, 2003; Broman, *Project*, 1984; Niswander/Gordon, *Women*, 1972.

697 Patel, *Tyranny*, 2013.

698 Heinonen/Slone/Shapiro, *Defects*, 1977.

699 Klebanoff, *Project*, 2009.

Schwangerschaft aus.[700] Neue und eindeutig teratogene Arzneimittel konnten allerdings weder die Boston-Studie noch das DFG-Projekt eruieren. Dies lag nicht zuletzt an methodischen Schwierigkeiten, denen die statistischen Studien unterlagen. Da die Teratogenese zumeist kein monokausaler Vorgang war (und ist), sondern ein äußerst komplexes und multifaktorielles Geschehen, wirkten auch die meisten teratogenen Medikamente nur unter bestimmten Umständen fruchtschädigend (mit seiner besonders hohen »Durchschlagskraft« ist Thalidomid hier eher die Ausnahme[701]). Etwaigen Zusammenhängen ließ sich daher nur über Risikomodelle, also letztlich Wahrscheinlichkeiten, auf die Schliche kommen. Um entsprechende Assoziationen statistisch absichern zu können, bedurfte es aber besonders großer Untersuchungsgruppen – und selbst im äußerst breit angelegten CPP waren die Untergruppen zu bestimmten Medikamenten relativ klein. Nichtsdestoweniger widmeten sich beide Studien der Gabe von (weiblichen) Sexualhormonen in der (frühen) Schwangerschaft, weshalb sie später auch im Rahmen des Duogynon-Falls herangezogen wurden.[702] Beide Studien konnten dabei einen generellen Zusammenhang zwischen Hormongabe und Fehlbildungen weder ausschließen noch – von einer Ausnahme abgesehen – statistisch signifikante Assoziationen feststellen. Ohnehin ließen sich aus diesen Studien, schon aus logischen Gründen, kausale Zusammenhänge kaum feststellen. Eben diese Schwierigkeiten, vor denen beide Projekte standen, existieren letzten Endes bis heute. Auch deshalb war und ist es so schwierig, belastbares Wissen über die teratogene Wirkung von Hormonen zu erzeugen.

700 DFG, *Schwangerschaftsverlauf*, 1977, S. 7, 79.
701 Pache, *Gefährdung*, 1966, S. 1100.
702 Siehe Kap. 2.7 bis 2.9

2. Duogynon und die deutschen Behörden

2.1 Der Weg zum Präparat Duogynon

Das Präparat Duogynon wurde ab 1950 auf den Markt gebracht. Die Geschichte dieses hormonellen Kombinationsmittels reicht jedoch weiter zurück. Sie ist untrennbar verwoben mit der Geschichte der beiden Duogynon-Komponenten, in deren Entdeckung, Entwicklung und Einführung ein grundlegender Wandel im Arzneimittelwesen zum Ausdruck kam. All dies hängt wiederum eng zusammen mit der Geschichte der 1871 in Berlin gegründeten Aktiengesellschaft Schering, die aus der Apotheke Ernst Scherings hervorgegangen war und durch die fabrikmäßige Produktion zunächst von Chemikalien und Hilfsstoffen, bald auch von Pharmazeutika im späten 19. Jahrhundert einen beachtlichen Aufschwung erlebte. Dank expansiver Unternehmensstrategie und vielschichtiger Verflechtungen in Wissenschaft und Medizin konnte sich die Schering AG als einer der großen deutschen Pharmahersteller auf dem nationalen und bald auch internationalen Arzneimittelmarkt etablieren.[1]

Im ersten Drittel des 20. Jahrhunderts änderte sich das Arzneimittelwesen von Grund auf. Standen seit dem 19. Jahrhundert vor allem chemische Mittel wie Phenacetin, Aspirin oder Salvarsan im Mittelpunkt der industriellen Pharmazie, so verschob sich der Fokus der Arzneimittelforschung nun zunehmend von der Chemie zur Biologie. Dies lag nicht zuletzt an der Entdeckung der natürlichen Wirkstoffe, also der Vitamine, Enzyme und Hormone, deren physiologische Bedeutung und therapeutischen Potenziale immer deutlicher zutage traten.[2] Mit diesem Wandel des pharmazeutischen Paradigmas ging auch ein verändertes Verständnis von Krankheit einher. Diese wurde nun vermehrt als biochemische Unordnung des Organismus begriffen, also als regulierbarer Zustand, der nach Zufuhr von Hormonen (oder anderen Wirkstoffen) verlangte. Dies aber unterwarf den von Unordnung bedrohten Menschenkörper einem biomedizinischen Regulierungsimperativ, der Krankheit und Arzneistoff unauflöslich miteinander korrespondieren ließ.[3]

1 Siehe zur Geschichte der Schering AG Holländer, *Geschichte*, 1955; Kobrak, *Cultures*, 2002; Wlasich, *Apotheke*, 2001. Für die Zeit nach 1945 auch Hamann, *Schering*, 1990; Schering, *Jahrhundert*, 1991; Schering, *Berlin*, 1998; Schering, *Schering*, 2005.

2 Dazu umfassend Stoff, *Wirkstoffe*, 2012.

3 Ebenda, S. 34 und passim. Siehe auch Ratmoko, *Chemie*, 2010, S. 53; Gaudillière, *Genesis*, 2004, S. 528; zeitgenössisch Dohrn, *Hormone*, 1929, S. 60–62; Straub, *Hormone*, 1931, S. 40, 44–48.

Die Therapie mit Hormonen stand jedoch vor einem Rätsel. Die meisten wirksamen Substanzen waren selbst noch nicht bekannt. Man kannte nur ihren Produktionsort – die inneren Drüsen – und ihre Wirkung, die sich experimentell und klinisch nachweisen ließ. Die Hormontherapie war daher in ihren Anfängen meist mit der wissenschaftlich noch durchaus anerkannten Organotherapie gleichzusetzen, also mit der Anwendung menschlicher oder tierischer Drüsenextrakte (etwa aus Hoden oder Nebenniere). Großer medizinischer Beliebtheit erfreuten sich dabei Präparate mit Ovarialextrakten, die zum Beispiel zur Förderung der weiblichen Fruchtbarkeit dienten, aber auch der Behandlung von menstruellen oder klimakterischen Störungen und Beschwerden. Zahlreiche Präparate von angesehenen Arzneimittelfabriken fluteten seit Ende des 19. Jahrhunderts den Markt.[4] In den frühen 1920er Jahren begann sich aber die Kritik an der Organotherapie zu mehren. Gynäkologen wie Bernhard Zondek äußerten Zweifel an ihrer therapeutischen Brauchbarkeit, denn die Organextrakte waren unrein, unbeständig und unspezifisch zusammengesetzt und daher in ihrer Wirkung unzuverlässig.[5] Auch andere Mediziner wandten sich gegen diese Präparate und forderten, statt der biologischen Extrakte die meist noch unbekannten Hormone zu isolieren und in chemischer Reinform zur therapeutischen Anwendung zu bringen.[6] Dies aber setzte voraus, die pharmakologisch wirksamen Biosubstanzen zu identifizieren, um sie als standardisierte und verlässliche Arzneipräparate auf den Markt zu bringen.

Mit dieser Entwicklung ging seit Mitte der 1920er Jahre eine Neustrukturierung der pharmaindustriellen Forschungseinrichtungen einher. Dies galt auch für die Schering AG, deren firmeneigene Forschung der 1923 eingestellte Laborleiter Walter Schoeller maßgeblich ausbaute. Die Zweiteilung des Berliner Hauptlabors in ein chemisches Labor und in eine tierexperimentelle Abteilung differenzierte sich in der Folge immer weiter aus; in den 1930er Jahren verfügte die Forschungsabteilung über eine eigene wissenschaftliche Infrastruktur mit Sekretariat, Bibliothek und anderen Hilfsdiensten. Zugleich intensivierte sich die Zusammenarbeit mit anderen Abteilungen des Unternehmens, namentlich mit der Patentabteilung und den kaufmännischen Gliederungen, die die Kontakte zu den Klinikern und Medizinern pflegten und die Produkte kommerziell auf dem Markt lancierten. Die Integration von Forschung und Vermarktung sollte den Innovationsfluss aus den Laboren sichern und in kom-

4 Jastrow, *Organpräparate*, 2004; Simmer, *Organotherapie*, 1982; Ratmoko, *Chemie*, 2010, S. 47–97. Auch das RGA beobachtete den Handel mit Organpräparaten und dessen Probleme, siehe BArch, R 86/1653; mit Blick aufs Ausland auch Borell, *Organotherapy*, 1976.

5 Zondek, *Untersuchungen*, 1922, S. 20, 26; Zondek, *Ovarialhormon*, 1927, S. 13.

6 Siehe dazu Stoff, *Wirkstoffe*, 2012, S. 37 mwN.

merziell erfolgreiche Pharmazeutika überführen.[7] Das Ziel war dabei nicht nur die Darstellung und Produktion reiner standardisierter Substanzen, sondern auch deren chemische Variation zu neuen, wirksameren Mitteln. Um die dafür erforderliche Integration von biochemischer Forschung, industrieller Herstellung und kommerzieller Vermarktung abzusichern, trat das Unternehmen in enge Beziehungen mit externen Forschungseinrichtungen, wobei Kooperationen wie Transaktionen durch Beteiligungen und Nutzungsrechte vertraglich geregelt waren.[8]

Die Herstellung wirksamer und marktfähiger Biopharmaka, namentlich der Hormone, erfolgte insoweit in einem vielschichtigen Netz, das fachliche Stränge aus der Biochemie, Pharmakologie und Klinik, aber auch aus Industrie und Pharmazie miteinander zu einem äußerst produktiven Komplex verwob, der (auch) die deutsche Hormonforschung seit den späten 1920er Jahren prägte und dabei grundlegende Forschungsleistungen vollbrachte.[9] Als paradigmatisch für das wissenschaftsindustrielle Beziehungsgefüge kann die Kooperation zwischen Schering und Adolf Butenandt gelten, der 1927/28 von dem Berliner Unternehmen mit der Isolierung und Reindarstellung der Sexualhormone beauftragt worden war und diese Forschungen am Kaiser-Wilhelm-Institut für Biochemie ausbaute, dessen Leitung er 1936 übernahm. Es handelte sich um »eine geradezu symbiotische Arbeitsbeziehung«, die die Grenzen zwischen industrieller und wissenschaftlicher Forschung im Laufe der Zeit zunehmend zerfließen ließ.[10]

Den ersten Schritt auf den Markt der Sexualhormone setzte Schering 1928 mit dem Dragee-Präparat Progynon. Handelte es sich bei dem von Eugen Steinach (1861–1944) entwickelten Mittel noch um ein Extrakt aus tierischen Ovarien und Plazenten,[11] so bedeutete es eine Zäsur, als Butenandt im Herbst 1929 die Darstellung des ersten Sexualhormons in Reinform gelang. Auch diese (seit 1935 als Estron bezeichnete) Substanz erhielt wie das Organpräparat den Namen Progynon, der von nun an als Produktname für die Estrogene insgesamt firmierte.[12] In der Folgezeit fanden weitere und maßgeblich von Butenandt mitentwickelte Estrogen-Präparate der Firma Schering Eingang in die gynä-

7 Dazu eingehend Wimmer, *Neues*, 1994, S. 284–314; Kobrak, *Cultures*, 2002, S. 116–120.

8 Gaudillière, *Patents*, 2008; Gaudillière, *Butenandt*, 2005, S. 622–625; Stoff, *Wirkstoffe*, 2012, S. 40–43.

9 Wimmer, *Neues*, 1994, zur Hormonforschung S. 239–241, 303–310; siehe ebenso Stoff, *Wirkstoffe*, 2012; Ratmoko, *Chemie*, 2010; Walch, *Triebe*, 2016, S. 251–253.

10 Ebenda sowie Gausemeier, *Ordnungen*, 2005, S. 187–220 (Zitat S. 187); Gaudillière, *Butenandt*, 2005; Gaudillière, *Biochemie*, 2004; Satzinger, *Butenandt*, 2004; Karlson, *Butenandt*, 1990, S. 37–132; Frobenius, *Siegeszug*, 1989; Schering, *Jahrhundert*, 1991, S. 21–31. Zu den Forschungen Butenandts auch BArch, R 73/10568.

11 Walch, *Triebe*, 2016, S. 143–178, 209–217. Siehe zum Präparat auch SchA, S1/108.

12 Karlson, *Butenandt*, 1990, S. 37–44, 52–57; Schering, *Jahrhundert*, 1991, S. 20–24.

kologische Hormontherapie. Dies galt etwa für das 1933 eingeführte Präparat Progynon B oleosum, bei dem es sich um den wirksameren Benzoesäureester des Estradiols handelte.[13] Einen weiteren bedeutenden Schritt machte Schering mit der Entwicklung des Präparats Progynon C aus synthetischem Ethinylestradiol, das – obwohl bereits 1938 positive klinische Prüfungsergebnisse erschienen – erst einige Jahre später auf den Markt kam.[14] Das Anwendungsgebiet der Progynon-Präparate erstreckte sich vornehmlich auf Fehl- und Unterfunktionen des weiblichen Genitalapparats, die durch Ovarialinsuffizienz bedingt waren, also insbesondere auf Störungen des menstruellen Zyklus, aber auch auf Beschwerden im Klimakterium und nach Kastration.[15]

Ein integraler Bestandteil der medizinischen Entwicklung und der erfolgreichen Markteinführung der Progynon-Präparate war die Einbindung von klinischer Erfahrung und Praxis. Schering und Butenandt kooperierten dabei eng mit der Charité, an deren Frauenklinik sich die neuen Präparate und Reinsubstanzen klinisch erproben ließen. Dies geschah vor allem durch Carl Kaufmann (1900–1980), nach dem die heute höchste Auszeichnung der Deutschen Gesellschaft für Gynäkologie und Geburtshilfe benannt ist.[16] Die Kooperation mit Kaufmann war auch entscheidend für die Entwicklung der Präparate mit Gelbkörperhormonen. Nachdem es verschiedenen Forschergruppen in den frühen 1930er Jahren gelungen war, aus Corpora lutea öllösliche Kristalle mit gestagener Wirkung herzustellen, entwickelte die Firma Schering ein Gestagen-Präparat, das 1933 unter dem Namen Proluton auf den Markt kam.[17] Die Grundlage für die breite Einführung in die Therapie wurde aber erst 1934 mit der Reindarstellung des Gelbkörperhormons Progesteron geschaffen.[18] Dieses Medikament diente primär zur Behandlung des habituellen Aborts, von uterinen Blutungen und anderen Menstruationsstörungen.[19] Das erste synthetische und oral voll wirksame Gestagen (Ethisteron) wurde dann 1939 von Schering als Proluton C in den Handel gebracht.[20]

13 Medizinische Mitteilungen 1933, S. 209. Diverses Material zum Präparat in SchA, S1/108-7.

14 Eingehend zur Entwicklung und Prüfung von Ethinylestradiol Frobenius, *Siegeszug*, 1989.

15 Siehe zu den Anwendungsgebieten Schering, *Progynon*, 1938; zahlreiche Prospekte, Beipackzettel und Anwendungsempfehlungen in SchA, S1/108, 108-1, 108-7.

16 Dazu Frobenius, *Siegeszug*, 1989; Gaudillière, *Genesis*, 2004; Gaudillière, *Butenandt*, 2005, bes. S. 629–635; Rohde/Hinz, *Forschung*, 2010, S. 143–149.

17 Schering, *Jahrhundert*, 1991, S. 26–28; diverses Material zum Präparat in SchA, S1/126.

18 Siehe Kap. 1.4.

19 Schering, *Proluton*, 1938. Siehe die zeitgenössischen Anzeigen in MedKlin 8, 19/1934; KlinW 1934, S. 199. Zum Anwendungsspektrum auch Ufer, *Anwendung*, 1968.

20 Dazu eingehend Frobenius, *Siegeszug*, 1989; zahlreiche Unterlagen zu Proluton C in SchA, S1/126-2.

Menstruations- und Zyklusstörungen stellten das größte Anwendungsgebiet dieser Estrogen- und Gestagen-Präparate dar. Den konzeptionellen Grundstein dafür legte der bereits erwähnte Kaufmann. Der Berliner Gynäkologe entwickelte in den frühen 1930er Jahren eine zyklusgemäße Hormontherapie, die eine alternierende Gabe von Estrogenen und Gestagenen vorsah, um den Aufbau eines regelhaften Menstruationszyklus zu bewirken.[21] Dieses auch als »Kaufmann-Schema« bezeichnete Verfahren galt bald als die Standardtherapie zur Behandlung der sekundären Amenorrhoe. Sie wurde wesentlich erleichtert, als mit Progesteron und Estradiolbenzoat die benötigten Hormone in Reinform zur Verfügung gestellt werden konnten, standardisiert und hochwirksam. Das Verfahren wurde im Laufe der Zeit (auch durch Kaufmann selbst) mehrfach modifiziert und sah im Jahr 1938 sechs Injektionen zu je 2 oder 5 mg Estradiolbenzoat innerhalb von 20 Tagen vor, gefolgt von vier Progesteron-Gaben zu je 5 mg, die an vier aufeinanderfolgenden Tagen parenteral zu verabreichen waren.[22]

Trotz aller Therapieerfolge: Die Behandlung blieb mit ihren 10 (oder mehr[23]) Injektionen über einen Zeitraum von 25 Tagen belastend. Dementsprechend konzentrierten sich mehrere Forscher auf die Suche nach Möglichkeiten, diese Therapie zu vereinfachen. Ein erster wichtiger Schritt gelang dem Frankfurter Gynäkologen Ludwig Seitz (1872–1961), der 1941 an einem Einzelfall beschrieb, wie sich durch die dreimalige Gabe allein von Progesteron eine Blutung bei länger bestehender Amenorrhoe herbeiführen ließ.[24] Wegweisender war aber eine Arbeit des bereits erwähnten Bernhard Zondek, der 1933 gezwungen war, Deutschland zu verlassen. Im Jahr 1942 berichtete Zondek, nun Professor an der gynäkologischen Universitätsklinik in Jerusalem, über eine neue und »einfache« Therapie der Amenorrhoe. Für sekundäre Amenorrhoen, die seit weniger als zwei Jahren bestanden, empfahl er die gleichzeitige Gabe von insgesamt 25 mg Progesteron und 2,5 bis 5 mg Estradiolbenzoat an zwei aufeinanderfolgenden Tagen, um eine Blutung der Patientin auszulösen. Zondek sah einen wesentlichen Vorteil dieser Therapie in der Möglichkeit, die sonst übliche Therapie zu verkürzen.[25]

Zondeks Arbeit wurde von anderen Medizinern als grundlegend bewertet und fand rasche Verbreitung.[26] Die Methode einer gleichzeitigen Gabe von Pro-

21 Siehe etwa Kaufmann, *Behandlung*, 1933. Dazu auch mit zahlreichen Nachweisen Ludwig, *Kaufmann-Schema*, 2008; Rohde/Hinz, *Forschung*, 2010, hier S. 143–144.

22 Kaufmann, *Behandlung*, 1938, S. 118–122.

23 Nach Martius, *Lehrbuch*, 1949, S. 36, waren insgesamt 15 Injektionen vorgesehen.

24 Seitz, *Amenorrhöe*, 1941.

25 Zondek, *Treatment*, 1942.

26 Siehe zur Bewertung etwa Pots, *Erfahrungen*, 1952, S. 544; Finkler, *Treatment*, 1944, S. 26; Berlind, *Contribution*, 1943, S. 457, 460.

gesteron und Estradiolbenzoat zur Behandlung der (sekundären) Amenorrhoe wurde schon bald von diversen Gynäkologen inner- und außerhalb Deutschlands übernommen, überprüft und dabei verschiedentlich abgewandelt, zum Teil aber auch unabhängig von Zondek entwickelt.[27] Zahlreiche Mediziner berichteten daraufhin über eine erfolgreiche Anwendung der kombinierten Hormontherapie, die sich aufgrund der mannigfachen Empfehlungen rasch als eine Standardbehandlung der sekundären Amenorrhoe durchsetzte.[28] Manche Mediziner folgten diesem prinzipiellen Ansatz, verwendeten aber auch andere Hormone.[29] Die Therapie blieb dabei – dies stellte sich bald heraus – eine weitgehend symptomatische, da sich die Amenorrhoe mit der kurzfristigen Gabe von Hormonkombinationen kaum ursächlich behandeln ließ.

Neben den Menstruationsstörungen rückten bald auch andere Indikationen für Estrogen-Gestagen-Kombinationen in den Fokus der Mediziner.[30] Dies galt nicht zuletzt für eine mögliche Anwendung als Schwangerschaftstest. Vor allem im Frühstadium war eine Schwangerschaft bis weit ins 20. Jahrhundert nicht sicher nachzuweisen.[31] Der erste moderne und weitverbreitete Schwangerschaftstest wurde 1927/28 von Selmar Aschheim (1878–1965) und Zondek entwickelt und auch als Aschheim-Zondek-Reaktion (AZR) bezeichnet. Es handelte sich um ein biologisches Nachweisverfahren, bei dem der Morgenurin der Frau infantilen Mäusen unter die Haut gespritzt wurde (daher auch »Mäusetest«). War die Frau schwanger, so bewirkte ein im Urin enthaltenes Hormon Schwangerschaftsreaktionen am Ovarium der Mäuse, die allerdings nur durch Sektion festzustellen waren.[32] Die sich bald als Standardverfahren zur Erkennung einer Frühschwangerschaft etablierte AZR wurde ab 1947 durch den ähnlich funktionierenden und vom argentinischen Mediziner Car-

27 So offensichtlich durch Winkler, *Erfolge*, 1944.

28 Berlind, *Contribution*, 1943; Winkler, *Erfolge*, 1944; Finkler, *Treatment*, 1944; Winkler, *Hormonbehandlung*, 1947; Caffier, *Amenorrhoebehandlung*, 1947; Schildbach, *Mischinjektion*, 1948; Zondek/Rozin, *Induction*, 1948; Käser, Behandlung, 1949; Caffaratto, *Bemerkungen*, 1950; Burger, *Sexualhormone*, 1951; Finkler, *Treatment*, 1951; Pots, *Erfahrungen*, 1952.

29 Etwa DES und Ethinylestradiol, siehe Bickers, *Amenorrhea*, 1948; Gediz, *Frühdiagnose*, 1951.

30 So wurden Estrogen-Gestagen-Kombinationen auch zur Behandlung des drohenden Aborts empfohlen, siehe Vaux/Rakoff, *Therapy*, 1945; *Wattenwyl*, Behandlung, 1946, S. 714–715; Käser, *Behandlung*, 1949, S. 983.

31 Marquart, *HCG-Nachweis*, 1981, S. 1–16.

32 Aschheim/Zondek, *Schwangerschaftsdiagnose*, 1928. Wie sich erst später herausstellte, handelte es sich bei dem fraglichen Hormon um das humane Choriongonadotropin (hCG), das auch in heutigen Tests als Marker fungiert. Allgemein zur Entwicklung der Schwangerschaftstests Marquart, *HCG-Nachweis*, 1981; Olszynko-Gryn, *Right*, 2023. Zu Aschheim und Zondek Schneck, *Schicksal*, 1997.

los Galli Mainini (1914–1961) entwickelten »Froschtest« abgelöst, der nicht nur schnellere Ergebnisse lieferte, sondern auch die Tiere am Leben ließ. War die Frau schwanger, so begannen die Frösche nach der Injektion mit der Spermienproduktion.[33]

Der Berliner Gynäkologe Paul Caffier (1898–1945) ging noch während des Krieges der Frage nach, ob und inwieweit sich durch die kombinierte Gabe dieser beiden Hormone eine Schwangerschaft erkennen ließ.[34] Sein Ergebnis war eindeutig. Durch Verabreichung der Hormonkombination sei fast immer eine Blutung bewirkt worden, bei vorliegender Schwangerschaft dagegen »in keinem Fall das nachfolgende Auftreten einer Blutung« zu beobachten gewesen. Die Verabreichung erzielte in letzterem Fall laut Caffier keine Wirkung (Blutung), weil der Spiegel dieser beiden natürlich vorkommenden Hormone bei Schwangeren ohnehin stark angestiegen sei. Gerade deshalb hielt er die Therapie auch für sicher.[35] Auch wenn Caffier aus seinen Beobachtungen an 30 Schwangeren noch keine endgültigen Angaben zur Exaktheit dieser Testmethode ableiten mochte, hielt er sie gerade während der Kriegszeit für besonders geeignet, da einerseits nicht mehr genügend Testmäuse für die AZR zur Verfügung stünden, andererseits aber ein erhöhter Bedarf an Schwangerschaftstests bestehe.

Parallel zu Caffier waren weitere Mediziner auf die Idee gekommen, Gestagen-Estrogen-Kombinationen als Schwangerschaftstest zu erproben. Hady Gediz (1900–1953), Chefarzt der Gynäkologisch-Geburtshilflichen Station des Deutschen Krankenhauses in Istanbul, hatte seit 1943 entsprechende Beobachtungen gemacht und dabei neben Progesteron verschiedene Estrogene angewandt. Gediz zeigte sich von der Brauchbarkeit dieser Methode überzeugt. Bei bestehender Schwangerschaft sei eine Blutung nach Hormongabe stets ausgeblieben. Bei den 41 Fällen, in denen auf diese Weise eine Gravidität festgestellt werden konnte, habe er »keinen Schaden« gesehen, auch nicht nach hohen Hormondosen. Gediz verwies in diesem Zusammenhang zustimmend auf Zondek, nach dem sich »trotz höchster Progesterongaben« keine Aborte provozieren ließen.[36] In ähnlicher Weise berichteten die Gynäkologen Harold Schwartz und Hans Burger über ihre positiven Ergebnisse. Die kombinierte Gabe von

33 Galli Mainini, *Pregnancy*, 1947; Galli Mainini, *Pregnancy*, 1948.

34 Zu Caffier David, *Sinnlosigkeit*, 2007, S. 182–183.

35 Caffier, *Amenorrhoebehandlung*, 1947, S. 20: »Daß dieser Progynonzusatz zur Ausschaltung von Versagern erwünscht war, habe ich früher dargelegt; daß er im Falle der Schwangerschaft für deren Bestand schadlos war, war auf Grund der großen Follikelhormonmengen, die sowieso schon im schwangeren Organismus bewegt werden, ohne weiteres anzunehmen und hat sich uns in allen Fällen bewiesen«.

36 Gediz, *Frühdiagnose*, 1951, Zitat S. 439. Gediz sprach am Anfang der Arbeit davon, inzwischen 120 Fälle zu überblicken, die noch nicht alle in die Arbeit eingeflossen

Progesteron und Estradiolbenzoat eigne sich, so das Resümee, »wegen ihrer Zuverlässigkeit und Ungefährlichkeit zur Diagnose der Frühschwangerschaft.«[37]

2.2 Genehmigung und Markteinführung von Duogynon

Die Umstände der firmeninternen Entwicklung des Präparates Duogynon liegen weitgehend im Dunkeln. Grund dafür ist die unzureichende Quellenlage. Dennoch lassen sich wichtige Zusammenhänge aus verstreuten Aktennotizen, Randbemerkungen in der Literatur und anderen Überlieferungssplittern rekonstruieren. Zugleich erklärt sich die Entwicklung des Präparates Duogynon aus dem breiteren unternehmenspolitischen Kontext. Sie war Ausdruck einer intensiven Beschäftigung der Firma Schering mit Hormonen, speziell Sexualhormonen, die bald nach Kriegsende mit ebenso großem Elan wie Investitionsaufwand wiederaufgenommen wurde und schon wenig später zur Einführung kommerziell erfolgreicher Präparate führte. Bereits im Frühjahr 1949 brachte Schering mit Progynon C Ethinylestradiol als Monopräparat auf den Markt.[38] Die Bedeutung der Hormonsparte für Schering in der Nachkriegszeit lässt sich an den Unternehmensergebnissen ablesen: In den Jahren 1949 und 1950 machte sie fast die Hälfte des gesamten Betriebsumsatzes aus.[39]

Dass Scherings forschungsstrategisches Kontinuum bei den Sexualhormonen den Krieg weithin unbeschadet überdauerte, zeigt auch die Entwicklung von Duogynon. Seine beiden Komponenten Estradiolbenzoat und Progesteron waren bereits seit 1933 in den Präparaten Progynon B oleosum und Proluton auf dem Markt, wurden aber erst durch die erwähnten Arbeiten Zondeks und Caffiers für die kombinierte Anwendung empfohlen. Schering hatte dabei eng

seien. Bereits seit 1945 hatte er im *Türkischen Archiv für Gynäkologie* über seine Beobachtungen berichtet. Siehe auch Gediz, *Erfahrungen*, 1951.

37 Burger, *Sexualhormone*, 1951, Zitat S. 822; Schwartz, *Pregnancy*, 1950, S. 215: »The method described appears safe and accurate for use as a pregnancy test.« Burger verabreichte die Hormonkombination 31 Frauen, Schwartz 56 Frauen. In Richtung eines medikamentösen Schwangerschaftstests forschten zu dieser Zeit diverse weitere Mediziner. So berichtete Sherman Garrett, *Test*, 1948, über einen Hormontest, der drei Estron-Injektionen vorsah, sich aber nicht durchsetzte. Auch abseits der Sexualhormone waren ähnliche Versuche unternommen worden. So hatten etwa Soskin/Wachtel/Hechter, *Treatment*, 1940, im Rahmen der Amenorrhoe-Behandlung einen »therapeutischen Test« mit Prostigmin vorgestellt.

38 In Tabletten zu 0,02 und 0,05 mg als Mittel gegen klimakterische Beschwerden, Menstruationsstörungen und Prostata-Karzinom. Siehe zu Progynon C SchA, S1/108-1; Frobenius, *Siegeszug*, 1989, bes. S. 56–57; zur Registrierung die Vorgänge in LArch Berlin, B Rep. 12, Nr. 3267; BArch, B 208/20.

39 Hamann, *Schering*, 1990, S. 37.

mit Caffier zusammengearbeitet und ihm während des Krieges ausreichende Mengen der Präparate sowie die Arbeit Zondeks zur Verfügung gestellt.[40] Dies zeigt nicht nur, wie eng Schering mit Universitäts-Frauenkliniken (vor allem der Charité) kooperierte, sondern verdeutlicht auch die weitreichenden Möglichkeiten des Unternehmens, war es doch in der späten Kriegsphase keineswegs selbstverständlich, Kopien der neuesten amerikanischen Fachliteratur besorgen zu können. Auch bei anderen einschlägigen Publikationen arbeitete Schering eng mit den Autoren zusammen.[41]

Schering griff die Publikationen auf, um auf der Basis der Beobachtungen ein neues Präparat zu entwickeln. Womöglich stand Schering auch hinter der Veröffentlichung der Arbeit des bereits verstorbenen Caffier, die 1947 direkt im ersten Heft des *Zentralblattes für Gynäkologie* erschien, nachdem die Zeitschrift den Betrieb im Herbst 1944 hatte einstellen müssen. Dass Pharmahersteller einschlägige Publikationen zu ihren Präparaten förderten, forcierten und auch finanzierten, war jedenfalls alles andere als unüblich[42] – und die Arbeit Caffiers diente Schering in der Frühgeschichte Duogynons als *die* Referenzpublikation schlechthin.

Die konkrete Entwicklung eines Gestagen-Estrogen-Kombinationspräparates begann offenbar spätestens 1949.[43] Das war insoweit folgerichtig, als Schering die Anwendung von Progynon und Proluton in einer »Mischspritze« in den späten 1940er Jahren bereits ausdrücklich empfahl.[44] Die Entwicklung neuer Präparate folgte in dieser Zeit üblicherweise einem vier- bis fünfstufigen Verfahren, bei dem sich die einzelnen Stufen aber immer überlagerten oder ineinandergriffen. Am Beginn stand meist die Gewinnung einer bestimmten pharmakologisch vielversprechenden Substanz, etwa durch Synthese, Extraktion oder andere Verfahren. Dabei orientierten sich die Forscher oft an bereits bekannten Arzneistoffen, die sie chemisch abwandelten.[45] Die Herstellungsverfahren für

40 Caffier, *Amenorrhoebehandlung*, 1947, S. 10, Anm. 1.

41 Ausdrücklich Schwartz, *Pregnancy*, 1950, S. 215.

42 Dies wurde zeitgenössisch problematisiert; siehe etwa Neuffer, *Soldschreiber*, 1952. Das entsprechende Bemühen von Firmen ist breit dokumentiert für den Fall Contergan, siehe Lenhard-Schramm, *Land*, 2016, S. 190–191, 208, 239 und passim; für die Firma Merck Hüntelmann/Kaminsky, *Erprobung*, 2022, S. 73–74, 122, 198–201 und passim; Lenhard-Schramm/Rating/Rotzoll, *Krankheit*, 2022, S. 56–57. Bisweilen kam es vor, dass Manuskripte durch die Hersteller aus- und »umgearbeitet« wurden; siehe Lenhard-Schramm, *Algosediv*, 2024; zur Vermarktung mittels Publikationen auch Kap. 1.1, Anm. 11.

43 Schering an StA Berlin, 20.12.1978, LArch Berlin, B Rep. 58, Nr. 1807, hier Bl. 99; Notiz Dr. Ufer, 9.6.1964, LArch Berlin, B Rep. 58, Nr. 1834, hier Bl. 487.

44 Schering, Pharmazeutische Spezialpräparate (ca. 1949), LArch Berlin, A Rep. 229, Nr. 270 (dort S. 21).

45 Zur Arzneistoffentwicklung Friedrich/Müller-Jahncke, *Geschichte*, 2005, S. 484–491;

solchermaßen aufgefundene Verbindungen wurden in der Regel rasch unter Patentschutz gestellt.[46]

In einem zweiten Schritt unterzog man die Substanzen einer tierexperimentellen Prüfung, auch »pharmakologische« Prüfung genannt.[47] Diese hatte vor allem zwei Ziele: Zum einen sollte sie die Verträglichkeit der Substanz feststellen, insbesondere die akute und die chronische Toxizität. Zum anderen diente sie der Auffindung und Bestätigung arzneilich relevanter Wirkweisen. Darüber hinaus ließ das Tierexperiment auch erste Aussagen über die Verstoffwechslung im Organismus zu. Daran schloss sich eine Art Zwischenstufe an, um die Anwendung des Präparats am Menschen vorzubereiten. Dies umfasste zum einen die galenische Aufbereitung des Präparates, also die Herstellung einer geeigneten Darreichungsform; zum anderen die Erstanwendung am Menschen, die nicht selten im Selbstversuch durch die firmeneigenen Forscher erfolgte.[48]

Diese ersten Schritte einer Präparat-Entwicklung entfielen aber mitunter, so auch im Falle Duogynons. Da die beiden Hormone Estradiolbenzoat und Progesteron bereits seit langem bekannt und auf dem Markt waren, als natürliche Stoffe ohnehin im menschlichen Körper vorkamen und vom schwangeren Organismus in größeren Mengen produziert wurden, galt die Verträglichkeitsfrage als geklärt. Es handelte sich bei Duogynon letztlich nicht um ein völlig neues Arzneimittel, sondern um eine Kombination zweier bewährter Präparate, die – wie der Literatur zu entnehmen war – auch bereits des Öfteren gemeinsam eingesetzt wurden. Insofern erschien eine tierexperimentelle Prüfung offenbar entbehrlich, zumal, wie es in einer firmeninternen Notiz hieß, solche Versuche »nicht auf den Menschen übertragbar gewesen wären.«[49]

Vor diesem Hintergrund richtete sich der Blick bei der Entwicklung Duogynons direkt auf die klinische Erprobung. Hierbei handelte es sich zu dieser Zeit aber nur in absoluten Ausnahmefällen um kontrollierte und methodisch zuverlässige Studien. Auch wenn bereits in den 1930er Jahren wichtige ethische und wissenschaftliche Standards für die moderne Arzneimittelprüfung formu-

zeitgenössisch MPS, *Arzneimittelprüfung*, 1962, S. 78–79; Schraufstätter, *Entwicklung*, 1962.

46 Siehe zur Bedeutung des Patentschutzes auch Kap. 1.1, Anm. 6.

47 Die pharmakologische Prüfung war neben der klinischen Erprobung die zentrale Voraussetzung für die Einführung eines neuen Präparats, weshalb ihre Ergebnisse im Rahmen der Registrierung bzw. Zulassung vorzulegen waren (siehe Kap. 1.3). Siehe dazu diverse Aufsätze in MMW 35/1962; Koeppe, *Arzt*, 1962, S. 1461–1462; MPS, *Arzneimittelprüfung*, 1962, S. 79–81; sowie die Stellungnahmen diverser Unternehmen im Rahmen des Contergan-Verfahrens in LAV NRW R, Gerichte Rep. 139, Nr. 388.

48 MPS, *Arzneimittelprüfung*, 1962, S. 80; Koeppe, *Arzt*, 1962, S. 1462; Heite, *Arzneimittelprüfung*, 1962, S. 1619.

49 Notiz Dr. Ufer, 9. 6. 1964, LArch Berlin, B Rep. 58, Nr. 1834, hier Bl. 487.

liert worden waren,[50] blieb die konkrete Durchführung im Einzelfall bis weit in die 1960er Jahre, teils auch 1970er Jahre vom prüfenden Mediziner abhängig.[51] Angesichts einer verbreiteten Skepsis gegenüber naturwissenschaftlich-systematischen und statistischen Methoden einerseits (die sich etwa in Vorbehalten gegen Blind- oder Doppelblindversuche spiegelte) und einer hohen Wertschätzung individuellen ärztlichen Könnens andererseits[52] bewegte sich die klinische Erprobung neuer Präparate oft im Rahmen einer Eindrucks- und Beobachtungsprüfung, deren Ergebnisse sich letztlich in einem »Erfahrungsbericht« niederschlugen.[53] Auf welche Weise und an wie vielen Personen die Prüfung erfolgte, blieb dem Prüfer überlassen. Eine besondere Qualifikation desselben war nicht erforderlich, doch waren Prüfungen bei renommierten Medizinern für das Unternehmen fraglos von größerem Wert. Da die Erprobungen auch ohne Zutun und Wissen anderer Stellen (etwa Behörden) erfolgten, handelte es sich im Grunde um eine Art privates Arrangement zwischen Herstellern und Medizinern, wobei die Kontakte oft über persönliche, teils auch freundschaftliche Verbindungen zwischen Einzelpersonen auf industrieller und auf wissenschaftlicher Seite liefen. Im Regelfall wurden die Prüfer von den Unternehmen bezahlt, wobei sich manche Hersteller auch »Routine-Prüfer« engagierten, die regelmäßig alle neuen Präparate gegen ein monatliches Fixum erprobten.[54]

50 Methodologisch wegweisend war vor allem Martini, *Methodenlehre*, 1932. Einen ethisch-paralegalen Standard schufen die 1931 von der Reichsregierung entworfenen *Richtlinien für neuartige Heilbehandlung und für die Vornahme wissenschaftlicher Versuche an Menschen*, Reichs-Gesundheitsblatt 1931, S. 174–175.

51 Zur klinischen Erprobung Bucher, *Gedanken*, 1962; Heite, *Arzneimittelprüfung*, 1962; Büchi, *Grundlagen*, 1963, S. 326–334; ferner Koeppe, *Arzt*, 1962, S. 1462–1463; MPS, *Arzneimittelprüfung*, 1962, S. 81–82. Prägend für den Diskurs blieb vor allem Paul Martini (siehe etwa *Versuchsanordnung*, 1957). Fachinterne Richtlinien zur klinischen Prüfung wurden 1965 erlassen (siehe Kap. 1.2 und 1.3). Siehe zur Weiterentwicklung der klinischen Prüfung auch Bock/Hofmann, *Arzneimittelprüfung*, 1980.

52 Die Bedeutung der individuellen ärztlichen »Beobachtungskunst« wurde zeitgenössisch von diversen Medizinern betont, siehe etwa Reinwein, *Beurteilung*, 1955. Der damit verbundenen Placebo-Problematik widmete *Die Medizinische* ein Heft (36/1956), das die verschiedenen Standpunkte zum Ausdruck brachte.

53 Das klinische Prüfungsregime wurde zuletzt eingehender erforscht, siehe Lenhard-Schramm, *Land*, 2016, S. 145–157; Hüntelmann/Kaminsky, *Erprobung*, 2022; Lenhard-Schramm/Rating/Rotzoll, *Krankheit*, 2022 mwN. Bereits zeitgenössisch wurde die Eindrucksprüfung als unzureichend kritisiert (Kopf, *Arzneimittel*, 1971, S. 763–764; Kuschinsky, *Beurteilung*, 1955, S. 1287–1288) und die Nichtbeachtung methodischer Mindeststandards beklagt (Martini, *Versuchsanordnung*, 1957, S. 597, 601).

54 So etwa die Firma Chemie Grünenthal, siehe Lenhard-Schramm, *Land*, 2016, S. 146. Dies war kein Sonderfall, auch andere Hersteller bezahlten Prüfer ihrer Präparate, siehe Hüntelmann/Kaminsky, *Erprobung*, 2022, S. 227–228; Lenhard-Schramm/Rating/Rotzoll, *Krankheit*, 2022, S. 56–57.

Die klinische Erprobung Duogynons begann 1949. Geprüft wurde dabei eine ölige Lösung von 20 mg Progesteron und 2 mg Estradiolbenzoat pro ml. Unterlagen über das Zustandekommen der Erprobung fehlen. Laut einer späteren Stellungnahme Joachim Ufers, der 1950 in die Abteilung Klinische Forschung von Schering eintrat und dort das Gebiet Endokrinologie leitete,[55] ließ das Unternehmen die von Zondek und Caffier publizierten Erfahrungen an »etwa 3 gynäkologischen Polikliniken« bei rund 300 Patientinnen nachprüfen. Die Prüfung habe sich dabei auf die Amenorrhoebehandlung erstreckt, sich aber auch auf »Komplikationen in der Schwangerschaft nach Duogynon-Injektion« und »Besonderheiten bei späteren Entbindungen« bezogen. Die Ergebnisse entsprachen offenbar den Erwartungen. Bei der kurzdauernden sekundären Amenorrhoe (unter 1 Jahr) habe das Präparat »stets« die erwünschte Blutung herbeigeführt. Bei bestehender Schwangerschaft sei es dagegen »wirkungslos« geblieben, ohne negative Folgen für den weiteren Schwangerschaftsverlauf oder das Neugeborene.[56]

Aus der klinischen Prüfung selbst liegen lediglich zwei Dokumente vor: ein Schreiben des Oberarztes Dr. Herbert Lax, der Duogynon in wenigstens zehn Fällen an der Frauenklinik der Charité erprobte,[57] und ein Aktenvermerk aus dem Hause Schering über die Prüfung durch einen nicht näher identifizierbaren »Dr. Weidig« in vier Fällen.[58] Beide Dokumente bieten nur spärliche Informationen, weisen aber inhaltlich in die gleiche Richtung wie Ufers Stellungnahme. Sie stammen aus dem Juni 1950 und damit aus einem späten Stadium der klinischen Prüfung, als die Markteinführung Duogynons unmittelbar bevorstand bzw. bereits erfolgt war. Es gehörte zum gängigen Prozedere, die klinische Erprobung auch nach der Ausbietung fortzusetzen, zumal die daraus resultierenden Erfahrungsberichte bei etwaiger Veröffentlichung auch zur Propagierung des Medikaments verwendet werden konnten. Soweit die Unterlagen hier Auskunft geben, entsprach die klinische Prüfung auch ansonsten den üblichen

55 Joachim Ufer (1910–2003) trat nach Studium der Medizin an der Charité, Ausbildung zum Facharzt für Gynäkologie und Ober- und Chefarzt-Tätigkeit in einer Frauenklinik 1950 in die Abteilung Klinische Forschung Scherings ein, wo er bis 1970 das Gebiet Endokrinologie, danach die Sektion Endokrinologie I bis zu seinem Eintritt in den Ruhestand 1975 leitete. Auf den Gebiet der Sexualhormone betreute Ufer die Produktpalette Scherings und gab als verantwortlicher Facharzt die Präparate frei, darunter Duogynon und Anovlar. Daneben trat Ufer als Autor hervor, vor allem durch das mehrfach aufgelegte Buch *Hormontherapie in der Frauenheilkunde*. Siehe Schering, *Berlin*, 1998, S. 72, 234; Scheringblätter 3/1975; 6/2003.

56 Erklärung zur Klinischen Prüfung und Einführung von Duogynon, Februar 1978, LArch Berlin, B Rep. 58, Nr. 1827, hier Bl. 36–37.

57 Lax an Haack (Schering), 30. 6. 1950, ebenda, Bl. 42. Zu Lax Scholtes/Hardt/Ebert, *Erinnerungen*, 2010.

58 KliFo, Aktenvermerk, 8. 6. 1950, LArch Berlin, B Rep. 58, Nr. 1827, Bl. 43.

Standards und Gepflogenheiten, war also weder sonderlich oberflächlich noch überaus intensiv.

Der Beginn der klinischen Prüfung leitete zugleich die letzte Stufe der Präparat-Entwicklung ein. Um das Medikament auf den Markt bringen zu können, mussten diverse betriebswirtschaftliche Vorkehrungen getroffen werden: Produktion sichern, Kosten kalkulieren und Preise festsetzen. Vor allem aber war das Präparat als solches genauer zu definieren. Das hieß zunächst, ihm einen Handelsnamen zu geben. Außerdem war das entsprechende Informations- und Verpackungsmaterial zu entwerfen: von der Gebrauchsanweisung über die Umhüllungen bis hin zu den wissenschaftlichen Prospekten. All diese Vorgänge waren im Fluss, sodass Änderungen vorgenommen werden konnten, wenn sich zum Beispiel neue Erkenntnisse aus den Prüfungen ergaben.[59] Diese Schritte führten dann zur Beantragung einer behördlichen Genehmigung für das Herstellen und Inverkehrbringen des neuen Präparats.

Auch im Falle Duogynons gab es in diesem Stadium Änderungen. Als Bezeichnung für das neue Präparat sah Schering zunächst »Duogyn« vor: eine doppelte Anspielung auf die beiden Wirkstoffe und die beiden Indikationen. Am 3. März 1950 übergab Schering dem Landesgesundheitsamt (LGA) Berlin den Registrierungsantrag für das Präparat. Das Mittel erschien darin als hormonelle »Mischspritze« und sollte in Packungen mit zwei Ampullen zu je 1 ml in den Handel kommen, die jeweils 20 mg Progesteron und 2 mg Estradiolbenzoat enthielten. Die beantragten Indikationen lauteten »sekundäre (insbesondere psychogene) Amenorrhoe« und »Schwangerschafts-Diagnostik«.[60] Wie in dieser Zeit üblich, war der Antrag inhaltlich überaus knapp gefasst. Neben Angaben zu Packungsgröße und Preisen lagen dem Antrag als klinische Prüfungsunterlagen die erwähnten Veröffentlichungen von Seitz, Zondek und Caffier bei,[61] hinzu kamen ein Korrekturandruck für den Duogyn-Prospekt sowie Packungsmuster, die allerdings nur provisorisch etikettiert waren, da sich das Konfektionierungsmaterial noch in Vorbereitung befand. Nichtsdestoweniger bat das Unternehmen – in einer durchaus verbreiteten Wendung – um »baldige Genehmigung« des Antrags.[62]

59 Siehe etwa Lenhard-Schramm, *Algosediv*, 2024.

60 Schering an LGA Berlin, 23.3.1950, LArch Berlin, B Rep. 12, Nr. 3265. Durchschlag für das RKI in BArch, B 208/22, Bl. 10/378.

61 Caffier, *Amenorrhoebehandlung*, 1947; Zondek/Rozin, *Induction*, 1948; Seitz, *Amenorrhöe*, 1941. Die von Schering übersandten Kopien befinden sich in BArch, B 208/22, Bl. 10/381–403.

62 Schering an LGA Berlin, 23.3.1950, LArch Berlin, B Rep. 12, Nr. 3265.

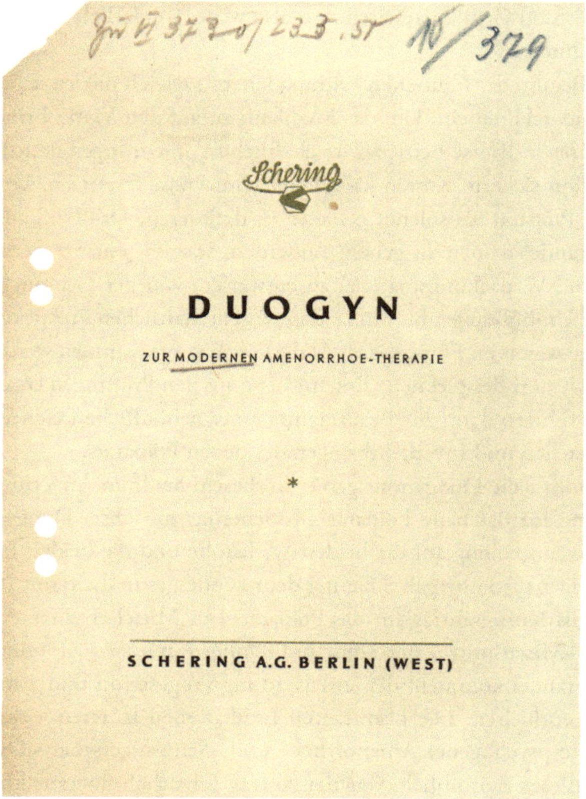

Schering

DUOGYN

ZUR MODERNEN AMENORRHOE-THERAPIE

*

SCHERING A.G. BERLIN (WEST)

Abb. 8: Entwurf für Duogyn-Prospekt (1950)

Wie aus dem Duogyn-Prospekt (Abb. 8) hervorgeht, stand zunächst die Amenorrhoe-Therapie im Mittelpunkt der Indikationen. Dabei verwies der Prospekt auf die klinischen Erfahrungen Zondeks und Caffiers, nach denen sich eine organisch bedingte Amenorrhoe mit einer kombinierten Kurzbehandlung zwar nicht beheben, wohl aber eine Blutung auslösen ließ. Dementsprechend empfahl Schering Duogyn zur Therapie der psychogenen Amenorrhoe. Die »in wenigen Tagen eintretende, meist kräftige Blutung nimmt den Frauen den durch etwaige Minderwertigkeitsgefühle verursachten psychischen Druck und befreit sie von einem oft das gesamte endokrine System störenden nervösen Komplex.« Die Vorteile dieser Therapie lagen laut Prospekt in ihrer Sicherheit, Zeitersparnis und Wirtschaftlichkeit. Als Diagnostikum indizierte Schering das Präparat dagegen zunächst nur in zweiter Linie. So hieß es fast versteckt auf der letzten Seite des Prospekts: »Durch die Sicherheit, mit der die Blutungen bei nicht bestehender Schwangerschaft ausgelöst werden, kann Duogyn auch als ein regelrechtes Schwangerschafts-Diagnostikum benutzt werden, speziell zur Diagnose der Frühschwangerschaft, wie sie in vielen Fällen von Arzt und Patientin gewünscht wird. Dieser Test ist denkbar einfach, sicher und bequem.«[63]

Im LGA Berlin waren zwei Stellen mit dem Antrag befasst: zum einen die für das Arzneimittelwesen zuständige Abteilung E des Hauptamtes I, die für die administrative Durchführung des Registrierungsverfahrens verantwortlich zeichnete,[64] zum anderen die Landesanstalt für Lebensmittel-, Arzneimittel- und gerichtliche Chemie, die zum Hauptamt II gehörte und der die chemisch-pharmazeutische Prüfung der Präparatemuster oblag.[65] Die Ergebnisse dieser Prüfung lagen kurze Zeit später vor. Deutlich zeigte sich dabei, wie sehr die Gesundheitsbehörden den großen Pharmaunternehmen fachlich unterlegen waren, besonders auf so komplexen Feldern wie der modernen Hormonchemie. Zwar konnten die Beamten durch einen chemischen Farbtest (Kober-Reaktion) das Vorliegen einer estrogenen Substanz feststellen. Eine Methode zur genaueren qualitativen und quantitativen Bestimmung war in der Landesanstalt dagegen »nicht bekannt.« Dementsprechend vage blieb das Resultat des Hauptreferenten Adolf Schmidt: »Nach dem Ergebnis der chemisch-pharmazeutischen Untersuchung handelt es sich um eine Öllösung von Keimdrüsenhormonen, wobei dahingestellt bleibt, ob es sich um natürliche oder synthetische Präparate handelt.«[66]

Neben den beiden Stellen im LGA war auch das Robert-Koch-Institut (RKI) in die Prüfungs- und Genehmigungsverfahren einbezogen. Das RKI arbeitete nach 1945 als Teil der Berliner Gesundheitsverwaltung weiter,[67] bevor es 1952

63 Schering, *Duogyn. Zur modernen Amenorrhoe-Therapie*, BArch, B 208/22, Bl. 10/379–380.

64 Die Abteilung I E wurde von Hauptreferent Hubertus Brennhausen (Hein/Schwarz, *Apotheker-Biographie*, 1997, S. 35–36; PharmZ 1995, S. 2637; DAZ 1995, S. 2751) geleitet und bestand aus 4 Referaten, wobei Referat 1 für die Genehmigung zuständig war, die der Abteilungsleiter erteilte. Siehe die Stellen- und Geschäftsverteilungspläne in LArch Berlin, B Rep. 12, Nr. 253. Mit der Gründung der SenGes im Folgejahr wurde die oberste Landesgesundheitsbehörde neu strukturiert. Siehe ebenda, Nr. 254. Siehe zum Verfahren in Berlin Kärber, *Prüfung*, 1952; dazu allgemein auch Kap. 1.3.

65 Die ChemLA firmierte 1950 auch als Abteilung II E des LGA. Siehe zur Organisation der ChemLA LArch Berlin, B Rep. 12, Nr. 249.

66 LGA Berlin, ChemLA an I E, 13.4.1950, LArch Berlin, B Rep. 12, Nr. 3265.

67 Im Oktober 1945 fasste der Magistrat der Stadt Berlin die ehemaligen Reichsgesundheitsbehörden unter der Bezeichnung »Zentralinstitut für Hygiene und Gesundheitsdienst« zusammen. Dieses Institut bestand aus mehreren Zweigstellen: neben dem RKI unter anderem aus Teilen des RGA, das nun unter »Institut für allgemeine Hygiene« firmierte und für den Arzneimittelverkehr zuständig war. 1948 wurden diese Institute unter dem Namen RKI für Hygiene und Infektionskrankheiten zusammengeschlossen. Siehe die entsprechenden Vorgänge in LArch Berlin, B Rep. 12,

im BGA aufging.[68] Dem Institut kam dabei die Aufgabe zu, den Antrag medizinisch-pharmakologisch zu bewerten[69] – eine Aufgabe, die die anderen Länder Arzneimittelprüfungskommissionen übertrugen. Zuständig im RKI war die von Gerhard Kärber geleitete Abteilung VI (»Physiologie und Pharmakologie«), die die Nachfolgerin der gleichnamigen Abteilung F des RGA darstellte.[70] Gerade bis in die frühen 1950er Jahre legte Kärber die Stoppverordnung eher restriktiv aus, was sich in zahlreichen Einsprüchen und Einschränkungsvorbehalten gegen industrielle Genehmigungsanträge zeigte.[71] Dies lag zunächst am Selbstverständnis Kärbers, der selbst klar für eine stärkere staatliche Regulierung eintrat.[72] Schon bei der Durchführung der Stoppverordnung hatte er seit 1943 im RGA die neuen Arzneipräparate begutachtet, dabei eher strenge Maßstäbe angelegt und dies später immer wieder auf eine unbestechliche Fachkunde der ehemaligen Reichsbehörde zurückgeführt.[73] Zum anderen entsprach die eher strikte Anwendung den Usancen der Zeit. Erst nachdem die größten pharmazeutischen Missstände der Nachkriegszeit überwunden waren, wurde die Stoppverordnung aus wirtschaftlichen und rechtlichen Gründen immer lockerer gehandhabt – auch von Kärber.[74]

Auch Kärbers Gutachten vom 4. Mai 1950 ließ die behördliche Unfähigkeit erkennen, die Präparate chemisch rasch zu identifizieren. »Die Angaben der Firma über die Zusammensetzung haben wir«, so musste er einräumen, »zunächst als richtig unterstellt. Eine Nachprüfung dieser zugleich Gelbkörperhormon und Follikelhormon enthaltenden Zubereitung würde erst nach zeitraubenden Vergleichsversuchen möglich sein.« Kärber konzentrierte sich deshalb auf die wissenschaftlichen Publikationen. Obwohl die Erfahrungen »noch nicht sehr umfangreich« seien, hatte der Abteilungsleiter »keine Bedenken, wenn Duogyn schon in diesem Stadium versuchsweise als neue Arzneifertigware zugelassen wird.« Jedoch erschien es ihm »zweifelhaft, ob sich das Mittel auch als

Nr. 59–60; zum RKI in der Nachkriegszeit auch Hinz-Wessels, *Robert Koch-Institut*, 2021, S. 115–125; Henneberg, *Robert Koch-Institut*, 1966, S. 55–75.

68 Siehe zur Übernahme des RKI ins BGA BArch, B 142/953–955.

69 Dazu eingehend Kärber, *Prüfung*, 1952.

70 Siehe zur Organisation des RKI LArch Berlin, B Rep. 12, Nr. 242; BArch, B 208/124–125. Dass es sich um die Nachfolgebehörde handelte, zeigt auch die durchgehende Aktenführung (siehe etwa BArch, R 86/3963; Kärber, *Durchführung* 1951, S. 376). Siehe ebenso Kärber, *Prüfung*, 1952, S. 184; zur Organisation des RGA auch BArch, B 208/132; Reiter, *Reichsgesundheitsamt*, 1939, S. 299, 341–346.

71 Von 1947 bis 1951 schwankte die Befürwortungsquote zwischen 20 und 41 Prozent, siehe Kärber, *Prüfung*, 1952, S. 185.

72 Kärber, *Prüfung*, 1952, S. 212; Kärber, *Durchführung* 1951, S. 376–377, 381–382.

73 Kärber, *Durchführung* 1951, S. 377, 381. So auch Kessel, *Nebenwirkungen*, 2015, S. 225.

74 Dies zeigen die Akten deutlich, siehe etwa LArch Berlin, B Rep. 12, Nr. 3237–3239, 3264–3267. Allgemein zum veränderten Umgang mit der Stoppverordnung Kap. 1.3.

Schwangerschafts-Diagnostikum einführen wird, wofür es die Firma in dem uns vorliegenden Werbeblatt ebenfalls empfiehlt.«[75]

Kärbers Gutachten ging dem LGA erst Ende Mai 1950 zu, nachdem Schering die erforderliche Verwaltungsgebühr entrichtet hatte. Unterdessen leitete das Unternehmen die weiteren Schritte zur Markteinführung in die Wege. Wie sich bald zeigte, durfte Schering den zunächst vorgesehenen Handelsnamen Duogyn aus warenzeichenrechtlichen Gründen nicht verwenden.[76] Stattdessen sollte das Präparat nun »Duogynon« heißen, womit es den Einzelkomponenten Progynon und Proluton auch namentlich besser entsprach. Unmittelbar nachdem die Verwendbarkeit des neuen Warenzeichens feststand, drang die medizinisch-wissenschaftliche Abteilung Scherings auf die Markteinführung von Duogynon, die »baldmöglichst« erfolgen sollte.[77] Das Registrierungsverfahren betrachteten die Firmenmitarbeiter dabei offensichtlich als bloße Formsache, jedenfalls rechneten sie fest mit der Genehmigung. Dementsprechend war der Ärzteprospekt bereits im Druck, auch die Etiketten, Gebrauchsanweisungen und Emballagen für die Ampullen befanden sich in Vorbereitung. Außer dem Prospekt sah Schering »keine besonderen Werbemaßnahmen« vor. Die Abteilung kalkulierte einen »maximalen Anfangsbedarf von 10.000 Packungen pro Quartal« im In- und Ausland.[78] Zwei Wochen später teilte auch die Produktionsabteilung mit, dass einer Einführung am 1. Juni 1950 nichts im Wege stehe.[79]

Die Entscheidung lag nun beim LGA. Dort war man von Schering über die beabsichtigte Namensänderung unterrichtet worden.[80] Nachdem die Gutachten vom RKI und vom chemischen Untersuchungsamt beim LGA eingegangen waren, erteilte der Hauptreferent Hubertus Brennhausen Schering am 6. Juni 1950 eine »vorläufige Herstellungsgenehmigung für das Anwendungsgebiet: Sekundäre (insbesondere psychogene) Amenorrhoe.« Von der Indikation »Schwangerschaftsdiagnose« war dagegen keine Rede. Die Genehmigung

75 RKI an LGA Berlin, 4.5.1950, LArch Berlin, B Rep. 12, Nr. 3265. Siehe die entsprechende Verfügung des RKI in BArch, B 208/22, Bl. 10/406. Den Inhalt des Gutachtens teilte Kärber, *Prüfung*, 1952, S. 211, auch der Öffentlichkeit mit, allerdings ohne Nennung des Namens Duogyn(on).

76 Die genauen Gründe sind nicht bekannt. Wahrscheinlich ähnelte Duogyn zu sehr dem Namen Diogyn, wie ein Estradiolpräparat der Firma Pfizer hieß, siehe Hanč, *Hormone*, 1959, S. 173.

77 Schering, MWA, Aktennotiz, 20.4.1950, SchA, S1/166.

78 Ebenda.

79 Handschriftliche Notiz, 27.5.1950, auf MWA, Aktennotiz, 20.4.1950, ebenda.

80 Schering an LGA Berlin, 3.5.1950, LArch Berlin, B Rep. 12, Nr. 3265. Auch die anderen Behörden wurden entsprechend unterrichtet, siehe BArch, B 208/22, Bl. 10/405.

galt zudem nur für die beantragte Zusammensetzung; etwaige Änderungen erforderten – so hieß es ausdrücklich – eine erneute Begutachtung.[81]

Schering brachte Duogynon am 20. Juni 1950 in den Handel.[82] Bereits zum Zeitpunkt seiner Markteinführung war das Mittel nicht nur apotheken-, sondern auch verschreibungspflichtig, da weibliche Sexualhormone in Deutschland seit 1941 nur auf ärztliches Rezept abgegeben werden durften. Damit unterlag Duogynon dem nach zeitgenössischer Auffassung wichtigstem Schutzmechanismus vor Arzneimittelrisiken, der die vorstaatliche Logik der Arzneimittelregulierung widerspiegelte (siehe Kap. 1.2 und 1.3). Zur Einführung lag der Apotheken-Einkaufspreis für eine Duogynon-Packung bei 8,28 DM, der Verbraucherendpreis bei 12,80 DM.[83] In Anbetracht des Indikationsgebiets war Duogynon damit ein eher teures Präparat.[84] Die Markteinführung wurde in diversen Fachzeitschriften bekannt gemacht, wobei die Ankündigungen meist nur auf die Indikation der Amenorrhoe (»Therapie der psychogenen Amenorrhoe«) hinwiesen.[85] Dies entsprach der behördlichen Genehmigung, die sich nur auf die Indikation der Amenorrhoe bezog, nicht aber auf die Schwangerschaftsdiagnose. In der Praxis ließen sich diese Indikationen aber kaum trennen, da Duogynon aufgrund seiner Wirkweise *per se* als Test für eine Schwangerschaft funktionierte, sofern eine solche nicht zuvor ausgeschlossen worden war. Dennoch begann Schering bald, das Präparat zunehmend und ausdrücklich auch als Frühschwangerschaftstest zu vermarkten, nicht zuletzt durch farbenfrohes Werbematerial (Abb. 9).

Bald nach der Markteinführung erschienen weitere Abhandlungen, die auch der Vermarktung dienten. Eine der ersten Arbeiten stammte aus der Feder von Hans Burger von der Universitäts-Frauenklinik Tübingen, der 1951 in der *Medizinischen Klinik* über die neue Hormontherapie berichtete. Der Gynäkologe verwies auf die Beiträge von Seitz, Zondek und vor allem Caffier, auf dessen Überlegungen zur Schwangerschaftsdiagnostik er sich ausdrücklich bezog. Insoweit hielt auch Burger die ausbleibende Blutung bei Schwangeren nach der kombinierten Hormongabe für »nicht verwunderlich, nachdem wir wissen, daß in der normalen Schwangerschaft große Mengen von körpereigenem Follikelhormon vorhanden sind und daß nicht nur das Gelbkörperhormon, son-

81 LGA Berlin an Schering, 6.6.1950, LArch Berlin, B Rep. 12, Nr. 3265.

82 Dr. Ufer, Notiz Duogynon, 9.6.1964, LArch Berlin, B Rep. 58, Nr. 1834, Bl. 487–488. Siehe auch SchA, B3/69, ferner die Übersicht »Produkthistorie Pharma, Duogynon«, SchA, S1/166.

83 MWA, Aktennotiz, 20.4.1950, SchA, S1/166. Siehe auch Ärztliche Wochenschrift 1950, S. 588.

84 Kaufkraftäquivalente zu 2023: circa 26,83 bzw. 41,47 Euro.

85 Ärztliche Wochenschrift 1950, S. 588; Chemie Ingenieur Technik 1950, S. 339; KlinW 1951, S. 31.

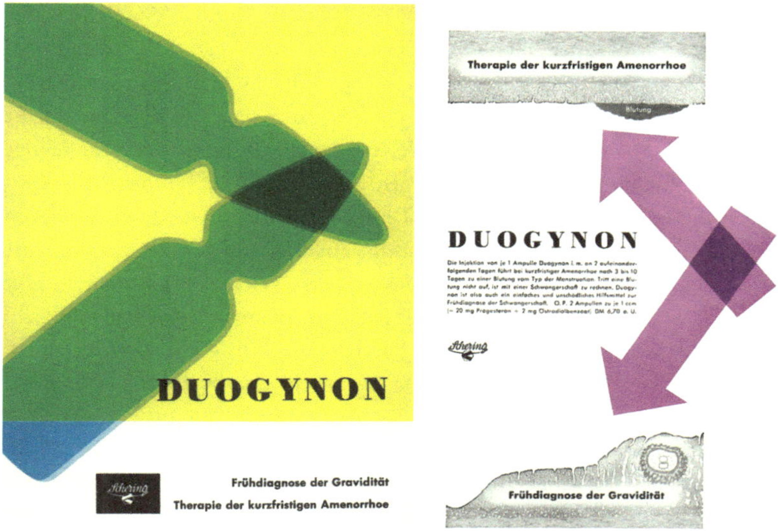

Abb. 9: Duogynon-Werbung (1950er Jahre)

dern auch das Follikelhormon dem Schutz der gefährdeten Schwangerschaft dient.«[86] Dementsprechend wies Burger abortive Wirkungen der Hormonkur zurück, während er die Erfolge bei der Amenorrhoe-Behandlung hervorhob und überdies resümierte: »Die Methode eignet sich wegen ihrer Zuverlässigkeit und Ungefährlichkeit zur Diagnose der Frühschwangerschaft.«[87]

Burgers Artikel ist in mehrfacher Hinsicht aufschlussreich. Er zeigt, in welchem Maße ganz grundsätzliche Sichten auf Hormone medizinische Wertungen vorprägen konnten. Offensichtlich stammte der Gynäkologe aus einer Denkschule, die – im Gegensatz zu manch anderen Medizinern – Hormongaben eher unkritisch gegenüberstand.[88] So attestierte Burger der Hormonkombination eine Ungefährlichkeit, obwohl sich eine solche bei der geringen Zahl an Patientinnen keineswegs sicher feststellen ließ (Burger erprobte das Mittel bei 17 Frauen als Schwangerschaftstest).[89] Darüber hinaus belegt der Artikel, dass hormonelle Schwangerschaftstests in der Fachdebatte bereits frühzeitig

86 Burger, *Sexualhormone*, 1951, S. 821–822.
87 Ebenda.
88 Burgers Artikel hatte wohl keinen direkten Vermarktungszweck, denn er erwähnte Duogynon nicht, sondern sprach nur von einer Mischspitze aus Proluton und Progynon B forte.
89 Ebenda, S. 821–822.

mit abortiven Wirkungen in Verbindung gebracht wurden. Auch wenn die allermeisten Mediziner solche Wirkungen verneinten, gab es von Beginn an kritische Stimmen. Der Berner Gynäkologe Fritz Ludwig zum Beispiel sah in der Provokation einer anovulatorischen Blutung »gar keinen Sinn«, da die Ursache der Amenorrhoe auf diese Weise nicht behandelt werde. Zwar gelinge es oft schon »mit einer einzigen Einspritzung von Duogynon innerhalb von 3 Tagen die so sehnlichst gewünschte Periode hervorzurufen.« Ludwig wies in diesem Zusammenhang aber auch auf eine andere, für den Arzt unerwünschte »Nebenwirkung« hin: »Um dabei nicht in den Verdacht zu kommen, eine Abtreibung zu provozieren, sollte die Patientin darauf aufmerksam gemacht werden, daß im Falle einer Schwangerschaft die Einspritzung nichts nützt, sondern im Gegenteil die Entwicklung der Frucht eher begünstigt. Ohne eine solche Erklärung riskiert der Arzt, als Abtreiber in Verruf zu kommen. Die Behandlung mit solchen Schwangerschaftstesten sollte deshalb nur ausnahmsweise und nicht routinemäßig vorgenommen werden. Sie nützt doch nichts, wenn eine Schwangerschaft besteht und kann nur dem Ansehen des Arztes schaden.«[90] Auch andere Mediziner teilten diese Meinung.[91]

Derart kritische Stimmen bildeten aber zunächst die Ausnahme. Obwohl in der medizinischen Fachliteratur der frühen 1950er Jahre die positiven Wertungen bei Weitem überwogen, ließ der kommerzielle Erfolg Duogynons vorerst auf sich warten. In der Bundesrepublik setzte Schering 1951 lediglich 9.009 Packungen des Hormonpräparats ab, im Ausland sah die Lage nur wenig erfreulicher aus.[92] Wie Joachim Ufer aus der klinischen Forschung Scherings in einem Arbeitsbericht Ende Mai 1951 festhielt, war die Resonanz auf Duogynon vor allem im Inland »weiterhin klein.«[93] Die Mitarbeiter führten dies auf den hohen Preis zurück, zudem auf grundsätzliche Vorbehalte der Ärzteschaft gegen Kombinationspräparate.[94] Vor diesem Hintergrund zielte die weitere Vermarktungsstrategie in zwei Richtungen. Zum einen erwog man in der Forschungsabteilung, das Indikationsgebiet für Duogynon zu erweitern. Dabei dachten die Mitarbeiter vor allem an eine hochdosierte Anwendung

90 Ludwig, *Provokation*, 1951, S. 304.

91 Siehe ebenda die Diskussionsbeiträge von Neuweiler und Glatthaar (S. 304–305). Das Argument blieb auch in der Folgezeit virulent, siehe etwa Herrmann, *Nortestosterone*, 1960, S. 260.

92 Übersicht Jahresumsatz 1951, SchA, B5/836. Im Ausland wurden 37.598 Packungen abgesetzt (ebenda).

93 Dr. Ufer, Arbeitsbericht Sexualhormone, 29. 5. 1951, SchA, 020/001.

94 Dr. Ufer, Arbeitsbericht Sexualhormone, 5. 1. 1952, ebenda: »Weiteste Kreise sind gegen Mischpräparate wegen der noch schwerer zu kontrollierenden Wirkung voreingenommen.« Auch hieß es hier, Duogynon sei für Dauerbehandlung »unerschwinglich«.

zur Schwangerschaftserhaltung, wofür die Einzelkomponenten, insbesondere Progesteron, ohnehin schon seit langem Anwendung fanden.[95] Zum anderen versuchte das Unternehmen, den Erfolg Duogynons durch weitere Publikationen zu forcieren. Schering stand dazu in engem Austausch mit der Frauenklinik der Charité und einer Frauenklinik in Göppingen, wo jeweils Manuskripte kurz vor dem Abschluss standen. Diese Arbeiten wurden offenbar auch von Schering finanziert, forderte Ufer doch die »Gewährung auch von ›unechten‹ Forschungsbeihilfen in geeigneten Fällen zur Beschleunigung von Veröffentlichungen.«[96]

Aus Göppingen berichtete 1952 Bruno Dietze. In einem kurzen Beitrag in der *Münchener Medizinischen Wochenschrift* wies der Frauenarzt auf das therapeutische Potenzial Duogynons bei kurzdauernder sekundärer Amenorrhoe hin.[97] Primär sprach er Duogynon aber als Schwangerschaftstest an. Von 33 Patientinnen seien alle 18 Schwangeren als solche identifiziert worden. Auch bei der weiteren diagnostischen Verwendung Duogynons sei seit Sommer 1951 »kein Versager« beobachtet worden und auch keine abortive Wirkung feststellbar gewesen. »Als ein ungefährliches und relativ sicheres Diagnostikum der Frühschwangerschaft, das zugleich als Kurztherapeutikum fast allen Formen der sek. Amenorrhoe gerecht wird«, habe sich, so resümierte Dietze, »die Hormonkombination Duogynon bewährt.«[98]

Einen etwas anderen Schwerpunkt setzte der Gynäkologe Peter Pots von der Frauenklinik der Charité. In seinem 1952 veröffentlichten Überblicksbeitrag zur Amenorrhoe-Therapie befasste er sich vor allem mit der therapeutischen Anwendung von Gestagen-Estrogen-Kombinationen, während er die Schwangerschaftsdiagnostik nur am Rande erwähnte.[99] Pots hielt die Duogynon-Therapie für besonders geeignet, weil sie einfach durchzuführen war und im Vergleich zu anderen Behandlungsschemata nur eine geringe Estrogenmenge

95 Dr. Ufer, Arbeitsbericht Sexualhormone, 29.5.1951, ebenda. Laut dieser Notiz liefen weitere Prüfungen, die auf eine Ausweitung des Indikationsgebiets zielten: bei Rolf Kaiser (UFK München) zu Duogynon bei beginnendem Abort und bei Gustav Mestwerdt (UFK Greifswald) zu Duogynon zum Abstillen. Ein weiterer Arbeitsbericht vom 5.1.1952 (ebenda) verweist auf eine Prüfung von Duogynon zur Prostatahypertrophie-Behandlung durch Reinhard Budniok (St. Hedwig-Krankenhaus Berlin).

96 Dr. Ufer, Arbeitsbericht Sexualhormone, 5.1.1952, ebenda. Siehe auch die Aufstellungen über Forschungsbeihilfen in SchA, 020/004–007

97 Dietze, *Duogynon*, 1952, Sp. 1959–1960. Dietze wies darauf hin, dass Duogynon »keine echte Periodenblutung« erzeuge und sich nicht zur Behandlung von Amenorrhoen eigne, die länger als ein Jahr bestehen. Seine Ergebnisse publizierte Dietze auch anderweitig (*Behandlung*, 1952).

98 Dietze, *Duogynon*, 1952, Sp. 1959.

99 Pots, *Erfahrungen*, 1952, S. 545, 549

vorsah. Er wies dabei auch den Vorwurf zurück, es handele sich nicht um eine kausale Therapie. Da eine Amenorrhoe oftmals psychogen sei, biete gerade die Duogynon-Gabe einen guten Behandlungsansatz.[100] Bei seinen Forschungen durch Schering mit Versuchsmengen der Präparate versorgt, wies Pots auch in weiteren Beiträgen auf seine Erfolge mit der Duogynon-Therapie hin, beschränkte sich dabei aber auf das Anwendungsgebiet der Amenorrhoe und erwähnte die diagnostische Dimension nicht.[101]

Von einer Ausweitung des Indikationsgebietes sah Schering aber zunächst ab. Die Gründe dafür finden sich in einer Notiz anlässlich der Überarbeitung des Duogynon-Prospekts im Herbst 1951. Der verantwortliche Mediziner Joachim Ufer hatte sich demnach dagegen ausgesprochen, auch die Prophylaxe und Therapie des habituellen Abortes als Indikation aufzunehmen. Ufer begründete dies mit unzureichenden Kenntnissen über unerwünschte Wirkungen nach Absetzen von hochdosierten und langdauernden Duogynon-Gaben, ferner mit Behandlungsalternativen und fehlenden Publikationen aus Deutschland. Bemerkenswerter ist aber ein weiterer Grund. Der Gynäkologe hielt es aus »psychologischen Gründen« für »nicht opportun, die Indikation ›Abort‹ in einem Duogynon-Prospekt allzu stark in den Vordergrund zu stellen und überhaupt das Wort ›Abort‹ zu sehr in Erscheinung treten zu lassen, da wohl mit Sicherheit angenommen werden kann, dass bei den Verkäufen von Duogynon der Abort eine große Rolle spielt, allerdings nicht im Sinne einer Prophylaxe und Therapie.«[102]

Seitens des Unternehmens ging man also offensichtlich davon aus, dass Duogynon auch für Abtreibungsversuche breitere Anwendung fand. Auch wenn die medizinische Wissenschaft und wohl auch das Unternehmen selbst eine abortive Wirkung ausschlossen, nahmen maßgebliche Personen bei Schering – hier Joachim Ufer – diese Fehlanwendung doch aus kommerziellen Interessen billigend in Kauf. Mehr noch: Durch das Heraushalten des Begriffes »Abort« sollte dieser einträgliche Missbrauch nicht gefährdet werden. Vorerst wollte Ufer allein für den ausländischen Markt eine entsprechende Indikationserweiterung unter Umständen akzeptieren.[103]

100 Ebenda, S. 550.

101 Pots, *Androgen-Abbruchblutungen*, 1952, S. 1746; Pots, *Progesteron-Abbruchblutungen*, 1953, S. 280.

102 Med. Wiss. Ausland, Notiz vom 26.11.1951, LArch Berlin, B Rep. 58, Nr. 1827, Bl. 68. Als weitere Argumente gegen eine Indikationserweiterung führte Ufer den hohen Preis Duogynons an sowie den Umstand, dass hierfür andere Schering-Präparate zur Verfügung stünden, siehe Dr. Ufer, Arbeitsbericht Sexualhormone, 5.1.1952, SchA, 020/001.

103 Ebenda.

Anknüpfend an die ersten Publikationen erfolgten ab 1952 wichtige Weichenstellungen, die Duogynon zum Durchbruch verhalfen. Dazu zählte zum einen die Neugestaltung des Preises, den Schering ab Anfang Mai 1952 auf 6,70 DM senkte und damit fast halbierte.[104] Zum anderen erschienen zahlreiche weitere Artikel, die für Duogynon verschiedene Anwendungsbereiche vorsahen.[105] Während die Indikation Schwangerschaftstest dabei eher in den Hintergrund trat,[106] konzentrierten sich die Beiträge vor allem auf die Amenorrhoe-Behandlung und andere Anwendungsgebiete.[107] Dass manche der Beiträge Duogynon eher beiläufig erwähnten,[108] tat dem Präparat keinen Abbruch, ganz im Gegenteil: Gerade solche Arbeiten muteten nicht als bloße Vermarktungsbeiträge an, sondern erschienen wegen der nur beiläufigen Erwähnung eher fach- und therapieorientiert. Gleiches galt für Arbeiten, die bei bestimmten Indikationen zur gleichzeitigen Gabe von Estrogenen und Gestagenen rieten, ohne dabei Duogynon zu nennen.[109] Nachdem einige Publikationen das Schering-Präparat aber doch zur Schwangerschaftserhaltung vorgeschlagen hatten,[110] änderte die klinische Forschungsabteilung Scherings im Herbst 1952 ihre Haltung und nahm eine entsprechende Erweiterung des Indikationsgebietes vor.[111] Bis zur Einführung der Dragees empfahl das Unternehmen Duogynon auch zur Abortverhütung, ferner zur Behandlung der Polymenorrhoe und Sterilität durch Gelbkörperhormon-Mangel. Die Indikationsänderung fand im Februar 1953 Eingang in den neuen Duogynon-Prospekt. Deutlicher als zuvor trat dabei nun auch die Indikation Schwangerschaftstest hervor. So hieß es im Fettdruck: »Duogynon ist also ein unschädliches Mittel, um auf einfachste Weise eine

104 Die Preissenkung wurde auch auf dem Titelblatt des Duogynon-Prospekts (SchA, S1/166) hervorgehoben.

105 Siehe etwa Meinrenken, *Hormontherapie*, 1951, S. 436; Philipp, *Ratschläge*, 1952, S. 1106; Schmölling, *Ursache*, 1954, S. 1225, 1230.

106 Mikulicz-Radecki, *Beurteilung*, 1952, S. 1341, verwies auf die hormonelle Schwangerschaftsdiagnose, nannte dabei aber keine Präparate, sondern nur die Arbeiten von Caffier und Hadi Gediz. Gleiches gilt für Schrank, *Allgemeinpraxis*, 1952.

107 Kaiser/Regensburger, *Erfahrungen*, 1952, empfahlen Duogynon zur Verhinderung einer unerwünschten Laktation; Mikulicz-Radecki, *Beurteilung*, 1952, S. 1341, zur Behandlung des Gelbkörperhormon-Mangels.

108 Kneer, *Behandlung*, 1952, S. 144; Ars Medici 1953, S. 381.

109 Siehe etwa Herrmann, *Beitrag*, 1951; Hoff/Bayer, *Muskelwachstum*, 1952; Sharman, *Experiments*, 1952; Frank/Guterman, *Comparison*, 1954.

110 Mikulicz-Radecki, *Therapie*, 1952, S. 1240; ferner Kaiser, *Verwertbarkeit*, 1953, S. 516. Bereits zuvor hatten einige Arbeiten aus dem Ausland Estrogen-Progesteron-Kombinationen zur Abortverhütung empfohlen, siehe besonders Vaux/Rakoff, *Therapy*, 1945; ferner Spanio, *Contributo*, 1950.

111 Dr. Ufer, Arbeitsbericht Sexualhormone, 28. 10. 1952, SchA, 020/002.

kurzdauernde Amenorrhoe mit großer Wahrscheinlichkeit von einer Frühschwangerschaft zu unterscheiden.«[112]

Immer deutlicher zeigte sich, wie sehr Duogynon zu einem Standard-Präparat aufzusteigen begann. Die Erwähnung des Mittels im 1953 neu aufgelegten, weitverbreiteten *Lehrbuch für Gynäkologie* von Heinrich Martius und in weiteren Überblickswerken förderte diese Entwicklung.[113] Dies schlug sich auch in den Verkaufszahlen nieder. Ende 1953 konnte Schering für das vergangene Jahr 168.147 verkaufte Duogynon-Packungen verbuchen: mehr als das 18-Fache im Vergleich zum Jahr 1951.

Angesichts des zunehmenden Anklangs, den die kombinierte Gestagen-Estrogen-Anwendung in der Fachwelt fand, kamen bald auch andere Unternehmen auf die Idee, ähnliche Präparate auf den Markt zu bringen – Präparate, die auch auf den Umgang mit und die Wahrnehmung von Duogynon zurückwirkten. Ein Konkurrenzpräparat im engeren Sinne entwickelte die Münchener Firma Orgapharm: ein deutscher Ableger des niederländischen Pharmaunternehmens Organon, das unter der wissenschaftlichen Ägide von Ernst Laqueur in den 1920er Jahren zu einem der führenden Unternehmen im Bereich der Sexualhormonforschung avanciert war.[114] Am 28. August 1951 beantragte Orgapharm beim Bayerischen Staatsministerium des Innern eine Ausnahmegenehmigung für das Präparat »Di-Pro«, das zunächst in zwei Darreichungsformen auf den Markt kommen sollte: zum einen in Injektionsform, die wie Duogynon aus Progesteron und Estradiolbenzoat bestand (jedoch in anderem Verhältnis), zum anderen in Tablettenform, die sich aus Ethisteron und Ethinylestradiol zusammensetzte.[115] Orgapharm indizierte beide Formen vor allem zur Behandlung der Amenorrhoe und des habituellen Aborts, ferner gegen klimakterische Beschwerden, und verwies dazu unter anderem auf die Arbeiten von Zondek.[116] Während Orgapharm bei der Amenorrhoe-Behandlung die Gabe von 2 Am-

112 Schering, Duogynon-Prospekt, Feb. 1953, SchA, S1/166. Dort weitere Prospekte.

113 Martius, *Lehrbuch*, 1953, S. 38; Wenner, *Grundriss*, 1952, S. 58; Hoffmann, *Sexualhormontherapie*, 1953, S. 71.

114 Zu Organon und Ernst Laqueur: Oudshoorn, *Body*, 1994; ferner Stoff, *Wirkstoffe*, 2012, S. 32, 39, 46–49, und passim; zur Kooperation und Konkurrenz der Unternehmen auch Ratmoko, *Kooperation*, 2009; Ratmoko, *Chemie*, 2010, S. 169–247.

115 Orgapharm an BayStMIn, 28.8.1951 und 25.9.1951, BayHStA, MInn 110738. Di-Pro-Ampullen (1 ml) enthielten jeweils 12,5 mg Progesteron und 2,5 mg Estradiolbenzoat in wässriger Emulsion. Eine Tablette enthielt 10 mg Pregneninolon (Ethisteron) und 0,01 mg Ethinylestradiol.

116 Orgapharm verwies außerdem auf eine spezielle Prüfpublikation zu Di-Pro (Numers, *Treatment*, 1951) sowie auf Literatur zur Abortbehandlung mit Gestagen-Estrogen-Kombinationen (Vaux/Rakoff, *Therapy*, 1945).

pullen vorsah, gab das Unternehmen bei der oralen Form eine deutlich höhere Hormondosis an, und zwar die Einnahme von 20–25 Tabletten über 5 Tage, was alle 4 Wochen wiederholt werden sollte.[117] Eine ausdrückliche Genehmigung für die beiden Di-Pro-Präparate erteilte das Bayerische Staatsministerium des Innern ausweislich der Akten nicht.[118] Dennoch brachte die Firma beide Formen offenbar spätestens 1952 in den Verkehr.[119]

Der bekannte Gynäkologe Felix von Mikulicz-Radecki empfahl Di-Pro etwa 1952 zur Substitutionstherapie bei Gelbkörperhormon-Mangel und nannte das Präparat dabei in einem Atemzug mit Duogynon.[120] Eine Indikation zur Schwangerschaftsdiagnose erfolgte bei Di-Pro dagegen nicht, auch wenn die Antragsunterlagen des Herstellers am Rande auf diese Anwendungsmöglichkeit hinwiesen. Dies änderte sich erst einige Jahre später, als das inzwischen in Organon umbenannte Münchener Unternehmen 1958 mit Di-Pro oleosum eine dritte Form einführte, die wirkstoffmäßig mit der schon eingeführten Emulsion identisch war, die Hormone aber in öliger Lösung darbot. Das Genehmigungsverfahren verlief diesmal zügig und nach dem bereits beschriebenen Muster.[121] Der Prospekt führte nun für die Öllösung ausdrücklich die Indikation Schwangerschaftstest auf, der »rasch und einfach« sei und in seiner Durchführung dem Duogynon-Test entsprach. Als klinische Erfahrungen waren dabei – dies war eher untypisch – lediglich Arbeiten aus dem Ausland angegeben.[122] Schon bald nach der Einführung wurde Di-Pro (oleosum) in diversen Arbeiten und Übersichten über Hormonpräparate aufgeführt,[123] wobei das Präparat in der deutschen Fachliteratur allerdings zu keinem Zeitpunkt eine ähnliche Aufmerksamkeit erfuhr wie Duogynon.

Neben Orgapharm griffen bald auch andere Firmen die Idee auf, eine Gestagen-Estrogen-Kombination einzuführen. Anfang Juni 1953 beantragten die Farbwerke Hoechst bei den hessischen Behörden die Ausnahmegenehmigung für die Herstellung des Präparats Lutrogen.[124] Dabei handelte es sich um eine

117 Siehe die Prospekte und Beipackzettel in BayHStA, MInn 110738.

118 Das Ministerium stellte die Entscheidung vorerst zurück, da unklar war, ob Orgapharm das Präparat selbst herstellte oder von der niederländischen Organon bezog. Danach verlief der Vorgang offensichtlich im Sande, ohne dass die bayerischen Beamten nachhakten; siehe ebenda. Auch die anderen Länder erhielten keine Information über eine Genehmigung von Di-Pro; siehe StArch HH, 352-6/564, Bd. 1–2.

119 Rote Liste 1952, S. 204; Wenner, *Grundriss*, 1952, S. 58.

120 Mikulicz-Radecki, *Beurteilung*, 1952, S. 1341.

121 Organon an BayStMIn, 14.8.1958 (Antrag); BayStMIn an Organon, 9.10.1958 (Genehmigung), BayHStA, MInn 110739.

122 Organon, Di-Pro-Prospekt, ebenda.

123 Siehe etwa Staemmler, *Differentialdiagnose*, 1960, S. 1222; Jores/Nowakowski, *Endokrinologie*, 1960, S. 295.

124 Farbwerke Hoechst an Landeswirtschaftsamt Hessen, 5.6.1953, HHStAW, 507/9974.

Arzneispezialität mit derselben Zusammensetzung und denselben Indikationen wie die Duogynon-Ampullen. Da also schon ein gleichartiges Präparat auf dem Markt war, lief das Antragsverfahren ohne Probleme. Bereits am 13. Juli 1953 unterrichtete der Hessische Minister des Innern die anderen Länder über die Genehmigung für Lutrogen.[125]

Auch das Präparat des Frankfurter Unternehmens wurde in diversen Publikationen bekannt gemacht. Ein Frauenarzt aus Recklinghausen betonte den Nutzen Lutrogens als Schwangerschaftstest in der täglichen Praxis, weil dieser Test nebenwirkungsfrei, »einfach« und »zuverlässig« sei.[126] Wilhelm Föllmer und Erwin Bernhard von der Universitäts-Frauenklinik in Frankfurt am Main empfahlen die Hormonkombination dagegen zur symptomatischen Therapie des anovulatorischen Zyklus, wobei sie erklärten, nicht zu wissen, »welchen Einfluß diese Behandlung auf die Vorgänge im Ovar hat.« Auch wenn sie Duogynon erwähnten, erklärten sie, das identische Präparat Lutrogen zu verwenden.[127] Anders als Di-Pro fand Lutrogen ab 1956 auch Berücksichtigung im *Lehrbuch der Gynäkologie* von Martius, stets im gleichen Zuge mit Duogynon genannt.[128]

Die Einführung der Konkurrenzpräparate wirkte sich nicht negativ auf den weiteren Duogynon-Absatz ab: Dass auch andere Unternehmen gleiche oder ähnliche Präparate auf den Markt brachten, ließ die Anwendung des Medikaments vielmehr als berechtigt erscheinen. Insoweit etablierten sich die Therapie der sekundären Amenorrhoe und die Frühschwangerschaftsdiagnose mit Gestagen-Estrogen-Kombinationen Mitte der 1950er Jahre als eine Standardbehandlung. Auch die beiläufige Erwähnung Duogynons in diversen Publikationen Mitte der 1950er Jahre zeigt, wie sehr sich das Mittel als konventionelles Präparat durchgesetzt hatte.[129] Von großer Bedeutung für die weitere Entwicklung Duogynons war dabei nicht nur dessen Erwähnung in diversen Lehrbüchern und Pharmakompendien,[130] sondern auch dessen Aufnahme in das Werk *Arzneiverordnungen*, das 1956 in neubearbeiteter Form erschien – als offiziöse Handreichung der Arzneimittelkommission der deutschen Ärzteschaft,

125 MInn Hessen an die obersten Landesgesundheitsbehörden, 13.7.1953, StArch HH, 352-6/564, Bd. 1. Siehe auch StAnz Hessen 32/1953, S. 689.

126 Schumacher, *Eignung*, 1954, S. 1025.

127 Föllmer/Bernhard, *Zyklus*, 1954, S. 1281.

128 Martius, *Lehrbuch*, 1956, S. 16, 39.

129 Siehe etwa Schuster, *Nachweis*, 1955, S. 238; Augustin/Rothe, *Befunde*, 1956, S. 169; Will, *Erfahrungen*, 1956, S. 1913–1914; Roth, *Therapie*, 1956, S. 1264.

130 Siehe aus den Lehr- und Fachbüchern Hoffmann, *Sexualhormontherapie*, 1955, S. 79–80, 86, 104; Martius, *Lehrbuch*, 1956, S. 16, 39; aus den Pharmakompendien Zwieauer/Bures, *Rezeptur*, 1954, S. 51; Bernoulli/Lehmann, *Übersicht*, 1955, S. 190; Lautenschläger, *Arzneimittelforschung*, 1955, S. 268; Helwig, *Arzneimittel*, 1956, S. 248.

die in diesem Ratgeber besonders bewährte und brauchbare Medikamente listete und damit auch die Verschreibungspraxis beeinflusste.[131]

Daneben erschienen weitere Arbeiten speziell zu Duogynon, die zum einen die beiden Kernindikationen besprachen,[132] zum anderen weitere Anwendungsbereiche nannten.[133] Vereinzelt ließen sich aber auch kritische Stimme vernehmen: Ein Team um Edgar Augustin von der Universitäts-Frauenklinik Freiburg berichtete 1956 über Versuche, in denen negative Wirkungen von Estrogen-Gaben in der Schwangerschaft zutage getreten waren. Nachdem sie in Tierversuchen abortive Wirkungen festgestellt hatten, die sie auf Nekrosen der Dezidua zurückführten, konnten sie ähnliche Gewebeschäden bei Patientinnen reproduzieren, denen sie im Vorfeld eines ohnehin durchgeführten Schwangerschaftsabbruchs Estrogene gaben. Dabei brachten sie unter anderem Duogynon mit einer Gewebsauflösung in Verbindung, wenn auch nur am Rande. Obwohl die Autoren letztlich nicht von einer abortiven Wirkung beim Menschen ausgingen, äußerten sie »erhebliche Bedenken« gegen »eine Verwendung von Östrogenen zur Schwangerschaftssicherung in so hohen Dosen, wie dies propagiert wird.«[134]

Die Duogynon-Ampullen erreichten in den Jahren 1955 bis 1957 die höchsten Verkaufszahlen.[135] Da aber das abflachende Umsatzwachstum größere Zuwachsraten nicht mehr erwarten ließ, dachten die Verantwortlichen Scherings verstärkt über neue Darreichungsformen nach, die die Anwendung Duogynons vereinfachen und damit den Umsatz weiter ankurbeln sollten. Einen ersten Schritt in diese Richtung machte das Unternehmen mit der Einführung einer spritzfertigen Ampulle (»Citole«) Anfang September 1956.[136] Obwohl die Citole einige Vorteile bot – das Aufziehen einer Spritze entfiel und es stand jedes Mal eine sterile Kanüle zum einmaligen Gebrauch bereit –, konnte sie sich auf dem Markt nie wirklich durchsetzen. Auch wenn sie kaum teurer war als die Ampullen, blieben zwei Injektionen und somit auch zwei Arztbesuche erforderlich.[137] Um noch breiter und bequemer angewendet werden zu können,

131 AkdÄ, *Arzneiverordnungen*, 1956, S. 196. Siehe zum Werk auch Kap. 1.2.

132 Siehe etwa Dienz/Risse, *Erfahrungen*, 1956.

133 Kaiser, *Beobachtungen*, 1955, S. 534, 542, empfahl die Anwendung Duogynons bei Polyhypermenorrhoe (überstarke Regelblutung mit verkürzter Zyklusdauer).

134 Augustin/Rothe, *Befunde*, 1956, S. 169. Skepsis äußerte auch Risse, *Frühschwangerschaftsdiagnose*, 1957, der auf eine hohe Zahl falscher Ergebnisse (circa 10 Prozent) hinwies, Hormontests aber »wegen ihrer Einfachheit und ihrer geringen Kosten« bei kritischer Betrachtung für »anwendbar« hielt.

135 Mit der Spitze im Jahr 1957 (240.438 Packungen). Siehe die Verkaufszahlen im Anhang.

136 MWA, Notiz betr. Spritzfertige Ampullen/Einführung in Deutschland, 30.4.1956, SchA, S1/166.

137 Mitte 1956 betrug der Verbraucherendpreis für 2 Citolen 7,50 DM, für 2 Ampullen

erschien daher vor allem eine orale Darreichungsform wünschenswert – und auch möglich, da inzwischen synthetische Hormone bekannt waren, die auch bei peroraler Einnahme wirkten.

2.3 Duogynon oral

Die Wurzeln einer oralen Duogynon-Form reichen bis 1937 zurück. In diesem Jahr gelang Walter Hohlweg und Hans Herloff Inhoffen im Hauptlabor Scherings die Darstellung eines synthetischen Estrogens (Ethinylestradiol) und eines synthetischen Gestagens (Ethisteron).[138] Beide Hormone hatten sich in den 1950er Jahren in Tabletten- bzw. in Dragee-Form als Progynon C und Proluton C fest im Arzneischatz etabliert. Die Zusammenführung der beiden Präparate in einer Kombination lag nahe: nicht nur, weil schon das 1950 eingeführte Duogynon die physiologischen Formen von Progynon und Proluton in einem Mittel vereinte, sondern vor allem, weil sich mit den Di-Pro-Tabletten bereits ein Medikament im Handel befand, das Ethinylestradiol und Ethisteron kombiniert darbot. Die Herstellerfirma Organon indizierte ihre Di-Pro-Tabletten zur Amenorrhoe-Behandlung und zur Abortverhütung, nicht jedoch als Schwangerschaftstest.[139] Gleichwohl schlich sich eine solche Verwendung im Laufe der Zeit ein.[140]

Die Entwicklung einer oralen Duogynon-Form begann spätestens 1954.[141] Die zunächst erprobten Tabletten unterschieden sich chemisch von den späteren Dragees. Sie enthielten jeweils 20 mg Ethisteron und 0,02 mg Ethinylestradiol.[142] Die Ergebnisse erschienen jedoch nicht hinreichend befriedigend,[143] offenbar wegen geringer diagnostischer Zuverlässigkeit. Die Forschungsabteilung Scherings suchte daher nach einer Alternative für die Gestagen-Kom-

7 DM (ebenda, dort auch Gebrauchsanweisung und Prospekt für die Citolen). Siehe auch die Verkaufszahlen im Anhang.

138 Dazu eingehend Frobenius, *Siegeszug*, 1989.

139 Siehe die Di-Pro-Prospekte in BayHStA, MInn 110738, 110739.

140 Helwig, *Arzneimittel*, 1956, S. 247, wies kurz vor der Nennung der Di-Pro-Tabletten darauf hin, dass solche Präparate auch zur Schwangerschaftsdiagnose geeignet seien. Eine explizite Indikation als Test erfolgte bei Ufer, *Frauenheilkunde*, 1960, S. 154; Martius, *Lehrbuch*, 1962, S. 427. Im Ausland waren mehrere Präparate mit diesen Hormonen als Schwangerschaftstest auf dem Markt. Siehe etwa *First Do No Harm*, 8. 7. 2020, Annex E, S. 2; Matthew, *Test*, 1956, S. 979.

141 Siehe die Übersicht über Forschungsbeihilfen auf dem Hormongebiet für das Jahr 1954, in der Karl Knörr als Prüfer von Duogynon-Tabletten erwähnt wird, SchA, 020/004.

142 Dienz/Risse, *Erfahrungen*, 1956, S. 329.

143 Dienz, *Hormonbehandlung*, 1960, S. 2224.

ponente. In den Blick der Forscher rückte bald das Steroid Norethisteron. Dabei handelte es sich um eine demethylierte Abwandlung des Ethisterons, die erstmals 1951 von einem Team um Carl Djerassi bei der Firma Syntex in Mexiko-Stadt synthetisiert wurde.[144] Norethisteron zeigte im Tierversuch und bald auch in der klinischen Anwendung beim Menschen deutlich stärkere gestagene Wirkungen als Ethisteron. Es gewann daher sogleich das Interesse des Berliner Unternehmens und avancierte rasch zu einem seiner wichtigsten Gestagene.[145] Nach Übernahme einer Lizenz von Syntex führte Schering 1956 mit Primolut N ein Norethisteron-Monopräparat ein, vorerst indiziert zur Behandlung des Aborts und der Amenorrhoe.[146]

Ab 1956 erschienen diverse Arbeiten, die über die klinische Erfahrung mit Norethisteron berichteten, das zunächst auch als Ethinyl-Nortestosteron firmierte. Mehrere Mediziner beschränkten sich dabei nicht auf diese eine Substanz, sondern prüften zugleich andere, chemisch eng verwandte Steroide.[147] Da es sich hierbei um Abkömmlinge des Testosterons handelte (daher »Nortestosterone«), umfasste ihre Prüfung auch unerwünschte androgene Effekte. Während sich entsprechende Vorbehalte vor allem gegen die Methyl-Verbindung richteten, galt dies für Norethisteron vorerst nicht. Gerade deshalb empfahlen die renommierten Kieler Universitätsmediziner Hans-Joachim Staemmler und Christian Lauritzen Norethisteron ausdrücklich »zur Behandlung in der Schwangerschaft«.[148] Schering hatte ähnliche experimentelle Erfahrungen gemacht und sich deshalb für Norethisteron entschieden.[149] Die ersten klinischen

144 Streller/Roth, *Pille*, 2011, S. 279–281; Müller-Jahncke/Friedrich/Meyer, *Arzneimittelgeschichte*, 2005, S. 102.

145 Dementsprechend betonte die KliFo die »große Bedeutung« der Nortestosterone für das Unternehmen, vor allem des Norethisterons, das Schering ab 1956 prüfen ließ und sich dabei als stark wirksames Gestagen erwiesen hatte, siehe den Bericht vom 24.1.1957, SchA, 020/004. Die Prüfung konnte sich auf diverse tierexperimentelle Arbeiten stützen (Hertz/Tullner/Raffelt, *Activity*, 1954; Overbeek/Visser, *Substance*, 1956; Saunders/Drill, *Effects*, 1956; Pincus, *Studies*, 1956). Auch waren bereits 1955 kürzere Mitteilungen über die Anwendung beim Menschen erschienen (Tyler, *Evaluation*, 1955, S. 881); als erste richtige klinische Publikation gilt Hertz/Waite/Thomas, *Effectiveness*, 1956. Siehe zur gestagenen Wirkung der Nortestosterone Desaulles/Krähenbühl, *Entwicklung*, 1960.

146 Die Einführung von Primolut N, das zunächst Oralut heißen sollte, erfolgte am 15.9.1956, siehe SchA, B3/69. Umfangreiches Material zum Präparat in SchA, S1/191, 191a; zu den Lizenzen SchA, 058/006; zur behördlichen Genehmigung LArch Berlin, B Rep. 12, Nr. 3265; siehe ferner Schering, *Berlin*, 1998, S. 69.

147 Staemmler/Lauritzen, *Steroid-Hormone*, 1956; Pots, *Wirksamkeit*, 1957; Rothe/Napp, *Gestagene*, 1957; Kaiser, *Wirkung*, 1957.

148 Staemmler/Lauritzen, *Steroid-Hormone*, 1956, S. 2168.

149 Schering testete neben Ethinylnortestosteron auch die entsprechenden Ethyl- und Methylverbindungen, die der KliFo aber aufgrund stärkerer androgener Wirkun-

Publikationen zu diesem Gestagen stimmten in den Kernaussagen überein. Sie bescheinigten ihm eine gute Verträglichkeit und orale Wirksamkeit, allerdings nur bei hinreichendem Estrogenspiegel. Die Indikationen entsprachen dabei denen des Progesterons: Sie bezogen sich also vor allem auf die Behandlung der Amenorrhoe und funktioneller Blutungen, ferner auf die Abortverhütung und die Therapie anderer Beschwerden, die mit einer Gelbkörper-Fehlfunktion zusammenhingen.[150]

Angesichts der positiven Berichte über Norethisteron übernahm Schering das synthetische Gestagen auch in verschiedene Prüfchargen für eine orale Duogynon-Form. Die Erprobungen konzentrierten sich dabei bald auf das Prüfpräparat SH 376, das 10 mg Norethisteron und 0,05 mg Ethinylestradiol enthielt und das Schering zur Behandlung der kurzdauernden sekundären Amenorrhoe testen ließ.[151] Allerdings zeigte sich die klinische Forschungsabteilung von dieser Kombination zunächst nicht restlos überzeugt, weil man keinen wesentlichen Wirkungsunterschied zum Monopräparat Primolut N erkannte. Ob die Zugabe einer estrogenen Komponente die Zuverlässigkeit des Mittels erhöhe, erschien laut einem internen Arbeitsbericht vom 24. Januar 1957 »fraglich.«[152] Da sich Abbruch-Blutungen bei sekundärer Amenorrhoe auch allein mit Norethisteron-Gaben provozieren ließen, empfahl Schering Primolut N ab März 1957 zur Schwangerschaftsdiagnostik. Der Anwendungsmodus entsprach demjenigen von Duogynon: An zwei aufeinanderfolgenden Tagen sollten jeweils 2 bis 4 Tabletten (je 5 mg Norethisteron) des Präparats genommen werden.[153] Das Dosierungsschema wurde bald auf eine Gabe an vier Folgetagen geändert, bevor Schering diese Indikation 1963 aufgab.[154]

Weshalb sich das Unternehmen trotzdem entschloss, eine orale Duogynon-Form zu entwickeln, geht aus den vorliegenden Unterlagen nicht eindeutig hervor. Dennoch lagen die Vorteile dieser Form auf der Hand: Das bereits

gen unvorteilhaft erschienen, siehe Bericht vom 24.1957, SchA, 020/004; Diskussionsbemerkung Ufer in GuF 1958, S. 675. Diverse Unterlagen zum Wirkungsvergleich in SchA, S1/191.

150 Greenblatt, *Activity*, 1956; Staemmler/Lauritzen, *Steroid-Hormone*, 1956; Pots, *Wirksamkeit*, 1957; Rothe/Napp, *Gestagene*, 1957; Kaiser, *Wirkung*, 1957.

151 KliFo, Arbeitsbericht Sexualhormone, 24.1.1957, SchA, 020/004. Außerdem wurden Duogynon-Tabletten in anderen Dosierungen getestet, etwa mit 4 mg Norethisteron und 0,2 mg Ethinylestradiol (siehe die Kostenaufstellungen in SchA, S1/166), was eine sehr hohe Estrogen-Dosis war.

152 Ebenda. Auch Pots, *Wirksamkeit*, 1957, S. 537, wies auf die »gleichen guten Resultate« hin.

153 Schering, Primolut N-Prospekt, März 1957; Rundschreiben 11/1957, 27.3.1957, SchA, S1/191.

154 Ab Dezember 1957 änderte Schering das Dosierungsschema, ab Februar 1963 fiel die Indikation weg. Siehe die Prospekte ebenda.

eingeführte Präparat Duogynon war bekannt und fest in der Praxis etabliert. Die Vermarktung eines oralen Pendants ließ sich daher einfach und erfolgversprechend an die bewährte Injektionsform anknüpfen.[155] Außerdem erschien ein Kombinationspräparat lukrativer, weil es sich zu höheren Preisen verkaufen ließ als ein Monopräparat.[156] Schließlich gab es auch medizinische Gründe für eine Hormonkombination, denn trotz der Skepsis der klinischen Forschungsabteilung betrachteten maßgebliche Mediziner einen gewissen Estrogeneffekt als erforderlich, um eine Blutung auszulösen.[157] Vor diesem Hintergrund hatte Schering bereits am 4. Januar 1957 beschlossen, eine orale Norethisteron-Ethinylestradiol-Kombination unter dem Namen Duogynon auf den Markt zu bringen: zunächst allerdings nur im Ausland, wo das Präparat zum Teil auch Primodos heißen sollte. Dabei handelte es sich offenbar um eine – nicht unübliche – versuchsweise Einführung im außereuropäischen Ausland, welche die Marktgängigkeit des Präparats sondieren sollte.[158] Als Einführungstermin hatte die Auslandsabteilung zunächst den 1. April 1957 vorgesehen.[159]

Am 5. März 1957 beantragte Schering bei den Berliner Behörden die Herstellungsgenehmigung für Duogynon oral und übersandte zu diesem Zweck Präparate- und Packungsmuster sowie Gebrauchsanweisungen. Das Präparat sollte als wirksame Bestandteile 10 mg Norethisteron und 0,05 mg Ethinylestradiol enthalten. Ohne bestimmte Länder zu nennen, erklärte das Unternehmen, das Präparat im Ausland »so schnell wie möglich« auf den Markt bringen zu wollen, und bat daher um Genehmigung »in kürzester Zeit«. Dieses energische Drängen war durchaus bemerkenswert, zumal das Unternehmen (noch) keine klinischen Prüfungsunterlagen für das Präparat vorlegen konnte und lediglich auf eine Arbeit von Peter Pots von der Charité verwies, die sich noch in Vorbereitung befand.[160] Hierin zeigte sich ein großes Selbstbewusstsein des Herstellers, der die gewünschte Entscheidung der Behörde bereits vor-

155 So etwa in Schering, MWA, Information Nr. 61, 28.6.1957, LArch Berlin, B Rep. 58, Nr. 1827, Bl. 14.

156 Eine Packung mit 8 Primolut N-Tabletten kostete 1959 3,45 DM, eine Packung mit 2 Duogynon-Dragees 4,60 DM (jeweils ohne Umsatzsteuer).

157 Siehe die in Anm. 150 angegebene Literatur sowie Staemmler/Lauritzen, *Pharmakologie*, 1958, S. 757; Herrmann/Arn/Alder, *Behandlung*, 1958, S. 1258; Napp/Rothe, *Behandlung*, 1958, S. 325; Herrmann, *Nortestosterone*, 1960, S. 260. Siehe auch MWA, Informationsdienst, 21.1.1959, SchA, S1/191. Zur diagnostischen Anwendung von Kombinationen auch Ufer, *Anwendung*, 1968, S. 1038–1039 mwN.

158 Siehe auch unten, Kap. 2.4.

159 Nach Genehmigung des Vorstandes am 11.10.1956, siehe Abt. Ausland, Aktennotiz, 26.4.1957, LArch Berlin, B Rep. 58, Nr. 1827, Bl. 6.

160 Schering an SenGes Berlin, 5.3.1957, LArch Berlin, B Rep. 12, Nr. 3265. Die Arbeit von Pots erschien bald darauf (Pots, *Wirksamkeit*, 1957).

aussetzte und das Genehmigungsverfahren nur als bloßen Formalakt ohne jede materielle Relevanz betrachtete.

Das Verfahren folgte dem bereits beschriebenen Weg, wobei sich die behördlichen Zuständigkeiten inzwischen geändert hatten. Während die pharmazeutische Prüfung der Präparatemuster nach wie vor der Chemischen Landesanstalt in Berlin oblag, ergingen die Genehmigungen seit 1951 durch den Berliner Senator für Gesundheitswesen, der als oberste Landesgesundheitsbehörde fungierte. Das Arzneimittelwesen bearbeitete hier die Abteilung II B unter dem bereits erwähnten Oberregierungsrat Brennhausen.[161] Die externe medizinische Bewertung holten die Berliner Landesbehörden seit 1953 vom Max von Pettenkofer-Institut im BGA ein, das die vormalige RKI-Abteilung für Physiologie und Pharmakologie nach Gründung der Bundesoberbehörde übernommen hatte.[162] Die Stellungnahme des Instituts lag bereits eine Woche später vor. Der dort zuständige Pharmakologe, Prof. Curt Schwietzer, schrieb in knappen Worten: »Gegen eine Zulassung von Duogynon-oral haben wir keine Bedenken. Die pharmakologische Wirkung der Inhaltstoffe ist bekannt, Schädigungen sind bei Befolgung der Gebrauchsanweisung nicht zu befürchten.«[163] Zwei Wochen später bestätigte auch die Chemische Landesanstalt die von Schering angegebene Zusammensetzung der Dragees.[164] Aufgrund der beiden Gutachten erteilte der Senator für Gesundheitswesen am 5. April 1957 die Herstellungsgenehmigung, die – wie üblich – nur als »vorläufige, jederzeit widerrufliche« bezeichnet wurde und nicht für Werbezwecke verwendet werden durfte.[165] Die Berliner Behörde unterrichtete die zuständigen Behörden der anderen Länder vier Monate später über die Genehmigung.[166]

Die Einführung von Duogynon oral verschob sich zunächst um einige Wochen, da einige Rundschreiben und andere Drucksachen noch nicht fertiggestellt waren.[167] Ab Jahresmitte kam das Mittel dann in mehreren ausländischen Ländern auf den Markt.[168] In einem Rundbrief an den medizinisch-wissenschaft-

161 Siehe die Organisationsunterlagen in LArch Berlin, B Rep. 12, Nr. 244–246, 253–255.

162 Die Begutachtung erfolgte bis Ende 1952 durch das RKI, ab 1953 durch das MvPI, siehe etwa LArch Berlin, B Rep. 12, Nr. 3264–3267; BArch, B 208/30, zur Organisation des BGA auch BArch, B 208-ORG.

163 BGA, MvPI, an SenGes Berlin, 12. 3. 1957, LArch Berlin, B Rep. 12, Nr. 3265.

164 ChemLA Berlin an SenGes Berlin, 27. 3. 1957, LArch Berlin, B Rep. 12, Nr. 3264.

165 SenGes Berlin, Verfügung, 5. 4. 1957, ebenda.

166 SenGes Berlin an die obersten Gesundheitsbehörden der Länder, 5. 8. 1957, StArch HH, 352-6, Nr. 564-2, dort Eintrag unter der Nummer 12/57.

167 Abt. Ausland, Aktennotiz, 26. 4. 1957, LArch Berlin, B Rep. 58, Nr. 1827, Bl. 6–7.

168 Eingeführt wurde Duogynon oral 1957 in 31 Ländern in Afrika, Asien, Australien (inkl. Neuseeland) und Lateinamerika; eine ganz geringe Menge wurde zudem in Portugal und Irland abgesetzt. Siehe SchA, B5/808.

lichen Außendienst betonte die Auslandsabteilung Ende Juni 1957 die Vorzüge der oralen Form, deren Zuverlässigkeit man mit der bewährten Injektionsform zu assoziieren suchte.[169] Doch so verheißungsvoll solche Rundschreiben auch klangen: Die Unternehmenszentrale zeigte sich mit dem Präparat nicht ganz zufrieden. Dies lag nicht nur an der bereits erwähnten, anfänglichen Skepsis der Klinischen Forschungsabteilung gegenüber dem Estrogenzusatz (die sich aber bald wieder auflöste), sondern auch an einem anderen Problem. Da es sich bei Norethisteron nicht um eine Entwicklung aus dem Hause Schering handelte, durfte das Unternehmen die Substanz aus patentrechtlichen Gründen in einigen Ländern nicht einführen.[170] Daher plante Schering zunächst, für diese Länder eine orale Duogynon-Form einzuführen, die Ethisteron statt Norethisteron enthielt – diesmal aber, anders als noch einige Jahre zuvor, mit einer deutlich höheren Dosis.[171]

Vor diesem Hintergrund forschte man im Hauptlabor Scherings unter Karl Junkmann an einer Modifikation des Mittels. Die Forscher entwickelten dabei eine acetylierte Abwandlung des Norethisterons: Das Norethisteronacetat war eine inaktive Vorstufe des Norethisterons, zeigte aber eine deutlich gesteigerte Wirksamkeit.[172] Während Schering von drei- bis fünffach stärkeren gestagenen Effekten ausging,[173] sahen manche Kliniker die Wirkungsintensität bis ums Zehnfache erhöht.[174] Klinisch erprobt wurde die Substanz als SH 420 ab 1957 zunächst von Peter Pots an der Frauenklinik der Charité, der laut Firmenunterlagen als »Hauptprüfer« Scherings für Sexualhormone fungierte und dafür finanzielle Zuwendungen erhielt.[175] Dass die Entwicklung von Norethisteronacetat mit der Suche nach einer neuen Duogynon-Form zusammenhing, zei-

169 MWA, Information Nr. 61, 28.6.1957, LArch Berlin, B Rep. 58, Nr. 1827, Bl. 14.

170 Abt. Hinz an Herrn Holländer, 16.12.1957, SchA, S1/166. Siehe auch die Übersicht der 23 Länder (fast alle westeuropäischen Länder, USA, Kanada, Japan sowie diverse lateinamerikanische Länder), in die Schering Norethisteron nicht exportieren durfte: SchA, S1/191.

171 Laut Anbietbrief von Anfang Oktober 1957 sollte dieses Präparat 100 mg Ethisteron und 0,05 mg Ethinylestradiol enthalten, siehe LArch Berlin, B Rep. 58, Nr. 1827, Bl. 69–70. Geprüft, aber nicht eingeführt wurde auch eine Form »SH 447« mit 50 mg Ethisteron und 0,05 mg Ethinylestradiol; siehe KliFo, Arbeitsbericht Sexualhormone 1957/58, 27.1.1959, SchA, 020/005.

172 Siehe die Patentschrift DBP 1 017 166, SchA, B3/487; Junkmann/Witzel, *Chemie*, 1957/58.

173 KliFo, Arbeitsbericht Sexualhormone 1957/58, 27.1.1959, SchA, 020/005; MWA, Rundschreiben 20/58, 24.9.1958; Notiz Dr. B., 20.10.1958, LArch Berlin, B Rep. 58, Nr. 1827, hier Bl. 4, 12. Siehe auch Neumann/Kramer/Junkmann, *Untersuchungen*, 1964.

174 Pots, *Testierung*, 1958, S. 825; Zorn, *Behandlung*, 1959, S. 1399.

175 KliFo, Arbeitsbericht Sexualhormone 1957/58, 27.1.1959, SchA, 020/005.

gen auch die firmeninternen Prüfchiffren: Die modifizierten Dragees erhielten keine eigene Nummer (wie eigentlich üblich), sondern wurden ebenfalls als SH 420 getestet.[176] Dementsprechend sollten die Duogynon-Dragees auch das erste Norethisteronacetat-Präparat werden, zumal die Klinische Forschungsabteilung vorerst keine Einführung als Monopräparat plante.[177] Erst in zweiter Linie ließ Schering dann weitere Norethisteronacetat-Kombinationen erproben, vor allem mit Ethinylestradiol. Das zweite dabei zur Marktreife gebrachte Präparat SH 513 kam Anfang 1959 unter der Bezeichnung Primosiston in den Handel und diente zur Behandlung funktioneller Blutungen.[178] Die bei der außerordentlich breiten[179] klinischen Prüfung gesammelten Erfahrungen mit Kombinationen aus Norethisteronacetat und Ethinylestradiol führten dann zur Entwicklung des vielleicht bekanntesten Schering-Präparats: Anovlar, des ersten oralen Kontrazeptivums (»Antibaby-Pille«) in Deutschland (siehe unten).

Zunächst konzentrierten sich die Arbeiten aber auf die Entwicklung einer oralen Duogynon-Form mit der neuen Substanz. Die unternehmenseigene Forschung setzte dabei zunächst auf ein Präparat mit vier Dragees, die jeweils 4 mg Norethisteronacetat und 0,05 mg Ethinylestradiol enthielten.[180] Die klinische Erprobung begann ab 1957 und erstreckte sich auf dieselben Prüfkriterien wie bei der Injektionsform. Laut einer Stellungnahme Ufers erfolgte sie bei circa 400 Patientinnen, wobei Fälle von Fehlbildungen »nicht gemeldet«

176 Ebenda.

177 Laut eben diesem Bericht der KliFo waren die Vorteile gegenüber Norethisteron »für den behandelnden Arzt […] nicht so überzeugend«, weshalb man Primolut N unverändert ließ. In der Folgezeit hielt man an diesem Präparat fest, weil es im Handel »fest eingefahren« war und sich alle Zyklusstörungen mit den verfügbaren Präparaten »optimal« behandeln ließen (KliFo, Arbeitsbericht, 16.12.1962, SchA, 020/007). Am 15.11.1963 brachte Schering dann mit Primolut Nor doch ein Norethisteronacetat-Monopräparat auf den Markt. Siehe zu diesem Präparat SchA, S1/191-1; BAnz 208/1963, S. 2 (P 397).

178 Primosiston kam am 1.1.1959 in Tablettenform (je 2 mg Norethisteronacetat und 0,01 mg Ethinylestradiol) in den Handel, die eine bereits 1955 eingeführte Injektionsform ergänzte. Diverses Material zum Präparat in SchA, S1/186, 186a; Anmeldeunterlagen in LArch Berlin, B Rep. 12, Nr. 3264. Weitere Kombinationen beider Hormone, die Schering prüfen ließ, waren: SH 495 zur Behandlung funktioneller Blutungen (1 mg und 0,01 mg) und SH 506 zur Abortbehandlung (2 mg und 0,2 mg). Auf den Markt kamen diese Präparate aber nicht. Siehe KliFo, Arbeitsbericht Sexualhormone 1957/58, 27.1.1959, SchA, 020/005; zur Prüfung Herrmann, *Verwendung*, 1959; Zorn, *Behandlung*, 1959.

179 Für die Prüfung wurden ab 1957 insgesamt rund 500.000 Tabletten zur Verfügung gestellt, siehe KliFo an Hannse, 31.7.1963, SchA, S1/191-1. Ebendort weitere Vermerke zur Prüfung, die aber überwiegend die Zeit nach Einführung der Duogynon-Dragees betreffen.

180 MWA, Notiz zu Duogynon-Dragees, 15.8.1958; Abt. Hinz an Herrn Holländer, 16.12.1957, SchA, S1/166.

worden seien.[181] Aus Firmensicht lief die Prüfung zufriedenstellend. Infolgedessen beschlossen die Verantwortlichen Scherings spätestens Mitte August 1958, die neuen Duogynon-Dragees ab Anfang Oktober 1958 auszubieten.[182] Zuvor kam es aber noch zu einer Änderung des Präparats, die der stärkeren Gestagen-Wirkung Rechnung trug und die Anwendung vereinfachte. Wie die medizinisch-wissenschaftliche Abteilung Ende August 1958 intern mitteilte, sollte Duogynon nunmehr in zwei Dragees dargeboten werden, mit jeweils 5 mg Norethisteronacetat und 0,01 mg Ethinylestradiol.[183] Am 25. September 1958 reichte das Unternehmen dann den entsprechenden Genehmigungsantrag bei den Berliner Landesbehörden ein. Eine Durchschrift ging zugleich an das Max von Pettenkofer-Institut beim BGA. Dass Schering die Genehmigung erst unmittelbar vor dem geplanten Einführungstermin beantragte, unterstreicht die geringe Ernsthaftigkeit, mit der man dem Verfahren begegnete.

Die Angaben des Antrags machten es Nicht-Spezialisten schwer, die Zusammensetzung des Präparats genau zu identifizieren. Als wirksame Bestandteile nannte Schering 0,01 mg Ethinylestradiol und 5 mg »Anhydro-hydroxy-norprogesteronazetat« je Dragee.[184] Gerade letzterer Arzneistoff firmierte unter verschiedensten Bezeichnungen (etwa »17-Äthinyl-19-nortestosteronacetat«, »Norpregneninolon-azetat« oder »Aethinylnortestosteronacetat«), bevor sich der einheitliche Name »Norethisteronacetat« durchsetzte. Für die Beamten war es bei dieser potenziell verwirrenden Begriffsvielfalt nicht einfach, den Überblick zu behalten, zumal sie keine Experten auf dem Gebiet der Hormonforschung waren und Schering für die Bezeichnung der gleichen Grundsubstanz in verschiedenen Anträgen unterschiedliche, aber dennoch formal korrekte chemische Bezeichnungen wählte.[185] So spezialistisch die Stoffbezeichnung ausfiel, so

181 Erklärung Dr. Ufer, Februar 1978, LArch Berlin, B Rep. 58, Nr. 1827, hier Bl. 40. An welchen Kliniken Duogynon erprobt wurde, lassen die Unterlagen nicht klar erkennen.

182 MWA, Notiz zu Duogynon-Dragees, 15. 8. 1958, SchA, S1/166. Auch dem Außendienst wurde bereits am 24. 9. 1958 (also bevor der Antrag auf Genehmigung gestellt war) mitgeteilt, dass die Ausbietung zum 1. 10. 1958 erfolgen werde. Siehe das Rundschreiben 20/58 in LArch Berlin, B Rep. 58, Nr. 1827, Bl. 4.

183 MWA, Notiz zu Duogynon-Dragees, 26. 8. 1958, SchA, S1/166. Die Änderung war tags zuvor vom Vorstand genehmigt worden.

184 Schering an ChemLA Berlin, 25. 9. 1958, LArch Berlin, B Rep. 12, Nr. 3264.

185 Im Genehmigungsantrag für Anovlar verwendete Schering die Bezeichnung »Norethisteronacetat« (Antrag vom 2. 3. 1961, LArch Berlin, B Rep. 12, Nr. 3265). In anderen Firmenunterlagen und in Publikationen, die Schering angestoßen hatte, hieß die Substanz auch »Aethinylnortestosteronacetat«, »Nor-pregneninolon-azetat« oder »17-a-Äthinyl-19-nor-testosteronacetat«, teilweise mit, teilweise ohne Bindestriche; siehe diverse Dokumente in SchA, S1/166; LArch Berlin, B Rep. 58, Nr. 1827, Bl. 15; Pots, *Testierung*, 1958.

oberflächlich blieben die weiteren Angaben des Antrags. Sie beschränkten sich auf die Indikationen (»Behandlung der sekundären Amenorrhoe« und »Erkennung einer Frühschwangerschaft«) und den Verkaufspreis (4,80 DM pro Packung mit zwei Dragees). Schering fügte den wenigen Angaben noch einen klinischen Prüfungsbericht der unternehmenseigenen Forschungsabteilung bei, ferner einige Dragee-Muster sowie die Gebrauchsanweisung.[186]

Abermals zeigte sich die Überforderung der Behörden, den Antrag ernsthaft zu prüfen. Besonders die Chemische Landesanstalt stieß bei der Prüfung und Identifizierung der hochkomplexen Hormonverbindungen schnell an die Grenzen ihrer Möglichkeiten. Wie Oberchemierat Dr. Willy Lindner in seinem pharmazeutischen Gutachten Ende Oktober 1958 festhielt, habe er nur eine nicht näher spezifizierte »Progesteron-Verbindung« feststellen können. Das nur in geringen Mengen enthaltene Ethinylestradiol war für die Beamten ebenfalls nur »undeutlich identifizierbar.«[187] Bereits zuvor hatten Chemiker der Landesanstalt in ähnlich gelagerten Fällen beim Labor Scherings anrufen müssen, um sich der Prüfungs- und Identifizierungsmethoden zu vergewissern.[188]

Auch das medizinische Gutachten des Max von Pettenkofer-Instituts blieb allenfalls oberflächlich. Es bestand aus gerade einmal zwei Sätzen und bewertete neben Duogynon noch ein weiteres Präparat (Scheroson F Lotio). Prof. Schwietzer machte in seiner Stellungnahme »keine Bedenken« gegen die Zulassung der Duogynon-Dragees geltend, weil das Präparat als Injektionsform »schon seit langem im Handel« sei, »ohne daß Unverträglichkeitsreaktionen oder Nebenwirkungen bekannt geworden sind.«[189] Diese Aussage war jedoch eher eine bürokratische Floskel als ein Ergebnis tieferer Prüfungen, zumal es überhaupt kein behördliches Pharmakovigilanz-System gab, das gezielt nach Unverträglichkeiten oder Nebenwirkungen forschte und entsprechende Meldungen planmäßig auswertete. Zudem ließ sich eine etwaige Harmlosigkeit der Injektionsform nicht ohne Weiteres auf die Dragees übertragen, da diese keine natürlichen, sondern synthetische Hormone enthielten.

Dem üblichen Verfahren folgend, erteilte der Senator für Gesundheitswesen in Berlin der Firma Schering am 14. November 1958 die Ausnahmegenehmigung für die Duogynon-Dragees.[190] Das Unternehmen hatte diese Genehmi-

186 Schering an ChemLA Berlin, 25.9.1958, LArch Berlin, B Rep. 12, Nr. 3264. Der auf den 12.9.1958 datierte Forschungsbericht ist nicht überliefert.

187 ChemLA Berlin an SenGes Berlin, 28.10.1958, ebenda.

188 Dies gilt nicht zuletzt für die Norethisteron-Komponente; siehe das pharmazeutische Gutachten zu Oralut (Primolut N) vom 4.8.1956, LArch Berlin, B Rep. 12, Nr. 3265.

189 BGA, MvPI, an SenGes Berlin, 7.11.1958, ebenda.

190 SenGes Berlin, Verfügung (Genehmigung 71/58), 14.11.1958, LArch Berlin, B Rep.

gung indes nicht abgewartet und das Präparat wie vorgesehen zum 1. Oktober 1958 in den Handel gebracht. Ob und inwieweit die Behörden darüber im Bilde waren, lässt sich nicht rekonstruieren. Ohnehin fiel die Rechtsgrundlage für das Genehmigungsverfahren nur wenige Wochen später weg, als das Bundesverfassungsgericht die Stoppverordnung kassierte.[191]

Die Einführung der Duogynon-Dragees war von den üblichen Vermarktungsmaßnahmen flankiert. Die genaue Strategie teilte die hierfür zuständige medizinisch-wissenschaftliche Abteilung den Mitarbeitern wenige Tage vor der Ausbietung ebenso mit wie die basalen Informationen zu dem Präparat. Offenbar ging die Abteilung zunächst davon aus, dass die Ärzte die Behandlung mit den Ampullen weiterhin bevorzugen würden. Daher sah die Zentrale zunächst nicht vor, die Ärztebesucher anzuweisen, das neue Duogynon-Präparat ins Arztgespräch mit aufzunehmen. Lediglich Mediziner mit besonderem Interesse an der Behandlung der kurzfristigen sekundären Amenorrhoe (etwa mit dem bereits eingeführten Primolut N) sollten auf das neue »Spezialpräparat« Duogynon-Dragees hingewiesen werden. Um interessierte Ärzte zu versorgen, erhielten die Ärztebesucher jeweils 40 Packungen als Muster.[192] Im Wesentlichen sollte sich die Vermarktung von Duogynon auf schriftliches Informations- und Werbematerial stützen (Abb. 10). Dies war zeitgenössisch eher unüblich, da gerade die großen Unternehmen in den persönlichen Gesprächen bei Arztbesuchen eine, wenn nicht die zentrale Vermarktungsmethode erkannten.[193] Für die Einführung der Duogynon-Dragees sah Schering einen Informationsbrief mit Musterbestellkarten vor, dem fünf Aussendungen an Gynäkologen und praktische Ärzte folgen sollten.[194] Hinzu kamen Inserate in diversen Fachzeitschriften. Von grundlegender Bedeutung war schließlich der Präparate-Prospekt, den das Unternehmen zur Einführung entwarf (Abb. 11 und 12).[195]

Eine wirksame Vermarktung erschien für Schering umso wichtiger, als die Firma Boehringer Mannheim kurz vor den Duogynon-Dragees ein Konkurrenzprodukt auf den Markt gebracht hatte. Das am 1. September 1958 einge-

12, Nr. 3264. Der SenGes Berlin unterrichtete die anderen Länder mit Schreiben vom 26. 2. 1959, StArch HH, 352-6, Nr. 3277.

191 Siehe oben, Kap. 1.3.

192 MWA, Rundschreiben 20/58, LArch Berlin, B Rep. 58, Nr. 1827, Bl. 4–5.

193 Siehe das Strategiepapier in SchA, B3/174. Dementsprechend bildete die »Mündliche Werbung« auch bei der MWA Scherings den weitaus größten Posten im Budget; siehe Gaudillière, *Propaganda*, 2013, S. 193; zur Bedeutung der Ärztebesucher auch Thoms, *Fachmann*, 2014; Kessel, *Nebenwirkungen*, 2015, S. 243–259.

194 MWA, Rundschreiben 20/58, LArch Berlin, B Rep. 58, Nr. 1827, Bl. 4–5.

195 Diverse Prospekte finden sich in SchA, S1/166; Werbematerialien in SchA, S1/166a.

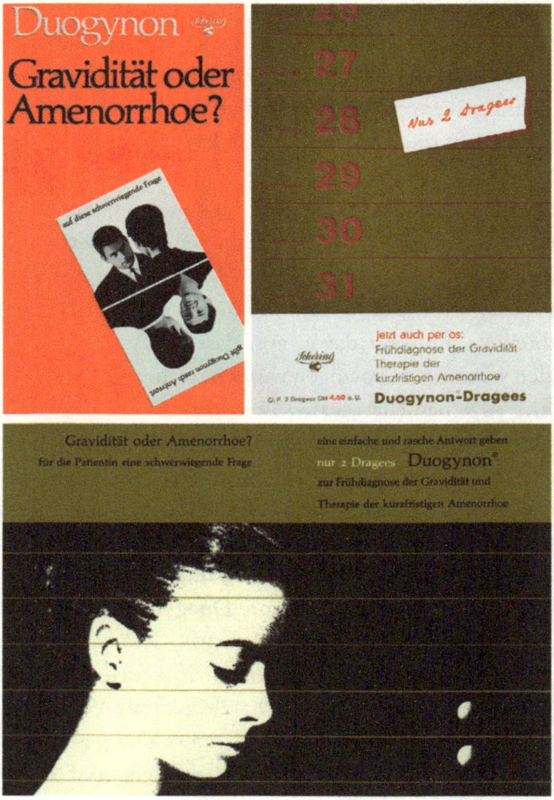

Abb. 10: Werbekarten für Duogynon (1959–1968)

führte, ebenfalls aus zwei Dragees bestehende und gleichpreisige Präparat Gynäkosid funktionierte wie Duogynon, war aber anders zusammengesetzt.[196] Als gestagene Komponente enthielt es auch ein oral wirksames Nortestosteron, das Methylnortestosteron (5 mg je Dragee), auch Methyloestrenolon genannt. Den estrogenen Bestandteil bildete das Methyloestradiol (0,3 mg je Dragee). Anders als Duogynon war Gynäkosid zunächst allein als hormoneller Schwangerschaftstest indiziert.[197] Im Laufe des folgenden Jahres publizierten

196 Siehe zu Gynäkosid BfArM-Archiv, Registerakten G 5 und G 204 (dort auch in GV1, Duogynon, Bd. 2). Das InnMin Baden-Württemberg informierte die anderen Länder über die Genehmigung von Gynäkosid mit Schreiben vom 12. 11. 1958, BayHStA, MInn 87167.

197 Rote Liste 1959, S. 370. Eine Ausweitung auf die Amenorrhoe-Behandlung erfolgte

mehrere Mediziner über Gynäkosid, die das Mittel als »ausreichend zuverlässige und gefahrlose« Methode zum Schwangerschaftsnachweis empfahlen.[198] Bedenken wiesen die Autoren dabei zurück. Aborte ließen sich mit solchen Mitteln nicht provozieren; ebenso seien anabole oder virilisierende Wirkungen bei einer Kurzanwendung »bedeutungslos.«[199] Nichtsdestoweniger galt Gynäkosid im Vergleich zu Duogynon als prekärer. Dies lag vor allem an der gestagenen Komponente Methylnortestosteron, der zahlreiche Mediziner eine deutlich stärkere androgene Wirkung attestierten als dem in Duogynon enthaltenen Ethinylnortestosteron.[200] Gerade deshalb meinte Robert Richter von der Universitäts-Frauenklinik Bern, den »neuen peroralen Schwangerschaftstest mit Gynäkosid [...] nicht nur aus psychologischen Gründen, sondern auch wegen der bei bestehender Gravidität vorhandenen Gefahr einer möglicherweise teratogenen Wirkung der in diesem Präparat enthaltenen Steroidhormone (17a-Methyl-19-nortestosteron und 17a-Methyl-östradiol) ablehnen zu müssen.«[201]

Die Klinische Forschungsabteilung Scherings sah in Gynäkosid keine wirkliche Bedrohung für einen kommerziellen Erfolg Duogynons. Dies lag nicht nur an Vorbehalten wegen etwaiger unerwünschter Effekte, sondern ebenso an der schwächeren gestagenen Aktivität des Methylnortestosterons, das primär für die Blutungsauslösung verantwortlich war. Dementsprechend betonte Joachim Ufer die »überlegene Wirkung« von Duogynon gegenüber Gynäkosid, das »als unterdosiert gegenüber unserem Präparat keine ernsthaften Chancen haben« dürfte.[202]

Für einen kommerziellen Erfolg Duogynons waren wissenschaftliche Publikationen trotzdem relevant. Schon bald erschienen daher diverse Arbeiten zu Duogynon in renommierten Fachzeitschriften, von denen Schering zumindest einige aktiv förderte und finanzierte. Dies gilt zum Beispiel für einen Beitrag des Koblenzer Frauenarztes Heinz Dienz, der sich 1960 positiv über das Präparat äußerte und vor allem dessen große Zuverlässigkeit hervorhob, die mit derjenigen der Injektionsform und des Froschtestes »ebenbürtig« sei.

offenbar erst später, nachdem entsprechende Publikationen vorlagen: Arnold/Berger, *Behandlung*, 1961.

198 Igel/Enold, *Verwendung*, 1959, S. 1462 (Zitat), Hegemann, *Hormonbehandlung*, 1959.

199 Hegemann, *Hormonbehandlung*, 1959, S. 1032.

200 Saunders/Drill, *Effects*, 1956, S. 569; Staemmler/Lauritzen, *Steroid-Hormone*, 1956, S. 2168; Seelen, *Complications*, 1958; Desaulles/Krähenbühl, *Entwicklung*, 1960, S. 6; Herrmann, *Nortestosterone*, 1960, S. 258.

201 Richter, *Methoden*, 1960, S. 272.

202 KliFo, Arbeitsbericht Sexualhormone 1957/58, 27.1.1959, SchA, 020/005; MWA, Informationsdienst, 21.1.1959, SchA, S1/191.

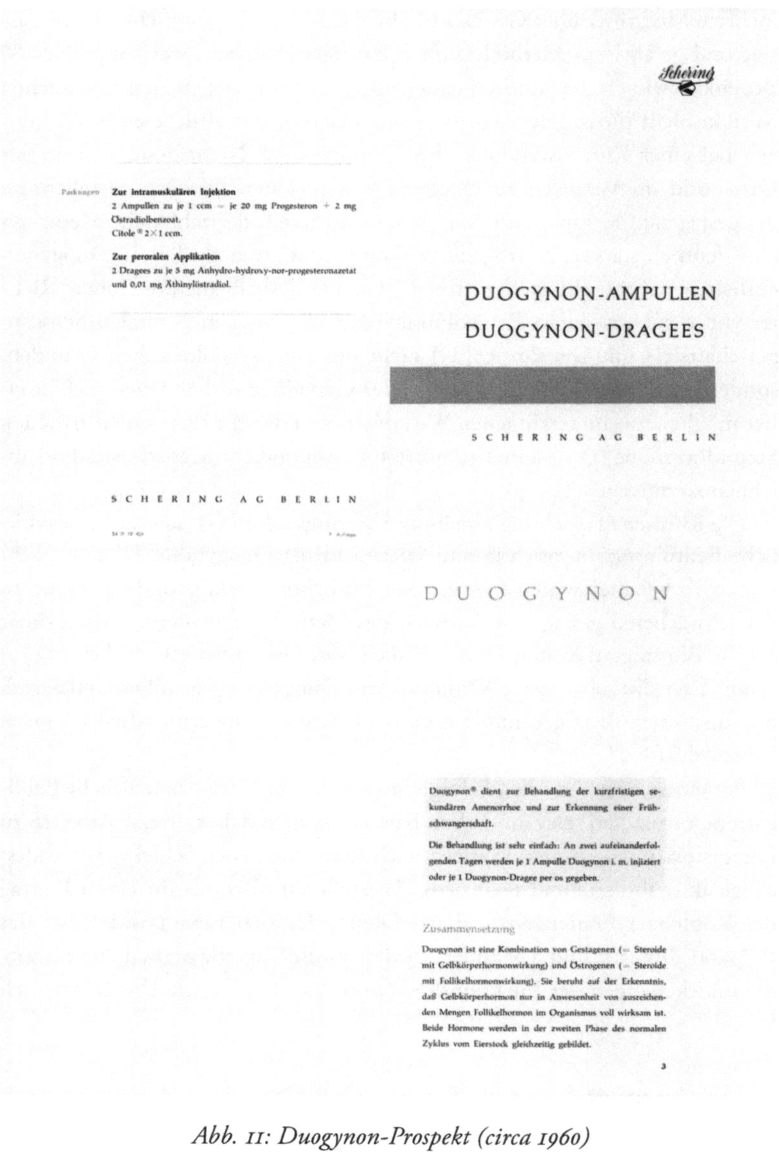

Abb. 11: Duogynon-Prospekt (circa 1960)

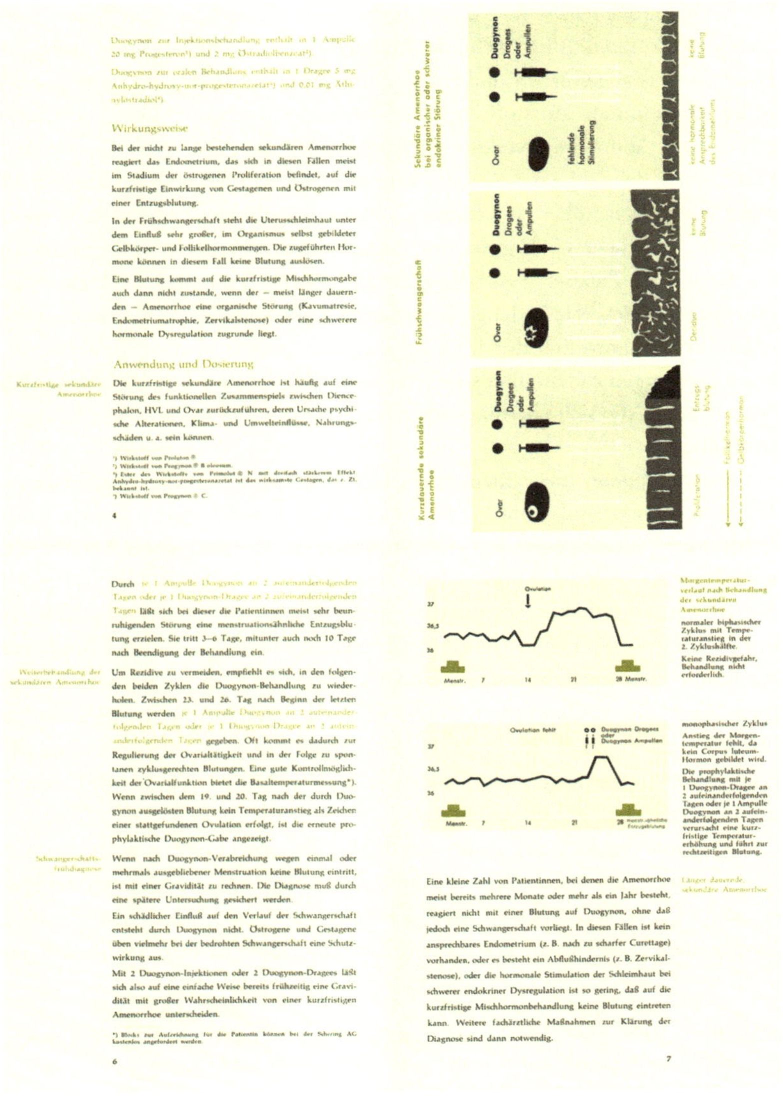

Duogynon zur Injektionsbehandlung enthält in 1 Ampulle 20 mg Progesteron¹) und 2 mg Östradiolbenzoat²).

Duogynon zur oralen Behandlung enthält in 1 Dragee 5 mg Anhydro-hydroxy-nor-progesteronazetat³) und 0,01 mg Äthinylöstradiol⁴).

Wirkungsweise

Bei der nicht zu lange bestehenden sekundären Amenorrhoe reagiert das Endometrium, das sich in diesen Fällen meist im Stadium der östrogenen Proliferation befindet, auf die kurzfristige Einwirkung von Gestagenen und Östrogenen mit einer Entzugsblutung.

In der Frühschwangerschaft steht die Uterusschleimhaut unter dem Einfluß sehr großer, im Organismus selbst gebildeter Gelbkörper- und Follikelhormonmengen. Die zugeführten Hormone können in diesem Fall keine Blutung auslösen.

Eine Blutung kommt auf die kurzfristige Mischhormongabe auch dann nicht zustande, wenn der – meist länger dauernden – Amenorrhoe eine organische Störung (Kavumatresie, Endometriumatrophie, Zervikalstenose) oder eine schwerere hormonale Dysregulation zugrunde liegt.

Anwendung und Dosierung

Kurzfristige sekundäre Amenorrhoe

Die kurzfristige sekundäre Amenorrhoe ist häufig auf eine Störung des funktionellen Zusammenspiels zwischen Diencephalon, HVL und Ovar zurückzuführen, deren Ursache psychische Alterationen, Klima- und Umwelteinflüsse, Nahrungsschäden u. a. sein können.

¹) Wirkstoff von Proluton ®
²) Wirkstoff von Progynon ® B oleosum.
³) Ester des Wirkstoffs von Primolut ® N mit dreifach stärkerem Effekt. Anhydro-hydroxy-nor-progesteronazetat ist das wirksamste Gestagen, das z. Zt. bekannt ist.
⁴) Wirkstoff von Progynon ® C.

4

Durch je 1 Ampulle Duogynon an 2 aufeinanderfolgenden Tagen oder je 1 Duogynon-Dragee an 2 aufeinanderfolgenden Tagen läßt sich bei dieser die Patientinnen meist sehr beunruhigenden Störung eine menstruationsähnliche Entzugsblutung erzielen. Sie tritt 3–6 Tage, mitunter auch noch 10 Tage nach Beendigung der Behandlung ein.

Weiterbehandlung der sekundären Amenorrhoe

Um Rezidive zu vermeiden, empfiehlt es sich, in den folgenden beiden Zyklen die Duogynon-Behandlung zu wiederholen. Zwischen 23. und 26. Tag nach Beginn der letzten Blutung werden je 1 Ampulle Duogynon an 2 aufeinanderfolgenden Tagen oder je 1 Duogynon-Dragee an 2 aufeinanderfolgenden Tagen gegeben. Oft kommt es dadurch zur Regulierung der Ovarialtätigkeit und in der Folge zu spontanen zyklusgerechten Blutungen. Eine gute Kontrollmöglichkeit der Ovarialfunktion bietet die Basaltemperaturmessung*). Wenn zwischen dem 19. und 20. Tag nach der durch Duogynon ausgelösten Blutung kein Temperaturanstieg als Zeichen einer stattgefundenen Ovulation erfolgt, ist die erneute prophylaktische Duogynon-Gabe angezeigt.

Schwangerschaftsfrühdiagnose

Wenn nach Duogynon-Verabreichung wegen einmal oder mehrmals ausgebliebener Menstruation keine Blutung eintritt, ist mit einer Gravidität zu rechnen. Die Diagnose muß durch eine spätere Untersuchung gesichert werden.

Ein schädlicher Einfluß auf den Verlauf der Schwangerschaft entsteht durch Duogynon nicht. Östrogene und Gestagene üben vielmehr bei der bedrohten Schwangerschaft eine Schutzwirkung aus.

Mit 2 Duogynon-Injektionen oder 2 Duogynon-Dragees läßt sich also auf eine einfache Weise bereits frühzeitig eine Gravidität mit großer Wahrscheinlichkeit von einer kurzfristigen Amenorrhoe unterscheiden.

*) Blocks zur Aufzeichnung für die Patientin können bei der Schering AG kostenlos angefordert werden.

6

Morgentemperaturverlauf nach Behandlung der sekundären Amenorrhoe

normaler biphasischer Zyklus mit Temperaturanstieg in der 2. Zyklushälfte.

Keine Rezidivgefahr, Behandlung nicht erforderlich.

monophasischer Zyklus

Anstieg der Morgentemperatur fehlt, da kein Corpus luteum-Hormon gebildet wird.

Die prophylaktische Behandlung mit je 1 Duogynon-Dragee an 2 aufeinanderfolgenden Tagen oder je 1 Ampulle Duogynon an 2 aufeinanderfolgenden Tagen verursacht eine kurzfristige Temperaturerhöhung und führt zur rechtzeitigen Blutung.

Länger dauernde, sekundäre Amenorrhoe

Eine kleine Zahl von Patientinnen, bei denen die Amenorrhoe meist bereits mehrere Monate oder mehr als ein Jahr besteht, reagiert nicht mit einer Blutung auf Duogynon, ohne daß jedoch eine Schwangerschaft vorliegt. In diesen Fällen ist kein ansprechbares Endometrium (z. B. nach zu scharfer Curettage) vorhanden, oder es besteht ein Abflußhindernis (z. B. Zervikalstenose), oder die hormonale Stimulation der Schleimhaut bei schwerer endokriner Dysregulation ist so gering, daß auf die kurzfristige Mischhormonbehandlung keine Blutung eintreten kann. Weitere fachärztliche Maßnahmen zur Klärung der Diagnose sind dann notwendig.

7

Abb. 12: Duogynon-Prospekt (circa 1960)

Ebenso betonte Dienz sein Prüfungsergebnis, mit Duogynon keine Aborte provozieren zu können. Allein wenn das Abortgeschehen schon eingesetzt habe, die Frucht bereits abgestorben und meist schon »mazeriert« sei, habe es in einigen Fällen eine spontane Ausstoßung nach Duogynon gegeben.[203] Die gleichen Ergebnisse zur Abort-Frage verkündete Kurt Brandl von der Universitäts-Frauenklinik Wien, der die Exaktheit von Duogynon in der frühesten Schwangerschaft sogar noch etwas höher einschätzte als beim biologischen Froschtest. Auch er empfahl das Präparat »als gutes und einfaches Schwangerschaftsdiagnostikum für die tägliche Praxis«.[204] Auf der gleichen Linie lag schließlich auch eine Veröffentlichung des Wiesbadener Frauenarztes Hanskurt Bauer, der unterstrich, »daß eine Frühgravidität durch Duogynon nicht gestört wird.«[205] Alle drei Autoren berichteten zudem über sehr vereinzelte Fälle leichter Schmierblutung bei Schwangeren, die sich allerdings nicht negativ auf die Schwangerschaft ausgewirkt hätten.

Diverse weitere, meist kleinere Beiträge mit ähnlich positivem Tenor erschienen im weiteren Kontext der Markteinführung.[206] Hinzu kamen zahlreiche Veröffentlichungen aus dem Ausland, die ebenso positiv berichteten und dabei vor allem die Anwendung als Schwangerschaftstest besprachen.[207] Neben solchen Arbeiten aus dem In- und Ausland, die das Präparat Duogynon in den Mittelpunkt stellten, gab es unzählige Beiträge, die das Mittel eher am Rande oder im Rahmen von Überblicksarbeiten über hormonelle Therapiemöglichkeiten behandelten.[208] Die Wirkung solcher Arbeiten ist kaum zu überschätzen, da sie gerade nicht wie Werbepublikationen anmuteten und die Duogynon-Anwendung außerdem als selbstverständliche Standard-Therapie erscheinen ließen.

Gerade in der Fachdiskussion um die kombinierte Gabe von Gestagenen und Estrogenen, insbesondere von Norethisteronacetat und Ethinylestradiol, gewann eine Anwendungsdimension immer weiter an Bedeutung, die bald Furore machen sollte: die hormonelle Empfängnisverhütung. Völlig neu war

203 Dienz, *Hormonbehandlung*, 1960, S. 2224. Dienz erhielt von Schering »Forschungsbeihilfen«, siehe die Aufstellung für das Jahr 1960 in SchA, 020/007.

204 Brandl, *Duogynon*, 1961, S. 2277.

205 Bauer, *Erfahrungen*, 1961, S. 1369.

206 Siehe etwa MedKlin 1959, S. 380; Husslein, *Möglichkeiten*, 1961.

207 So MacGregor, *Amenorrhoea*, 1958, S. 758; Higgins/Sadler, *Test*, 1960; Benzecry, *asociacion*, 1959; Bjøro/Iversen, *Svangerskapsprøve*, 1960; Ploman, *Hormonmedikation*, 1960. Die Anwendung bei sekundärer Amenorrhoe beleuchteten Herrmann/Arn/Alder, *Behandlung*, 1958; Herrmann, *Verwendung*, 1959. Weitere Literaturangaben und Hinweise hierzu in LArch Berlin, B Rep. 58, Nr. 13200, Bl. 266–270.

208 Siehe etwa Staemmler, *Differentialdiagnose*, 1960, S. 1222; Kepp, *Grundlagen*, 1960, S. 183; Dietel, *Probleme*, 1960, S. 372; Weiser/Kümmel, *Amenorrhoe*, 1962, S. 1893.

diese Idee freilich nicht. Bereits 1919 hatte Ludwig Haberlandt (1885–1932) hierüber nachgedacht, damals allerdings noch ohne jede Aussicht auf Erfolg, zumal weder die reinen Hormone bekannt waren noch wirksame orale Präparate zur Verfügung standen.[209] Diese Voraussetzungen änderten sich erst einige Jahrzehnte später. Insbesondere die Entdeckung der oralen Gestagene stellte die Weichen für die Entwicklung der Pille, die in den frühen 1950er Jahren in Amerika begann und maßgeblich unter der Ägide von Gregory Pincus (1903–1967) erfolgte. Die ersten, ab 1956 durchgeführten Versuchsreihen in Puerto Rico stützten sich auf das 1952 entdeckte Norethynodrel und erwiesen sich als erfolgreich. Die Firma Searle brachte 1957 eine Kombination dieses Gestagens mit Mestranol unter dem Namen Enovid auf den US-Markt, wo es 1960 offiziell die Zulassung als Kontrazeptivum erhielt.[210] Unterdessen begannen sich ähnliche Möglichkeiten auch in der Bundesrepublik zu eröffnen. Dass manche Ärzte eine Empfängnisverhütung mit dem 1956 eingeführten Primolut N versuchten, war Schering bekannt.[211]

Die (durch die Suche nach einer neuen Duogynon-Form mit angestoßene) Synthese des Norethisteronacetats gab der Entwicklung der Pille entscheidende Impulse. Damit stand ein oral hochwirksames Gestagen zur Verfügung, mit dem sich – besonders in Kombination mit Ethinylestradiol – die Ovulation verlässlicher hemmen ließ als mit anderen Nortestosteronen.[212] Diese Anwendung basierte, sehr vereinfacht gesprochen, auf demselben Grundgedanken wie der hormonelle Schwangerschaftstest: Die durch Duogynon zugeführten Hormone waren bei einer bestehenden Schwangerschaft unwirksam (im Sinne einer Blutungserzeugung), weil der schwangere Organismus ohnehin selbst große Mengen an Gestagenen und Estrogenen erzeugte. Der erhöhte Hormonspiegel führte bei Schwangeren auch dazu, dass die weitere Ovulation unterblieb. Das hieß umgekehrt: Die Ovulationshemmung ließ sich auch durch die kontinuierliche Gabe dieser Hormone erreichen. Mediziner sprachen hier von einer »medikamentösen Scheinschwangerschaft« oder auch »Pseudogravidität«.[213] Ein solches, eventuell modifiziertes Medikationsmuster bot den Ausgangspunkt für die hormonelle Empfängnisverhütung.

209 Dazu eingehend Köstering, *Haberlandt*, 1996.

210 Siehe zur Entwicklung der Pille Unger/Lachnit-Fixson, *Entwicklung*, 1994; Sieg, *Anovlar*, 1996; Marks, *Chemistry*, 2001; Streller/Roth, *Pille*, 2011.

211 Dr. Ufer, Aktennotiz, 29.10.1957, SchA, S1/348-3. Weitere Quellen ebenda. Siehe auch Sieg, *Anovlar*, 1996, S. 136; Schering, *Berlin*, 1998, S. 69.

212 Zum Beispiel besser als mit Methyloestrenolon; siehe Hegemann, *Hormonbehandlung*, 1959, S. 1032.

213 Kaiser, *Pseudogravidität*, 1956; Napp/Rothe, *Behandlung*, 1958, S. 327; Herrmann, *Nortestosterone*, 1960, S. 258, 260–261; Napp, *Gestagentherapie*, 1960, S. 95–97; Kaiser, *Pseudogravidität*, 1959; Ufer, *Pseudogravidität*, 1961.

Die Klinische Forschungsabteilung Scherings zeigte sich mit Blick auf die orale Ovulationshemmung zunächst zurückhaltend, gleichwohl interessiert.[214] Im Austausch mit Klinikern und niedergelassenen Gynäkologen diskutierten Forscher des Unternehmens die entsprechenden Möglichkeiten, insbesondere mit Norethisteronacetat. Den entscheidenden Impuls gab der belgische Gynäkologe Ferdinand Peeters, der Interesse an einer Prüfung der Gestagen-Estrogen-Kombination SH 513 zur oralen Kontrazeption bekundete und für entsprechende Testreihen Prüfpräparate von Schering erhielt.[215] Die Versuche erwiesen sich als erfolgreich, weshalb das Unternehmen bald darauf in die breite klinische Erprobung ging, an der allein in der Bundesrepublik über 600 Mediziner teilnahmen. Die Prüfungen im In- und Ausland konnten die Ergebnisse des Belgiers bestätigen.[216] Als optimale Hormondosis für die Ovulationshemmung hatte Peeters eine Kombination von 4 mg Norethisteronacetat und 0,05 mg Ethinylestradiol ermittelt[217] – was exakt der Zusammensetzung der Duogynon-Dragees entsprach, bevor Schering diese kurz vor der Markteinführung noch einmal geändert hatte (siehe oben). Auch in dieser Hinsicht stand der hormonelle Schwangerschaftstest indirekt Pate für die Entwicklung des ersten deutschen oralen Kontrazeptivums.

Angesichts eines noch weithin konservativen Klimas, insbesondere mit Blick auf die Sexualmoral, zögerte Schering, das orale Kontrazeptivum in der Bundesrepublik auf den Markt zu bringen. Auf Anregung des australischen Schering-Vertreters Alexander Hald (der den Namen Anovlar vorschlug) entschied der Vorstand, das orale Kontrazeptivum zunächst testweise in Australien einzuführen (Februar 1961), wo die Bevölkerung gegenüber einem solchen Präparat offener erschien.[218] Aufgrund der positiven Rückmeldungen beschloss der Vorstand am 17. März 1961 die Einführung von Anovlar auch in der Bundesrepublik und weiteren Ländern.[219] Bereits am 2. März hatte Schering für das Präparat Anovlar eine Registrierung beim Berliner Senator für Gesundheitswesen nach

214 Arbeitsbericht Sexualhormone 1957/58, 27.1.1959, SchA, 020/005. Weitere Quellen in SchA, S1/348-3; siehe auch Sieg, *Anovlar*, 1996, S. 136; Silies, *Liebe*, 2010, S. 74–75.

215 Diverse Unterlagen dazu in SchA, S1/348-3; siehe auch Broeck/Janssens/Defoort, *Father*, 2012; ferner Sieg, *Anovlar*, 1996, S. 136; Schering, *Berlin*, 1998, S. 69–73.

216 Siehe die Dokumentation in SchA, S1/348-5; ferner Unger/Lachnit-Fixson, *Entwicklung*, 1994, S. 937–938.

217 Peeters/Roy/Oeyen, *Ovulationsunterdrückung*, 1960, S. 1314. Die Autoren bezogen sich hier nicht nur auf Primosiston, sondern auch auf Duogynon: S. 1307, Anm. 1. Siehe auch Broeck/Janssens/Defoort, *Father*, 2012, S. 323–324; ferner Sieg, *Anovlar*, 1996, S. 136.

218 Sieg, *Anovlar*, 1996, S. 138–139; Schering, *Berlin*, 1998, S. 72–73; Silies, *Liebe*, 2010, S. 76. Einige verstreute Unterlagen in SchA, S1/348-3.

219 Einführungsbeschluss Anovlar, 17.3.1961, SchA, S1/348-3.

der Anmeldeverordnung von 1959 beantragt.[220] Da mit Duogynon und Primosiston bereits zwei Norethisteronacetat-Ethinylestradiol-Kombinationen auf dem Markt waren, legte das Unternehmen dem Antrag lediglich Gebrauchsanweisungen und Musterpackungen bei, verzichtete aber ansonsten auf die Vorlage weiterer Unterlagen. Da auch das Max von Pettenkofer-Institut des BGA keine Einwände erhob, lag keine zwei Wochen später die behördliche Bestätigung vor.[221] Am 1. Juni 1961 führte das Unternehmen dann mit Anovlar das erste orale Kontrazeptivum der Bundesrepublik ein: eines der folgenreichsten und zugleich umstrittensten Arzneimittel.[222]

Aufgrund der schnellen Einführung und breiten Anwendung von Präparaten mit Norethisteron(acetat) zeigte sich aber bald, dass sie unter bestimmten Umständen auch zu unerwünschten Wirkungen und mitunter Schädigungen führen konnten. Neben leichteren Beschwerden (zum Beispiel Völlegefühl, Schlaflosigkeit oder Nausea) diskutierten führende Gynäkologen bereits im Kontext der Markteinführung mögliche teratogene Effekte der neuen gestagenen Nor-Steroide,[223] zumal die androgene Wirkung von Gestagenen seit geraumer Zeit bekannt war.[224] Diverse Mediziner teilten daher mit, die Substanzen nicht bei Schwangeren anzuwenden.[225] Die Vorbehalte richteten sich dabei, wie bereits erwähnt, zunächst vor allem gegen Methylnortestosteron, das in Tierversuchen durch eine starke androgene Wirkung aufgefallen war. Wie klinische Mitteilungen seit 1958 berichteten, konnte es auch bei Menschen zu einer Maskulinisierung des weiblichen Fötus führen.[226] Schon bald stellte sich jedoch heraus, dass sich diese Wirkung nicht auf die Methylverbindung beschränken ließ, sondern auch für Norethisteron(acetat) galt. Da diese Substanz unter anderem zur Abortverhütung bei Schwangeren langandauernd und in großen Mengen angewandt wurde, zeigten sich diese Virilisierungseffekte relativ rasch, etwa in dem bereits erwähnten Fall, in dem eine Arztgattin eigenmächtig 1.100 Tablet-

220 Schering an SenGes Berlin, 2.3.1961, LArch Berlin, B Rep. 12, Nr. 3265.

221 BGA, MvPI, an SenGes Berlin, 8.3.1961; SenGes Berlin an Schering, 14.3.1961 (von Schering am gleichen Tag abgeholt), ebenda.

222 Diverses Material zu Anovlar in SchA, S1/348, 348-1–16. Zur weiteren Geschichte Unger/Lachnit-Fixson, *Entwicklung*, 1994; Sieg, *Anovlar*, 1996; Silies, *Liebe*, 2010; Streller/Roth, *Pille*, 2011.

223 Eine fruchtschädigende Wirkung der Nortestosterone wurde etwa im Oktober 1957 auf dem Symposium »Gestagene« in Basel diskutiert, etwa von Martius, GuF 1958, S. 675–676.

224 Siehe oben, Kap. 1.4.

225 Ober/Müting/Weber, *Sexualhormone*, 1958, S. 493; Diskussionsbemerkung Kaufmann, GuF 1960, S. 512; Prof. Zander an BGA, 7.9.1962, BArch, B 208/1665.

226 Seelen, *Complications*, 1958. Siehe auch Herrmann/Arn/Alder, *Behandlung*, 1958, S. 1258; Ober/Müting/Weber, *Sexualhormone*, 1958, S. 491.

ten Primolut N im Laufe ihrer Schwangerschaft einnahm.[227] Viele ähnliche Berichte erschienen bis in die frühen 1960er Jahre,[228] was die empirische Datengrundlage hier besonders belastbar machte. Auch wenn eine Prüfung neuer Medikamente auf teratogene Wirkungen seinerzeit nicht üblich war und erst infolge des Contergan-Skandals in die Testprozeduren von Pharmaindustrie und Klinik einzuziehen begann,[229] handelte es sich durch die anfängliche Indikation *de facto* um eine klinische Erprobung an Schwangeren in großem Maßstab. Andere schädigende Effekte von Norethisteron(acetat) auf den Fötus wurden in den dutzenden von Berichten vorerst nicht festgestellt.

Vor diesem Hintergrund galt das Virilisierungspotenzial der Nortestosterone als erwiesen, weshalb viele Überblicksbeiträge über medikamentöse Fruchtschädigungen von ihrer Anwendung während der Schwangerschaft abrieten.[230] Die Firma Schering zog hieraus insoweit Konsequenzen, als sie die Indikationen des drohenden und des habituellen Aborts für Primolut N Anfang 1960 zurücknahm.[231] Die mit Blick auf Virilisierungseffekte geäußerten Vorbehalte gegen Norethisteron(acetat) beschränkten sich aber weitgehend auf die Abortbehandlung und richteten sich vorerst nicht gegen Duogynon, das ja nicht für eine längere Anwendung indiziert war. Dementsprechend schrieb Rolf Kaiser 1962 in seinem Praxisleitfaden *Die hormonale Behandlung von Zyklusstörungen*, dass die Injektionspräparate aus physiologischen Hormonen für einen Test eigentlich »vorzuziehen« seien, weil die »androgene Begleitwirkung« der synthetischen Nortestosterone »bei einer Schwangerschaft unerwünscht« sei. »Allerdings kann sich diese Eigenschaft bis zur sechsten Schwangerschaftswoche praktisch nicht auswirken; außerdem liegen die angegebenen Dosierungen zu niedrig, als daß Virilisierungserscheinungen am Embryo auftreten könnten.«[232]

227 Thomsen/Napp, *Nebenwirkungen*, 1960.

228 Grumbach/Ducharme/Moloshok, *Masculinizing*, 1959; Wilkins, *Masculinization*, 1960; Jones/Wilkins, *Anomaly*, 1960; Jacobson, *Abortion*, 1961; Jacobson, *Hazards*, 1962; Fine/Levin/McConnell, *Masculinization*, 1963. Siehe auch die Sammelbesprechung von Simmer, *Hormonbehandlung*, 1961.

229 Das stellte auch das LG Aachen bei der Einstellung des Contergan-Verfahrens fest: LAV NRW R, Gerichte Rep. 139, Nr. 302, hier Bl. 538–540; ebenso Stapel, *Arzneimittelgesetze*, 1988, S. 273; DAZ 1970, S. 1–4.

230 Siehe Kap. 1.4.

231 Schering, Rundschreiben 3/1960, 20.1.1960, SchA, S1/191. Im Primolut N-Prospekt von Dezember 1959 war die Abortbehandlung noch als Indikation genannt, ab Februar 1960 nicht mehr. Ab 1963 erfolgte dann eine ausdrückliche Kontraindikation unter Hinweis auf das Virilisierungspotenzial. Siehe die Prospekte und weitere Unterlagen ebenda.

232 Kaiser, *Behandlung*, 1962, S. 15–16.

Die Duogynon-Dragees fanden rasch Eingang in die gynäkologische Praxis. Dies lag nicht nur an der einfachen oralen Anwendung, sondern auch an dem eher geringen Preis, der sich überdies – im Gegensatz zu den bald eingeführten immunologischen Tests – von den Krankenkassen erstatten ließ, da das Mittel *per se* immer auch eine therapeutische Dimension hatte. Auch die Aufnahme der oralen Duogynon-Form in die Behandlungsempfehlungen diverser gynäkologischer Lehrbücher und Überblickswerke förderte den weiteren kommerziellen Erfolg des Präparats nachhaltig.[233] Diese Entwicklung schlug sich auch in den Verkaufszahlen der Dragees nieder. Bereits 1959 setzte Schering 318.736 Packungen ab, womit die neue Duogynon-Form auf Platz drei der meistverkauften Hormon-Präparate Scherings lag.[234] Im Folgejahr steigerte sich das Geschäft auf 444.451 und 1961 auf 568.215 Packungen. Damit rückten die Dragees an die Absatzspitze aller Hormon-Präparate Scherings.[235] Dennoch war das Unternehmen mit dem Präparat nicht zufrieden, offenbar wegen einer geringeren Zuverlässigkeit der Dragees gegenüber der Injektionsform.[236] Vor diesem Hintergrund teilte Schering dem Berliner Senator für Gesundheitswesen am 15. September 1961 – also zwei Wochen bevor die Registrierungspflicht für neue Präparate nach § 20 AMG 1961 in Kraft trat – mit, die Wirkstoffmengen der Duogynon-Dragees auf 10 mg Norethisteronacetat und 0,02 mg Ethinylestradiol zu verdoppeln. Von einer Genehmigung oder dergleichen war nicht mehr die Rede; es handelte sich lediglich um eine Anzeige, für die man eine formale Bestätigung erbat und erhielt.[237]

233 Ebenda, S. 15, 58, 83; Martius, *Lehrbuch*, 1960, S. 24–25; Ufer, *Hormontherapie*, 1960, S. 84, 154; Stoeckel, *Lehrbuch*, 1960, S. 876.

234 Nur vom Präparat Primodian, einer Testosteron-Estradiol-Kombination zur Behandlung von klimakterischen Beschwerden, Osteoporose und peripheren Durchblutungsstörungen, setzte Schering mehr Präparate ab (Dragees: 604.733; Ampullen: 440.775); siehe die Verkaufszahlen in SchA, B5/839.

235 Siehe die Verkaufszahlen in SchA, B5/840 und im Anhang.

236 KliFo, Arbeitsbericht für 1961/1962, 16.12.1962, SchA, 020/007; Notiz Dr. Ufer, 9.6.1964, LArch Berlin, B Rep. 58, Nr. 1834, hier Bl. 488. Trotzdem wurde die Injektionsform als zuverlässiger angesehen. Um die Zuverlässigkeit zu erhöhen, stellte Schering im Frühjahr 1960 das im Ausland eingeführte Duogynon oral von Norethisteron auf Norethisteronacetat um, siehe Schering, MWA, Information Nr. 70, 22.4.1960, LArch Berlin, B Rep. 58, Nr. 1827, Bl. 15.

237 Schering an SenGes Berlin, 15.9.1961, LArch Berlin, B Rep. 12, Nr. 3265. Die Bestätigung wurde am 19.9.1961 verfügt und gefertigt und zwei Tage später von Schering abgeholt (ebenda).

2.4 Das Arzneimittelgesetz von 1961 und Duogynon simplex

Die Einführung der Duogynon-Dragees war ökonomisch ein voller Erfolg. Dies lag vor allem an der angenehmeren Anwendungsart, die auch nur noch einen Arztbesuch erforderte. Besonders für die Nutzung als Schwangerschaftstest erschien der doppelte Gang in die Praxis zunehmend unverhältnismäßig, zumal ab 1960 eine andere Testmethode allmählich aufkam, die sich ebenfalls durch eine einfache Anwendung auszeichnete: das immunologische Nachweisverfahren am Urin.[238] Vor diesem Hintergrund ventilierte man in der Forschungsabteilung Scherings Möglichkeiten, auch die Injektionsform für Duogynon weiterzuentwickeln. Hatte bereits die Einführung der Citole auf Vereinfachung gezielt (aber nicht den erwünschten Erfolg gebracht), so rückte bald ein anderer Ansatz in den Blick: die Entwicklung eines Injektionspräparats, das einen höheren Wirkstoffgehalt aufwies, aber nur noch einmal anzuwenden war. Ausgangspunkt dafür waren offenbar Beobachtungen aus Argentinien, wo man seit 1960 mit solchen Einzelinjektionen Erfolge erzielt hatte. Schering beabsichtigte daher, ein entsprechendes Präparat auf den Markt zu bringen, vorerst aber nur in südamerikanischen Ländern.[239]

Zur Vorbereitung ließ Schering 1961 ein entsprechendes Präparat von Peter Pots an der Frauenklinik der Charité an 25 Patientinnen erproben. Es lief unter der Chiffre SH 662 und enthielt 50 mg Progesteron und 3 mg Estradiolbenzoat. Dass es sich dabei nicht um eine gründliche Prüfung handelte, war den Firmenverantwortlichen durchaus klar. Deutlich zeigt sich hier, welch unterschiedliche Maßstäbe man an die verschiedenen Märkte anlegte. Für die Einführung in Südamerika, so notierte Ufer Anfang Juni 1961, »mag diese Prüfung vielleicht genügen. Eine Einführung in Europa, sicherlich auch in Australien erfordert aber bestimmt noch einige gründlichere klinische Studien.« Ufer schlug daher vor, das Präparat zunächst in Südamerika einzuführen und dort anschließend »eine systematische Erprobung« vornehmen zu lassen. Deren Resultate sollten dann den deutschsprachigen Ländern zugutekommen, wo größere Prüfungen momentan »schwierig« seien.[240] Der Vorstand Scherings genehmigte daraufhin am 3. Juli 1961 die Einführung von Duogynon forte

238 Nachdem Wide/Gemzell, *Test*, 1960, die immunologische Nachweismöglichkeit für das Schwangerschaftshormon (hCG) belegt hatten, wurden bald verschiedene, auf diesem Verfahren beruhende Tests (Orthotest, Pregnosticon) eingeführt, die sich als zuverlässig erwiesen. Siehe Fenner, *Untersuchungen*, 1962; Frank, *Methode*, 1963; ferner Olszynko-Gryn, *Right*, 2023, S. 170–173.

239 MWA, Einführung Duogynon forte, 14.6.1961, LArch Berlin, B Rep. 58, Nr. 13216, Bl. 201.

240 Notiz Dr. Ufer zu Einführungsbeschluss Duogynon forte, 6.6.1961, ebenda, Bl. 202.

in Kolumbien »als erweiterter Test auf die Zuverlässigkeit« des Präparats. Die Indikationen entsprachen dabei denen der Ampullenform.[241]

Auch die Herstellung eines Präparats zu Exportzwecken erforderte eine behördliche Registrierung. Da die bisherige Rechtsgrundlage für das Genehmigungsverfahren – die Stoppverordnung – Anfang 1959 vom Bundesverfassungsgericht kassiert worden war,[242] stützte sich die behördliche Registrierung auf die Anmeldeverordnung des Landes Berlin vom 12. Mai 1959.[243] Arzneifertigwaren durften demnach nur noch in den Verkehr gebracht werden oder dort verbleiben, »wenn bei ihrem bestimmungsgemäßen Gebrauch gesundheitliche Schädigungen, die über ein therapeutisch vertretbares Maß hinausgehen, nicht zu erwarten sind« (§ 1). Während die Verordnungen der Länder (mit Ausnahme Bayerns) in diesem Punkt übereinstimmten, galt dies für eine andere Vorschrift nicht: Berlin war – neben dem Saarland – das einzige Land, das bei der Anmeldung einer neuen Arzneifertigware prüfte, ob die Voraussetzungen des § 1 vorliegen. War dies nicht der Fall, so durfte die zuständige Behörde die Anmeldung nicht bestätigen, was für ein Inverkehrbringen aber erforderlich war.[244] Insoweit handelte es sich bereits um ein Zulassungsverfahren *in nuce*, bei dem die Beamten die Unbedenklichkeit eines neuen Präparats prüften. In einem vergleichenden Aufsatz betonte der Berliner Referent für Arzneimittelwesen, Hubertus Brennhausen, die relativ weitreichenden Befugnisse seiner Behörde zum Zwecke der Gefahrenabwehr, die er als vorbildhaft darstellte.[245] Allerdings stand dieses Selbstlob in Kontrast zur Berliner Amtspraxis, denn dass die nach außen geforderte Prüfung auf Unbedenklichkeit auch der Berliner Verwaltungswirklichkeit oftmals nicht entsprach, belegt das Verfahren für das neue Duogynon-Präparat beispielhaft:

Am 6. Juli 1961 erbat Schering beim Senator für Gesundheitswesen in Berlin die Registrierung des neuen Duogynon-Präparats für den Auslandsmarkt. Unter dem Warenzeichen Duogynon forte sollte es »schnellstens« eingeführt werden. Nach kurzer Angabe der Zusammensetzung des neuen Präparats beantragte Schering gar keine Genehmigung mehr, sondern erklärte gegenüber der Landesgesundheitsbehörde: »Ihrer Registrierungsbestätigung sehen wir mit Interesse entgegen«.[246] Schering betrachtete das Verfahren insoweit gar nicht mehr

241 Einführungsbeschluss Duogynon forte, 3.7.1961, ebenda, Bl. 199.

242 Siehe oben, Kap. 1.3.

243 Verordnung über das Inverkehrbringen von Arzneifertigwaren, 12.5.1959, GVBl. Berlin 1959, S. 653–654. Dazu auch LArch Berlin, B Rep. 2, Nr. 2568; B Rep. 12, Nr. 3270.

244 Ebenda, § 4. Siehe zu den verschiedenen Landesverordnungen Kap. 1.3.

245 Brennhausen, *Vorschriften*, 1959, S. 371.

246 Schering an SenGes Berlin, 6.7.1961, LArch Berlin, B Rep. 12, Nr. 3264; BArch, B 208/1658.

als ein Prüfungsverfahren, das auch einen abschlägigen Bescheid der Behörde zuließ. Dementsprechend reichte das Unternehmen auch keinerlei Prüfungsunterlagen mehr ein. In der übersandten Gebrauchsanweisung in deutscher Sprache hieß es lediglich, dass die Zusammensetzung der beiden physiologischen Hormone »weitgehend dem Mengenverhältnis [...] im weiblichen Organismus« entspreche. Daher sei (auch) das neue Duogynon-Präparat aufgrund seiner Wirkweise »ein unschädliches Mittel, um auf einfachste Weise eine kurzdauernde Amenorrhoe mit großer Wahrscheinlichkeit von einer Frühschwangerschaft zu unterscheiden.«[247]

Während die pharmazeutische Analyse durch die Chemische Landesanstalt nunmehr entfiel, erfolgte die medizinische Bewertung weiterhin durch das Max von Pettenkofer-Institut des BGA. Wie der dortige Pharmakologe Schwietzer dem Senator für Gesundheitswesen in Berlin bereits am 11. Juli 1961 mitteilte, bestünden gegen die Zulassung von Duogynon-forte-Ampullen »keine Bedenken.« Zur Begründung bezog sich der Leiter des Laboratoriums für Pharmakologie auf die bereits eingeführte und geringer dosierte Injektionsform von Duogynon. Von dieser seien »bisher keine Schädigungen oder Nebenwirkungen bekannt geworden.«[248]

Deutlich wird an diesem Vorgang, wie oberflächlich das Registrierungsverfahren ablief: Der Antrag Scherings war am 10. Juli 1961 sowohl beim BGA als auch beim Senator für Gesundheitswesen eingegangen. Bereits am Folgetag befürwortete Schwietzer in seinem aus gerade einmal zwei Sätzen bestehenden »Gutachten« die »Zulassung« und teilte dies dem Fachreferat beim Senator für Gesundheitswesen direkt telefonisch mit. Die Landesbehörde stellte daraufhin noch am gleichen Tag die Anmeldebestätigung für Schering aus, obwohl sie das schriftliche »Gutachten« des BGA erst einige Tage später erhielt.[249] Die Beamten sahen also keine Veranlassung, eine Woche auf das Schreiben des BGA zu warten. Das gesamte Genehmigungsverfahren dauerte daher nur einen Tag.

Zu diesem Zeitpunkt war das AMG 1961 bereits verkündet. Mit dem Inkrafttreten der gesetzlichen Registrierungspflicht ab Anfang Oktober 1961 änderten

247 Gebrauchsanweisung Duogynon forte, LArch Berlin, B Rep. 12, Nr. 3264; BArch, B 208/1658.

248 BGA, MvPI, an SenGes Berlin, 11.7.1961, LArch, B Rep. 12, Nr. 3264. Siehe auch die Verfügung des BGA in BArch, B 208/1658.

249 SenGes Berlin, Verfügung, 11.7.1961, LArch Berlin, B Rep. 12, Nr. 3264. Siehe dort auch die Handvermerke auf den Schreiben Scherings vom 6.7.1961 und des BGA vom 11.7.1961 (eingegangen in Poststelle am 14.7.1961, im Fachreferat am 18.7.1961). Der SenGes Berlin teilte die Anmeldung den anderen Ländern mit Schreiben vom 5.12.1961 mit: StArch HH, 352-6, Nr. 3271.

sich die amtlichen Zuständigkeiten. Oblag die behördliche Regulierung der Markteinführung bis dahin den Ländern, so konzentrierte sich diese Befugnis nun beim BGA, das jetzt auch für Schering zum zentralen Ansprechpartner bei der Freigabe neuer Präparate wurde.[250] Dies galt auch für die neue Duogynon-Injektionsform. Nachdem dieselbe in Kolumbien »mit außerordentlich gutem Erfolg auf den Markt gebracht« worden war, ohne Abstriche in der Wirkungszuverlässigkeit zu zeigen, genehmigte der Vorstand Scherings Ende Juni 1962 die weltweite Ausbietung des Präparats.[251] Am 27. Juli 1962 entschied die Medizinisch-Wissenschaftliche Abteilung des Unternehmens, das Medikament in Deutschland unter dem Namen Duogynon simplex einzuführen.[252]

Noch am gleichen Tag übersandte Schering dem BGA die Unterlagen für die Registrierung der neuen Arzneispezialität. Prüfungsunterlagen waren nicht erforderlich, da das Mittel keine Stoffe mit »bisher nicht allgemein bekannter Wirksamkeit« enthielt.[253] Der Anmeldevordruck enthielt daher nur die basalen Angaben zum Präparat (Warenzeichen, Zusammensetzung, Indikationen usw.), zudem waren die Gebrauchsanweisung und Muster der Behältnisse beigefügt.[254] Wie der Vorgang anschaulich belegt, handelte es sich auch bei der Registrierung beim BGA um einen bloßen Formalakt, der bei Vollständigkeit der Unterlagen stets zu erfolgen hatte. Dementsprechend sprach Schering im Begleitschreiben die Erwartung aus, »recht bald Bescheid zu erhalten«.[255]

Da dem BGA eine materielle Prüfung des Antrags aufgrund der Rechtslage nicht zukam, beschränkte sich die Behörde bei ihrer Prüfung auf das Vorliegen der formalen Registrierungsvoraussetzungen. Wie sich dabei herausstellte, entsprach die vorgesehene Beschriftung der Duogynon simplex-Citole (Fertigspritze) nicht den gesetzlichen Vorschriften, weil die nach § 9 AMG vorgeschriebene Angabe der arzneilich wirksamen Bestandteile und der Registernummer fehlte. Nachdem das BGA die Firma Schering Anfang August hierauf hingewiesen und das Unternehmen zwei Tage später einen entsprechend abgeänderten Entwurf für die vorgesehene Citolen-Beschriftung übersandt hatte,[256] lagen alle Registrierungsvoraussetzungen vor. Das BGA trug Duogynon simplex am 7. August 1962 unter der Nummer D 185 in das amtliche Spezialitätenregister ein.[257] Kurze Zeit später, am 15. September 1962, erfolgte

250 Siehe Kap. 1.3.
251 Einführungsbeschluss Duogynon forte, 15.6. und 29.6.1962, LArch Berlin, B Rep. 58, Nr. 13216, Bl. 192, 193.
252 Einführungsbeschluss Duogynon simplex, 27.7.1962, ebenda, Bl. 190.
253 § 21 Abs. 1 Nr. 4 AMG 1961.
254 Siehe die Unterlagen in BfArM-Archiv, Registerakte D 185.
255 Schering an BGA, 27.7.1962, BArch, B 208/1658.
256 Schering an BGA, 3.8.1962, ebenda.
257 BfArM-Archiv, Registerakte D 185. Siehe auch: Elfte Bekanntmachung über die

die Markteinführung in der Bundesrepublik, die durch diverses Werbematerial bekanntgemacht wurde (Abb. 13).[258]

Deutlich zeigt sich bei der Registrierung des Präparats Duogynon simplex, die trotz formaler Nachbesserungen in weniger als zwei Wochen abgewickelt wurde: Bei der Registrierung ging es im Prinzip nicht um das Medikament als solches (also um seine Wirkungen und seinen Wert), sondern um die formale Einbettung in ein regulatorisches Regime, in dem die Bewertung und Anwendung des Medikaments wesentlich von anderen Akteuren bestimmt wurde. Dem entsprach auch der weitere Austausch zwischen Schering und dem BGA in Sachen Duogynon. Dieser beschränkte sich nach einem informatorischen Austausch über mögliche teratogene Wirkungen im Jahr 1962 (siehe unten) bis 1974 auf Änderungsanzeigen, die das jeweilige Unternehmen gemäß § 23 AMG 1961 beim BGA unverzüglich zu leisten hatte, wenn es Änderungen an der Arzneispezialität vornahm. Das Amt hatte die Änderungen zu registrieren, behördliche Widerspruchs- oder Auflagenbefugnisse waren dabei gesetzlich nicht vorgesehen. Nur wenn eine Änderung der Bezeichnung, der arzneilich wirksamen Bestandteile oder der Darreichungsform erfolgte, galt die Spezialität als neu, was ein neues Registrierungsverfahren unter den bekannten Voraussetzungen erforderte.

Die Zahl der Änderungsanzeigen für Duogynon simplex blieb überschaubar. Sie bezogen sich zum einen auf Änderungen der Lösungsmittel, die Schering 1964 und 1969 vornahm.[259] Zum anderen galten sie für Änderungen der Gebrauchsanweisung. Im März 1963 teilte das Unternehmen dem BGA mit, dieselbe durch einen Absatz »Nebenerscheinungen« (der aber nur Nebenwirkungen rundweg verneinte) ergänzt zu haben, und bat um Eintragung ins amtliche Register.[260] Eine weitere Änderung der Packungsbeilage zeigte Schering dem BGA im Mai 1974 an. Diesmal hatte die Firma den Passus »Kontraindikationen« aufgenommen, laut dem das Präparat nicht bei Herpes gestationis in der Anamnese angewandt werden durfte.[261] Das BGA behandelte alle

Eintragung von Arzneispezialitäten in das Spezialitätenregister, 31.8.1962, BAnz 170/1962, hier S. 2.

258 Informationen zur Markteinführung in SchA, S1/166.

259 Änderungsanzeigen vom 30.12.1964 (Erhöhung des Benzylalkohol-Anteils, da bei Raumtemperatur die Gefahr der Auskristallisierung des Progesterons bestand) und 7.8.1969 (Umstellung des Lösungsmittels auf Benzylbenzoat und Rizinusöl), BArch, B 208/1658.

260 Schering an BGA, 20.3.1963, ebenda. Siehe die Packungsbeilage in BfArM-Archiv, Registerakte D 185. Die Passage lautete: »Nebenerscheinungen: Die in dem Präparat Duogynon simplex enthaltenen Wirkstoffe führen zu keinerlei Nebenwirkungen. Insbesondere entsteht kein Einfluß auf die embryonale Entwicklung.«

261 Schering an BGA, 8.5.1974, BArch, B 208/1658.

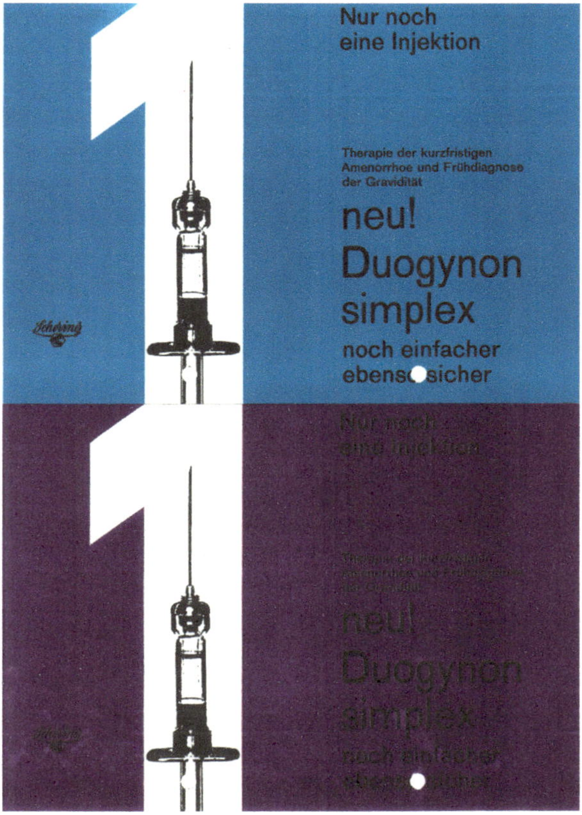

Abb. 13: Werbekarten für Duogynon simplex (1962)

Änderungsanzeigen nach dem gleichen Verfahren: Unmittelbar nach Eingang übernahmen die Beamten die Änderungen in die Registerakte,[262] bestätigten dem Unternehmen die Änderung und unterrichteten auch den Senator für Gesundheitswesen in Berlin entsprechend.[263]

Im Verfahren der Änderungsanzeigen kam die passive Regulierungsfunktion des BGA zum Ausdruck. Dies galt besonders für Änderungen der Gebrauchsanweisung, die die Anwendung des Mittels steuern sollte. Wenn hier – wie bei Duogynon simplex – Passagen zu »Nebenerscheinungen« und »Kontraindikationen« aufgenommen oder verändert wurden, dann betraf dies primär die

262 BfArM-Archiv, Registerakte D 185.
263 Siehe die entsprechenden Verfügungen des BGA in BArch, B 208/1658.

Arzneimittelsicherheit und wies auf eventuelle Gesundheitsrisiken hin. Da das BGA nach dem AMG 1961 nicht als Überwachungsbehörde galt, unternahm es bei entsprechenden Änderungsanzeigen keine Nachforschungen zu solchen Risiken und prüfte darüber hinaus auch nicht, ob die sicherheitsrelevanten Hinweise angemessen waren. Die Verantwortung hierfür oblag rechtlich allein dem Hersteller, dessen Regulierungsvorgaben das BGA in der Registerakte zu vermerken hatte, aber nicht eigenmächtig ändern durfte. Dass hier vor allem die korrekte Aktenführung im Mittelpunkt stand, zeigt sich auch an der Beschränkung des Verfahrens auf Arzneispezialitäten, die beim BGA bereits registriert waren. Änderungen bei den sogenannten Altspezialitäten (also auch bei den Duogynon-Ampullen und -Dragees) waren dagegen nicht anzeigepflichtig. Daher erfolgte auch keine Unterrichtung der Bundesbehörde, als Schering 1973 die Indikation Schwangerschaftsdiagnose für die Duogynon-Dragees strich. Der Verkehr mit diesen Altspezialitäten blieb zu weiten Teilen unter dem Radar des BGA. Ein Austausch mit Pharmaunternehmen über mögliche Risiken bereits eingeführter Präparate erfolgte allein durch jene Stellen der Behörde, die im Rahmen der allgemeinen Gesundheitsforschung für das Arzneimittelwesen zuständig und vorerst räumlich und organisatorisch vom Spezialitätenregister getrennt waren, bevor sie 1973 endgültig vom Max von Pettenkofer-Institut an das Register übergingen.[264] Diese weiche Form der Regulierung durch »kommunikative Abklärung« geschah indes nicht regelmäßig, sondern nur, wenn konkrete und gravierende Verdachtsmomente gegen bestimmte Arzneimittel geäußert wurden – so auch im Umfeld des Contergan-Skandals.

2.5 Contergan, Duogynon und die Pille

Als westdeutsche Mediziner ab 1960/61 eine geradezu sprunghafte Zunahme an angeborenen Fehlbildungen registrierten, begaben sich verschiedene Experten auf Ursachensuche.[265] Aufgrund der zeitlichen und geographischen Eingrenzbarkeit der Fälle lag schnell auf der Hand, dass nur ein äußerer (»exogener«) Faktor für die Auslösung der bald als »Epidemie« bezeichneten Zunahme eines spezifischen Fehlbildungstyps infrage kam.[266] Im November 1961 rückte dann das thalidomidhaltige Schlaf- und Beruhigungsmittel Contergan ins Visier.

264 Siehe Kap. 1.2.

265 In NRW bildete sich Mitte 1961 eine Arbeitsgruppe der vier Landesuniversitäten zur Klärung der Fälle, die unter dem Titel *Thalidomid-Embryopathie* eine Reihe an Aufsätzen in der DMW veröffentlichte.

266 Wiedemann, *Hinweis*, 1961; Pfeiffer/Kosenow, *Frage*, 1962; Weicker u. a., *Thalidomid-Embryopathie II*, 1962.

Als erster Mediziner in der Bundesrepublik äußerte der Hamburger Humangenetiker Widukind Lenz einen entsprechenden Verdacht. Lenz unterrichtete den Hersteller (Chemie Grünenthal), die Fachöffentlichkeit und die Behörden und forderte eine sofortige Marktrücknahme. Während das Unternehmen dieses Ansinnen strikt ablehnte, werteten die obersten Gesundheitsbehörden in Hamburg und im zuständigen Nordrhein-Westfalen den Verdacht als nicht hinreichend belegt, um ein Verbot nach dem erst wenige Monate alten Arzneimittelgesetz durchsetzen zu können.[267] Erst als der Verdacht kurz darauf an die Presse durchsickerte, nahm die Chemie Grünenthal ihre thalidomidhaltigen Präparate am 27. November 1961 vom Markt.[268]

Da es sich zunächst nur um einen Verdacht handelte, lud der Innenminister des Landes Nordrhein-Westfalen eine Runde renommierter Fachleute zum 30. November 1961 nach Düsseldorf ein, um eine Expertenkommission zu bilden. Diese sollte den Verdacht eingehender nachprüfen und damit den Behörden eine eventuelle Handlungsgrundlage geben.[269] Wenngleich während der Sitzung vor allem Contergan im Mittelpunkt stand und die Anwesenden den Verdacht von Lenz als »hinreichend wahrscheinlich« bewerteten, richtete sich der Blick auch auf andere mögliche Ursachen. Der Humangenetiker Heinz Weicker von der Universitäts-Kinderklinik Bonn stellte seine Erhebungen vor, derentwegen sich sein Verdacht auch auf »bestimmte Hormonpräparate« erstreckte, »die als Schwangerschafts-Test benutzt werden oder quasi eine Art erlaubtes Abortivum darstellen, wie Duogynon, Gynäkosid.« Allerdings sei der Verdacht bei diesen Mitteln – die Weicker etwas ungenau als »Oestradiolpräparate« bezeichnete – »längst nicht so stark« wie bei Contergan.[270] Auch der anwesende Hans-Rudolf Wiedemann von der Universitäts-Kinderklinik Kiel erklärte, einen Verdacht gegen Gynäkosid gehegt zu haben.[271] Weil zu diesem Zeitpunkt noch nicht klar war, ob Contergan tatsächlich die Ursache der zahlreichen Fehlbildungen darstellte, sprachen sich die Mediziner dafür aus, »in einer adhoc-Untersuchung zu prüfen, wieweit die Östradiol-Präparate Duogynon

267 Siehe zum Beispiel Gesundheitsbehörde HH, Vermerk, 23.11.1961, StArch HH, 352-6, Nr. 3808. Dazu detailliert Lenhard-Schramm, *Land*, 2016, S. 328–336, 423–434 mwN.

268 Kirk, *Contergan-Fall*, 1999, S. 141–155; Lenhard-Schramm, *Land*, 2016, S. 306–343.

269 Zur Kommission Lenhard-Schramm, *Land*, 2016, S. 345–381.

270 Protokoll Expertenkommission, 30.11.1961, LArch NRW R, Gerichte Rep. 139, Nr. 55, hier Bl. 187. Weicker ging bei der Sicherung der statistischen Beziehung zwischen Fehlbildungen und Contergan überschlägig von einem p-Wert von weniger als 0,001 aus, für die Hormonteste von 0,02.

271 Ebenda, Bl. 188.

(Schering-Berlin), Gynäkosid (Boehringer-Mannheim) und Di-Pro (Organon-München) ebenfalls als auslösende Ursache in Frage kommen.«[272]

Das Düsseldorfer Innenministerium übersandte das Protokoll nicht nur an die Teilnehmer der Sitzung, sondern auch an die leitenden Medizinalbeamten der Länder und des Bundes, die damit von den Verdachtsmomenten Kenntnis erhielten.[273] Auch die Firma Chemie Grünenthal bekam Exemplare, in denen die Passagen zu den Hormontests aber getilgt waren.[274] Besonderen Wert legten die beteiligten Beamten darauf, keine Informationen über die Angelegenheit nach außen dringen zu lassen, weshalb sie die einschlägigen Unterlagen als »streng vertraulich« klassifizierten.[275] Sie scheuten eine Unterrichtung der Öffentlichkeit – nicht nur, da sie Regressforderungen der Hersteller fürchteten, sondern auch eine Beunruhigung insbesondere schwangerer Frauen, die womöglich zu Abtreibungsversuchen verleitet werden könnten. Stattdessen sollte die Angelegenheit durch Fachleute geklärt werden, möglichst ungestört durch irgendwelche Debatten in der breiten Medienöffentlichkeit.[276]

Geheim gehalten wurden die Verdachtsmomente besonders gegen Duogynon und Gynäkosid freilich nicht. Wie Weicker 1962 in der *Deutschen Medizinischen Wochenschrift* berichtete, habe er sich bei der Suche nach der Ursache für die gehäuft aufgetretenen Fehlbildungen zunächst auf »Manipulationen« der Schwangerschaft konzentriert, also auf die Konzeptionsverhütung und den Abtreibungsversuch. Gerade in letzterer Hinsicht dachte der Humangenetiker auch an die Anwendung eines Duogynon- und Gynäkosid-Tests, »an den vielleicht noch die Hoffnung geknüpft war, daß er die ausgebliebenen Menses wieder in Gang bringen möchte«.[277] Habe sich zunächst ein »deutlicher Verdacht« auf einen Zusammenhang zwischen Fehlbildungen und Hormontests ergeben, so hätten gezieltere und intensivierte Nachforschungen den statistischen Zusammenhang auf ein Maß sinken lassen, das »nicht mehr signifikant« war. Dennoch hielt Weicker die »relativ große Zahl von Müttern, die sich einerseits einer

272 Ebenda, Bl. 192.

273 InnMin NRW, Verfügung, 18.12.1961, LAV NRW R, Gerichte Rep. 139, Nr. 55, Bl. 210–213. Protokoll samt Anschreiben des InnMin NRW in BArch, B 189/11733, Bl. 171–177; StArch HH, 352-6, Nr. 3808.

274 InnMin NRW, Verfügung, 18.12.1961, LAV NRW R, Gerichte Rep. 139, Nr. 55, Bl. 195. Siehe dort auch die Randbemerkungen auf dem Protokoll, Bl. 187, 188, 192.

275 Wie Ministerialdirigent Hans Studt vom InnMin NRW zu Beginn der Sitzung betonte, sei deren Arbeit »streng vertraulich. [...] Diese Maßnahme sei erforderlich wegen der schwerwiegenden Auswirkungen in der Öffentlichkeit«; siehe Protokoll Expertenkommission, 30.11.1961, LArch NRW R, Gerichte Rep. 139, Nr. 55, Bl. 183–184. Diverse weitere Dokumente waren ebenso klassifiziert.

276 Zu diesen Motiven Lenhard-Schramm, *Land*, 2016, S. 336–337, 351–357, 361–362 und passim.

277 Weicker u. a., *Thalidomid-Embryopathie II*, 1962, S. 1600.

Hormontestung unterzogen und andererseits ein phokomeles Kind bekamen«, für »bemerkenswert.«[278] Weicker erklärte den Zusammenhang mit einer ausgeprägten Prädisposition der Mütter fehlgebildeter Kinder, die unter anderem deutlich älter waren und häufiger vorangegangene Fehlgeburten erlitten hatten. Bei ihnen habe aus verschiedenen Gründen ein größerer Wunsch bestanden, möglichst früh über eine mögliche Schwangerschaft Bescheid zu wissen, weshalb sie durchschnittlich eher geneigt gewesen seien, hormonelle Schwangerschaftstests durchzuführen.[279] »Völlig anders« stellte sich nach Weicker das Ergebnis bei Thalidomid dar. Hier bestehe kein Zweifel an einem kausalen Zusammenhang.[280] Vor diesem Hintergrund bezeichnete er den abgeschwächten Verdacht gegen Duogynon und Gynäkosid als »vorübergehend« und sah keinen Grund für die Annahme, »daß außer dem Thalidomid eine zweite Ursache für die Entstehung der in den letzten Jahren in Westdeutschland beobachteten Extremitätenmißbildungen verantwortlich zu machen ist.«[281]

Weickers Ausführungen zu den hormonellen Schwangerschaftstests stießen in der Fachöffentlichkeit durchaus auf Resonanz und zeitigten in mehrfacher Hinsicht Folgen. Zunächst griffen diverse Mediziner noch 1962 den Verdacht auf, besonders in Arbeiten, die sich dem Fehlbildungsproblem widmeten. Dabei rieten sie von einer Anwendung solcher Tests ab, solange ihre absolute Unbedenklichkeit nicht sicher feststehe.[282] Manche Mediziner nahmen dabei irrig an, Duogynon und Gynäkosid seien selbst thalidomidhaltig.[283] Vor allem aber forschten nun verschiedene Mediziner, darunter auch Weicker, weiter und eingehender nach den Zusammenhängen der Fehlbildungsepidemie. Das Ziel, die Ursächlichkeit Thalidomids noch weiter zu validieren, speiste sich auch aus dem Bemühen, dem Contergan-Hersteller etwas entgegenzusetzen, der weiter Zweifel an dieser Ursächlichkeit zu streuen versuchte. Im Rahmen dieser Forschungen richtete sich der Blick auch auf hormonelle Schwangerschaftstests (dazu unten mehr).

Der Contergan-Skandal dominierte 1961/62 die Schlagzeilen der bundesrepublikanischen Presse wie kaum ein anderes Thema. Angesichts der zunehmenden Politisierung des Falles sahen sich die staatlichen Instanzen nun einem wach-

278 Ebenda, S. 1601, 1603.
279 Ebenda, S. 1603, siehe auch S. 1606.
280 Ebenda, S. 1603–1604.
281 Ebenda, S. 1606–1607.
282 Hepp, *Häufung*, 1962, S. 423; Rett, *Ursachenforschung*, 1962, S. 1397; Kuhlmann, *Gesichtspunkte*, 1962, S. 281–282. Siehe auch diverse Kurzberichte in ÄP 1962, S. 1144; PharmZ 1962, S. 384; Teratology 1962, S. 13.
283 Rossberg, *Ohrmißbildungen*, 1963, S. 475.

senden Handlungsdruck ausgesetzt, der nicht nur legislative Folgen (»Contergan-Novelle«) zeitigte,[284] sondern auch die ausführenden Staatsorgane immer weiter aus ihrem passiven Rollenmodus zog. Vor diesem Hintergrund legten die Behörden ein verstärktes Augenmerk auf die Frage teratogener Arzneimittelwirkungen, zumal zunächst nicht sicher oder gar bewiesen war, ob die vielen Fehlbildungen tatsächlich durch die zurückgezogenen Thalidomid-Präparate verursacht worden waren. Diverse Arzneimittel wurden nun von verschiedenen Stellen genauer untersucht.[285] Neben Schlaf- und Beruhigungsmitteln galt dies vor allem für orale Antidiabetika und hormonelle Schwangerschaftstests.[286]

Im BGA war es vor allem Gerhard Kärber, der diesen Fragen nachging, zumal es kein Referat für die Erfassung unerwünschter Arzneimittelwirkungen gab. Als Leiter des Max von Pettenkofer-Instituts hatte er sich bereits mit Contergan auseinandergesetzt und stand hier in engem Austausch mit der zuständigen Behörde, dem Innenministerium des Landes Nordrhein-Westfalen. So hatte Kärber auch das Gutachten des BGA verfasst, das zur Verschreibungspflicht für den Contergan-Wirkstoff Thalidomid führte, nachdem dessen nervenschädigende Wirkung bekannt geworden war.[287] Als dann der Verdacht hinzutrat, Contergan sei für die sprunghafte Zunahme an Fehlbildungen verantwortlich, wurde Kärber zu der Sachverständigensitzung am 30. November eingeladen, auf der Weicker über seinen Verdacht gegen Duogynon, Gynäkosid und Di-Pro berichtete.[288] Auch Kärber wusste, wie heikel die Verdachtsmomente waren. Keinesfalls sollten sie in der Laienöffentlichkeit diskutiert werden oder gar den Herstellern Anlass zu rechtlichen Schritten geben, wovor in den Behörden bisweilen eine panische Angst zu herrschen schien. Der Direktor des Max von Pettenkofer-Instituts entfernte daher die aus Nordrhein-Westfalen übersandte Sitzungsniederschrift aus den Akten und ließ sie separat in einem Panzerschrank aufbewahren.[289]

284 Siehe oben, Kap. 1.2 und 1.3.

285 Siehe zu den Nachforschungen in NRW Lenhard-Schramm, *Land*, 2016, S. 345–381.

286 Zum Austausch über eine teratogene Wirkung der oralen Antidiabetika Carbutamid und Tolbutamid, der hier nicht im Einzelnen beschrieben werden soll, der aber nach dem gleichem Muster ablief wie bei den hormonellen Schwangerschaftstests: BArch, B 208/1664–1665.

287 BGA an InnMin NRW, 24.6.1961, LAV NRW R, Gerichte Rep. 139, Nr. 54, Bl. 254–262; die entsprechende Verfügung des BGA in BArch, B 208/1664; dazu Lenhard-Schramm, *Land*, 2016, bes. S. 274–284. Zur Rolle Kärbers im Fall Contergan auch LAV NRW R, Gerichte Rep. 139, Nr. 173, Bl. 28–35.

288 Teilnehmerliste für die Besprechung am 30.11.1961, LAV NRW R, Gerichte Rep. 139, Nr. 55, Bl. 183.

289 InnMin NRW an Kärber, 7.12.1961, BArch, B 208/1664. Dort handschriftliche Notiz Kärbers.

Den Anstoß zu einer weiteren Nachprüfung des Verdachts gab eine Unterredung zwischen Kärber und Hans Peter Tombergs, dem Pharmaziereferenten im Düsseldorfer Innenministerium, der die behördlichen Maßnahmen im Fall Contergan koordinierte.[290] Stattgefunden hatte das Gespräch am 21. Februar 1962 am Rande einer turnusmäßigen Tagung der Pharmaziereferenten der Länder in Münster, an der Kärber zeitweilig teilnahm und bei der es unter anderem um staatliche Maßnahmen im Fall Contergan und um Nebenwirkungen anderer Arzneimittel ging.[291] Beide Beamte verständigten sich auf eine Weiterverfolgung des Verdachts gegen die hormonellen Schwangerschaftstests durch das BGA. Noch am gleichen Tag setzte Kärber, soeben nach Berlin zurückgekehrt, ein Schreiben an Schering auf.[292] Damit folgte er dem oben beschriebenen Weg der »kommunikativen Abklärung«, bei dem durch wissenschaftlichen Austausch ggf. Einfluss genommen werden sollte. Ohne weitere Ausführungen erklärte er Schering, einen Hinweis auf eine mögliche abortive und teratogene Wirkung des Präparats Duogynon erhalten zu haben. Er bat das Unternehmen um eine »kurze Stellungnahme« und die Übersendung etwaiger eigener Unterlagen zu dieser Frage. Gleichlautende Schreiben richtete Kärber an die Firmen Boehringer Mannheim und Organon.[293]

Die Antwort Scherings vom 1. März 1962 lag zwei Tage später auf Kärbers Schreibtisch. Sie stammte aus der Feder von Joachim Ufer, der sich um Beschwichtigung bemühte. Unter Hinweis auf diverse Arbeiten betonte der Leiter der Klinischen Forschung Scherings, »daß Duogynon zur Amenorrhoe und Schwangerschaftsdiagnostik von zahlreichen Klinikern empfohlen wird« (was

290 Dazu umfassend Lenhard-Schramm, *Land*, 2016, zu Tombergs besonders S. 162, Anm. 125.

291 Die Tagung des Ausschusses für Arzneimittel- und Apothekenwesen fand vom 20. bis 22.2.1962 in Münster statt. Siehe das Protokoll der Sitzung vom 20.7.1962, LHA Koblenz, 880/5255.

292 Siehe die entsprechende Verfügung des BGA vom 21.2.1962, BArch, B 208/1664. Auf der Verfügung findet sich auch ein kurzer handschriftlicher Vermerk über das Gespräch mit Tombergs, auf das Kärber auch später Bezug nahm (BGA, Verfügung, 15.10.1962, BArch, B 208/1665). Im Zusammenhang mit dem Gespräch erstellte Kärber eine handschriftliche Übersicht (BArch, B 208/1664) über die drei Präparate Duogynon, Gynäkosid und Di-Pro, hielt dabei aber fest, dass Letzteres laut Roter Liste 1961, S. 271, gar nicht als Schwangerschaftstest indiziert sei (tatsächlich hatte der Hersteller aber Di-Pro oleosum ausdrücklich hierfür empfohlen). Dass Weickers Mitteilung letztlich den Anstoß für die Nachforschungen gab, zeigt sich auch daran, dass Kärber sich allein an die drei Hersteller wandte, deren Präparate Weicker genannt hatte. Eine Kontaktaufnahme zu anderen Herstellern hormoneller Schwangerschaftstests (namentlich zur Firma Hoechst, die das Präparat *Lutrogen* auf den Markt brachte) erfolgte dagegen nicht.

293 BGA, Verfügung, 21.2.1962 (darin die Schreiben an die drei Hersteller), BArch, B 208/1664.

durchaus zutraf). Es bestehe »keinerlei Abortgefahr«, zumal der Gelbkörper und die Plazenta mit Eintritt der Schwangerschaft ohnehin »ganz erhebliche Mengen von Gestagenen und Östrogenen« bilden würden, denen gegenüber die durch Duogynon zugeführte Dosis nur einen »Bruchteil der Hormon-Tagesproduktion« darstelle. Hinsichtlich der Frage einer teratogenen Wirkung teilte er mit, »daß uns kein einziger Fall von auffälligen Mißbildungen an Neugeborenen in den ganzen Jahren der Duogynon-Anwendung bekannt geworden ist, in dem die Mutter Duogynon verwendet hatte.« Zwar seien »bestimmte Gestagene« nachweislich in der Lage, »in einem kleinen Prozentsatz intrauterine Virilisierungserscheinungen an weiblichen Föten hervorzurufen« – dies allerdings nur bei langandauernder und hochdosierter Gabe. Vor diesem Hintergrund hielt Ufer es im Namen Scherings »für völlig ausgeschlossen, daß eine einmalige oder mehrmalige Anwendung von Duogynon-Präparaten derartige Erscheinungen hervorrufen kann.«[294]

Das Unternehmen bezog sich damit auf den Diskurs über virilisierende Wirkungen vor allem synthetischer Gestagene, ging aber nicht auf andere Schädigungsformen wie Gliedmaßenfehlbildungen ein (die Kärber allerdings auch nicht angesprochen hatte). Unterdessen hatte sich Kärber, einen Tag nach seinem Brief an Schering und die anderen Hersteller, auch an den Berliner Gynäkologen Heinrich Gesenius gewandt, mit dem er persönlich bekannt war. Kärber bat seinen Kollegen, die fraglichen Wirkungen zu beurteilen und eventuell weitere Sachverständige zu benennen.[295] Gesenius erwiderte die Anfrage ausweichend. Sein »Patientengut« sei zu klein und die Frage einer Fehlbildungsursache oft nur »sehr vage« zu beantworten. Bisweilen sei es eine »Modesache«, welchen Faktor man verantwortlich mache.[296] Als Fachkundige nannte Gesenius Werner Bickenbach und Gerhard Schubert, die Direktoren der Universitäts-Frauenkliniken in München und Hamburg, an die Kärber sogleich entsprechende Anfragen richtete.[297]

Die Rückmeldungen der Klinikdirektoren trafen Ende März und Anfang April bei Kärber ein. In einem eher kurzen Schreiben antwortete Schubert, an seiner Klinik »bislang keinen Hinweis auf mögliche abortive oder teratogene Wirkungen« der Präparate gefunden zu haben, obwohl sie »recht häufig« als Schwangerschaftstest Anwendung fänden. Auch seien ihm »keine fundierten diesbe-

294 Schering an BGA, 1.3.1962, ebenda. Auch die Firma Organon wies mit Schreiben vom 28.3.1962 (ebenda) eine fruchtschädigende Wirkung zurück und bezog sich dabei sowohl auf die Literatur als auch auf das Fehlen entsprechender Warnungen aus der Klinik.

295 BGA an Prof. Gesenius, 22.2.1962, ebenda.

296 Prof. Gesenius an BGA, 14.3.1962, ebenda.

297 BGA an Prof. Schubert und Prof. Bickenbach, 20.3.1962, ebenda.

züglichen klinischen Beobachtungen anderer Autoren bekannt geworden.«[298] Deutlich eingehender und entschiedener äußerte sich Bickenbach. Während der Münchener Gynäkologe eine abortive Wirkung dieser Präparate aufgrund großer eigener Erfahrungen seiner Klinik in der Abortverhütung rundweg zurückwies, unterschied er bei einer teratogenen Wirkung zwischen Estrogenen und Gestagenen. Für Estrogene lägen »keinerlei beweiskräftige Beobachtungen« vor, obwohl es hier durch die Behandlungen während der Schwangerschaft ein »genügend großes Beobachtungsgut« gebe. Lediglich im Tierversuch habe man Fruchtschädigungen erzeugen können, allerdings unter anderen Bedingungen und mit sehr viel höheren Dosierungen. Mit Blick auf Gestagene erklärte Bickenbach, Progesteron und dessen Abkömmlinge »scheiden als teratogen völlig aus.« Allein bei Nortestosteronen seien insoweit »Bedenken« angebracht, als bei langandauernder und hochdosierter Gabe erwiesenermaßen ein virilisierender Effekt auf die weibliche Frucht eintreten könne. »Da es aber bei allen drei Präparaten lediglich um die Anwendung von 2 Tabletten geht, so würde es allen praktischen Erfahrungen widersprechen, wenn durch so kurzzeitige Anwendung Schaden gestiftet werden könnte. Es wäre höchstens theoretisch denkbar.«[299]

Nach Eingang dieser Schreiben unternahm das BGA zunächst keine weiteren Schritte. Obwohl die Firma Schering ihre Bereitschaft zur Klärung weiterer »Detailfragen« zu erkennen gab, suchte Kärber vorerst keinen weiteren Austausch mit dem Unternehmen. Ebensowenig wandte er sich direkt an die weiteren Experten, die Schubert und Bickenbach ihm genannt hatten. Über die Gründe dieser »Funkstille« lässt sich nur spekulieren. Möglicherweise lag es an den eher skeptischen Rückäußerungen der Mediziner und an dem Bewusstsein der Beamten, keinerlei Sanktionsmittel gegen die Unternehmen zu haben, möglicherweise aber auch an der medialen Diskussion über Fehlbildungen, die sich ab dem Frühjahr 1962 ganz auf Contergan konzentrierte.[300] Erst einige Monate später griff Kärber die Problematik hormoneller Schwangerschaftstests erneut auf. Die Frage erschien ihm offenbar wieder akut, nachdem er durch weitere Publikationen und Vorträge abermals von Vorbehalten gegen Sexualhormongaben in der Schwangerschaft erfahren hatte.[301] Den entscheidenden Anstoß gab aber die Registrierung des Präparates Duogynon simplex (siehe

298 Prof. Schubert an BGA, 2. 4. 1962, ebenda.
299 Prof. Bickenbach an BGA, 29. 3. 1962, ebenda.
300 Steinmetz, *Politisierung*, 2003, S. 216–222.
301 Darauf wies Kärber in seinem Schreiben an Schering vom 22. 8. 1962 hin (siehe unten). Auch in seinem Vermerk für das Spezialitätenregister (folgende Fußnote) sprach Kärber von »verschiedenen Veröffentlichungen«, die inzwischen vorlägen, ohne die Präparate beim Namen zu nennen.

Kap. 2.4). Kärber informierte das Spezialitätenregister rund zwei Wochen nach Eintragung, am 22. August 1962, über die Diskussion einer möglichen abortiven und teratogenen Wirkung der Präparate Duogynon, Gynäkosid und Di-Pro und über den einschlägigen Schriftwechsel mit den Herstellern und einigen Klinikern, »ohne daß sich damit eine abschließende Beurteilung anbahnte. Die Anmeldung der neuen Arzneifertigware Duogynon simplex zwingt nunmehr, energischer auf eine Klärung zu drängen.«[302]

Noch am selben Tag richtete Kärber ein weiteres Schreiben an Schering. Darin sprach er neue Warnungen an, unter anderem vom Kieler Kinderarzt Hans-Rudolf Wiedemann, der in einem Überblicksartikel über Fehlbildungsursachen zur Vorsicht mit Sexualhormonen in der frühen Schwangerschaft mahnte.[303] Die Verwendung der Duogynon-Präparate als Schwangerschaftstest erscheine damit, so Kärber, »nicht zweifelsfrei.« Auch wenn der Direktor des Max von Pettenkofer-Instituts vor diesem Hintergrund Handlungsbedarf sah, kamen in seinem Schreiben die eingeschränkten Handlungsmöglichkeiten des BGA zum Ausdruck, die sich hier im Wesentlichen auf die Fortsetzung des fachlichen Austausches beschränkten. Die Anmeldung des neuen Duogynon-Präparats, so schloss Kärber, »zwingt dazu, eine abschließende Klärung anzustreben. Es wird daher zunächst um Mitteilung gebeten, was Sie als Hersteller des Duogynon und Duogynon simplex über Ihre Ausführungen vom 1.3.1962 hinaus zu einer solchen Klärung beizutragen bereit sind.«[304] Entsprechende Schreiben verfasste Kärber am gleichen Tag an die Firmen Boehringer Mannheim und Organon.[305]

Die Firma Schering antwortete am 4. September mit sechsseitiger Stellungnahme, abermals verfasst von Joachim Ufer. Anknüpfend an das vorige Schreiben verwies der Gynäkologe zunächst auf die Dauer der Anwendung. Weil die Duogynon-Präparate nur zum ein- bzw. zweimaligen Gebrauch bestimmt seien, waren sie laut Ufer »in ihrer biologischen Wirkung relativ schwach«, weshalb sie »in keiner Weise die hormonale Situation in der Gravidität irgend-

302 BGA, Vermerk für D 185, 22.8.1962, BfArM-Archiv, Registerakte D 185.

303 Kärber verwies hier ausdrücklich auf die Publikation von Wiedemann, *Wissen*, 1962, in der dieser geschrieben hatte: »Vorsicht mit Sexualhormonen in der Frühgravidität, d.h. strenge Indikationsstellung, sorgfältige Präparatwahl und Dosierung« (S. 1347). Außerdem verwies Kärber auf die Sitzung der Berliner Medizinischen Gesellschaft vom 9.5.1962, in der die Frage der Sexualhormone kurz berührt wurde, worüber, wie Kärber wusste (»Wie ihnen bekannt ist«), auch Vertreter Scherings im Bilde waren (BGA, Verfügung, 22.8.1962, BArch, B 208/1665); siehe zu dieser Sitzung auch Berliner Ärzteblatt 1962, S. 441–442.

304 BGA, Verfügung, 22.8.1962 (darin die Schreiben an die Hersteller), BArch, B 208/1665.

305 Ebenda.

wie beeinflussen können.« Diese Annahme unterstrich er durch genauere Ausführungen zur klinischen Wirkung der einzelnen Substanzen. Die natürlichen Hormone Progesteron und Estradiol würden vom schwangeren Organismus in einer Menge produziert, die den Gehalt im Duogynon-Präparat um ein Vielfaches übersteige.[306] Mit Blick auf die synthetischen Hormone der Dragees bezog sich Ufer auf die Erfahrungen von längerer Anwendung beider Steroide bei Schwangeren zur Abortprophylaxe, und zwar in deutlich höheren Dosen als bei Duogynon. Ufer untermauerte diese Punkte durch relativ umfangreiche Literaturlisten zur Abortprophylaxe.[307] Vor diesem Hintergrund resümierte er, dass alle vier Duogynon-Hormone »von zahlreichen renommierten Klinikern am Menschen ausreichend geprüft und zur Dauerbehandlung in relativ hoher Dosierung angewandt wurden. Eine ungünstige Beeinflussung der Schwangerschaft konnte nirgends beobachtet werden.«[308]

Ufer ging im Folgenden noch genauer auf die Frage einer teratogenen Wirkung ein. Neben den klinischen Berichten über virilisierende Effekte verwies er auf Tierversuche der Firma. Seit rund fünf Jahren befasse sich das Hauptlabor mit der Wirkung der Sexualsteroide auf Tierembryonen, wobei inzwischen circa 30.000 Föten »durchgemustert« seien, »deren Mütter Sexualsteroide zum großen Teil in extrem hoher Dosierung erhalten« hätten. Teile der Forschungen seien durch Karl Junkmann und Giselbert Suchowsky publiziert worden.[309] Abgesehen von den Virilisierungseffekten, die sich nur durch synthetische Gestagene hätten erzielen lassen, habe man in diesen Versuchen trotz eingehender Untersuchungen »keinerlei Anhaltspunkte über das Auftreten von Mißbildungen oder Fehlentwicklung« nach Gabe von Sexualsteroiden in der Schwangerschaft feststellen können. Zuletzt griff Ufer die Publikationen von Wiedemann und Weicker auf. Dabei wies er nicht nur auf das Ergebnis Weickers hin, wonach »kein Grund« bestehe, außer Contergan einen weiteren Faktor für die gehäuft auftretenden Fehlbildungen anzunehmen. Vielmehr schloss er sich auch einem

306 Laut Ufer produziere der mütterliche Organismus in den ersten Schwangerschaftswochen täglich 50–100 mg Progesteron, mit Zunahme auf bis zu 600 mg in der weiteren Gravidität. In der Abortprophylaxe würden täglich 200 mg empfohlen, ohne dass negative Auswirkungen bekannt geworden seien. Ähnlich verhalte es sich bei den Estrogenen. Der schwangere Organismus bilde zunächst rund 20 mg Follikelhormon pro Tag, ebenfalls mit steigender Tendenz. Dagegen erschienen die Duogynon/Duogynon simplex-Dosen mit 20/50 mg Progesteron und 2/3 mg Estradiolbenzoat eher gering.

307 Dem Schreiben lagen Literaturlisten zu Abortprophylaxe mit Norethisteronacetat (29 Titel), Progesteron (66 Titel) und Estrogenen (53 Titel) bei.

308 Schering an BGA, 4.9.1962, BArch, B 208/1665.

309 Eine konkrete Literaturangabe machte Ufer hier nicht. An Publikationen lagen zu diesem Zeitpunkt u. a. vor: Suchowsky/Junkmann, *Frage*, 1960; Suchowsky/Junkmann, *Study*, 1961.

Argument an, das in der folgenden Diskussion um Duogynon in verschiedener Form vorgebracht wurde: Frauen, die unter Nervosität litten und auch andere Medikamente wie Contergan nahmen, griffen besonders oft zu Duogynon. Gleiches gelte für Frauen, die kein Kind wollten oder gar Abtreibungsversuche unternommen hätten. Daher sei jede Duogynon-Statistik »nicht unerheblich« verzerrt.[310]

Da auch die Firma Boehringer Mannheim ähnlich antwortete,[311] gewannen für Kärber Rückmeldungen von dritter Seite an Bedeutung. Parallel zur erneuten Anfrage an die Hersteller hatte sich der Direktor des Max von Pettenkofer-Instituts an fünf Mediziner gewandt, die zu den renommiertesten Vertretern ihres Faches zählten: an die Gynäkologen Josef Zander (Universitäts-Frauenklinik Köln), Wichard von Massenbach (Frauenklinik Lübeck) und Johann-Heinrich Napp (Frauenklinik Essen) sowie an den Pathologen Franz Büchner (Universität Freiburg) und den Pädiater Hans-Rudolf Wiedemann (Universitäts-Kinderklinik Kiel). Kärber bat die Professoren um Stellungnahme, ob bei der Anwendung von hormonellen Schwangerschaftstests »mit dem Auftreten von Mißbildungen zu rechnen ist oder ob eine solche Gefahr mit Sicherheit verneint werden kann.«[312] Darüber hinaus fragte er bei der Arzneimittelkommission der deutschen Ärzteschaft an, ob dort einschlägige Beobachtungen bekannt geworden waren.[313]

Die Rückmeldungen der Mediziner gingen ab Ende August 1962 beim BGA ein. Prof. Napp machte das Amt auf den einige Tage zuvor publizierten, bereits erwähnten Artikel Weickers aufmerksam, der von seinem Verdacht gegen Duogynon und Gynäkosid wieder weitgehend abgerückt war.[314] Der Essener Gynäkologe äußerte sich dabei ausweichend. Ein Zusammenhang zwischen diesen Präparaten und Fehlbildungen sei keineswegs bewiesen, ebensowenig könne ein solcher Zusammenhang aber »mit absoluter Sicherheit verneint werden.«[315] Ähnlich äußerte sich Prof. Wiedemann, der den Verdacht gegen Thalidomid zunächst in Zweifel gezogen und stattdessen auch Gynäkosid als Ursache vermutet hatte. Auch er wollte eine teratogene Gefahr durch hormonelle Schwangerschaftstests »zur Zeit nicht mit Sicherheit verneint« wissen.[316]

310 Schering an BGA, 4.9.1962, BArch, B 208/1665.
311 Boehringer Mannheim an BGA, 2.10.1962, ebenda.
312 BGA, Verfügung, 23.8.1962 (darin die Schreiben an die Mediziner), ebenda.
313 Ebenda.
314 Die Arbeit von Weicker u.a., *Thalidomid-Embryopathie II*, 1962, war am 17.8.1962 erschienen.
315 Prof. Napp an BGA, 27.8.1962, BArch, B 208/1665.
316 Prof. Wiedemann an BGA, 28.8.1962, ebenda. So hatte sich Wiedemann, *Wissen*, 1962, S. 1347, mit Blick auf den Thalidomid-Verdacht selbst als »Skeptiker« bezeichnet.

Deutlich zeigte sich in solchen Äußerungen, die nur knapp ausfielen, die Problematik der Fragerichtung. Weder hatte Kärber in seiner Anfrage die Art der Fehlbildungen spezifiziert (so war unklar, ob sich seine Frage auch auf Virilisierungen bezog), noch waren seine Formulierungen zu einer definitiven Antwort angetan: Denn welcher Mediziner wollte im unmittelbaren Angesicht der bis dahin größten, aber zu diesem Zeitpunkt noch nicht restlos geklärten Fehlbildungsepidemie schon etwas mit absoluter Sicherheit ausschließen?

Während Prof. Zander aus Köln schrieb, die Frage weder aufgrund eigener Erfahrungen noch theoretisch beantworten zu können, und eine sorgfältige Nachprüfung bei einer hinreichend großen Zahl an Frauen empfahl (selbst aber kein Interesse an einer solchen Prüfung zeigte),[317] äußerte sich Prof. Massenbach skeptischer. Er habe nur Erfahrungen mit dem seit langem gebräuchlichen Präparat Duogynon sammeln können, nach dessen Anwendung aber »keine Mißbildungen aufgetreten« seien. Der Lübecker Mediziner konnte sich »deshalb nicht vorstellen, daß ein Zusammenhang besteht.«[318] Auch die Arzneimittelkommission antwortete in diesem Tenor. Wie deren Geschäftsführerin Gertrud Homann mitteilte, lagen der Kommission »keinerlei Meldungen über beobachtete Mißbildungen nach Schwangerschaftstest mit den Präparaten Di-Pro, Duogynon oder Gynäkosid« vor. Auch eine Anfrage bei der Universitäts-Frauenklinik in Göttingen habe ergeben, »daß dort *keine* Beobachtungen dieser Art gemacht wurden oder zur Kenntnis gekommen sind.«[319]

Nach diesen Rückmeldungen und der Publikation Weickers erschien eine teratogene Wirkung der hormonellen Schwangerschaftstests eher unwahrscheinlich, wenngleich nicht absolut ausgeschlossen. Dennoch trat Kärber Mitte Oktober 1962 nochmals an Schering und die anderen beiden Hersteller heran. Den Ausschlag hierfür gab ein Artikel aus dem *Lancet*, in dem der Sheffielder Kinderarzt Victor Dubowitz über die Virilisierung eines weiblichen Neugeborenen berichtet hatte, nachdem die Mutter drei Tabletten des Hormonpräparats *Amenorone* des Herstellers Roussel (eine Kombination aus Ethisteron und Ethinylestradiol) als Schwangerschaftstest erhalten hatte. Dubowitz selbst bezeichnete einen Zusammenhang zwischen der kleinen Hormondosis und den Anomalien als spekulativ, zumal der männliche Zwilling des virilisierten Kindes keinerlei Anomalien aufwies.[320] Kärber bat Schering und die anderen Hersteller um eine kurze Stellungnahme zu der Beobachtung von Dubowitz und informierte dabei auch über die Befragung der Kliniker. Da diese zum Teil die Auffassung des Unternehmens verträten, zum Teil einen Zusammenhang

317 Prof. Zander an BGA, 7.9.1962, BArch, B 208/1665.
318 Prof. Massenbach an BGA, 28.8.1962, ebenda.
319 AkdÄ an BGA, 7.9.1962, ebenda. Hervorhebung im Original.
320 Dubowitz, *Virilisation*, 1962.

mit Fehlbildungen »noch nicht mit absoluter Sicherheit« ausschlössen, bedürfe die Angelegenheit »weiterer Beobachtung.«[321]

Wenige Tage später wies Schering jeden Zusammenhang mit einem solchen Test abermals zurück (ebenso die beiden anderen Firmen).[322] Im vorliegenden Fall sei die Hormondosis viel zu gering gewesen, das von Dubowitz beschriebene Schädigungsbild zudem weder im Tierversuch reproduzierbar noch in der Klinik je beobachtet worden. Während sich eine intrauterine Virilisierung durch »strenge Auswahl« der Hormone vermeiden lasse, könnten »Fehlbildungen am übrigen Organismus und besonders Extremitätenmissbildungen« nach Auffassung des Unternehmens »durch die Anwendung von progestionalen und östrogenen Substanzen in der Schwangerschaft nicht entstehen.« Ufer unterstrich einmal mehr die Bereitschaft zum »weiteren Gedankenaustausch«, sofern Kärber dies für »notwendig« halte. »Vielleicht sollte dieser, wenn Sie es wünschen, gelegentlich auch persönlich erfolgen.«[323]

Weiterer Schriftverkehr zwischen Schering und dem BGA zur Frage eventueller Duogynon-Nebenwirkungen lässt sich bis 1975 nicht mehr nachweisen. Seitens des Unternehmens bestand sicherlich kein ausgeprägtes Interesse, diesen Austausch fortzusetzen. Gleichwohl dachte man in der Forschungsabteilung Scherings darüber nach, die Zusammensetzung der Duogynon-Dragees zu verändern. Den Anstoß gab die Problematik der Virilisierung, die man zwar praktisch für »völlig ausgeschlossen« hielt, die sich aber theoretisch nicht vom Tisch wischen ließ (andere teratogene Effekte spielten in der firmeninternen Diskussion noch keine Rolle). Letztlich blieben die Dragees aber unverändert, da die Prüfung anderer Zusammensetzungen keine Vorteile zeigte.[324]

Dass auch Kärber keinen weiteren Austausch mit Schering in dieser Frage suchte, dürfte mehrere Gründe gehabt haben. Da das Unternehmen alle Zusammenhänge zwischen Duogynon und Fehlbildungen strikt zurückwies, schien die weitere Diskussion wenig ergiebig, zumal es dem BGA an anderen Sanktionsinstrumenten fehlte und sich einstweilen auch niemand in der Fachwelt fand, der einen konkreten Verdacht gegen Duogynon oder ähnliche Präparate erhob. Zudem erschienen die Ausführungen der Firma nicht unschlüssig, deren Experten auf dem Gebiet der Hormonforschung gegenüber dem (auch

321 BGA, Verfügung, 15.10.1962 (darin die Schreiben an die drei Hersteller), BArch, B 208/1665.

322 Siehe die Schreiben von Boehringer Mannheim, 18.10.1962; Schering, 19.10.1962; Organon, 22.10.1962, ebenda.

323 Schering an BGA, 19.10.1962, ebenda.

324 Dr. Ufer, Arbeitsbericht über Gestagene, Östrogene, 16.12.1962, SchA, 020/007. Unter der Chiffre SH 744 wurde eine Kombination mit 1,2-Methylen-6-Chlordehydro-progesteron-17-azetat und Ethinylestradiol getestet, die aber tierexperimentell zu Feminisierungserscheinungen geführt hatte.

mit vielen anderen Dingen befassten) Institutsdirektor hier einen Wissensvorsprung sondergleichen besaßen.[325] Dessen war sich wohl auch Kärber bewusst, der – eigentlich ein Freund des persönlichen Austauschs mit Firmenvertretern[326] – annehmen durfte, den Spezialisten Scherings in einem persönlichen Gespräch nur wenig entgegensetzen zu können. Ganz davon abgesehen, hatte sich im Herbst 1962 auch die medizinische Großwetterlage geändert: Mit dem schlagartigen Rückgang der Fehlbildungszahlen ab Juli 1962, also acht Monate nach der Marktrücknahme Contergans,[327] erschienen ätiologische Fragen der Teratogenese zwar weiter wichtig, aber nicht mehr ganz so dringlich wie noch im Frühjahr 1962.[328] Dass diese Problematisierung hormoneller Schwangerschaftstests vor allem durch die Contergan-Perspektive geprägt war, zeigt sich auch an der behördlichen Ordnung des Schriftguts. So wurden die Vorgänge zu Duogynon und den verwandten Präparaten nicht gesondert abgeheftet und aufbewahrt, sondern in der Contergan-Akte des BGA abgelegt.

Da Kärber den Verdacht allerdings nicht als vollends entkräftet sah,[329] setzte er die Korrespondenz mit einigen Medizinern noch kurze Zeit fort.[330] Der Freiburger Pathologe Franz Büchner wies nach nochmaliger Anfrage auf Beobachtungen seines Kollegen Heinz Rübsaamen hin, aus denen er eine rettende Wirkung von Hormonen für geschädigte Embryonen ableitete, die ohne Hormonzufuhr »abgegangen« wären. Neben allgemeinen Vorschlägen (etwa eine Meldepflicht für Fehlbildungen) empfahl Büchner, die Ausgabe der Präparate »auf wenige mit den Problemen vertraute Frauenkliniken« zu beschränken und Kontakt zu Rübsaamen und dem Gynäkologen Heinrich Adolf Krone aufzu-

325 So unterliefen Kärber wiederholt kleinere Fehler, zum Beispiel wenn er das Präparat Lutrogen übersah, offenkundige Falschangaben aus der Literatur nicht direkt erkannte (etwa mit Blick auf das Präparat Amenorone, auf dessen richtige Zusammensetzung er erst von Schering aufmerksam gemacht wurde; siehe Schering an BGA, 19.10.1962, BArch, B 208/1665) oder Progesteron offensichtlich mit synthetischen Gestagenen verwechselte (siehe Organon an BGA, 22.10.1962; BGA an Organon, 29.10.1962, ebenda).

326 Kärber, *Arzneimittelschäden*, 1964, S. 128: »Wirkungsvoller als jeder Schriftwechsel ist auch auf diesem Gebiet [Diskussion über Nebenwirkungen] das Gespräch.« Ähnliches hatte er als Zeuge im Contergan-Prozess betont, siehe die Vernehmung vom 24.6.1969, Wenzel, *Contergan-Prozess*, Bd. 3, 1969, hier S. 188.

327 Siehe die Zahlen bei Lenz, *History*, 1988, S. 205.

328 Obschon die Beamten im BGA und BMGes zögerten, sich den Ergebnissen der Wissenschaft unumwunden anzuschließen, ging Kärber ab Herbst 1962 »immer stärker« von Thalidomid als Ursache für die vielen Fehlbildungen aus; BGA an BMGes, 18.10.1962, BArch, B 208/1665; ferner BArch, B 142/2116, Bl. 460–502.

329 Bundesgesundheitsblatt 1962, S. 384–385.

330 BGA an Büchner, 15.10.1962, BArch, B 208/1665. BGA wandte sich erneut und unter Hinweis auf den Dubowitz-Artikel an Büchner, weil dieser auf die Anfrage vom 23.8.1962 noch nicht geantwortet hatte.

nehmen.[331] Allerdings drohte die Umfrage nun zunehmend in Spezialfragen abzudriften. Während Büchner sich einer klaren Stellungnahme zu Hormontests enthielt, stand der »pathogenetische Mechanismus« der Fehlbildungsentstehung im Mittelpunkt seiner Antwort. Anknüpfend an das Erklärungsmodell des Sauerstoffmangels erläuterte er etwa das Zustandekommen von Nidationsstörungen beim »morphologischen Bild der glandulär-zystischen Hyperplasie« und berichtete von Tierexperimenten mit Cortison – was alles nur noch wenig mit dem eigentlichen Thema zu tun hatte. Offenbar ging es Büchner hier in erster Linie darum, von seinen eigenen Theorien zu überzeugen, weshalb er auch seinen ehemaligen Assistenten Rübsaamen und seinen Schwiegersohn Krone empfahl.

Während eine Stellungnahme Rübsaamens auf die daraufhin ergangene Anfrage Kärbers nicht überliefert ist,[332] meldete sich Krone am 19. November 1962 zurück. Der Direktor der Staatlichen Frauenklinik Bamberg, der diverse einschlägige Publikationen vorgelegt hatte,[333] wies dabei zwar auf die grundsätzliche Möglichkeit von Virilisierungserscheinungen hin. Bei Präparaten wie Duogynon sei die Dosierung jedoch »so gering, dass Beeinträchtigungen der normalen Fruchtentwicklung nicht zu erwarten sind.« Wie Krone weiter ausführte, habe er bei seinen Forschungen »hierauf besonders geachtet«, aber keine entsprechenden Erscheinungen beobachten können. Dennoch blieb Krone skeptisch. Da inzwischen andere Testmethoden vorlägen – er verwies unter anderem auf den Pregnosticon-Test[334] der Firma Organon –, die »gute klinische Ergebnisse gezeigt haben, dürfte man wohl auch aus diesem Grunde zukünftig auf eine hormonelle Frühdiagnose der Schwangerschaft mit den oben genannten Präparaten verzichten können.«[335]

Kärber setzte den Schriftwechsel hier ebensowenig fort, wie er bei weiteren Medizinern nachhakte, die ihm empfohlen worden waren.[336] Stattdessen wandte er sich am 15. Oktober 1962 an die obersten Gesundheitsbehörden

331 Büchner an BGA, 2.11.1962, ebenda.

332 BGA an Krone, Rübsaamen, Zander, 12.11.1962, ebenda.

333 Krone, *Ursachen*, 1958; Krone, *Bedeutung*, 1961; Krone, *Untersuchungen*, 1963 (Vortrag von 1962) mwN.

334 Siehe oben, Kap. 2.4 mit Anm. 238.

335 Krone an BGA, 19.11.1962, BArch, B 208/1665.

336 Kärber hatte sich außerdem am 12.11.1962 bei Prof. Zander nach Medizinern erkundigt, die für eine klinische Nachprüfung etwaiger Nebenwirkungen hormoneller Schwangerschaftstests infrage kämen, da er eine solche Prüfung durch Bundesmittel anzuregen gedachte. Zander empfahl in seiner Antwort vom 29.11.1962 Oberarzt Rolf Kaiser von der UFK München, der eine bereits mehrfach aufgelegte Monographie zu hormonellen Behandlungen von Zyklusstörungen vorgelegt hatte (siehe die Schreiben in BArch, B 208/1664, 1665). Weitere Schritte unternahm Kärber in dieser Frage aber offenbar nicht.

der Länder Baden-Württemberg, Bayern, Berlin und Nordrhein-Westfalen,[337] denen er von seinen Nachforschungen und dem Ergebnis berichtete: Da ein Zusammenhang überwiegend verneint, von einigen Klinikern aber nicht mit absoluter Sicherheit ausgeschlossen werde, seien weitere Maßnahmen notwendig. Dabei setzte Kärber auf das klassische Regulierungsinstrument, das die Entscheidung den Ärzten überantwortete: die Verschreibungspflicht, die zu diesem Zeitpunkt landesrechtlich geregelt war. Der Direktor verwies hierbei auf eine Lücke in den Vorschriften über weibliche Geschlechtshormone. Demnach durften entsprechende Mittel auf eine Verschreibung beliebig oft abgegeben werden.[338] Obwohl keine Informationen über wahllosen Gebrauch vorlägen, riet Kärber, die »Lücke« zu schließen. »Nicht ganz außer Betracht gelassen werden sollte dabei, daß in einer vertraulichen Besprechung von ärztlicher Seite die betreffenden Arzneimittel als die ›legalen Abreibungsmittel‹ bezeichnet wurden. Nachprüfbare Unterlagen über die Behauptung fehlen allerdings.« Kärber empfahl den Ländern daher im Namen seiner Behörde, die Verschreibungspflicht dahingehend zu ändern, dass hormonelle Schwangerschaftstests auf ein Rezept nicht wiederholt abgegeben werden durften. »Wegen dieser Verschärfung der Verschreibungspflicht wurde mit den beteiligten Firmen nicht vorher Fühlung genommen.«[339]

Die Länder griffen Kärbers Vorschlag in dieser Form nicht auf, zumal er quer zum etablierten System der Listenregulierung lag. Um keine rechtlichen Schlupflöcher zu bieten, bezog sich die Verschreibungspflicht nämlich stets auf bestimmte Substanzen (teils in einer bestimmten Dosierung), nicht aber auf bestimmte Handelspräparate oder deren Zweckbestimmung. Auf eben diesen

337 Kärber wandte sich an diese Länder, weil NRW die Nachforschung mitangestoßen hatte und in den anderen Ländern die Hersteller der drei Präparate saßen.

338 Weibliche Sexualhormone und deren Abkömmlinge unterlagen nach der Polizeiverordnung vom 13.3.1941 der Verschreibungspflicht (siehe dazu und zum Folgenden auch Kap. 1.3, Anm. 257). War eine wiederholte Abgabe zunächst nur auf genaue Anweisung des Arztes im Rezept zulässig, so entfiel diese Beschränkung infolge der Streichung des §3 der Polizeiverordnung durch Gesetz vom 30.6.1952, BGBl. I 1952, S. 349. Da die Polizeiverordnung nach 20-jähriger Frist außer Kraft trat, wurden die Regelungen 1961 durch landesrechtliche Vorschriften ersetzt (Übersicht bei Cyran, *Abgabebeschränkung*, 1963). Die Länder folgten der Regelung von 1952, nach der weibliche Sexualhormone auf ein und dieselbe Verschreibung unbeschränkt abgegeben werden durften. Eine Ausnahme bildete das Land NRW, das eine wiederholte Abgabe nur erlaubte, wenn der Arzt auf der Verschreibung vermerkt hatte, wie oft und bis zu welchem Zeitpunkt dies zulässig war; siehe die Abgabe-Verordnung, 27.7.1961, GVBl. NRW 1961, S. 241–242.

339 BGA, Verfügung, 15.10.1962 (darin die Schreiben), BArch, B 208/1665. Kärber informierte am 17.10.1962 das BMGes (ebenda) und Ende November auch die Öffentlichkeit über seine Empfehlung an die Länder, siehe Bundesgesundheitsblatt 1962, S. 385.

Umstand machte das Bayerische Staatsministerium des Innern in seiner Antwort vom 8. November aufmerksam. Da Präparate wie Duogynon nicht nur zur Schwangerschaftsdiagnostik indiziert seien, sondern auch zur Behandlung der sekundären Amenorrhoe, wäre die Zweckbestimmung für die abgebenden Apotheker im Zweifel nicht erkennbar. Stattdessen regte die Münchener Regierungsbehörde eine Prüfung an, ob die freie Wiederholbarkeit der Abgabe nicht grundsätzlich für alle weiblichen Sexualhormone aufzuheben sei, zumal dies dem Sinn einer Verschreibung – der ärztlichen Kontrolle – besser entspreche und mehr Klarheit schaffe.[340] Dem schloss sich wenige Tage später das Innenministerium Baden-Württembergs an.[341] Auch Kärber erhob gegen eine derart restriktivere Regelung keine Einwände.[342]

Auch im zwischenbehördlichen Austausch über die Verschreibungspflicht zeigte sich deutlich, wie eng die Diskussionen um Contergan, hormonelle Schwangerschaftstests und die Pille zusammenhingen. Parallel zur Umfrageaktion bei den Medizinern berichtete nämlich die breite westdeutsche Medienöffentlichkeit ab Sommer 1962 erstmals über schwerwiegende Nebenwirkungen der Pille. Den Ausgangspunkt dafür bildete ein kurzer Artikel im *British Medical Journal* vom 4. August 1962, der vier thromboembolische Todesfälle in einen möglichen Zusammenhang mit der Einnahme der Pille brachte. Ausdrücklich fiel dabei auch der Name Anovlar.[343] Umgehend berichtete die Presse in aufsehenerregender Weise über eventuell tödliche Nebenwirkungen (Thrombosen) der »Antibabypille«, allen voran die *Bild*, deren kritische Berichterstattung über Contergan ebenfalls im August 1962 ihren Höhepunkt erreichte.[344] Den Beamten war klar, dass diese Fragen zusammenhingen. Eingehend beobachteten sie daher die Berichterstattung, in der sich die Contergan- und die Pillen-Problematik wechselseitig zu verstärken begannen und dadurch eine Politisierung des Themas förderten: eine Politisierung, bei der sich vermehrt Personen und Instanzen Gehör verschafften, die sich zuvor aus den Fachdebatten um Arzneimittelprobleme ausgeschlossen sahen, nun aber die Deutungshoheit der Experten zunehmend infrage stellten. Mit der Ausweitung nahm auch die Vernetzung zu: Un-

340 BayStMIn an BGA, 8.11.1962, BArch, B 208/1665.

341 InnMin Baden-Württemberg an BGA, 22.11.1962, ebenda.

342 BGA, Verfügungen, 15.11.1962 und 30.11.1962, ebenda.

343 *Contradictions to Oral Contraception*, BMJ 1962, S. 315. Siehe auch Marks, *Risk*, 2006, S. 188. Kurz zuvor, am 27.7.1962, hatte die FDA die Presse über ähnliche Verdachtsmomente informiert, die die US-Behörde aber als nicht bewiesen ansah; siehe Boehringer Mannheim an BGA, 9.8.1962, BArch, B 189/11766, Bl. 121–123.

344 *Starb Frau durch Anti-Baby-Pillen?*, Bild, 4.8.1962; *Anti-Baby-Pille alarmiert Ärzte*, Bild, 6.8.1962; *Norwegen sperrt Anti-Baby-Pille*, Bild, 7.8.1962. Zur *Bild*-Kampagne über Contergan Steinmetz, *Politisierung*, 2003, S. 217–223.

zählige Querbezüge prägten die Berichterstattung,[345] zumal die Debatten um die beiden Medikamente einige Gemeinsamkeiten aufwiesen: Beide drehten sich um Mittel, die nicht nur eine rein medizinische Indikation hatten, sondern die in besonderem Maße zur Behandlung sozialer Probleme dienten. Und beide Debatten emotionalisierten, zumal sie sich auch um die Folgen für das ungeborene Leben drehten (»Anti-*Baby*-Pille« und »Contergan-*Babys*«) – und eben dies galt auch für hormonelle Schwangerschaftstests.

Unterrichtet wurden die Behörden durch die Firma Schering, die am 8. August eine Kopie des englischen Fachartikels übersandte und als Sofortmaßnahme beschloss, Anovlar vorsorglich für Frauen mit Thromboseneigung und Leberschädigung zu kontraindizieren.[346] Während das Unternehmen in den folgenden Tagen die Ärzteschaft informierte,[347] prüfte Kärber im Max von Pettenkofer-Institut, welche oralen Ovulationshemmer in der Bundesrepublik außerdem infrage kamen. Wie sich dabei herausstellte, waren neben Anovlar zwei weitere Präparate beim BGA registriert – und zwar von jenen Firmen, die auch hormonelle Schwangerschaftstests vertrieben: zum einen Lyndiol der Firma Organon (das als gestagene Komponente Lynestrol enthielt), zum anderen Enidrel der Firma Boehringer Mannheim (das als gestagene Komponente Norethynodrel enthielt und mit der US-amerikanischen Pille Enovid identisch war). Als estrogene Komponente enthielten alle drei Kontrazeptiva Ethinylestradiol, zum Teil in Form des Methylethers.[348]

Wie bei den hormonellen Schwangerschaftstests verfolgte Kärber auch in diesem Fall die typische Doppelstrategie, die zum einen in einer kommunikativen Abklärung mit den Herstellern bestand.[349] Wie das BGA dabei überhaupt erst erfuhr, hatte Boehringer Mannheim die schon registrierte Arzneispezialität Enidrel noch nicht eingeführt, was das Unternehmen bis zur Klärung der Beobach-

345 Siehe etwa … *aber kein Fall von Mißbildung bei Babies*, Abendpost, 8.8.1962; *Die Tabletten des Dr. Pinkus*, FAZ, 9.8.1962. Diverse weitere Artikel in BArch, B 189/11768.

346 Schering an BMGes, 8.8.1962, BArch, B 189/11766, Bl. 131–137 (einschließlich Anlagen). Am 6.8.1962 hatte Schering eine entsprechende Presseerklärung herausgegeben (ebenda).

347 Am 9.8.1962 ließ Schering einen Ärzte- und Apothekenbrief herausgehen und wandte sich auch in den folgenden Tagen mit diversen Aussendungen an Behörden, Ärzteschaft und Öffentlichkeit, in denen Verlautbarungen anderer Stellen und Einschätzungen der Firma wiedergegeben wurden. Siehe die Unterlagen in BArch, B 189/11766, Bl. 138–161, 199–206; ferner SchA, S1/348-4; PharmZ 1962, S. 1056.

348 Lyndiol wurde am 16.3.1962 registriert (L 61), Enidrel am 23.7.1962 (E 91), BAnz 70, 149/1962. Siehe auch BGA an InnMin Baden-Württemberg u.a., 20.8.1962, BArch, B 189/11766, Bl. 125–126.

349 Siehe die Schreiben an die Hersteller vom 7. und 9.8.1962, BArch, B 189/11766, Bl. 129–130.

tungen auch zurückstellte.[350] Die Firma Organon entschloss sich dagegen, wie Schering, zur Kontraindikation des Präparats bei Thromboseneigung.[351] Da Kärber der Indikationsbeschränkung und der Unterrichtung der Ärzteschaft aber »nur eine begrenzte Schutzwirkung« zuerkannte,[352] wandte er sich zum anderen am 20. August 1962 an die obersten Gesundheitsbehörden der Länder, in denen die drei Hersteller oraler Ovulationshemmer saßen: Baden-Württemberg, Bayern und Berlin.[353] Da eine einmal ausgestellte Verschreibung beliebig oft beliefert werden durfte und sich die Abgabe somit weitgehend der ärztlichen Kontrolle entzog, empfahl Kärber den Ländern darin eine Verschärfung der Verschreibungspflicht. Als Kärber rund zwei Monate später das Gleiche für die hormonellen Schwangerschaftstests tat (siehe oben), bezog er sich auf eben dieses Schreiben.[354] Die Regulierungsvorschläge des BGA für hormonelle Kontrazeptiva und Schwangerschaftstest griffen insoweit unmittelbar ineinander.

Die Länder entsprachen Kärbers Empfehlung. Dabei preschte der Berliner Senat vor, der dem Beispiel Nordrhein-Westfalens folgte und sämtliche weiblichen Sexualhormone der verschärften Verschreibungspflicht unterstellte.[355] Auch wenn Kärber diesem Schritt inhaltlich zustimmte, bedauerte er den regulatorischen Alleingang des Stadtstaates.[356] Alle übrigen Länder behielten die lockere Verschreibungspflicht für weibliche Sexualhormone grundsätzlich bei, schufen aber für die drei Gestagene Norethynodrel, Norethisteron und Lynestrol (und die jeweiligen Ester) Sonderregelungen, die eine wiederholte Abgabe nur dann erlaubten, wenn die Verschreibung vermerkte, wie oft und über welchen Zeitraum dies geschehen durfte.[357] Auch die Duogynon-Dragees unterlagen damit der verschärften Verschreibungspflicht. Nichtsdestoweniger blieben die Regelungen problematisch. Nicht nur schufen die zum Teil abwei-

350 Boehringer Mannheim an BGA, 9.8.1962, ebenda, Bl. 120–122. Der defizitäre Kenntnisstand zeigte sich auch, als Kärber in einem Vermerk zum Präparat Etalontin vom 4.2.1963 (BArch, B 208/1665) festhielt, ihm sei »nicht bekannt«, ob Enidrel »inzwischen in Verkehr kommt«, obwohl das Präparat bereits am 17.12.1962 wieder aus dem Spezialitätenregister gelöscht worden war (BAnz 6/1963).

351 BGA an InnMin Baden-Württemberg u.a., 20.8.1962, BArch, B 189/11766, Bl. 125–126. Siehe auch die Unterlagen zu Lyndiol in BayHStA, MInn 110740.

352 BGA an BMGes, 9.8.1962, BArch, B 189/11766, Bl. 127–128.

353 Siehe das Schreiben des BGA vom 20.8.1962, ebenda, Bl. 125–126.

354 BGA, Verfügung, 15.10.1962 (darin die Schreiben), BArch, B 208/1665. Siehe auch Bundesgesundheitsblatt 1962, S. 385.

355 Zweite Verordnung zur Änderung der Abgabeverordnung, 11.12.1962, GVBl. Berlin 1962, S. 1258–1259. Dieser Schritt erfolgte wegen der Diskussion um hormonelle Schwangerschaftstests, siehe SenGes Berlin an die obersten Landesgesundheitsbehörden, 28.11.1962, BArch, B 208/1664.

356 BGA, Vermerk Kärber, 6.12.1962, BArch, B 208/1664.

357 Siehe die Übersicht bei Cyran, *Abgabebeschränkung*, 1963.

chenden Regelungen der Länder Unklarheiten und Unübersichtlichkeiten, die auch Beamte und andere Fachleute beklagten (ohne dass sich die Länder auf ein gleichartiges Vorgehen einigen konnten).[358] Vielmehr galten die Sonderregelungen für alle übrigen weiblichen Sexualhormone nicht. Unberücksichtigt blieben also Estrogene, aber auch die Gestagene Methyloestrenolon und Ethisteron, die in den Präparaten Gynäkosid und Di-Pro-Tabletten enthalten waren. Diese durften in den meisten Ländern auf eine Verschreibung vorerst unbeschränkt wiederholt abgegeben werden.[359] Eine grundsätzliche Bereinigung erfolgte hier erst 1968, als der Bund von § 35 AMG 1961 Gebrauch machte, die Verschreibungspflicht bundeseinheitlich regelte und dabei sämtliche weiblichen Sexualhormone der verschärften Verschreibungspflicht unterwarf.

Im Bundesministerium für Gesundheitswesen (BMGes), wo der Contergan-Skandal in der zweiten Augusthälfte 1962 einen Großteil der Arbeitskraft der Leitungsebene band,[360] verfolgten die Ministerialbeamten auch die Diskussion um orale Ovulationshemmer. Im Fokus stand dabei die Firma Schering mit ihrem Präparat Anovlar. Abteilungsleiter Josef Stralau wertete die Schritte des Berliner Unternehmens – Kontraindikationen und Unterrichtung der Ärzteschaft – einstweilen als »ausreichende Schutzmaßnahmen«, sofern keine neuen Schädigungen bekannt würden. In dieser Haltung spiegelte sich auch das Bewusstsein, selbst im Zweifel nicht regulatorisch durchgreifen zu können. Bei Bekanntwerden weiterer Schäden müsse man erreichen, so der Ministerialdirektor weiter, dass das Unternehmen das Mittel vom Markt nehme.[361] Vor diesem Hintergrund zog sich das Ministerium auf eine Beobachterposition zurück.

Schon bald zeichnete sich eine Entwicklung ab, die das gesamte Regulierungssystem und die den Behörden darin zugedachte Rolle verändern sollte. Entscheidend für den beständig zunehmenden Handlungsdruck auf die staat-

358 Die Länder hatten bereits Ende 1961 eine bundeseinheitliche Verschreibungspflicht nach § 35 AMG 1961 gefordert (GMK, Entschließung vom 20.12.1961, BArch, B 189/11639, hier Bl. 158) und diese Forderung immer wieder erneuert, was auch für diverse Fachverbände, Kammern und Unternehmen gilt (zahlreiche Schreiben ebenda). Siehe aus der Fachpresse etwa: Der Deutsche Apotheker 1962, S. 311–320, DAZ 1962, S. 298–300; PharmZ 1966, S. 1531–1537. Speziell zu weiblichen Sexualhormonen Cyran, *Abgabebeschränkung*, 1963. Die Pharmaziereferenten der Länder befassten sich auf ihren Tagungen am 15.3.1963 und 12./13.11.1963 mit einer einheitlichen Regelung für weibliche Sexualhormone (Protokolle in BArch, B 189/21319), konnten sich aber letztlich nicht einigen.

359 Einige Länder schlossen sich im Laufe der Zeit der klareren Regelung an, wie sie in NRW und Berlin bestand; siehe unten, Anm. 387.

360 Steinmetz, *Politisierung*, 2003, S. 218, 223–226; Lenhard-Schramm, *Land*, 2016, S. 406, 451–453.

361 BMGes, AL I an I A 6, 27.8.1962, BArch, B 189/11766, Bl. 188.

lichen Instanzen war, dass nun in der breiten Medienlandschaft ein Diskurs über Arzneimittelsicherheit einsetzte, der auch nach 1962 nicht mehr abbrach. Gesprächsstoff lieferten außer dem Dauerthema Contergan vor allem die möglichen Nebenwirkungen der Pille. Neben thromboembolischen Folgen und allgemeinen pharmakologischen Vorbehalten rückten dabei bald karzinogene Wirkungen (zunächst vor allem der Estrogene) ins Zentrum einer breiteren Debatte.[362] Zu den kritischen Stimmen gesellten sich aber auch Beiträge, die solche Verdachtsmomente infrage stellten, schwere Schädigungen durch Sexualhormone gänzlich in Zweifel zogen und die hormonelle Empfängnisverhütung verschiedentlich verteidigten.[363] Die Dynamik der Debatte lebte ganz wesentlich von ihrer ausgeprägten Polarisierung, zumal es hier nie allein um pharmakologische Fragen ging, sondern immer auch bevölkerungspolitische oder sozialmoralische Aspekte mitverhandelt wurden: etwa wenn lautstarke Kritik am Begriff »Anti-Baby-Pille« erklang, Mediziner eine Aufweichung der Ehe- und Familienordnung befürchteten oder in manchen Beiträgen eugenische Denkmuster durchschimmerten, die eine Degeneration des deutschen Volkes prophezeiten.[364] Die Vielfalt der Standpunkte zur Pille beschränkte sich dabei nicht auf die Fach- und Laienpresse, sondern spiegelte sich auch in den Eingaben, die Bürgerinnen und Bürger an die Bundesregierung richteten. Die Bandbreite reichte hier von resoluten Verbotsforderungen über bloße Informationsanfragen bis hin zur flehentlichen Bitte, die Pille von der Verschreibungspflicht auszunehmen oder zur Kassenleistung zu machen.[365]

Für Verunsicherung und Verwirrung in der Bevölkerung sorgte dabei nicht zuletzt die widersprüchliche Berichterstattung.[366] In regem Wechselspiel erschienen Artikel, die orale Ovulationshemmer und ähnliche Mittel von schweren Nebenwirkungen freisprachen oder aber solcher Nebenwirkungen bezichtigten. Stand etwa zu Jahresbeginn 1963 das Schering-Präparat Primolut wegen eines angeblichen Verbots in Dänemark im Brennpunkt (dabei ging es um die

362 *Ovulationshemmer als Kanzerogene?*, selecta 2/1964, S. 29–35; *Ärzte-Diskussion um Anti-Baby-Pillen: Fördern sie den Krebs?*, Hamburger Abendblatt, 27.3.1965. Siehe auch DÄBl. 1966, S. 188. Weitere Artikel und Agenturmeldungen dazu und zum Folgenden in BArch, B 189/11768.

363 *Empfängnisverhütung durch Hormone*, Stuttgarter Zeitung, 10.6.1964; *Die »Anti-Baby-Pille« in der Diskussion*, SZ, 21.10.1964; *»Thrombose nach Anti-Baby-Pillen nicht bewiesen«*, Bremer Nachrichten, 13.9.1965.

364 *pharmakologe auessert bedenken gegen antibaby-pille*, dpa-Meldung, 3.11.1964; *dr. dohrn: anti-baby-pille gefaehrlich*, AP-Meldung, 13.11.1964. Zur Kritik am Begriff »Antibabypille« BT-Plenarprotokoll, 22.10.1964, S. 7014; DÄBl. 1964, S. 2803; zur sozialmoralischen Kritik auch Kap. 1.2.

365 Zahlreiche Eingaben in BArch, B 189/11766.

366 Darauf wiesen diverse Einsender hin, etwa Herr M. an BMGes, 28.1.1968, ebenda, Bl. 278.

virilisierende Wirkung des Norethisterons),[367] schienen wesentliche Verdachtsmomente entkräftet, als ein Bericht der FDA vom 12. September 1963 kein signifikant erhöhtes Risiko auf thromboembolischen Tod feststellen konnte.[368] Beendet war die Diskussion damit freilich nicht, zumal immer wieder neue Beobachtungen und Untersuchungsergebnisse in die Debatte einflossen und die Kenntnisstände änderten. Das heutige Wissen über unerwünschte Wirkungen ist deshalb ein deutlich anderes und besser abgesichertes als in den 1960er Jahren.

2.6 Amenyl

Die erste Diskussion eventueller Risiken hormoneller Schwangerschaftstests bedeutete keinen Rückschlag für diese Präparate. Ganz im Gegenteil: Die 1960er Jahre zeichneten sich bei hormonellen Arzneimitteln durch eine deutliche Dynamisierung der Forschung und Vermarktung aus. Dies lag vor allem an den oralen Kontrazeptiva, die allen Vorbehalten zum Trotz einen riesigen Markt boten, dabei aber eng mit den hormonellen Schwangerschaftstests verwandt blieben. Da die in solchen Präparaten enthaltenen Hormone gerade bei langfristiger Einnahme zu unerwünschten Wirkungen führen konnten, forschte die Pharmaindustrie nach weiteren Alternativen. Während bis in die 1940er Jahre Estrogene im Mittelpunkt der Risikowahrnehmung standen, änderte sich dies, als sich ab den späten 1950er Jahren die virilisierende Wirkung der chemisch vom Testosteron abgeleiteten Gestagene zeigte. Da der Anwendung des natürlichen, aber oral unwirksamen Progesterons praktische Grenzen gesetzt blieben, richtete sich die Suche vor allem auf weitere Substanzen mit gestagener Wirkung.[369]

Angesichts des großen Marktes für Hormonpräparate traten nun nach und nach Unternehmen in die Erforschung dieses Segments ein, die hier vorher kaum aktiv waren. Dies galt etwa für den Darmstädter Pharmakonzern Merck, in dessen Laboren Forscher 1958 das Chlormadinonacetat auffanden. Gleiches gelang der Firma Syntex, weshalb sich beide Unternehmen einvernehmlich einigten.[370] Merck ließ das oral wirksame Hormon für diverse gynäkologi-

367 *Hormonskandal in Dänemark*, FR, 9.1.1963; *Dänemark verbietet »Primolut«*, FAZ, 9.1.1963; Schering Presseinformation, 11.1.1963, BArch, B 189/11768, Bl. 21; weitere Artikel und Agenturmeldungen ebenda.

368 Final Report on Enovid, 12.9.1963, BArch, B 189/11766, Bl. 162–187.

369 Herrmann, *Wirkung*, 1962, S. 87.

370 Beide Firmen hatten Chlormadinonacetat eigenständig entwickelt, Syntex jedoch mit kleinem zeitlichen Vorsprung. Daher einigte man sich, dass Merck die Substanz

sche Indikationen erproben. Wie einer der Hauptprüfer, Ulrich Herrmann, darlegte, war Chlormadinonacetat etwa zehnmal so stark gestagen wirksam wie Progesteron, zudem besser verträglich als die Nortestosterone.[371] Das 1963 unter dem Namen Gestafortin[372] von Merck eingeführte Gestagen wurde auch frühzeitig in Kombination mit Estrogenen getestet, zunächst an der Universitäts-Frauenklinik in Heidelberg und bei einem Gynäkologen in Wilhelmshaven. Dabei erprobten die Mediziner die Kombination unter anderem bei Amenorrhoen und als Schwangerschaftsdiagnostikum. Die Versuche verliefen weithin zufriedenstellend. Die Verträglichkeit erwies sich insgesamt als gut, nur vereinzelt traten Übelkeit und Kopfschmerzen auf. Die Schwangerschaftsdiagnose funktionierte weitgehend zuverlässig: Bei bestehender Gravidität wurden keine Blutungen festgestellt.[373]

Aus diesen Erfahrungen entwickelte Merck das Präparat Amenyl, das pro Tablette 4 mg Chlormadinonacetat und 0,04 mg Ethinylestradiol enthielt. In der Anwendungsweise, den Indikationen und auch im Preis entsprach es den Duogynon-Dragees.[374] Die Registrierung für Amenyl beantragte Merck am 5. Juni 1963. Die dafür dem BGA übersandten Unterlagen (insgesamt 20 Blatt) umfassten neben dem Anmeldevordruck drei Prüfberichte sowie die Gebrauchsanweisung.[375] Nach der formalen Prüfung der Unterlagen vollzog das BGA die Registrierung genau eine Woche später.[376] Die Ausbietung von Amenyl erfolgte Anfang September 1963, begleitet durch diverse Aussendungen des Unternehmens.[377] Diese sollten die Ärzteschaft in erster Linie von der Unbedenklichkeit des neuen Hormonpräparats überzeugen, auch weil solche Tests immer wieder auf Skepsis stießen. Wie Merck in einem Arztbrief im Dezember 1963 mitteilte, sei die Anwendung von Amenyl »in jeder Schwangerschaftsperiode absolut harmlos und unbedenklich«, weil Chlormadinonacetat »völlig

weltweit nutzen durfte, jedoch nur für sich selbst. Syntex durfte dagegen Lizenzen vergeben. Dazu Möckel, *Steroide*, 2018, S. 62–63, 70–71.

371 Herrmann, *Wirkung*, 1962, S. 88, 90.

372 Diverses Material zum Präparat Gestafortin in Merck-Archiv, W 38/340.

373 Siehe die Prüfberichte zur Schwangerschaftsdiagnostik der UFK Heidelberg (47 Fälle) und von Dr. Hansen, Wilhelmshaven (10 Fälle) in BfArM-Archiv, Registerakte A 371.

374 Merck AG, Bericht über Art, Umfang und Ergebnis der klinischen Prüfung des Amenyl, 4.6.1963, ebenda.

375 Anmeldevordruck zur Eintragung einer Arzneispezialität, 5.6.1963, samt Anlagen, ebenda.

376 Ebenda sowie BGA, Verfügung, 12.6.1963, ebenda. Die Eintragung von Amenyl wurde am 9.7.1963 bekannt gemacht: BAnz 123/1963, S. 1.

377 Diverse Rundschreiben an Apotheker, Ärzte und Großhandel von August und September 1963 in Merck-Archiv, W 38/340.

frei ist von hormonalen Nebenwirkungen.«[378] Diese Aussage behielt die Firma mindestens bis 1968 bei.[379] Auch in den weiteren Werbe- und Musterbestellkarten hieß es, dass eine bestehende Schwangerschaft »durch die Medikation nicht gefährdet« werde.[380] In diesem Zusammenhang thematisierte Merck auch die virilisierende Wirkung, die für Nortestosterone als erwiesen galt. Die Vermarktung zielte hier darauf, Chlormadinonacetat als vorteilhafteres Konkurrenz-Gestagen zu etablieren, das keine androgenen oder anabolen Eigenschaften habe.[381] Daher wies das Darmstädter Unternehmen in den Prospekten für Amenyl – die hier bis zur Marktrücknahme keine wesentlichen Inhaltsveränderungen erfuhren – ausdrücklich auf das Fehlen virilisierender Eigenschaften hin.[382]

Als synthetisches weibliches Sexualhormon durfte auch Chlormadinonacetat nur gegen ärztliche Verschreibung in Apotheken abgegeben werden.[383] Da die Bundesländer (mit Ausnahme Nordrhein-Westfalens und Berlins) aber weibliche Sexualhormone und deren Abkömmlinge nicht generell, sondern lediglich einzelne Substanzen (etwa Norethisteron) der verschärften Verschreibungspflicht unterworfen hatten, durften Präparate wie Amenyl dort auf ein ärztliches Rezept vorerst unbeschränkt abgegeben werden. Befasste sich im BGA zunächst nur das Spezialitätenregister mit dem Präparat, so rückte es bald auch ins Blickfeld des Max von Pettenkofer-Instituts. Dort bemühte sich Direktor Kärber seit Ende Januar 1964 darum, auch für Chlormadinonacetat eine verschärfte Verschreibungspflicht zu erreichen.[384] Weshalb er erst jetzt entsprechende Schritte unternahm, lässt sich den Akten nicht entnehmen. Offenbar erfuhr er erst zu diesem Zeitpunkt von Amenyl und den verwandten Präparaten, zumal seine Dienststelle räumlich und organisatorisch vom Spezialitätenregister getrennt und daher auch nicht routinemäßig in dortige Vorgänge einbezogen war. Einmal mehr zeigte sich die organisatorische Zersplitterung als Grundproblem der staatlichen Arzneimittelaufsicht, deren Handeln vorerst zu weiten Teilen von Zufällen und der Haltung Einzelner abhängig blieb. Dies galt nicht zuletzt für die

378 Arztbrief Amenyl, Dezember 1963, Merck-Archiv, W 38/664.
379 Weitere Arzt- und Apothekerbriefe ebenda.
380 Siehe diverses Material ebenda. Gleichlautende Aussagen finden sich auch in Überblicksbroschüren über die Hormonpräparat-Palette der Firma Merck in Merck-Archiv, W 38/292a.
381 Auch in der Werbung für Gestafortin und Aconcen hob Merck Vorteile von Chlormadinonacetat gegenüber Nortestosteronen hervor, diverse Beispiele in Merck-Archiv, W 38/340; W 38/665; ähnlich Herrmann, *Wirkung*, 1962; Illinger, *Amenyl*, 1964, S. 1208; Kirchhof, *Erfahrungen*, 1964, S. 791.
382 Siehe die Prospekte in Merck-Archiv, W 38/664.
383 Siehe Kap. 1.3.
384 BGA, Kärber an Op, 30.1.1964, BfArM-Archiv, Registerakte A 371.

Verschreibungspflicht weiblicher Sexualhormone, welche die Länder nicht nur dem Inhalt, sondern auch der Form nach uneinheitlich regelten: zum Teil durch allgemeine Abgabeverordnungen, zum Teil durch Spezialverordnungen für weibliche Sexualhormone.[385] Dies machte die Lage derart unübersichtlich, dass selbst die Bundesregierung nicht genau wusste, welche Verordnungen der Länder in welcher Fassung überhaupt noch gültig waren, als sie 1968 die Verschreibungspflicht auf Bundesebene einheitlich regelte.[386] Dessen ungeachtet hatte Kärber mit seinem Vorstoß zumindest teilweise Erfolg. Die meisten Länder führten die verschärfte Verschreibungspflicht für Chlormadinon und seine Ester ein, jedoch zu verschiedenen Zeitpunkten und in teils unterschiedlicher Form.[387]

Parallel dazu bemühte Kärber den Weg des wissenschaftlichen Austauschs, um die Frage eines schädigenden Einflusses von Chlormadinonacetat auf das keimende Leben weiter abzuklären. Auf seine Veranlassung bat das Spezialitätenregister des BGA die Firma Merck Ende Januar 1964, zur Frage einer Maskulinisierung weiblicher Föten und »etwaigen Mißbildungen im Bereich des Genitalsystems« Stellung zu nehmen.[388] Das Unternehmen übersandte bereits

385 Eine Ausnahme bildeten NRW und Niedersachsen, die die Abgabe von weiblichen Sexualhormonen in ihren Verordnungen zur Abgabe verschreibungspflichtiger Arzneimittel regelten (dazu Cyran, *Abgabebeschränkung*, 1963, mit den entsprechenden Nachweisen). Diesem Verfahren schlossen sich später Berlin (GVBl. 1962, S. 254–260), das Saarland (ABl. 1964, S. 70–76), Rheinland-Pfalz (GVBl. 1965, S. 27–34) und Baden-Württemberg (GBl. 1968, S. 143) an. In den Ländern Bayern, Bremen, Hamburg, Hessen und Schleswig-Holstein blieben die Spezialverordnungen bestehen.

386 So hob die Verordnung nach §35 AMG 1961 vom 7.8.1968 (BGBl. I 1968, S. 914–937) mit Blick auf weibliche Geschlechtshormone Vorschriften auf, die schon gar nicht mehr gültig waren (etwa §11 Abs. 2 Nr. 27), oder nannte Vorschriften in einer nicht aktuellen Fassung (etwa §11 Abs. 2 Nr. 4).

387 Während diese Substanzen in NRW und Berlin automatisch der verschärften Verschreibungspflicht unterlagen, schufen weitere Länder einen entsprechenden Status durch spezielle Aufnahme der Substanzen in die jeweiligen Rechtsverordnungen: Hessen am 4.2.1964, GVBl. 1964, S. 15–16; das Saarland am 9.11.1964, ABl. 1964, S. 1032; Bayern am 22.12.1964, GVBl. 1964, S. 262–263; Niedersachsen am 22.12.1964, GVBl. 1964, S. 199; Rheinland-Pfalz am 10.2.1965, GVBl. 1965, S. 27–34; Baden-Württemberg – deutlich später – am 15.9.1967, GBl. 1967, S. 212. Im Gegensatz zu den anderen Ländern ließen Niedersachsen, Rheinland-Pfalz und das Saarland die Bezeichnung Chlormadinon unerwähnt und verwendeten in ihren Verordnungen nur die chemische Bezeichnung. In Bremen, Hamburg und Schleswig-Holstein wurden Chlormadinon und seine Ester dagegen überhaupt nicht der verschärften Verschreibungspflicht unterstellt. Die Länder Saarland, Rheinland-Pfalz und Baden-Württemberg führten die generelle verschärfte Verschreibungspflicht für alle weiblichen Sexualhormone im Zuge der Aufhebung ihrer Spezialverordnungen ein (siehe dazu die Nachweise in der vorvorigen Fußnote), weshalb sich die Regelungen mit der speziellen Aufnahme einzelner Hormone teilweise überlappten.

388 BGA, Kärber an Op, 30.1.1964, BGA an Merck, 31.1.1964, BfArM-Archiv, Registerakte A 371.

eine Woche später einen entsprechenden Forschungsbericht. Demnach störte Chlormadinonacetat die fetale Geschlechtsentwicklung von Ratten-Föten trotz massiver Überdosierung nicht, weder in »antimaskuliner« noch in »virilisierender« Hinsicht.[389] Weitere behördliche Nachprüfungen hierzu erfolgten nicht, zumal das BGA keine weitere Handhabe hatte, als um die Übersendung weiterer Prüfungsergebnisse zu bitten.

In gewissem Gegensatz zu den eher skeptischen Nachfragen Kärbers stand der Tenor mehrerer Publikationen zu Amenyl, die noch 1964 erschienen: Das Präparat sei ein zuverlässiges, unschädliches und praktisches Mittel zur Diagnose der Frühschwangerschaft.[390] Zudem wurde bis ins Jahr 1964 eine Injektionsform von Amenyl getestet, die pro Ampulle 10 mg Chlormadinonacetat und 3 mg Estradiolbenzoat enthielt. Wie Duogynon simplex war auch die parenterale Amenyl-Form zur einmaligen Injektion bestimmt. Obwohl die Erprobung nach dem Urteil der Prüfer durchaus zufriedenstellend verlief (die Erkennung der Schwangerschaft erfolgte demnach zuverlässig und ohne negative Wirkungen auf die Gravidität[391]), unterblieb die Markteinführung der Injektionsform aus unbekannten Gründen. Auch wenn in der Folgezeit weitere Arbeiten erschienen, die das Mittel Amenyl empfahlen,[392] rückte bald ein anderes Hormonpräparat von Merck ins Zentrum der Aufmerksamkeit: Aconcen. Dieses Mittel kam Anfang September 1964 auf den Markt, war in erster Linie als orales Kontrazeptivum indiziert und avancierte bis zur Marktrücknahme 1970 (siehe Kap. 2.7) zu einem der meistverkauften Verhütungsmittel in der Bundesrepublik. Die Entwicklung Aconcens – die hier nicht genauer beleuchtet werden soll – ähnelte derjenigen des Schering-Pendants Anovlar. Auch bei Merck ging die Entwicklung eines hormonellen Schwangerschaftstests der Entwicklung eines hormonellen Ovulationshemmers voraus. Und ebenso handelte es sich bei Amenyl und Aconcen um eng verwandte Präparate.[393]

389 Merck an BGA, 7.2.1964 (Prüfungsbericht vom 6.2.1964 im Anhang), ebenda.

390 Illinger, *Amenyl*, 1964; Kirchhof, *Erfahrungen*, 1964; Flatters, *Amenorrhoe*, 1964; Käsemann, *Behandlung*, 1964; Lubitz, *Therapie*, 1964.

391 Siehe ebenda sowie Hartel, *Frühdiagnose*, 1964.

392 Siehe etwa Grund, *Diagnose*, 1965; Martius, *Lehrbuch*, 1964, S. 436.

393 Bei Aconcen handelte es sich ebenfalls um eine Gestagen-Estrogen-Kombination. Eine Tablette enthielt 3 mg Chlormadinonacetat und 0,1 mg Mestranol. Letzteres war eine inaktive Vorstufe des Ethinylestradiols, das die estrogene Komponente in Amenyl darstellte. Siehe zu Aconcen BfArM-Archiv, Registerakte A 525; weiteres Material zu Aconcen in Merck-Archiv, H 13/191; W 38/665.

2.7 Ein Verdacht und mediale »Schocks« – Risikowahrnehmung im Wandel

Das Arzneimittelwesen der 1960er Jahre zeichnete sich durch vielschichtige und scheinbar widersprüchliche, aber innerlich doch zusammenhängende Entwicklungen aus. Einerseits kamen immer mehr Mittel auf den Markt, die auch oder vornehmlich der Behandlung sozialer Probleme dienten. Neben Hormonpräparaten wie der Pille galt dies besonders für die sogenannten Tranquilizer, die mit der Einführung von Librium (1960) und Valium (1963) ihren Durchbruch erlebten. Von den Herstellern als »Sonnenbrille für die Psyche« beworben (Librium),[394] schlichen sich solche Mittel in den Alltag vieler Menschen ein, was bald auch Ausdruck in der Populärkultur fand, als etwa die Rolling Stones 1966 *Mother's Little Helper* kritisch besangen. An Bedeutung gewannen ebenso die vom Amphetamin abgeleiteten Appetithemmer, die 1968 mit dem Menocil-Fall für den nächsten größeren Arzneimittelskandal der Bundesrepublik sorgten.[395] Parallel zur oft nicht medizinisch indizierten Anwendung wuchs aber andererseits in breiteren Bevölkerungskreisen das Bewusstsein für Arzneimittelrisiken. Fragen der Arzneimittelsicherheit zogen vor diesem Hintergrund eine bis dahin unbekannte und wachsende Aufmerksamkeit auf sich, sowohl in der breiten Medienöffentlichkeit als auch in der Fachwelt.

Während diese Veränderungen auf politischer Ebene zu diversen rechtlichen und institutionellen Reformen führten, zeitigten sie auch in der medizinischen Wissenschaft nachhaltige Folgen. Die Debatte um Arzneimittelsicherheit dynamisierte die Forschung in erheblichem Maße, in der nun statistische, biometrische und epidemiologische Ansätze massiv an Bedeutung gewannen, um anhand eines belastbaren Datenmaterials Nutzen und Risiken von Arzneimitteln möglichst exakt und objektiv feststellen zu können.[396] Die epidemiologische Forschung blieb freilich nicht auf Medikamente beschränkt, sondern widmete sich auch anderen Gesundheitsrisiken. Angesichts der großen Bedeu-

394 Werbeanzeigen in Archiv für Psychiatrie und Nervenkrankheiten 1961. Siehe zur zeitgenössischen Kritik *Kraft auf Krücken*, Der Spiegel 18/1968.

395 Siehe Kap. 1.2. Zur zeitgenössischen Diskussion über Appetithemmer auch Kessel, *Phentermin*, 2009.

396 Als Vorbild galten dabei die USA, wo nach 1945 neue epidemiologische Ansätze und Modelle entwickelt worden waren; siehe Kap. 1.4. Der Bedeutungsgewinn der Epidemiologie zeigt sich auch in institutioneller Hinsicht. Auf Empfehlung des Wissenschaftsrates wurde 1963 der erste Lehrstuhl für Medizinische Statistik an der Universität Mainz eingerichtet, den Siegfried Koller übernahm, der auch in der Diskussion um Duogynon eine Rolle spielte (siehe unten; zur Entwicklung des Faches Lange/Michaelis/Überla, *Statistik*, 1978). 1970 wurde das Institut für Sozialmedizin und Epidemiologie im BGA gegründet.

tung des Contergan-Skandals versuchten nun zahlreiche Forschungsprojekte die Entstehung von Fehlbildungen näher zu ergründen: Projekte, die auch hormonelle Schwangerschaftstests eingehender beleuchteten. Neben den bereits erwähnten, größeren Erhebungen durch das DFG-Schwerpunktprogramm »Schwangerschaftsverlauf und Kindesentwicklung« und durch die Arbeitsgruppe in Nordrhein-Westfalen[397] zählten dazu viele kleinere Projekte: Eine medizinische Dissertation aus dem Jahr 1965 etwa, die 62 Fehlbildungsfälle im Raum Bielefeld genauer untersuchte, eruierte 4 Anwendungsfälle eines Hormontests zusätzlich zur Contergan-Einnahme. Nach systematischem Abgleich mit einer Kontrollgruppe konnte sie aber außer Thalidomid keine anderen teratogenen Faktoren auffinden.[398] Eine ähnliche, etwas umfangreichere Dissertation aus dem Folgejahr erhob ähnliche Befunde bei 195 Betroffenen in drei rheinland-pfälzischen Regierungsbezirken. Die Studie kam zu dem Ergebnis, dass Mütter von thalidomidgeschädigten Kindern deutlich häufiger hormonelle Schwangerschaftstests gemacht hätten als Mütter von Kindern mit anderen Fehlbildungen. Laut Autor konnte der Verdacht gegen Duogynon und Gynäkosid »ausgeschaltet« und ein Zusammenhang mit dem spezifischen Schädigungsbild der Thalidomid-Embryopathie »ausgeschlossen« werden.[399]

Beide Dissertationen wurden von Heinz Weicker betreut, der in Deutschland den Verdacht gegen hormonelle Schwangerschaftstests aufs wissenschaftliche Tableau gebracht hatte. Der Bonner Humangenetiker forschte auch selbst in dieser Hinsicht weiter und wirkte als (staatsanwaltlich bestellter) Gutachter im Contergan-Strafverfahren. Dabei betonte er nochmals etwas eingehender, dass Präparate wie Duogynon oder Gynäkosid bei Müttern fehlgebildeter Kinder »deutlich häufiger« angewandt wurden als bei denen der gesunden. Aufgrund gezielterer Nachforschungen ging er von seinem anfänglichen »leichten, gegen das Duogynon und das gleichartige Gynäkosid erhobenen Verdacht« weiter ab. Den Zusammenhang erklärte Weicker mit einem höheren Durchschnittsalter, welches Frauen mit hormonellen Schwangerschaftstests gegenüber Müttern gesunder Kinder aufwiesen. Dementsprechend hielt er die Beziehung zwischen solchen Tests und Fehlbildungen für eine »indirekte«.[400]

397 Siehe Kap. 1.4.

398 Hasselbach, *Thalidomid-Embryopathie*, 1965, S. 30, 40.

399 In 100 thalidomidpositiven Fehlbildungsfällen erfolgten 10 Hormontests (6 Mal Duogynon, 3 Mal Gynäkosid und 1 Mal unbekannt), in 95 thalidomidnegativen Fehlbildungsfällen 2 Hormontests (Präparate unbekannt). Siehe Mertens, *Erhebungen*, 1966, S. 82, 85, siehe auch besonders S. 40.

400 Prof. Weicker, Gutachten für StA Aachen, 12.3.1965, LAV NRW R, Gerichte Rep. 139, Nr. 186, hier Bl. 55, 65–67.

Obwohl der Contergan-Skandal das Bewusstsein für teratogene Arzneimittelrisiken geschärft hatte, führte er mittelfristig nicht zu einem Rückgang von Medikationen in der Schwangerschaft. Laut einer Untersuchung an der Universitäts-Frauenklinik Hamburg an rund 2.400 schwangeren Frauen nahmen rund drei Viertel während der Gravidität Arzneimittel.[401] Der bald wieder zunehmende Medikamentengebrauch bei bestehender oder eventueller Schwangerschaft betraf zahlreiche Stoffgruppen, darunter auch Sexualhormone. Dies korrespondierte mit Beiträgen aus der medizinischen Fachliteratur, die allgemein die Ungefährlichkeit der Hormontests und eine Schutzwirkung der Gestagene für die Schwangerschaft herausstellten.[402]

Vor diesem Hintergrund stiegen die Verkaufszahlen für Duogynon-Packungen während der 1960er Jahre weiter an: bei den Dragees von 644.426 (1963) über 738.512 (1965) auf 845.980 (1967), bei Duogynon simplex von 151.699 über 180.146 auf 246.367 im gleichen Zeitraum.[403] Neben der direkten Werbung und Vermarktung des Präparats durch das Unternehmen, zum Beispiel in Form von Aussendungen (Abb. 14 und 15) oder Arztgesprächen, und der Einfachheit der Anwendung trugen dazu nicht zuletzt die Anwendungsempfehlungen in zahlreichen und stark rezipierten Lehrbüchern bei.[404] Gleiches gilt für diverse Arbeiten, die speziell die Duogynon-Präparate besprachen (zum Teil mit deutlichem Vermarktungscharakter) oder eine Anwendung am Rande erwähnten,[405] ferner für Dissertationen, die die Zuverlässigkeit der Duogynon-Anwendung betonten, aber zum Teil ungedruckt blieben.[406]

401 Mauss, *Arzneimittelverbrauch*, 1964. Siehe auch DFG, *Schwangerschaftsverlauf*, 1977, S. 7.

402 Grund, *Diagnose*, 1965, S. 372: »Schädigungen für die Frucht durch Vornahme eines Hormontests sind bisher im Weltschrifttum nicht bekanntgeworden«.

403 Siehe die Verkaufszahlen im Anhang.

404 So zum Beispiel im *Lehrbuch der Gynäkologie* von Heinrich Martius ([7]1962, S. 25–26, 427; [8]1964, S. 27–28, 436); in *Praktische Geburtshilfe* von Willibald Pschyrembel ([9]1963, S. 32–33; [10]1964, S. 32–33; [11]1966, S. 33) und in *Praktische Gynäkologie*, ebenfalls von Willibald Pschyrembel (1964, S. 432, 437–439; [2]1965, S. 432, 437–439, 522; [4]1968, S. 492, 498–499, 511, 601); Jores/Nowakowski, *Endokrinologie*, 1964, S. 272, 404; Mikulicz-Radecki, *Geburtshilfe*, 1966, S. 64; Döderlein/Mestwerdt, *Propädeutik*, 1967, S. 213.

405 Siehe etwa Pros, *Duogynon-Dragees*, 1963; Davidsmeyer, *Erfahrungen*, 1963; Brandl, *Östrogen-Progesteronkombination*, 1964.

406 Hindy, *Duogynon*, 1964.

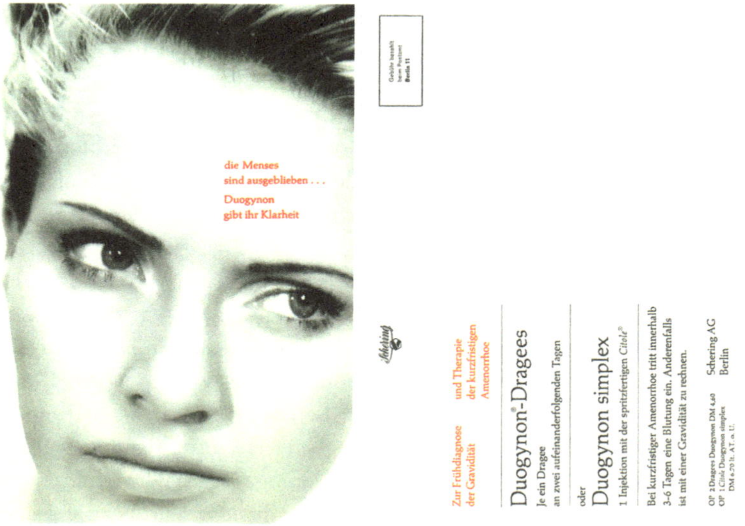

Abb. 14: Werbekarte für Duogynon (1964)

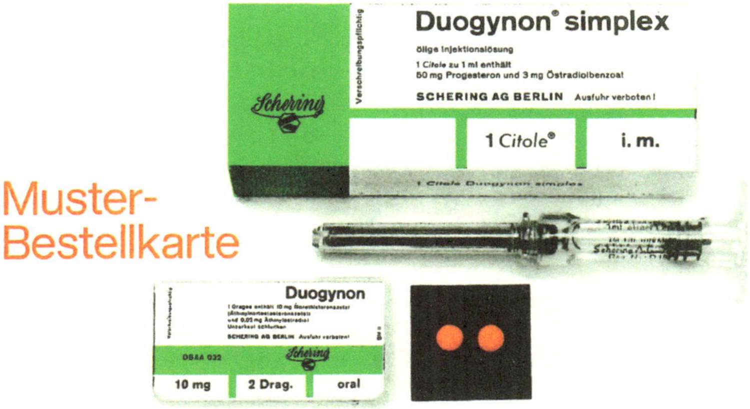

Abb. 15: Musterbestellkarte für Duogynon (1973)

Während gegen Duogynon vorerst keine dezidierten Verdachtsmomente laut wurden, stand die Pille auch in der zweiten Hälfte der 1960er Jahre im Kreuzfeuer der (medialen) Kritik. Von Thrombosen, Embolien und Venenerkrankungen über Krebs bis hin zu Diabetes[407] – zahlreiche Krankheitsbilder wurden teils erneut, teils erstmals mit der hormonellen Kontrazeption in Verbindung gebracht, was auch mit ihrem zunehmenden Gebrauch zusammenhing. Nicht wenige Artikel reagierten dabei auf neuerliche Verdachtsmomente, indem sie die Unschädlichkeit der Pille betonten.[408]

Die kontroverse Berichterstattung führte auch zu einer weiteren Zunahme von Eingaben an die Bundesregierung. Diese zeigten, wie sehr sich die Wahrnehmung in zwei geradezu weltanschauliche Grundhaltungen polarisiert hatte. Während manche Einsender die »hormonelle Vergewaltigung« des Körpers scharf kritisierten,[409] monierten andere die negative Berichterstattung, namentlich der *Bild*, deren Redakteure als »unverschämte Brunnenvergifter« diffamiert wurden, verbunden mit der Forderung, gegen die angsterzeugende Berichterstattung vorzugehen.[410] Angesichts der diametralen, aber nichtsdestoweniger resoluten Eingaben und Forderungen scheuten die Ministerialbeamten, sich in die ein oder andere Richtung zu exponieren. Der Tenor der Antworten blieb fast immer ausweichend: Die Frage schädlicher Wirkungen oraler Kontrazeptiva sei ein Problem der medizinischen Wissenschaft, die Indikation eine Entscheidung des behandelnden Arztes und die Überwachung des Arzneimittelverkehrs Sache der Länder.

Wie sich in der Rückschau deutlich zeigt, ging es in solchen Eingaben aber nie nur um die Pille oder Hormone, um deren Nutzen und Risiken. Denn ebenso wurde immer auch die Rolle der verschiedenen Akteure und Systeme der Arzneimittelregulierung mitverhandelt. Welche Funktion sollte hier den Medien zukommen? Wann und wie sollte der Staat eingreifen? Und welche Aufgabe hatten die Ärzte zu übernehmen? Es waren nicht zuletzt Mediziner,

407 *Machen Antibabypillen Frauen zuckerkrank?*, Die Welt, 1.2.1966; *Gefahr durch die Pille?*, BamS, 12.5.1968; *Verdächtig: die Pille*, Christ und Welt, 21.2.1969; *Thrombose nach Pille?*, BR, 28.3.1969; *Die Antibabypille kann Blutgerinnsel verursachen*, NRZ, 26.7.1969; *»Pille« fördert Venenkrankheiten*, FR, 15.9.1969; *Ovulationshemmer und Venenerkrankungen*, Medical Tribune, 24.10.1969; *Zusammenhang zwischen »Pille« und Krebs?*, FAZ, 26.7.1969. Weitere Artikel in BArch, B 189/11766, 11768.

408 *Anti-Baby-Pille ohne Schäden*, WamS, 31.5.1964; *Thrombose nach Anti-Baby-Pillen nicht bewiesen*, Bremer Nachrichten, 13.9.1965; *Risiko einer Thrombose wird »maßlos überschätzt«*, Die Welt, 21.7.1969; *Unnötige Sorgen um die Pille*, Stuttgarter Zeitung, 26.8.1969; *Die Pille ist unschädlich*, KSA, 6.9.1969; *US-Behörde stuft Pille als »sicher« ein*, Die Welt, 6.9.1969. Weitere Artikel in BArch, B 189/11766, 11768.

409 Herr Dr. B. an Prof. Bauer, 25.8.1969 (Abschrift an BMGes), B 189/11766, Bl. 333. Zahlreiche Eingaben samt Antworten ebenda.

410 Herr W. an BMGes, 25.5.1969, ebenda, Bl. 331.

die angesichts zunehmender Interventionen der Medien und des Staates ihre Kompetenzen energisch zu verteidigen suchten. Als etwa die US-amerikanische FDA die Hersteller oraler Kontrazeptiva Ende 1965 aufforderte, ihren Präparaten Warnzettel beizulegen, nach denen die Pille bei bestimmten Symptomen abzusetzen war, beklagte der Mediziner Werner Pfeiffer diesen Schritt als »Inkarnation staatsdirigistischen Unfuges«, der wegen der ausgeprägten »Angstpsychose vor der Chemie« auch abträglich für Deutschland sei, da er in unverantwortlicher Weise medial hochgespielt werde und das Vertrauen in die Ärzteschaft untergrabe. »Ob eine einzelne pharmazeutische Spezialität wirkungsvoll oder wirkungslos ist, entscheidet [...] in letzter Instanz der behandelnde Arzt, in dieser letztinstanzlichen Gültigkeit jedoch weder der Theoretiker noch der Beamte (etwa kraft seines Amtes) und schon gar nicht eine parlamentarische Mehrheit oder etwa ein Journalist.«[411]

Angesichts des zeitlichen wie medialen Zusammenhangs zwischen dem Contergan-Skandal und der Debatte um schädliche Nebenwirkungen der Pille kann es aus der Rückschau kaum verwundern, dass Sexualhormone auch fortan immer wieder mit fruchtschädigenden Wirkungen in Verbindung gebracht wurden.[412] Ausschlaggebend dafür waren nicht nur ständig neue Forschungserträge zu schädlichen Hormonwirkungen und eine entsprechend zunehmende Evidenz für verschiedene Risiken (was auch die Hersteller dazu bewog, ihre Präparate zu verändern, insbesondere durch Reduktion der Hormondosen[413]); eine große Bedeutung kam auch der insgesamt gewachsenen Sensibilität für Arzneimittelrisiken für das ungeborene Leben zu, die die ohnehin bestehenden Vorbehalte gegen nicht zwingend erforderliche Medikationen in der Schwangerschaft noch einmal nachhaltig mehrte. Vor diesem Hintergrund war es letztlich eine Frage der Zeit, bis Duogynon unter konkreten Verdacht geriet, angeborene Fehlbildungen im engeren Sinn zu verursachen. Die erste explizite Warnung kam aus England. Dort erschien in der renommierten Fachzeitschrift *Nature* im Oktober 1967 ein Leserbrief der Ärztin Isabel Gal, die über eine Untersuchung von 100 Fällen berichtete, in denen Kinder mit Spina bifida und Hydrocephalus zur Welt gekommen waren. Wie eine nachträgliche Befragung der Mütter ergab, hatten 19 von ihnen einen hormonellen Schwangerschaftstest verwen-

411 Pfeiffer, *Staat*, 1966, S. 110–111.

412 Siehe etwa Herr F. an BMGes, 26.5.1968, BArch, B 189/11766, Bl. 313–314. In den Eingaben war immer wieder von Contergan die Rede, siehe ebenda, Bl. 380, 385, 387; ferner Silies, *Liebe*, 2010, S. 141, 159.

413 So war die weitere Entwicklung der klassischen Pille durch eine »konsequente Dosisreduktion« (Hammerstein, *Jahre*, 1986) geprägt und führte zur sog. Mikropille mit deutlich geringerer Hormonmenge.

det, in der Kontrollgruppe dagegen nur 4. Auch wenn Gal eine rein zufällige Abweichung ausdrücklich nicht ausschloss, sah sie die Möglichkeit eines ursächlichen Zusammenhangs mit diesen Tests, wobei sie das Präparat Primodos explizit erwähnte.[414]

Die Firmenzentrale Scherings erhielt bald Kenntnis von Gals Verdacht. Es war vor allem das englische Tochterunternehmen, das nun aktiv wurde und den Kontakt zur Kinderärztin suchte. Auch wenn sowohl externe als auch firmeneigene Statistiker verschiedene Kritikpunkte an Gals Arbeit fanden, ergab eine Gegenüberstellung der Fehlbildungs- und der Verkaufszahlen eine »starke Korrelation« vor allem für die Jahre 1961 bis 1965.[415] Sichtlich beunruhigt, drängte das englische Tochterunternehmen nun zum Handeln. In einem »streng vertraulichen« Brandbrief appellierten die beiden englischen Mitarbeiter Alan Pitchford und Patrick Bye am 6. Juli 1968 an die Berliner Zentrale, Maßnahmen zu ergreifen, um ein etwaiges Risiko unbedingt auszuschließen: »Es ist unsere moralische Pflicht als Hersteller, alles Mögliche zu tun, um die Ungefährlichkeit der Präparate, die wir auf dem Markt haben, sicherzustellen.« Die englischen Mitarbeiter zeigten sich besorgt über den öffentlich diskutierten Zusammenhang und in »ethischer Hinsicht« bestürzt über das bisherige Verhalten. Da bisher »nicht genügend geschehen« sei, forderte man umgehende Tierversuche auf fruchtschädigende Wirkungen und eine Prospektivstudie an 5.000 Frauen, um die Frage klinisch zu klären.[416]

Nachdem die Berliner Zentrale einer solchen Studie zugestimmt hatte, wandte sich Pitchford an das *Royal College of General Practitioners* (RCGP) und an das *Committee on Safety of Drugs* (CSD).[417] Beide Institutionen arbeiteten bereits, unabhängig von Gals Verdacht, an einer Studie zur Medikamenteneinnahme in der Schwangerschaft, die Daten bei 10.000 Frauen erhob. Diese Studie konnte Gals Befunde nicht bestätigen,[418] was auch durch vom CSD konsultierte Experten unterstützt wurde. Der Ansprechpartner beim CSD, William

414 Gal/Kirman/Stern, *Tests*, 1967, S. 83. Der Beitrag erschien in der Rubrik »Letters to the Editor«.

415 Siehe dazu den zusammenfassenden internen Bericht Scherings von Dr. Detering, 23.9.1977, LArch Berlin, B Rep. 58, Nr. 13198, hier Bl. 7–20, ebenso die Briefe der englischen Schering-Tochter in LArch Berlin, B Rep. 58, Nr. 1827, Bl. 97–100 (Bl. 98 »strong correlation«).

416 Zur besseren Lesbarkeit zitiert nach firmeneigener Übersetzung, LArch Berlin, B Rep. 58, Nr. 13198, hier Bl. 12–13.

417 Dazu und zum Folgenden Deterings Bericht vom 23.9.1977, ebenda, Bl. 7–20.

418 Ein bald darauf veröffentlichter Bericht der RCGP-Studie (Crombie, *Drugs*, 1970) konnte keine signifikante Assoziation zwischen angeborenen Anomalien und (nicht näher spezifizierter) Hormongabe in der Frühschwangerschaft feststellen, wohl aber eine hochsignifikante Assoziation zwischen Hormonen und Aborten (ebenda, S. 179).

Inman, stand Hormontests zwar kritisch gegenüber, sah aber keine Grundlage für etwaige Maßnahmen. Dies galt auch, als sich nach erneuter Auswertung des RCGP-Materials keine erhöhten Fehlbildungszahlen feststellen ließen, wohl aber eine deutlich höhere Abortrate. Laut Brief der Berliner Schering-Zentrale vom 11. Februar 1969 stellte dies jedoch keinen Grund für eine Marktrücknahme dar, zumal es eine plausible Erklärung für die höheren Abortzahlen gebe.[419] Nachdem aber ein weiterer Statistiker in den Zahlen einen Trend in Richtung von Gals Befunden zu erkennen meinte, appellierte Pitchford am 22. Juli 1969 nochmals an die Berliner Zentrale, die Indikation Schwangerschaftstest zu streichen, da andere Testmethoden zur Verfügung stünden.[420]

Die Verantwortlichen in der Zentrale Scherings taten Gals Verdacht als unbegründet ab. Dazu beriefen sie sich zum einen auf Teratogenitätsprüfungen im Tierversuch, die bereits Mitte der 1960er Jahre mit Norethisteronacetat und Ethinylestradiol durchgeführt worden waren und keine Hinweise auf Fehlbildungen ergeben hatten.[421] Zum anderen wies Gals Arbeit einige Unstimmigkeiten auf: Abgesehen von einer deutlich abweichend zusammengesetzten Kontrollgruppe und fehlenden Angaben (Indikation, Dosierung, Anwendungsdauer usw.) hatte die Kinderärztin selbst darauf hingewiesen, dass die fraglichen Schädigungen vor dem Schließen des Neuralrohrs eintreten müssten.[422] Laut Gal erfolgte die Anwendung der Tests aber durchschnittlich 5,6 Wochen nach Konzeption – und damit zu einem Zeitpunkt, zu dem das Neuralrohr bereits geschlossen war.[423]

Nichtsdestoweniger war Gals Arbeit alarmierend. Dies war auch den Fachleuten in der Zentrale Scherings bewusst. Während das Unternehmen nach außen eine geschlossene Linie vorgab, wuchsen in der Berliner Forschungsabteilung die Vorbehalte gegen die Hormontests. Als etwa Anfang September 1969 der Arbeitskreis »Sexualbereich« zusammenkam, war die Haltung der Anwesenden eindeutig. Eine Gefährdung des Embryos durch Duogynon könne »nicht mit Sicherheit ausgeschlossen werden«. Im Vergleich zu immunologischen Verfahren seien Hormontests als »veraltet« und »nicht mehr unbedenklich« anzusehen. Selbst eine Indikationsstreichung sei allein nicht hinreichend, vielmehr müsse eine Schwangerschaft vor der Anwendung ausgeschlossen sein. Auch die Behauptung einer Schutzwirkung der Hormone auf die Schwanger-

419 Schering führte dies auf kriminelle Abortversuche mit Hormontests zurück, siehe Primodos-Bericht, Dr. Detering, 23.9.1977, LArch Berlin, B Rep. 58, Nr. 13198, Bl. 16.

420 Ebenda, Bl. 17–18.

421 Die Versuche waren mit Anovlar durchgeführt worden. Siehe den Versuchsbericht vom 6.12.1965, LArch Berlin, B Rep. 58, Nr. 1827, Bl. 88–92.

422 Gal/Kirman/Stern, *Tests*, 1967, S. 83.

423 Sever, *Tests*, 1973, S. 411. Diese Unstimmigkeit fiel auch anderen Medizinern auf, siehe etwa LArch Berlin, B Rep. 58, Nr. 13194, Bl. 177.

schaft könne beim gegenwärtigen Wissensstand »niemand verantworten«. Der Arbeitskreis schlug daher vor, Schering solle selbst einen immunologischen Test entwickeln oder lizenzieren. Vor allem empfahl er aber eine Streichung der Indikation Schwangerschaftsdiagnose, weil das Abwarten der Ergebnisse einer Prospektivstudie zu lange dauern würde (Retrospektivstudien gestand man ohnehin keine ausreichende Aussagekraft zu).[424]

Diese Empfehlungen stießen in der Führungsetage auf wenig Gegenliebe. Der Leiter der Medizinisch-Wissenschaftlichen Abteilung Inland, Hermann Richter, erklärte, die Bedenken nicht zu teilen, und verwies auf Wissenschaftler, die eine fruchtschädigende Wirkung der Hormone ablehnten. Zwischen den Zeilen kam aber das wirtschaftliche Argument zum Ausdruck. Da man auch bei Schering nicht sicher wusste, zu welchen Anteilen Duogynon tatsächlich als Schwangerschaftstest verwendet wurde, war Richter mit Blick auf eine Indikationsstreichung zurückhaltend. Erst wenn klar sei, dass Duogynon nicht mehr als Schwangerschaftstest verordnet werde, »könnten wir die Indikation ohne viel Aufhebens streichen, aber dieser Beweis wird der Med. Wiss. Abteilung niemals möglich sein.«[425]

Die weiteren unternehmensinternen Entscheidungsprozesse sollen im Rahmen dieser Arbeit nicht im Detail nachverfolgt werden. Hingewiesen sei nur darauf, dass mehrere Wissenschaftler Scherings angesichts der nicht sicher nachgewiesenen Unschädlichkeit Duogynons weiterhin darauf drangen, die Indikation Schwangerschaftsdiagnose ausnahmslos zu streichen[426] – allerdings vorerst erfolglos.

Anstatt auf Nummer sicher zu gehen und das Mittel mit einer deutlichen Kontraindikation zu versehen oder (vorläufig) vom Markt zu nehmen, versuchte das Unternehmen, die Bedenken zu entkräften. Dazu führte Schering zunächst selbst weitere Tierversuche durch. Wie in der Pharmabranche zu dieser Zeit üblich, wurden auch nach der Markteinführung weitere Tierversuche mit Duogynon unternommen, nun aber, nach den Verdachtsmeldungen aus England, intensiviert. In internen Versuchen, deren Protokolle vorliegen,[427] wurden die Wirkkomponenten teils allein, teils zusammen bisweilen in massivsten Über-

424 Arbeitskreis »Sexualbereich«, Protokoll, 3.9.1969, LArch Berlin, Rep. 58, Nr. 1827, Bl. 103–106.

425 Notiz Dr. Richter, 3.9.1969, ebenda, Bl. 108–109.

426 Siehe Notiz Dr. Rudolf Kopp, 7.1.1971; Notiz Dr. J. D. Hahn, 17.12.1970, ebenda, Bl. 18–20.

427 Die Versuchsprotokolle wurden später dem BGA und der StA Berlin übersandt. Siehe die Protokolle im LArch Berlin, B Rep. 58, Nr. 13196–13197, 13225–13227; BfArM-Archiv, GV1, Duogynon, Bd. 11–14. Auch wenn sich diese beiden Überlieferungen zu weiten Teilen überlappen, sind an beiden Orten Protokolle enthalten, die sich am jeweils anderen nicht wiederfinden.

dosierungen appliziert (zum Teil bis 2.500-fache Humandosis täglich über einen Zeitraum von zehn Tagen und mehr).[428] Gerade bei höheren Dosierungen kam es erwartungsgemäß zu einer Erhöhung der Resorptionsrate und embryotoxischen Effekten; letztere ließen sich »hochgradig« bei Ratten auch nach niedrigeren Dosierungen natürlicher Hormone feststellen, wobei Fehlbildungen nicht zu beobachten waren.[429] Teratogene Anomalien traten dagegen bei den untersuchten Tierföten kaum und nur dann auf, wenn mit größeren Überdosierungen gearbeitet wurde. Die Experimentatoren kamen daher zu dem Urteil, dass teratogene Wirkungen bei extremen Dosen »nicht mit Sicherheit ausgeschlossen werden« könnten. Bei Versuchen mit Affen wurden trotz Überdosierungen keine teratogenen Effekte erzielt.[430]

Die Geschäftsführung Scherings konnte sich lediglich für einzelne Märkte zu Indikationsstreichungen durchringen. Dies geschah indes nicht in der Absicht, etwaige Arzneimittelrisiken zu vermeiden (sonst hätte diese Indikation konsequenterweise überall und gleichzeitig erfolgen müssen). Ziel war vielmehr, das Präparat in jenen Ländern kommerziell abzusichern, in denen offizielle Stellen Vorbehalte und Einwände gegen die Anwendung als Schwangerschaftstest äußerten. Neben dem skandinavischen Raum galt dies insbesondere für England, wo Schering die Indikation Schwangerschaftstest 1970 formal strich. Hintergrund war jedoch kein behördliches Verbot (wie mitunter zu lesen ist[431]), sondern eine Entscheidung des sog. *MacGregor Committees*, nach der Primodos bei Beibehaltung der diagnostischen Indikation nicht mehr zu Lasten des englischen Gesundheitsdienstes verschrieben werden könne.[432] Den erhofften Effekt eines Rückgangs der Fehlbildungshäufigkeit hatte die Indikationsänderung (und der bald stark zurückgehende Gebrauch) nicht. Im

428 Siehe etwa Bericht Nr. 882, 25.1.1973, LArch Berlin, B Rep. 58, Nr. 13226. Weitere Versuche und Nachweise bei Lenhard-Schramm, *Sachverhaltsaufklärung*, 2022, S. 63, Anm. 321.

429 Dies galt für Progesteron-Estradiolbenzoat-Kombinationen im Verhältnis 50:3 (Duogynon simplex) in 10-facher bis 1/10-facher Humandosis. Siehe die Versuche Nr. 1631, 24.9.1970; Nr. 2138, 3.3.1971; Nr. 2221, 9.3.1971; Nr. 2121, 1.3.1971, LArch Berlin, B Rep. 58, Nr. 13226; BfArM-Archiv, GV1, Duogynon, Bd. 14,

430 Zitate aus Bericht Nr. 1441, 27.4.1970, LArch Berlin, B Rep. 58, Nr. 13227; BfArM-Archiv, GV1, Duogynon, Bd. 13. Siehe auch die ausführlichere Aufstellung bei Lenhard-Schramm, *Sachverhaltsaufklärung*, 2022, S. 63, Anm. 322–323 mwN.

431 Siehe etwa https://duogynonopfer.de/geschichte [10.9.2024].

432 Das Gremium hieß offiziell *Standing Joint Committee on the Classification of Proprietary Preparations* und unterrichtete die englische Schering-Tochter am 17.2.1970 über diese Entscheidung, woraufhin das Unternehmen diese Indikation kurze Zeit später strich. Siehe mit weiteren Informationen LArch Berlin, B Rep. 58, Nr. 1816, Bl. 4–5; Nr. 13198, Bl. 20.

Gegenteil: Die Fehlbildungshäufigkeit nahm anschließend deutlich und kontinuierlich zu.[433]

In der medizinischen Literatur gab Gals Verdacht zunächst keinen Anlass zu intensiverer Debatte. Erst einige Jahre später wurde das Problem hormoneller Schwangerschaftstests wieder eingehender erörtert. Dabei schienen weitere Arbeiten den Verdacht der Kinderärztin vorerst zu entkräften. Dies galt für eine retrospektive Fall-Kontroll-Studie, die an Kliniken in Cardiff, Exeter und London durchgeführt worden war und deren Ergebnisse das Autorenteam um Michael Laurence 1971 ebenfalls in der Zeitschrift *Nature* veröffentlichte.[434]

Über die gesamten, hier beschriebenen Vorgänge ab 1967 waren die deutschen Behörden bis Mitte der 1970er Jahre nicht im Bilde – weder das BGA noch der zuständige Senator für Gesundheitswesen in Berlin –, zumal es an behördlichen Strukturen der Pharmakovigilanz fehlte, mit denen sich der Arzneimittelmarkt systematisch beobachten ließ.[435] Dies begann sich erst ab circa 1973 allmählich zu ändern, mit dem Ausbau des BGA in Vorbereitung des neuen Arzneimittelgesetzes. Bis dahin waren die deutschen Behörden auf eine Unterrichtung durch andere Stellen angewiesen. Dies erfolgte im Fall von Duogynon bzw. Primodos vorerst nicht – weder durch ausländische Behörden noch durch das Unternehmen, das kein Interesse daran zeigte, staatliche Stellen ohne Not auf Probleme mit eigenen Arzneimitteln aufmerksam zu machen.

Ohnehin wurde die Aufmerksamkeit der Gesundheitsbehörden seit 1970 durch einen anderen Problemfall absorbiert: durch den größten medialen Skandal, den Sexualhormone bis dahin erlebten. Im Mittelpunkt standen dabei Präparate, die Chlormadinonacetat enthielten. Das Augenmerk richtete sich hier zunächst auf die sog. Minipille, die lediglich aus einem Gestagen bestand und durchgängig jeden Tag einzunehmen war. Die Berechtigung dieser Methode erschien aber fraglich, als Versuchsergebnisse aus den USA aufhorchen ließen. Dort waren bei Beagle-Hunden Knötchen im Brustgewebe aufgetreten, nachdem sie über lange Zeiträume ununterbrochen hochdosiert Chlormadinonacetat erhalten hatten. Die Firma Syntex, die diese Versuche durchführen ließ, teilte die Ergebnisse

433 Siehe etwa die Übersicht *APPENDIX 1 Relationship: Incidence of Congenital Malformations to Sales of HPT Drugs* in BArch, B 353/1465; LArch Berlin, B Rep. 58, Nr. 1828, Bl. 123.

434 Laurence u. a., *Tests*, 1971.

435 Siehe oben, Kap. 1.2. Das BGA wurde nach 1962 erstmals 1973/74 wieder auf das Problem eventueller teratogener Wirkungen von Duogynon aufmerksam, wie die zuständige BGA-Referentin Annelise Pritzsche am 10. 4. 1980 gegenüber der StA Berlin erklärte (LArch Berlin, B Rep. 58, Nr. 1814, Bl. 184–187). Diese Aussage entspricht der Aktenlage. Der SenGes Berlin wurde 1975 zum ersten Mal über den Verdacht unterrichtet: LArch Berlin, B Rep. 58, Nr. 1807, Bl. 7v.

Ende 1969 der US-amerikanischen FDA mit und trat zugleich in einen engen Austausch mit diversen Wissenschaftlern und jenen deutschen Unternehmen, die Chlormadinonacetat-Präparate vertrieben.[436] Während die Bundesrepublik zunächst nur mittelbar betroffen war – die Minipille befand sich hier noch nicht auf dem Markt –, wurden der Vertrieb und die klinische Prüfung von Chlormadinonacetat-haltigen Minipillen weltweit eingestellt.[437]

Ab Mitte Januar 1970 berichtete die Presse über den Abbruch der klinischen Prüfung der Minipille, die sich unter anderem in England und Frankreich bereits im Handel befand. Die Meldungen überlagerten sich mit anderen Berichten aus den USA. Dort hatte die FDA Hersteller und Ärzte aufgefordert, Patientinnen auf Risiken der Pille hinzuweisen.[438] Alarmiert durch diese Nachrichten erklärte Gesundheitsministerin Käte Strobel am 26. Januar 1970, zur Pille »nicht mehr schweigen« zu können. Sie bat daher ihren Abteilungsleiter Stralau um einen Entwurf für eine Kleine Anfrage.[439] Zwei Tage später übergab derselbe einen Entwurf,[440] der nun seinen Weg in die Regierungsfraktionen des Bundestags fand, die ihn kurz darauf als Anfrage an die Bundesregierung zurückreichten: Welche Maßnahmen zum Gesundheitsschutz seien erforderlich und welche Folgerungen aus der Rücknahme der Minipille zu ziehen?[441] Dass sich die Bundesregierung hier über einen parlamentarischen Kontrollmechanismus selbst befragte, zeigt das Bemühen, vor die mediale Welle zu kommen. Dementsprechend hatte das BMJFG das BGA um Stellungnahme zu diesen Fragen gebeten, bevor die Anfrage offiziell gestellt war.[442]

Im BGA zeigte sich der zuständige Pharmakologe Curt Schwietzer von der Debatte zunehmend genervt. Die medialen »Verleumdungen der Pille« und die entsprechenden Warnungen seien »nur allgemeines Blabla« und für einen fundierten Bericht unbrauchbar, die meisten Aspekte ohnehin bereits »ausdiskutiert«.[443] Unter Hinweis auf Stellungnahmen der WHO, der Arzneimittelkommission und anderer Mediziner erklärte Schwietzer, es gebe keinen

436 Unterlagen dazu in Merck-Archiv, K 15/704b.

437 So Merck in Rundschreiben vom 23.1.1970, ebenda. Weitere Unterlagen dazu ebenda.

438 *Pille nicht ohne Warnung geben*, KSA, 21.1.1970. Diverse Agenturmeldungen in BArch, B 189/11766, Bl. 6–13. Bereits zuvor war eher vage über den Krebsverdacht berichtet worden, siehe *Brustkrebs durch die Pille?*, Rheinische Post, 15.1.1970; *Macht nach 2 Jahren Pillen-Pause!*, Bild, 15.1.1970. Beschwichtigend: *»Keine eindeutigen Beweise für die Schädlichkeit der Anti-Baby-Pille«*, General-Anzeiger, 17.1.1970; *Pille – ja oder nein?*, WamS, 22.2.1970.

439 BMJFG, Strobel an Stralau, 26.1.1970, BArch, B 189/11766, Bl. 3.

440 BMJFG, Stralau an Strobel, 28.1.1970, ebenda, Bl. 4–5.

441 BT-Drucksache 6/327.

442 BMJFG an BGA, 28.1.1970, BArch, B 189/11766, Bl. 14.

443 Schwietzer an Helmer (Privatdienstschreiben), 30.1.1970, ebenda, Bl. 15.

Anhalt für ein erhöhtes Thrombose- oder Krebsrisiko; Gleiches gelte für Leberschäden.[444] Infolgedessen entwarf Irmgard Helmer, Oberregierungsapothekerin im Arzneimittelreferat des BMJFG, eine Antwort auf die Kleine Anfrage, wobei sie Schwietzers Vorlage nicht gänzlich folgte, da ihr diese »zum Teil zu einseitig zu Gunsten der Ovulationshemmer formuliert« erschien.[445] Doch wie die noch mehrfach überarbeitete Antwort des BMJFG zeigt, trugen auch die Ministerialbeamten keine Bedenken gegen die Anwendung von oralen Ovulationshemmern unter ärztlicher Kontrolle, weil sie die Risiken wenn überhaupt als minimal werteten.[446] Unmut im BMJFG, namentlich bei Ministerin Strobel, erregte aber das Kommunikationsgebaren des BGA. Ohne die Antwort des Ministeriums abzuwarten, hatte Schwietzer der Deutschen Presse-Agentur Erklärungen abgegeben, nach denen die Pille für gesunde Frauen unschädlich sei und damit die Beantwortung der Kleinen Anfrage vorweggenommen.[447] Sichtlich pikiert wies Staatssekretär Manger-Koenig das BGA an, künftig sicherzustellen, dass Entwürfe der Bundesoberbehörde für das Ministerium nicht vorab der Öffentlichkeit bekanntgegeben werden.[448]

Die Haltung des BGA in der Diskussion über die Pille blieb ambivalent. Einerseits empfahl Schwietzer, auch in der Bundesrepublik allen oralen Kontrazeptiva eine einheitliche und »mahnende Packungsbeilage« beizugeben, die sachgerecht auf Risiken aufmerksam machen sollte. Andererseits verwies der Beamte auf negative Folgen der medialen Berichterstattung, die er unter anderem in emporschnellenden Abtreibungszahlen sah.[449] Das unverkennbare Unbehagen der Beamten vor der breiten öffentlichen Debatte speiste sich aus einer kaum überschaubaren Anzahl an weiteren Artikeln, die 1970 über die Risiken oraler Kontrazeptiva berichteten. Von einer bevorstehenden »medikamentbedingten Krebsepidemie« schrieben manche Blätter, wobei die Pille in ihrer Wirkung mit der Atombombe verglichen wurde.[450] Beschwich-

444 BGA an BMJFG, 3.2.1970, ebenda, Bl. 27; dort weitere Stellungnahmen Schwietzers.

445 BMJFG, I A 7 an Ministerin, 18.2.1970, ebenda, Bl. 73–77.

446 Ebenda. Antwort auch in BT-Drucksache 6/464.

447 *Pille für gesunde Frauen unschädlich*, General-Anzeiger, 24.2.1970. Siehe dazu die Vermerke der Ministerin, 24.2.1970, und des StS, 25.2.1970, BArch, B 189/11766, Bl. 73, 397.

448 BMJFG an BGA, 15.4.1970, ebenda, Bl. 407; siehe auch Bl. 398–408.

449 BGA an BMJFG, 19.6.1970, ebenda, Bl. 424–429. Schwietzer bezog sich hier auf die FDA, die im April 1970 die Auflage bekanntgegeben hatte, einen Gebrauchs- und Risikohinweis in die Pillen-Packungen aufzunehmen; siehe FDA-Statement, 26.3.1970, Federal Register, 10.4.1970, 35 FR 5962. Siehe auch *Beipackzettel für die »Pille«*, FAZ, 10.4.1970.

450 *Macht die Pille krank?*, DM 5/1970, S. 18–20, hier S. 20. Weitere Artikel in BArch, B 189/11768.

tigende Meldungen, die es auch gab,[451] gingen dagegen unter, zumal es nicht lange dauerte, bis wieder negative Meldungen erschienen:

Den Anlass hierfür gab eine Prüfungsreihe der Firma Eli Lilly, die ebenfalls Chlormadinonacetat-Präparate an Beagle-Hunden testen ließ, allerdings solche, die nur phasenweise einzunehmen und mit einem Estrogen kombiniert waren. Da auch hierbei (gutartige) Knötchen im Gesäuge der Tiere aufgetreten waren, empfahl die FDA der Firma am 13. Oktober 1970, diese Präparate vom Markt zu nehmen. Sie hätten ein ungünstigeres Risiko-Nutzen-Verhältnis, weil sie gegenüber anderen hormonalen Kontrazeptiva keinen Mehrwert böten, bei denen ähnliche Beobachtungen nicht gemacht worden seien.[452] Die Firma Eli Lilly folgte der Anregung. Wie Unternehmen und FDA am 23. Oktober 1970 erklärten, stelle die Rücknahme eine reine Vorsichtsmaßnahme dar.[453] Obwohl sich andere Firmen vorerst »gelassen« zeigten,[454] strahlte die Situation bald auch auf die Bundesrepublik aus, wo Eli Lilly die entsprechenden Präparate ebenfalls zurückzog. Als erste größere deutsche Firma gab Chemie Grünenthal am 29. Oktober 1970 öffentlich bekannt, die Herstellung des Chlormadinonacetat-Kontrazeptivums Eunomin einzustellen (um auch nur »den entferntesten Zweifel auszuschließen«).[455] Dieser Schritt war offenkundig durch den Contergan-Prozess bedingt, denn just zu diesem Zeitpunkt standen die Verhandlungen über die Einstellung des Strafverfahrens kurz vor dem Abschluss – und gerade vor diesem Hintergrund war es für das Unternehmen von größter Bedeutung, nach außen ein verantwortungsbewusstes Handeln zu demonstrieren. Tags darauf teilte auch Merck mit: Um auch nur »den geringsten Anschein« des Vertriebs eventuell unsicherer Präparate zu vermeiden, nehme man Aconcen vom Markt, bis der Verdacht gegen Chlormadinonacetat wissenschaftlich geklärt sei.[456] Da die Forscher in Darmstadt die Rücknahme für sachlich nicht geboten hielten, folgte das Unternehmen hier dem öffentlichen Druck.[457]

Es war vor allem die Boulevardpresse, die nun voranpreschte. »Neuer Pillen-Schock« prangte am 30. Oktober in riesigen Lettern auf der Titelseite der *Bild*, während der *Express* seine Ausgabe am Folgetag mit der markanten Schlagzeile »Neuer Schlag gegen die Pille« versah.[458] Insbesondere die *Bild* schob in den fol-

451 *Jetzt wollen alle die Pille*, Bild, 27.5.1970.
452 Merck, Med Fo 4, Vermerk, 26.10.1970, Merck-Archiv, K 15/704a.
453 Siehe die Presseerklärungen der FDA und der Firmen vom 23.10.1970, ebenda.
454 Etwa die Firma Syntex, die Beagles für ungeeignete Versuchstiere hielt; siehe Merck, Med Fo 4, Vermerk, 29.10.1970, ebenda.
455 Grünenthal, Arztbrief Eunomin, 29.10.1970, Merck-Archiv, V 15/314.
456 Merck, Arztbrief und Apothekenbrief Aconcen, 30.10.1970, ebenda; K 15/704a; W 38/665. Siehe auch DAZ 1970, S. 1724–1725.
457 Merck, Rundschreiben 39/70, 2.11.1970, Merck-Archiv, K 15/704a.
458 *Neuer Pillen-Schock*, Bild, 30.10.1970; *Neuer Schlag gegen die Pille*, Express, 2.11.1970.

genden Tagen zahlreiche weitere Warnungen nach, wobei sie namentlich Stimmen solcher Fachleute wiedergab, die der hormonalen Empfängnisverhütung ohnehin kritisch bis ablehnend gegenüberstanden.[459] Während manche Artikel die freiwillige Pillenrücknahme als »weisen Beschluß« lobten, aber die alarmistische Klangfarbe der Boulevardblätter zumindest indirekt kritisierten,[460] sah sich besonders die *Bild* zur Rechtfertigung genötigt. Wie dort am 5. November 1970 zu lesen war, verstand sich die Redaktion als eine Art Warnorgan: »Wir schlagen sofort Alarm, wenn auch nur der geringste Verdacht auf Nebenwirkungen irgendeines Medikaments auftaucht. [...] Und dafür schreiben – und wenn es not tut, schreien wir.«[461] So unrealistische Forderungen sie dabei erhob,[462] so selbstbewusst nahm die *Bild*-Redaktion eine regulatorische Funktion für sich in Anspruch. Ganz auf dieser Linie hatte sie sich bereits einige Monate zuvor zu der Aussage verstiegen, die »beste und sorgfältigste Sammlung von Material über die Nebenwirkungen der Pille« zu bieten, »die es bisher gibt.«[463]

Obwohl von anderen Regulierungsakteuren und zum Teil auch vom Qualitätsjournalismus skeptisch beäugt, erwies sich die Boulevardpresse abermals als Schrittmacher einer medialen Debatte, die durch ihren kontroversen Grundcharakter das bestehende Regulierungsgefüge immer drängender hinterfragte und die Deutungshoheit der Experten weiter aushöhlte. Diese Entwicklung spiegelte sich auch in den Eingaben an die Behörden wider. Immer mehr Bürgerinnen und Bürger schalteten sich ein, kritisierten mit völlig diametralen Vorstellungen den regulatorischen Status quo, indem sie eine Verschärfung oder Lockerung des Medikamentenzugangs forderten.[464] Beschwichtigende Beiträge etwa aus der organisierten Ärzteschaft oder der Presse[465] vermochten diese Verschiebungen in den regulatorischen Kompetenzzuschreibungen nicht aufzuhalten.

Immer deutlicher zeigte sich auch, wie sehr die Debatte die internen Erwägungen mancher Arzneimittelhersteller bestimmte. Die Rücknahme der Chlormadinonacetat-haltigen Kontrazeptiva warf die Frage auf, was mit den übrigen

459 *ALLE Anti-Baby-Pillen sollen noch mal in den Labor-Test*, Bild, 31.10.1970. Die BamS vom 1.11.1970 enthielt sogar drei Artikel: *Ärzte fordern Pillen-Stopp*; *Schweben zwischen Angst und Hoffnung*; *Heißer Streit und keine Beweise.*

460 *Weißer Beschluß*, Der Spiegel 45/1970. Siehe ähnlich *Pillen-Panik*, Christ und Welt, 6.11.1970; *»Bild« zeugte mit*, Die Zeit 45/1970; *»Geben Sie Ihrer Frau heute noch die Pille, Professor Garcia?«*, Stern 47/1970.

461 *Lieber Pillen-Alarm als nochmal Contergan*, Bild, 5.11.1970.

462 Etwa nach »hundertprozentiger Sicherheit« der Pille; siehe ebenda.

463 *Ärzte klagen die Pille an*, Bild, 5.1.1970.

464 Zahlreiche Eingaben in BArch, B 189/11766–11767.

465 So etwa die AkdÄ in DÄBl. 1970, S. 3427. Siehe auch *Pillenstopp – kein Grund zur Angst*, Darmstädter Tagblatt, 30.10.1970; *Bonn greift ein: Kein Grund zur Panik*, WamS, 1.11.1970; *Die Pille ist nicht krebsfördernd*, FAZ, 2.11.1970. Weitere Artikel in Merck-Archiv, V 15/314; BArch, B 189/11768.

Präparaten geschehen soll, die das künstliche Gestagen enthielten. Dies betraf auch den hormonellen Schwangerschaftstest Amenyl von Merck. Das Darmstädter Unternehmen konsultierte deshalb die bekannten Endokrinologen Rolf Kaiser und Jürgen Hammerstein. Beide hielten eine Rücknahme für sachlich nicht erforderlich, doch wies Kaiser darauf hin, dass »dieses alles keine wissenschaftliche Frage« sei und man wegen der Aconcen-Rücknahme auch die anderen Präparate zurückziehen müsse.[466] Das Unternehmen folgte der Anregung und gab am 11. November 1970 auch die Rücknahme aller übrigen Chlormadinonacetat-Präparate bekannt, darunter Amenyl.[467]

Die Rücknahme der Chlormadinonacetat-Präparate (die nur eine zeitweilige war[468]) ist für die Geschichte der Arzneimittelregulierung im Allgemeinen und der Sexualhormone im Besonderen relevant: Durch die zeitliche Koinzidenz mit der Einstellung des Contergan-Prozesses entstand eine kritische Masse an Artikeln zur Arzneimittelregulierung, die einen Thematisierungsdruck erzeugten und Veränderungsprozesse weiter vorantrieben. Zugleich veränderte sich der Blick auf Sexualhormone. Während die Debatte um schädliche Wirkungen in Presse, Politik und Petitionen fortdauerte,[469] verfestigten sich neue Risikoepisteme. Dies galt auch für teratogene Wirkungen. Ebenso aufsehenerregend wie wegweisend waren hier die Forschungen des US-amerikanischen Gynäkologen Arthur Herbst, der 1971 eine Assoziation zwischen der Behandlung schwangerer Frauen mit Diethylstilbestrol (DES) und Vaginalkarzinomen bei deren Töchtern beschrieb.[470] Trotz aller weiteren Forschung war das Gefahrenpotenzial, das man in weiblichen Sexualhormonen erkannte, keineswegs einheitlich. Während manche karzinogene und andere Risiken vor allem bei den

466 Merck, Dr. Mg, Notiz, 5.11.1970, Merck-Archiv, K 15/704a.

467 Merck, Apothekenbrief Amenyl, Menova, Gestafortin, 11.11.1970, Merck-Archiv, V 15/720.

468 Nachdem sich die Verdachtsmomente gegen Chlormadinonacetat nicht hatten erhärten lassen, kamen entsprechende Präparate im September 1973 wieder in den Handel (Arztbrief Menova, Gestafortin, September 1973, Merck-Archiv, V 15/720). Merck verzichtete aber auf eine Wiedereinführung von Aconcen und Amenyl. Letzteres wurde, wie die Firma dem BGA später erklärte, nicht mehr eingeführt, da immunologische Testmethoden inzwischen eine größere Zuverlässigkeit als hormonelle hatten (BGA an RA Dane, 28.11.1980, Merck-Archiv, V 15/720).

469 BT-Plenarprotokoll, 22.9.1971, S. 7857; dazu BArch, B189/11767, B. 131–149 (dort auch zahlreiche Eingaben). Siehe aus der Presse etwa *15 Todesfälle nach Einnahme der Pille*, BR, 10.7.1971; *Warnungen vor Nebenwirkungen der Pille*, FAZ, 13.3.1972; *Die Pille ist doch nicht schädlich!*, Bild, 22.8.1971; *Nur minimales Pillenrisiko*, FAZ, 1.8.1973.

470 Herbst/Ulfelder/Poskanzer, *Adenocarcinoma*, 1971; dazu weiterführend Bell, *DES*, 2009; Stahlmann, *Sexualhormone*, 2019, S. 30–31.

Estrogenen sahen,[471] verorteten andere sie bei den Gestagenen, wie sich in den Debatten um virilisierende Effekte und um Chlormadinonacetat zeigte. Die Rücknahme des letzteren Hormons gab den älteren Nortestosteronen vorerst wieder Auftrieb.[472] Dies galt auch für Duogynon, dessen Verkaufszahlen nach der Marktrücknahme des Konkurrenzpräparats Amenyl geradezu schlagartig anstiegen: Im Jahr 1971 erreichte der Dragee-Absatz mit 1.098.646 verkauften Packungen seinen später nie wieder erreichten Höhepunkt.

2.8 Die Situation in der Bundesrepublik

Die Diskussion über teratogene Effekte hormoneller Schwangerschaftstests erreichte die Bundesrepublik erst mit einiger Verspätung. Die erste Warnung erfolgte hier 1971 durch den ehemaligen Schering-Mitarbeiter Ulrich Möbius in dem von ihm gegründeten industriekritischen *arznei-telegramm*.[473] Eine intensivere Debatte blieb aber vorerst aus, sowohl in der Bundesrepublik als auch im Ausland. Dies änderte sich erst 1973, als neben Gal und Laurence auch andere Autoren mit einschlägigen Veröffentlichungen an die Fachöffentlichkeit traten. Die wissenschaftliche Diskussion über teratogene Hormonwirkungen richtete sich dabei nicht nur auf Schwangerschaftstests, sondern in erster Linie auch auf (versehentliche) Sexualhormon-Gaben (insbesondere Kontrazeptiva) kurz vor oder während der Gravidität, wobei sich das Interesse auf verschiedene Fehlbildungstypen richtete (etwa Herzfehler). Während einige Autoren eine Koinzidenz mit solchen Hormongaben sahen,[474] konnten andere keine (signifikante) statistische Assoziation erkennen.[475]

Im Kontext der sich intensivierenden Debatte um fruchtschädigende Wirkungen von (synthetischen) Sexualhormonen entschloss sich Schering im April 1973, die Indikation Schwangerschaftstest für die Duogynon-Dragees zu streichen. Wie die Verantwortlichen bei Schering später erklärten, sei dafür eine unternehmensinterne Prüfung der Indikationen ausschlaggebend gewesen, die man eingeleitet habe, nachdem die Absicht der US-Zulassungsbehörden FDA

471 Dementsprechend zielte die Entwicklung der »Minipille« darauf, durch den Verzicht auf Estrogene eventuelle Nebenwirkungen auszuschalten: *Mini*, FR, 4.5.1970; *Die neue Pille kommt*, Bild, 13.3.1972; *Die »Minipille« ist noch nicht ideal*, FAZ, 24.5.1972. Siehe zu den Verdachtsmomenten gegen Estrogene auch Stoff, *Wirkstoffe*, 2012, S. 299–309.

472 So diskutierte man bei Merck, Ersatzpräparate für Aconcen einzuführen, u.a. mit Norethisteron; siehe Merck, Besprechungsnotiz, 5.11.1970, Merck-Archiv, K 15/704a.

473 *Der Griff der Graviden zum Teratogen*, arznei-telegramm 6/1971, S. 38.

474 Levy/Cohen/Fraser, *Treatment*, 1973, S. 611; Nora/Nora, *Defects*, 1973, S. 941.

475 Mulvihill/Mulvihill/Neill, *Defects*, 1974; Yasuda/Miller, *Exposure*, 1975.

bekannt geworden war, dem ähnlich zusammengesetzten Schwangerschaftstest Gestest der Firma Squibb die Zulassung entziehen zu wollen.[476] Begründet wurde die Streichung als reine »Vorsichtsmaßnahme«, da die synthetische Gestagen-Komponente Norethisteronacetat eine geringe androgene Restwirkung besitze, weshalb Virilisierungserscheinungen weiblicher Föten theoretisch nicht auszuschließen seien.[477]

Die Indikationsstreichung war zunächst eine rein formale Absicherungsmaßnahme, die nur halbherzig umgesetzt wurde. Zwar sollte die Streichung weltweit erfolgen, altes Verpackungsmaterial aber vorher noch abverkauft werden.[478] Außerdem wollte das Unternehmen für das Ausland keine ausdrückliche Nennung der Schwangerschaft als Kontraindikation.[479] Für die Bundesrepublik galt dies allerdings nicht. Hier war die Schwangerschaft in den Packungsbeilagen der Duogynon-Dragees seit Juli 1973 ausdrücklich als Kontraindikation genannt. Der entsprechende Passus in der Beilage wurde in der Folgezeit noch mehrfach geändert und war zeitweise in einem sehr bagatellisierenden Tenor formuliert (Abb. 16 und 17).

Darüber hinaus hatte Schering in der periodischen Aussendung *Neues von Schering* im September 1973 auf die Kontraindikation Schwangerschaft bei der oralen Darreichungsform aufmerksam gemacht.[480] Im Oktober 1973 fand diese Kontraindikation schließlich auch Eingang in den Ärzteprospekt für Duogynon.[481] Die Injektionsform wurde dagegen weiterhin als Schwangerschaftstest empfohlen, da sie keine synthetischen Hormone enthielt.

476 Das Präparat Gestest war in den USA auf dem Markt und enthielt dieselben Hormone wie das orale Duogynon, jedoch in anderer Dosierung (2,5 mg NEA und 0,05 mg EE). Die FDA kündigte die Absicht der Zulassungsrücknahme am 7.2.1973 im Federal Register Nr. 25, S. 3534, an, da eventuelle Risiken durch den Nutzen des – ausschließlich als Schwangerschaftstest indizierten – Präparats nicht überwogen würden. Die FDA vollzog die Rücknahme allerdings erst zum 21.2.1975 (siehe Anm. 586). Siehe dazu auch die Erklärungen Hannses in LArch Berlin, B Rep. 58, Nr. 1808, Bl. 57; Nr. 1816, Bl. 5.

477 VL Pharma, Protokoll über die Besprechung am 27.4.1973, SchA, 045/073; Med. Wiss. Regional, Aktennotiz, 12.7.1973, SchA, 045/074; Schering, Themengruppe Sex, 8.10.1973, SchA, 045/079.

478 Med. Wiss. Regional, Aktennotiz, 12.7.1973, SchA, 045/074.

479 Pharma Verkauf Ausland, Protokoll Nr. 151, 14.11.1973; Med. Wiss. Regional, Aktennotiz, 8.11.1973, SchA, 045/080.

480 *Neues von Schering*, September 1973 (S. 18), BArch, B 208/1658.

481 Ärzteprospekt *Duogynon. Gestagen-Östrogen-Kombination*, Oktober 1973 (S. 5–6), ebenda.

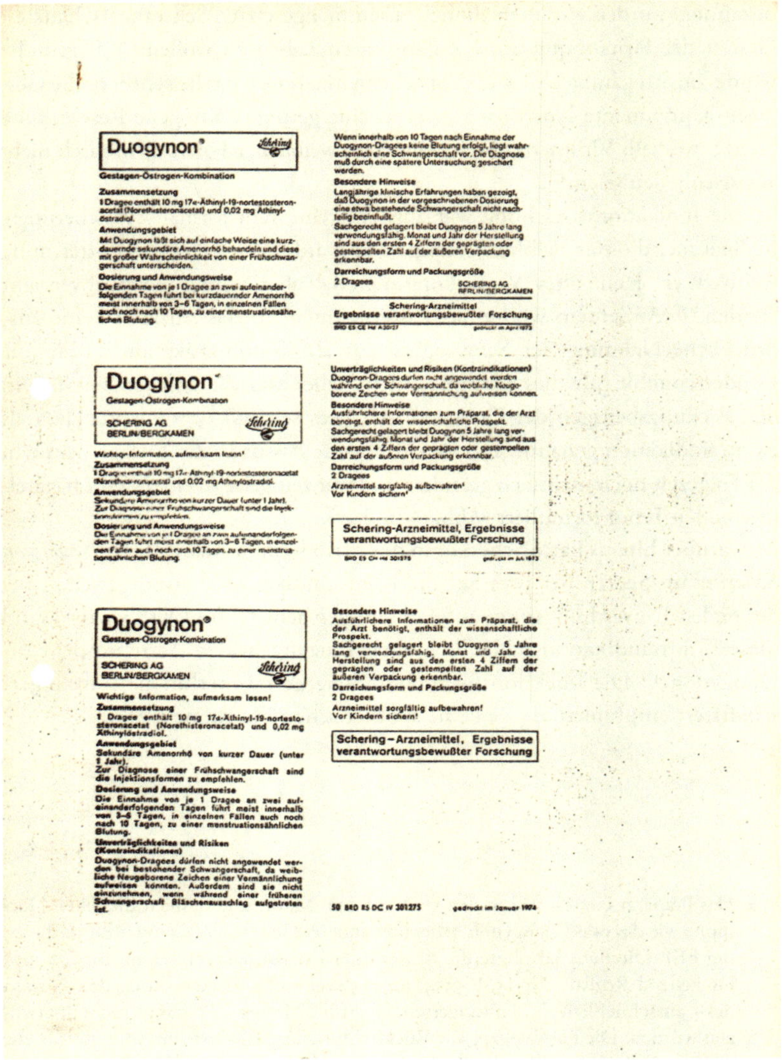

Duogynon®

Gestagen-Östrogen-Kombination

Zusammensetzung
1 Dragee enthält 10 mg 17α-Äthinyl-19-nortestosteronacetat (Norethisteronacetat) und 0,02 mg Äthinylöstradiol.

Anwendungsgebiet
Mit Duogynon läßt sich auf einfache Weise eine kurzdauernde sekundäre Amenorrhö behandeln und diese mit großer Wahrscheinlichkeit von einer Frühschwangerschaft unterscheiden.

Dosierung und Anwendungsweise
Die Einnahme von je 1 Dragee an zwei aufeinanderfolgenden Tagen führt bei kurzdauernder Amenorrhö meist innerhalb von 3–6 Tagen, in einzelnen Fällen auch noch nach 10 Tagen, zu einer menstruationsähnlichen Blutung.

Wenn innerhalb von 10 Tagen nach Einnahme der Duogynon-Dragees keine Blutung erfolgt, liegt wahrscheinlich eine Schwangerschaft vor. Die Diagnose muß durch eine spätere Untersuchung gesichert werden.

Besondere Hinweise
Langjährige klinische Erfahrungen haben gezeigt, daß Duogynon in der vorgeschriebenen Dosierung eine etwa bestehende Schwangerschaft nicht nachteilig beeinflußt.
Sachgerecht gelagert bleibt Duogynon 5 Jahre lang verwendungsfähig. Monat und Jahr der Herstellung sind aus den ersten 4 Ziffern der geprägten oder gestempelten Zahl auf der äußeren Verpackung erkennbar.

Darreichungsform und Packungsgröße
2 Dragees

SCHERING AG
BERLIN/BERGKAMEN

Schering-Arzneimittel
Ergebnisse verantwortungsbewußter Forschung

BRD ES CE Hd A30/27 gedruckt im April 1973

Duogynon®

Gestagen-Östrogen-Kombination

SCHERING AG
BERLIN/BERGKAMEN

Wichtige Information, aufmerksam lesen!

Zusammensetzung
1 Dragee enthält 10 mg 17α-Äthinyl-19-nortestosteronacetat (Norethisteronacetat) und 0,02 mg Äthinylöstradiol.

Anwendungsgebiet
Sekundäre Amenorrhö von kurzer Dauer (unter 1 Jahr).
Zur Diagnose einer Frühschwangerschaft sind die Injektionsformen zu empfehlen.

Dosierung und Anwendungsweise
Die Einnahme von je 1 Dragee an zwei aufeinanderfolgenden Tagen führt meist innerhalb von 3–6 Tagen, in einzelnen Fällen auch noch nach 10 Tagen, zu einer menstruationsähnlichen Blutung.

Unverträglichkeiten und Risiken (Kontraindikationen)
Duogynon-Dragees dürfen nicht angewendet werden während einer Schwangerschaft, da weibliche Neugeborene Zeichen einer Vermännlichung aufweisen können.

Besondere Hinweise
Ausführlichere Informationen zum Präparat, die der Arzt benötigt, enthält der wissenschaftliche Prospekt.
Sachgerecht gelagert bleibt Duogynon 5 Jahre lang verwendungsfähig. Monat und Jahr der Herstellung sind aus den ersten 4 Ziffern der geprägten oder gestempelten Zahl auf der äußeren Verpackung erkennbar.

Darreichungsform und Packungsgröße
2 Dragees

Arzneimittel sorgfältig aufbewahren!
Vor Kindern sichern!

Schering-Arzneimittel, Ergebnisse verantwortungsbewußter Forschung

BRD ES CH Hd 301275 gedruckt im Juli 1973

Duogynon®

Gestagen-Östrogen-Kombination

SCHERING AG
BERLIN/BERGKAMEN

Wichtige Information, aufmerksam lesen!

Zusammensetzung
1 Dragee enthält 10 mg 17α-Äthinyl-19-nortestosteronacetat (Norethisteronacetat) und 0,02 mg Äthinylöstradiol.

Anwendungsgebiet
Sekundäre Amenorrhö von kurzer Dauer (unter 1 Jahr).
Zur Diagnose einer Frühschwangerschaft sind die Injektionsformen zu empfehlen.

Dosierung und Anwendungsweise
Die Einnahme von je 1 Dragee an zwei aufeinanderfolgenden Tagen führt meist innerhalb von 3–6 Tagen, in einzelnen Fällen auch noch nach 10 Tagen, zu einer menstruationsähnlichen Blutung.

Unverträglichkeiten und Risiken (Kontraindikationen)
Duogynon-Dragees dürfen nicht angewendet werden bei bestehender Schwangerschaft, da weibliche Neugeborene Zeichen einer Vermännlichung aufweisen könnten. Außerdem sind sie nicht einzunehmen, wenn während einer früheren Schwangerschaft Bläschenausschlag aufgetreten ist.

Besondere Hinweise
Ausführlichere Informationen zum Präparat, die der Arzt benötigt, enthält der wissenschaftliche Prospekt.
Sachgerecht gelagert bleibt Duogynon 5 Jahre lang verwendungsfähig. Monat und Jahr der Herstellung sind aus den ersten 4 Ziffern der geprägten oder gestempelten Zahl auf der äußeren Verpackung erkennbar.

Darreichungsform und Packungsgröße
2 Dragees

Arzneimittel sorgfältig aufbewahren!
Vor Kindern sichern!

Schering–Arzneimittel, Ergebnisse verantwortungsbewußter Forschung

50 BRD ES DC IV 301275 gedruckt im Januar 1974

Abb. 16: Beipackzettel für Duogynon-Dragees (1973–1975)

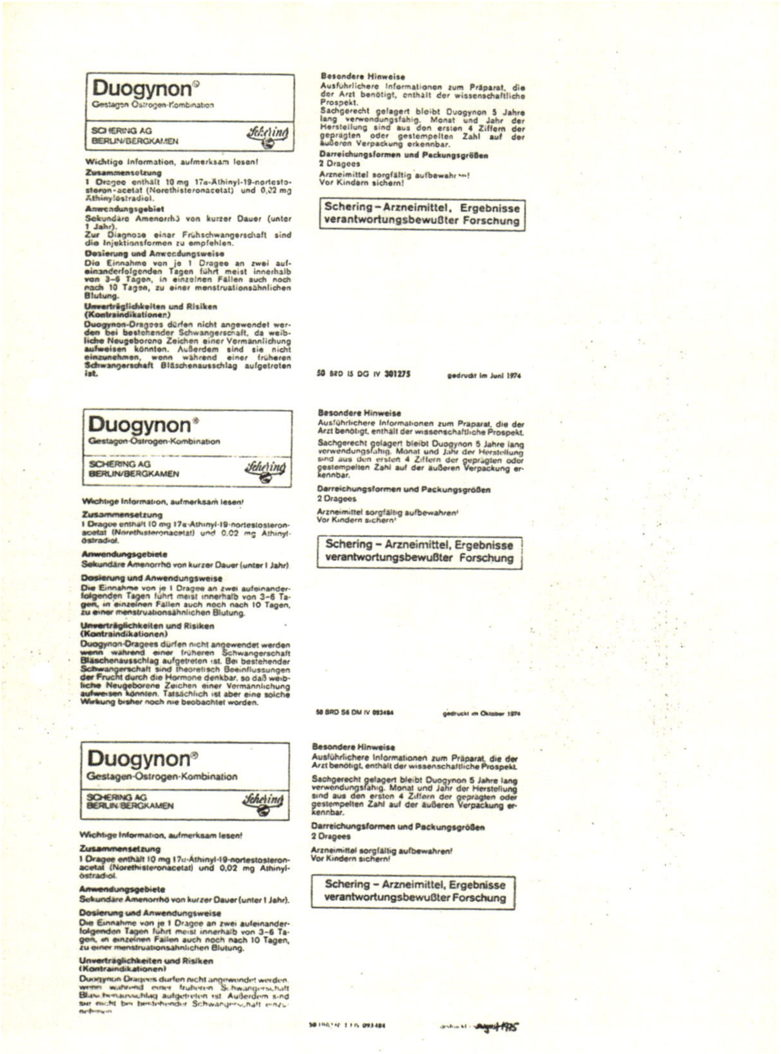

Duogynon®
Gestagen-Östrogen-Kombination

SCHERING AG
BERLIN/BERGKAMEN

Wichtige Information, aufmerksam lesen!

Zusammensetzung
1 Dragee enthält 10 mg 17α-Äthinyl-19-nortestosteron-acetat (Norethisteronacetat) und 0,02 mg Äthinylöstradiol.

Anwendungsgebiet
Sekundäre Amenorrhö von kurzer Dauer (unter 1 Jahr).
Zur Diagnose einer Frühschwangerschaft sind die Injektionsformen zu empfehlen.

Dosierung und Anwendungsweise
Die Einnahme von je 1 Dragee an zwei aufeinanderfolgenden Tagen führt meist innerhalb von 3–6 Tagen, in einzelnen Fällen auch noch nach 10 Tagen, zu einer menstruationsähnlichen Blutung.

Unverträglichkeiten und Risiken (Kontraindikationen)
Duogynon-Dragees dürfen nicht angewendet werden bei bestehender Schwangerschaft, da weibliche Neugeborene Zeichen einer Vermännlichung aufweisen könnten. Außerdem sind sie nicht einzunehmen, wenn während einer früheren Schwangerschaft Bläschenausschlag aufgetreten ist.

Besondere Hinweise
Ausführlichere Informationen zum Präparat, die der Arzt benötigt, enthält der wissenschaftliche Prospekt.
Sachgerecht gelagert bleibt Duogynon 5 Jahre lang verwendungsfähig. Monat und Jahr der Herstellung sind aus den ersten 4 Ziffern der geprägten oder gestempelten Zahl auf der äußeren Verpackung erkennbar.

Darreichungsformen und Packungsgrößen
2 Dragees

Arzneimittel sorgfältig aufbewahren!
Vor Kindern sichern!

Schering – Arzneimittel, Ergebnisse verantwortungsbewußter Forschung

50 BRD IS DG IV 301275 gedruckt im Juni 1974

Duogynon®
Gestagen-Östrogen-Kombination

SCHERING AG
BERLIN/BERGKAMEN

Wichtige Information, aufmerksam lesen!

Zusammensetzung
1 Dragee enthält 10 mg 17α-Äthinyl-19-nortestosteron-acetat (Norethisteronacetat) und 0,02 mg Äthinylöstradiol.

Anwendungsgebiete
Sekundäre Amenorrhö von kurzer Dauer (unter 1 Jahr).

Dosierung und Anwendungsweise
Die Einnahme von je 1 Dragee an zwei aufeinanderfolgenden Tagen führt meist innerhalb von 3–6 Tagen, in einzelnen Fällen auch noch nach 10 Tagen, zu einer menstruationsähnlichen Blutung.

Unverträglichkeiten und Risiken (Kontraindikationen)
Duogynon-Dragees dürfen nicht angewendet werden wenn während einer früheren Schwangerschaft Bläschenausschlag aufgetreten ist. Bei bestehender Schwangerschaft sind theoretisch Beeinflussungen der Frucht durch die Hormone denkbar, so daß weibliche Neugeborene Zeichen einer Vermännlichung aufweisen könnten. Tatsächlich ist aber eine solche Wirkung bisher noch nie beobachtet worden.

Besondere Hinweise
Ausführlichere Informationen zum Präparat, die der Arzt benötigt, enthält der wissenschaftliche Prospekt.
Sachgerecht gelagert bleibt Duogynon 5 Jahre lang verwendungsfähig. Monat und Jahr der Herstellung sind aus den ersten 4 Ziffern der geprägten oder gestempelten Zahl auf der äußeren Verpackung erkennbar.

Darreichungsformen und Packungsgrößen
2 Dragees

Arzneimittel sorgfältig aufbewahren!
Vor Kindern sichern!

Schering – Arzneimittel, Ergebnisse verantwortungsbewußter Forschung

50 BRD S6 DM IV 093484 gedruckt im Oktober 1974

Duogynon®
Gestagen-Östrogen-Kombination

SCHERING AG
BERLIN/BERGKAMEN

Wichtige Information, aufmerksam lesen!

Zusammensetzung
1 Dragee enthält 10 mg 17α-Äthinyl-19-nortestosteron-acetat (Norethisteronacetat) und 0,02 mg Äthinylöstradiol.

Anwendungsgebiete
Sekundäre Amenorrhö von kurzer Dauer (unter 1 Jahr).

Dosierung und Anwendungsweise
Die Einnahme von je 1 Dragee an zwei aufeinanderfolgenden Tagen führt meist innerhalb von 3–6 Tagen, in einzelnen Fällen auch noch nach 10 Tagen, zu einer menstruationsähnlichen Blutung.

Unverträglichkeiten und Risiken (Kontraindikationen)
Duogynon-Dragees dürfen nicht angewendet werden, wenn während einer früheren Schwangerschaft Bläschenausschlag aufgetreten ist. Außerdem sind sie nicht bei bestehender Schwangerschaft einzunehmen.

Besondere Hinweise
Ausführlichere Informationen zum Präparat, die der Arzt benötigt, enthält der wissenschaftliche Prospekt.
Sachgerecht gelagert bleibt Duogynon 5 Jahre lang verwendungsfähig. Monat und Jahr der Herstellung sind aus den ersten 4 Ziffern der geprägten oder gestempelten Zahl auf der äußeren Verpackung erkennbar.

Darreichungsformen und Packungsgrößen
2 Dragees

Arzneimittel sorgfältig aufbewahren!
Vor Kindern sichern!

Schering – Arzneimittel, Ergebnisse verantwortungsbewußter Forschung

50 [illegible] 093484 [illegible] 1975

Abb. 17: Beipackzettel für Duogynon-Dragees (1973–1975)

Angesichts der intensivierten Debatte wurden nun immer mehr deutsche Stellen auf die Problematik aufmerksam. Auch die Arzneimittelkommission der deutschen Ärzteschaft nahm sich des Problems an und veröffentlichte im Juli 1973 eine – optisch auffällige – Stellungnahme im *Deutschen Ärzteblatt*: »In der Bundesrepublik laufen seit mehreren Jahren zwei große prospektive Studien über Schwangerschaftsverlauf und Kindesentwicklung. Eine sofortige Rückfrage der Arzneimittelkommission bei den damit befassten Stellen und weiteren Experten ergab bislang keinen signifikanten Anhalt für eine Häufung multipler Mißbildungen, insbesondere Transpositionen der großen Gefäße im Zusammenhang mit der Einnahme von Geschlechtshormonen in der Frühschwangerschaft.«[482]

Bei diesen Arbeiten handelte es sich um zwei umfassende prospektive Studien, die methodisch deutlich zuverlässiger waren als retrospektive (also auf nachträglichen Befragungen basierende) Studien, weil die Schwangeren in ihnen bereits während, aber auch nach der Schwangerschaft ärztlich begleitet und beobachtet wurden. Die eine Studie war das bereits erwähnte, seit 1964 laufende DFG-Schwerpunktprogramm.[483] Eine zweite Studie, die gemeinsam mit der Arzneimittelkommission der deutschen Ärzteschaft durchgeführt und vom BMJFG unterstützt wurde, lief seit 1969 an der Universitäts-Frauenklinik Göttingen und hatte bis April 1972 insgesamt 3.588 Schwangerschaften ähnlich intensiv beobachtet und ausgewertet.[484] Geleitet wurde die Studie von Jürgen Haller, der Mitte der 1970er Jahre auch in engem Austausch mit der Firma Schering stand, die unter anderem eine Finanzierung der Studie anbot.[485] Im *Deutschen Ärzteblatt* erschien 1974 ein Artikel Hallers. Wie der Göttinger Gynäkologe dort erklärte, existiere kein statistisch signifikanter Zusammenhang zwischen einer Hormonbehandlung in der Schwangerschaft und Fehlbildungen. Auch eine »exakte Prüfung« der englischen Berichte habe »keinen echten Hinweis« in diese Richtung ergeben. Zusammenfassend gab es nach Haller »keine Hinweise darauf, daß die in den neuen Publikationen konstruierten Zusammenhänge stichhaltig sind.«[486] Haller betonte aber die Notwendigkeit weiterer Untersuchungen und sprach sich gegen orale Schwangerschaftstests aus.[487] Einen Abschluss fand die Studie nicht, da Haller 1976 verstarb.

482 DÄBl. 1973, S. 1901.

483 Siehe Kap. 1.4.

484 Haller, *Hormontherapie*, 1974, S. 1013–1015.

485 Schering an Haller, 5.3.1975, LArch, B Rep. 58, Nr. 13222, Bl. 49 (weitere Unterlagen zum Austausch zwischen Haller und Schering in derselben Akte).

486 Haller, *Hormontherapie*, 1974, S. 1014–1015.

487 Haller, *Konsequenzen*, 1975, S. 34.

Die DFG veröffentlichte erst 1977 einen umfassenderen Zwischenbericht über ihre Forschungsergebnisse, informierte aber bereits während der laufenden Forschungen einschlägige Stellen. Birgit Nemec und Jesse Olszynko-Gryn haben sich dieser Studie in einem jüngst veröffentlichten Aufsatz gewidmet und sie als Ausdruck einer »ignorance production« bewertet. Dabei argumentieren sie unter anderem, 59 Prozent der Schwangeren (von denen eine große Anzahl hormonelle Schwangerschaftstests verwendet habe) seien aus der Analyse ausgeschlossen worden, weil sie gynäkologische Erkrankungen gehabt hätten oder ihnen verschreibungspflichtige Medikamente rezeptiert worden seien.[488] Dies ist in mehrfacher Hinsicht unzutreffend: Allein bei einer Subanalyse des »vermeidbaren Medikamentenkonsums« wurden Frauen mit verschiedenen (und nicht gynäkologischen) Erkrankungen ausgeschlossen. Diese »Gruppe der Kranken« umfasste 41 Prozent (nicht 59 Prozent).[489] Die Analyse der einzelnen verwendeten Medikamente (also auch von Duogynon) bezog dagegen *alle* untersuchten Frauen mit ein, wie aus dem Text und den Tabellen eindeutig hervorgeht.[490] Es kann also keine Rede davon sein, dass ein Großteil der Patientinnen ausgeschlossen wurde. Auf Grundlage dieser und weiterer[491] Unschärfen argumentieren Nemec und Olszynko-Gryn, das Design der DFG-Studie sei regelrecht dazu geschaffen worden, ein »Nullresultat« hervorzubringen.[492] Da viele ihrer Punkte unzutreffend sind, erscheint auch ihre These der »ignorance production« zumindest in dieser Hinsicht fraglich. Im Falle Duogynons wurde

488 Nemec/Olszynko-Gryn, *Duogynon*, 2022, S. 78.

489 DFG, *Schwangerschaftsverlauf*, 1977, S. 50–51.

490 Ebenda, S. 54–55. Dies geht auch aus den Akten eindeutig hervor, siehe etwa Koller an BGA, 11.9.1978, BArch, B 208/1660, Bl. 227–233.

491 Laut Nemec/Olszynko-Gryn, *Duogynon*, 2022, S. 78, seien 30 Prozent der Fälle erst nach der 12. Schwangerschaftswoche (SSW) erfasst worden. Dies ist ein Irrtum, der wohl auf der Aussage des Zwischenberichts beruht, 70 Prozent der Fälle seien zwischen der 8. und 12. SSW erfasst worden (DFG, *Schwangerschaftsverlauf*, 1977, S. 11). Manche Schwangerschaften wurden aber früher erfasst. Alle Kliniken miteinberechnet, wurden bis zur 12. SSW 83,8 Prozent erfasst, bis zur 13. SSW 90,2 Prozent (Koller, *Risikofaktoren*, 1983, S. 32). Im Vergleich zu anderen Studien erfolgte die Erfassung der Schwangeren also außerordentlich früh. In der sog. Boston-Studie wurden etwa »nur« 27 Prozent der Schwangeren in den ersten 4 Lunarmonaten erfasst (Heinonen/Slone/Shapiro, *Defects*, 1977, S. 275). Hinzu kommen weitere Unschärfen: Zum Beispiel habe sich der Schlussbericht der DFG-Studie laut Nemec/Olszynko-Gryn, *Duogynon*, 2022, S. 78, nur auf 6 von 355 Seiten der Medikation gewidmet, worin sich zeige, dass man »remarkably incurious about medicines« gewesen sei. Wirft man einen Blick in eben diesen Bericht, so wird deutlich, dass die Thematik der Medikationen dort tatsächlich viel umfangreicher analysiert wird (siehe Koller, *Risikofaktoren*, 1983, S. 49–56, 134–178 und passim).

492 Nemec/Olszynko-Gryn, *Duogynon*, 2022, S. 82.

etwa differenziert zwischen Applikationsart und Zeitpunkt der Medikation, zudem geprüft, ob noch andere Hormone gegeben wurden (siehe unten).

Infolge der Verlautbarung der Arzneimittelkommission und der vorläufigen Ergebnisse beider Studien wurde auch das BGA wieder auf die Problematik von Hormonwirkungen auf den Embryo aufmerksam. Zuständig für die Bearbeitung von Arzneimittelnebenwirkungen und die Durchführung des Stufenplans war hier die Wissenschaftliche Direktorin Dr. Annelise Pritzsche, die im September 1973 in die Bundesoberbehörde eingetreten war und mit der Gründung des Instituts für Arzneimittel 1975 die Leitung des Referats »Unerwünschte Arzneimittelwirkungen, Stufenplan« in der Abteilung »Arzneimittelverkehr« übernahm.[493] Pritzsche wandte sich infolge der Verlautbarung Ende 1973 oder Anfang 1974 telefonisch an Schering, um sich über die Indikationsänderung zu informieren; einen schriftlichen Niederschlag fand dies nicht.[494]

Zu einem weiteren Austausch zwischen BGA und Schering in Sachen Duogynon kam es erst im Mai 1975. Anlass dafür waren neuerliche Warnungen aus England. Dort hatte das *British Medical Journal* im April 1975 einen Leserbrief veröffentlicht, in dem Gillian Greenberg und William Inman vom *Committee on Safety of Medicines* über weitere Verdachtsmomente gegen Hormontests nach retrospektiven Erhebungen berichteten.[495] Angesichts der abermaligen Gefahrenhinweise bat Pritzsche das Unternehmen am 26. Mai 1975 um Stellungnahme. Dabei ging die BGA-Referentin davon aus, die mit Duogynon identischen Präparate seien in England und Australien aus dem Handel gezogen worden (woher diese Information stammte, ist unklar). Vor allem aber bat sie das Unternehmen um Mitteilung, ob es die Indikation »Früherkennung der Schwangerschaft« auch für die Injektionsform streichen werde.[496] Schering antwortete rasch. In der Stellungnahme vom 29. Mai blockte das Unternehmen ab und verwies auf die fragliche Validität der Warnungen. Die »in der wissenschaftlichen Literatur geäußerten Vermutungen« beruhten ausschließlich, so Schering, auf retrospektiven Erhebungen. Ein Zusammenhang könne allein durch prospektive Untersuchungen stichhaltig gemacht werden – und die prospektiven Studien, namentlich die in der Bundesrepublik durchgeführten Studien von Haller und der DFG, ergäben hierfür »keinen signifikanten

493 Die Bezeichnung des Referats wurde mehrfach geändert. Zunächst firmierte es unter G VI 2, seit Mitte 1977 unter G VI 3, seit Mitte 1979 unter G V 3 und seit August 1980 unter G V 1. Siehe die Organigramme in BArch, B 208-ORG/7–10.

494 BGA, R 3/G V, an StA Berlin, 31.1.1980; Aussage Pritzsche, 10.4.1980, LArch Berlin, B Rep. 58, Nr. 1814, Bl. 20, 185.

495 Greenberg/Inman, *Tests*, 1975. Der Bericht war nur vorläufig (»preliminary report«). Greenberg und Inman kündigten eine weitere Publikation zu diesem Thema an.

496 BGA, GM 7, an Schering, 26.5.1975, BArch, B 208/1658. Vorausgegangen war ein Telefonat, über das keine Aufzeichnungen vorliegen.

Anhalt«.[497] Weiterhin bezeichnete Schering es als unzutreffend, dass die Duogynon-Präparate in England und Australien wegen des vermuteten teratogenen Risikos aus dem Handel gezogen worden seien; es handele sich lediglich um Indikationsbeschränkungen. Die Indikation »Schwangerschaftstest« für die orale Duogynon-Form sei inzwischen weltweit gestrichen, da eine Virilisierung weiblicher Föten durch die darin enthaltenen synthetischen Hormonderivate theoretisch nicht ausgeschlossen werden könne. Anders verhalte es sich bei der Injektionsform. Diese enthalte nur die natürlichen Hormone Progesteron und Estradiol, die der weibliche Organismus während der Schwangerschaft ohnehin in großer Menge produziere.[498]

Wenige Tage später hielt Pritzsche ein Schreiben der Arzneimittelkommission der deutschen Ärzteschaft in ihren Händen. Wie die Kommission unter Beifügung des Leserbriefs von Greenberg und Inman erklärte, erscheine es angesichts »dieses zunehmenden, wenn auch immer noch nicht beweiskräftigen Datenmaterials [...] doch wohl angebracht, den Herstellern in Zusammenarbeit mit dem BGA nahezulegen, die Indikation hormoneller Schwangerschaftstest für die betroffenen Präparate zu streichen.«[499] Auch im BGA teilte man diese Ansicht, zumal Präsident Georges Fülgraff diesen Satz nach Eingang des Schreibens mit der Glosse »dringend!« kommentiert hatte. Pritzsche verwies in ihrer Antwort an die Arzneimittelkommission auf entsprechende Verhandlungen mit den Firmen Schering und Boehringer Mannheim wegen Streichung der Indikation »Früherkennung der Schwangerschaft« und bat um Hinweise, falls der Kommission weitere Präparate mit der gleichen Indikation bekannt würden.[500]

Das BGA unternahm nun zweierlei. Zum einen thematisierte Pritzsche das Problem wenig später auf der nächsten Sitzung des Beirats Arzneimittelsicherheit. Der Wegfall oraler Formen hormoneller Schwangerschaftstests fand dort offenbar die Zustimmung der Beiratsmitglieder, jedenfalls keinen Wider-

497 Schering verwies hier auf die Veröffentlichung der AkdÄ im DÄBl. 1973 (siehe oben), auf drei Publikationen von Jürgen Haller aus Göttingen (*Hormontherapie*, 1974; *Arzneimittelprobleme*, 1974; *Konsequenzen*, 1975) sowie auf telefonische Rücksprachen mit Haller.

498 Schering an BGA, 29.5.1975, BArch, B 208/1658.

499 AkdÄ an BGA, 28.5.1975, ebenda. Die AkdÄ bat die Hersteller 1975, die Indikation Schwangerschaftstest bei oralen Estrogen-Gestagen-Kombinationen vorsorglich zu streichen (siehe AkdÄ an Schering, 6.6.1975, LArch Berlin, B Rep. 58, Nr. 1827, Bl. 60). Eine geplante Bekanntgabe (Entwurf ebenda, Bl. 61) kam nicht zustande; Schering war damit offenbar einverstanden (Schreiben vom 13.6.1975, ebenda, Bl. 62–63).

500 BGA, GM 7, an AkdÄ, 9.6.1975, BArch, B 208/1658.

spruch. Weitergehende Forderungen blieben aber aus.[501] Zum anderen wandte sich Pritzsche am 9. Juni 1975 selbst an Professor Haller. Unter Hinweis auf die einschlägigen Verdachtsmomente und das Nutzen-Risiko-Verhältnis bat sie den Göttinger Gynäkologen um Stellungnahme.[502] Dieser antwortete eine Woche später. Wie Haller dabei darlegte, hielten die einschlägigen Publikationen »im angelsächsischen Schrifttum« einer statistischen Analyse in seinen Augen »nicht stand.« Dabei verwies er vor allem auf die prospektive Untersuchungsreihe an seiner eigenen Universitätsklinik. Bei 3.879 Schwangerschaften ohne hormonelle Schwangerschaftstests seien 96 Fälle von Fehlbildungen aufgetreten (2,47 Prozent), bei 789 Schwangerschaften mit solchen Tests 22 Fälle (2,66 Prozent). Dennoch sprach sich Haller auch gegenüber dem BGA dezidiert gegen orale hormonelle Schwangerschaftstests aus, da sichere Methoden zur Verfügung stünden und »bei dem geringsten Verdacht eine Behandlung unterbleiben sollte.« Dessen ungeachtet hielt Haller Injektionspräparate mit dem reinen Progesteron für »unbedenklich«.[503] Auf Nachfrage des BGA erklärte Haller einige Wochen später, dass auch Estradiolbenzoat in öliger Lösung »durchaus noch als physiologisch und für den Embryo als unbedenklich anzusehen« sei, weil es sich lediglich um die Veresterung von Estradiol mit der Benzoesäure handele, also von zwei natürlichen und auch sonst im Körper vorkommenden Substanzen.[504]

Das BGA richtete kurz darauf eine weitere Anfrage an Prof. Karl Knörr von der Universitäts-Frauenklinik in Ulm. Unter Hinweis auf die Äußerungen von Haller bat Pritzsche Knörr um Stellungnahme, ob er trotz der Zusammensetzung aus natürlichen Hormonen teratogene Schädigungen des Embryos durch Duogynon-Injektionen für möglich halte.[505] Eine Antwort des Ulmer Mediziners blieb offenbar aus, jedenfalls ging nichts Schriftliches beim BGA ein. Aus heutiger Sicht erscheint unverständlich, weshalb das BGA in dieser Frage nicht noch einmal nachhakte, auch wenn eine Warnung des Mediziners vor der Injektionsform nicht unbedingt zu erwarten war.[506] Offenbar sah das BGA hier keinen weiteren Handlungsbedarf, zumal in den Duogynon-Injektions-

501 Ergebnisprotokoll über die Sitzung des Beirates Arzneimittelsicherheit am 27. Juni 1975, 17.7.1975, BfArM-Archiv, 7402, Beirat Arzneimittelsicherheit, 2.
502 BGA, GM 7, an Prof. Haller, 9.6.1975, BArch, B 208/1658.
503 Prof. Haller an BGA, 16.6.1975, ebenda.
504 Prof. Haller an BGA, 18.8.1975; BGA an Prof. Haller, 14.7.1975, ebenda.
505 BGA, G VI 2, an Prof. Knörr, 2.10.1975, ebenda.
506 Welche Ansicht Knörr vertreten hätte, muss hier offenbleiben. Auch Knörr, der selbst Duogynon-Tabletten für Schering getestet hatte, sprach sich zu dieser Zeit gegen hormonelle Schwangerschaftstests aus (Knörr, *Blutungen*, 1974), wobei die Literatur, auf die er sich dabei bezog, ausschließlich orale Formen betraf. Knörr war auch an der DFG-Studie beteiligt, an der zu diesem Zeitpunkt keine schwere

präparaten tatsächlich nur natürliche Hormone physiologisch wirksam waren und zu diesem Zeitpunkt keine einzige Verdachtsmeldung gegen die parenterale Form vorlag. Insoweit wäre es für die Beamten im BGA mit den einzigen ihnen zur Verfügung stehenden Regulierungsinstrumenten – durch Austausch und Aussprache von Empfehlungen – kaum möglich gewesen, etwas zu erreichen. Die Angelegenheit verlief danach vorerst im Sande, auch der zuständige Senator für Gesundheit und Umweltschutz in Berlin zeigte sich eher desinteressiert.[507]

2.9 Von der Fachdebatte zum öffentlichen Skandal 1977–1981

Im Herbst 1977 erfasste die Debatte um hormonelle Schwangerschaftstests erstmals auch die bundesrepublikanische Medienöffentlichkeit. Angesichts neuer Warnungen Gals und offizieller Stellen in England berichteten nun auch Massenmedien wie der *Spiegel* und die *Bild* über den Verdacht, wobei nicht selten der Eindruck erweckt wurde, als stehe ein Zusammenhang zwischen Duogynon und den Fehlbildungen bereits fest.[508] Die mediale Debatte um das Hormonpräparat sollte in den folgenden Jahren nicht mehr verstummen, stand aber in gewissem Kontrast zum Fachdiskurs. Dort war man eher zurückhaltend, was eine Verursachung von Fehlbildungen durch Hormone anging. Auch diverse Autorinnen und Autoren, die statistisch signifikante Assoziationen zwischen weiblichen Sexualhormonen und Fehlbildungen feststellten, zögerten, hier einen ursächlichen Zusammenhang zu postulieren.[509] Ein in diesem Jahr veröffentlichter Zwischenbericht des bereits erwähnten DFG-Schwerpunktprogramms thematisierte trendhafte Zusammenhänge zwischen Duogynon und verschiedenen Fehlbildungstypen, die aber »unterhalb der statistischen Nachweisbarkeitsgrenze« lägen und »zahlenmäßig nicht signifikant« seien.[510]

Alarmiert durch die Presseartikel bemühte sich nun erstmals auch die Bundesregierung um Informationen. Das BMJFG wandte sich noch Mitte Oktober 1977 an das BGA und bat um umgehende Informationen, besonders mit

Fehlbildung nach Gabe der Duogynon-Injektionsform bekannt war; siehe BArch, B 208/1660, Bl. 227–233.

507 SenGes Berlin an BGA, 7.10.1975, BArch, B 208/1658. Der SenGes fragte hier an, ob das BGA die Angelegenheit mit den Stellungnahmen der Firma »als erledigt« ansehe. Das BGA antwortete am 6.11.1975 (ebenda), noch einen Mediziner (Knörr) konsultiert zu haben, ließ danach aber nichts mehr von sich hören.

508 Siehe etwa *Gefährlicher Test*, Der Spiegel 43/1977; *Ärztin: Neue Contergan-Katastrophe*, BamS, 2.10.1977. Siehe auch Gal, *Tests*, 1977.

509 Siehe etwa Greenberg u.a., *Histories*, 1977, S. 356.

510 DFG, *Schwangerschaftsverlauf*, 1977, S. 56–57.

Blick auf getroffene Maßnahmen und die Lage in England und Finnland.[511] Drei Wochen später erhielt das Ministerium ausführlichere Antwort. Wie das BGA mitteilte, sei ein Zusammenhang zwischen Duogynon und Fehlbildungen in der Bundesrepublik »nicht beobachtet« worden. Zugleich verwies das BGA auf entsprechende Warnungen in England, machte aber auf methodische Probleme der dortigen Studien aufmerksam. Sowohl in England als auch in Finnland befinde sich das Mittel mit der Kontraindikation Schwangerschaft weiterhin auf dem Markt. Weitere Maßnahmen seien nicht erforderlich, da die Duogynon-Dragees aufgrund eines theoretisch denkbaren Virilisierungsrisikos ohnehin seit 1974 (richtig: 1973) für die Schwangerschaft kontraindiziert seien.[512] Auf einer Abteilungsleiterbesprechung im BMJFG entschied man daraufhin, vorerst nicht öffentlich auf das Thema zu reagieren, beschloss aber eine weitere Prüfung der Sach- und Rechtslage.[513]

Neue Bewegung in die Angelegenheit kam 1978, zumal zu Jahresbeginn das neue Arzneimittelgesetz in Kraft getreten war. Das Ergebnis der rechtlichen Prüfung des Falles Duogynon lag Mitte März 1978 vor. Verantwortlich hierfür zeichnete Ministerialrat Heinrich Hoffmann, der das Referat Arzneimittelrecht leitete und als »Kopf« hinter dem zweiten Arzneimittelgesetz stand, das er zu wesentlichen Teilen konzipiert und formuliert hatte. Das Ergebnis war eindeutig. Wie Hoffmann in seinem Vermerk festhielt, war ein behördlicher Eingriff im Sinne eines Verkehrsverbots in diesem Fall »rechtlich nicht möglich«, da hierfür die fraglichen Schädigungen bei bestimmungsgemäßem Gebrauch eintreten müssten. Weil Duogynon aber für die Schwangerschaft ausdrücklich kontraindiziert sei, handele es sich bei Anwendung in der Schwangerschaft nicht um einen bestimmungsgemäßen Gebrauch.[514]

Im Januar 1978 teilte Schering den Behörden mit, die Indikation Schwangerschaftstest nun auch für die Injektionsform zu streichen. Das Unternehmen begründete diesen Schritt mit der zunehmenden Verfügbarkeit einfacher immunologischer Tests.[515] Neben solchen prinzipiellen Erwägungen hatte die Entscheidung aber offenbar auch – trotz aller anderslautender Bekundungen nach außen – medizinische Gründe, denn auch Schering war sich über eine wach-

511 BMJFG, 351, an BGA, 14.10.1977, BArch, B 353/1465.

512 BGA, G V 5, an BMJFG, 3.11.1977, ebenda.

513 BMJFG, 35, Vermerk über AL-Besprechung, 18.10.1977, ebenda. Zuvor war das Ministerium bereits telefonisch vom BGA unterrichtet worden.

514 BMJFG, 352, Vermerk für Ministerin, 14.3.1978, ebenda. Der Entwurf war zunächst auf den 20.2. datiert, wurde aber von Hoffmann zurückgehalten, da dieser den Ausgang des »Biguanidfalles« abwarten wollte. Dieser war aber nach Auffassung des MinRats rechtlich »anders gelagert« als der Fall Duogynon, siehe die handschriftliche Notiz ebenda.

515 Schering an SenGes Berlin, 18.1.1978, BArch, B 208/1658.

sende medizinische Kritik an parenteralen Tests im Klaren.[516] Am 30. März 1978 informierte Schering das BGA über die geänderte Gebrauchsinformation, nach der auch vor der Anwendung der Duogynon-Injektionsformen »eine Schwangerschaft auszuschließen« sei.[517]

Parallel zur Unterrichtung der Behörden wandte sich Schering mit einem Rundbrief an die deutschen Gynäkologen und praktischen Ärzte. Wie das Unternehmen darin darlegte, seien nunmehr alle Duogynon-Formen nicht mehr als Schwangerschaftstest indiziert.[518] Schering berief sich zur Begründung dieser Kontraindikation auf eine Stellungnahme der Ständigen Kommission Steroidtoxikologie (SKS) der Deutschen Gesellschaft für Endokrinologie vom 22. Februar 1978. Die SKS hatte sich darin zu den Risiken einer Hormontherapie in der Schwangerschaft geäußert – und dabei auch das Problem hormoneller Schwangerschaftstests angesprochen: Diese seien, so die Kommission, auch in ihrer Injektionsform grundsätzlich nicht mehr anzuwenden, da andere Methoden zur Verfügung stünden. Inhaltlich changierte die Stellungnahme zwischen einer Vorsichtslogik und einer Relativierung des Risikos von Hormoneinnahmen während der Schwangerschaft: »Auch wenn das teratogene Risiko – falls ein solches überhaupt existieren sollte – minimal sein dürfte, ist Zurückhaltung bei der Anwendung von Sexualhormonen zur Schwangerschaftserhaltung geboten.«[519]

Die Rolle der SKS und ihrer Stellungnahme ist in mehrfacher Hinsicht aufschlussreich. Schering pflegte nicht nur enge Kontakte zu einigen Kommissionsmitgliedern, sondern war über Friedmund Neumann direkt in der SKS vertreten. Die Arbeit der Kommission ließ sich daher auch nicht klar von der Firmenpolitik trennen (was übrigens auch dem BGA bewusst war[520]). Dementsprechend lagen die Stellungnahme der SKS und die Kommunikationsstrategie Scherings auf der gleichen Linie, indem sie einerseits die Berechtigung für hormonelle Schwangerschaftstests zurückwiesen, andererseits aber ein damit einhergehendes Risiko in Zweifel zogen. Darüber hinaus offenbart sich im Umgang mit der Stellungnahme eine mehrgleisige Kommunikationsstrategie Scherings. Während das Unternehmen nach außen immer wieder betonte, die Stellung-

516 So hielt etwa Dr. Detering von Schering nach einem Besuch eines BGA-Symposiums im November 1977 fest: »Auch unsere Ansicht, daß die Injektionsform von Primodos keinen Schaden setzen könnte, weil sie Hormone enthalte, die identisch mit den körpereigenen seien, können wir wohl kaum aufrecht erhalten« (Vermerk Dr. Detering, 22.11.1977, LArch Berlin, B Rep. 58, Nr. 13198, hier Bl. 48).

517 Schering an BGA (Anzeige gem. § 29 Abs. 1 AMG 1976), 30.3.1978, BArch, B 208/1658.

518 Ärztebrief Schering, März 1978, BArch, B 353/1465.

519 Siehe ebenda (Anlage); auch abgedruckt in DAZ 1978, S. 1160; DÄBl. 1978, S. 1752.

520 BGA, G VI, Vermerk, 11.4.1978, BArch, B 208/1660, Bl. 587.

nahme der SKS habe Anlass zur Rücknahme der Indikation »Schwangerschaftstest« für die Injektionsform gegeben,[521] war die entsprechende Entscheidung tatsächlich bereits Ende 1977 gefallen.[522] Die Stellungnahme der SKS war somit nicht entscheidend für die Indikationsrücknahme, sondern legitimierte diese lediglich im Nachhinein. Deutlich wird daran: Die Erklärungen, mit denen Schering in den öffentlichen Raum zu wirken suchte, entsprachen keineswegs stets den internen Erwägungen. Dass zur Jahreswende 1977/78 die Indikationsrücknahme erfolgte, war – anders als Schering behauptete – sicherlich weniger durch die prinzipielle Einsicht bedingt, nach der extrakorporale Schwangerschaftstests zu bevorzugen sind, zumal diese Auffassung in der medizinischen Fachwelt längst etabliert war. Entscheidend waren vielmehr der wachsende öffentliche Druck und vor allem das Inkrafttreten des AMG 1976. Mit der Indikationsrücknahme – gleichsam pünktlich zur Änderung der Rechtslage – wurde es den Behörden deutlich erschwert, Maßnahmen gegen das Präparat durchzusetzen. Dies entsprach einer Strategie kleinstmöglicher Schritte, bei der es weniger darum ging, die tatsächliche Anwendung des Präparats zu ändern,[523] sondern die vor allem darauf zielte, den Weitervertrieb des Medikaments formal abzusichern.

Diese Strategie verfolgte das Unternehmen auch weiterhin, wie sich drei Monate später zeigte. Am 27. Juni 1978 gab Schering dem BGA per Änderungsanzeige bekannt, sowohl Duogynon simplex als auch die Dragees zum 1. September 1978 in Cumorit umzubenennen.[524] Die alte, bereits 1950 eingeführte Injektionsform in zwei Ampullen fiel dagegen ersatzlos weg. Mit der Namensänderung wurden auch die Beipackzettel neu gefasst. Deutlicher als zuvor war auf die Kontraindikation der Schwangerschaft hingewiesen; zudem war nun auch bei den Dosierungs- und Anwendungshinweisen der vorige »Ausschluß einer Schwangerschaft« gefordert.[525] Wie das Unternehmen dem BGA

521 Ärztebrief Schering, März 1978, BArch, B 353/1465. Schering erklärte hier, »wegen dieser Stellungnahme« die Indikationen geändert zu haben. Schering behauptete sogar gegenüber Mitgliedern der SKS, deren Stellungnahme habe dem Unternehmen »Veranlassung« gegeben, die Indikationen zu ändern (so Schering an Prof. Hammerstein, 16.3.1978, LArch Berlin, B Rep. 58, Nr. 13190, Bl. 21–22).

522 Siehe Schering an Nocke, 13.12.1977, LArch Berlin, B Rep. 58, Nr. 13190, Bl. 203–204; Informationsdienst Schering Nr. 96/77, 8.11.1977, LArch Berlin, B Rep. 58, Nr. 1808, Bl. 29–32; ferner Nr. 1827, Bl. 54–57.

523 Dies wird deutlich in: Schering an Nocke, 13.12.1977, LArch Berlin, B Rep. 58, Nr. 13190, Bl. 203–204; Informationsdienst Schering Nr. 96/77, 8.11.1977, LArch Berlin, B Rep. 58, Nr. 1808, Bl. 29–32.

524 Schering an BGA (Anzeige gem. § 29 AMG 1976), 27.6.1978, BArch, B 208/1658.

525 Siehe ebenda die geänderten Packungsbeilagen. Anwendungsgebiet und Gegenanzeigen waren nun für alle Duogynon-Formen identisch. Sie lauteten: »Fehlende Monatsblutung in bestimmten Fällen (sekundäre Amenorrhö von unter 1 Jahr Dauer)«; sowie: »Cumorit darf nicht angewendet werden, wenn während einer

und BMJFG am 1. August 1978 und bald auch in einem Ärztebrief mitteilte, erfolge dieser Schritt, um einem eingefahrenen, aber kontraindizierten Gebrauch entgegenzuwirken, zumal unter dem Namen Duogynon kein Präparat mehr erhältlich war. All dies sollte die Ärzteschaft dazu zwingen, sich mit dem Medikament und seinen Kontraindikationen auseinanderzusetzen[526] – ein Argument, das schwerlich von der Hand zu weisen war, zumal auch die Duogynon-Kritikerin Isabel Gal eine solche Umbenennung gefordert hatte.[527] Nicht wenigen galt die Umbenennung jedoch als fragwürdiges PR-Manöver.[528]

Nach der Rücknahme der Indikation »Schwangerschaftstest« auch für die parenterale Duogynon-Form im März 1978 schien es so, als habe sich das Thema medial erledigt. In der Presse waren kaum noch Berichte über das Medikament und einen Zusammenhang mit Fehlbildungen zu vernehmen. Dies änderte sich im Juli 1978. Am 21. Juli erschien im *Berliner Extra-Dienst*, einer linkssozialistischen Wochenzeitung aus West-Berlin, der Artikel *Ein neuer ›Fall Contergan‹?*[529] Der Artikel war eine scharfe Anklage gegen die Firma Schering und richtete seinen Blick vor allem auf England, ging aber auch auf die Situation in der Bundesrepublik ein. Während manche Punkte durchaus korrekt wiedergegeben wurden, enthielt der Artikel zugleich eine Reihe von Falschinformationen. So wurde etwa behauptet, in der Roten Liste sei das parenterale Duogynon nach wie vor als Schwangerschaftstest empfohlen.[530] Darüber hinaus suggerierte der Artikel, es stehe bereits fest, dass durch Duogynon mehr Kinder geschädigt seien als durch Contergan.

Der Artikel führte zu zahlreichen Anfragen an offizielle Stellen[531] und löste in den Behörden hektische Betriebsamkeit aus. Erstmals traten diese nun auch selbst mit Pressemitteilungen an die Öffentlichkeit. Ein Entwurf des BGA war im BMJFG mehrfach überarbeitet worden, bevor die endgültige Fassung unter der Überschrift *Keine Hormonbehandlung während der Schwangerschaft* herausging[532] – und aufgrund der pauschalen Ablehnung dieser Behandlungsform

früheren Schwangerschaft Bläschenausschlag aufgetreten ist (Herpes gestationis), sowie bei bestehender Schwangerschaft.«

526 Schering an BGA, 1.8.1978, BArch, B 208/1659; Schering an BMJFG, 1.8.1978, BArch, B 353/1465. In der Anlage befindet sich auch der auf »August 1978« datierte Ärztebrief, der die Umbenennung begründete und auf die Indikationen und die Stellungnahme der SKS hinwies.

527 Gal, *Tests*, 1975, S. 749.

528 Siehe etwa *Nur ein Wechsel des Etiketts?*, Die Zeit 33/1978.

529 *Ein neuer ›Fall Contergan‹? Kindesmissbildungen durch Schering-Produkt?*, Berliner Extra-Dienst, 21.7.1978.

530 In der Roten Liste 1977/78 waren alle Duogynon-Formen nur noch für die kurzdauernde sekundäre Amenorrhoe indiziert.

531 BGA, Pressestelle, an BMJFG (Fernschreiben), 26.7.1978, BArch, B 353/1465.

532 BMJFG, Pressemitteilung, 28.7.1978, als Fernschrift (Ref. 351) ebenda (dort auch

durchaus scharfen Protest maßgeblicher Mediziner provozierte, die hierin einen Angriff auf ihre Therapiefreiheit erkannten.[533] Parallel zur ministeriellen Verlautbarung warnte die Arzneimittelkommission der deutschen Ärzteschaft im *Deutschen Ärzteblatt* vor der Anwendung von oralen Gestagen-Estrogen-Kombinationen als Schwangerschaftstest, wobei auch die Stellungnahme der SKS abgedruckt wurde.[534]

Ab Ende Juli 1978 setzte eine regelrechte Flut an Presseartikeln ein, die über den Verdacht gegen Duogynon und gegen Sexualhormone in der Schwangerschaft berichteten. Eines hatten die meisten dieser Artikel gemein: Sie bezogen sich auf den Contergan-Skandal, der als Chiffre diente, um die komplexen Zusammenhänge leicht verständlich zu machen.[535] Neben sachlichen Berichten[536] waren aber nicht wenige der Artikel im Detail ungenau und lieferten zum Teil auch falsche Informationen.[537] Andere Artikel erweckten wiederum den Eindruck, als sei die teratogene Wirkung Duogynons eine feststehende Tatsache.[538] Einige Autoren positionierten sich dabei ausdrücklich politisch. Während manche ein linksextremes »Spiel mit dem Contergan-Trauma« zu erkennen meinten,[539] kamen andere Beiträge einer industriekritischen Generalanklage

weitere Entwürfe); BArch, B 208/1658. Siehe auch BGA an BMJFG, 26.7.1978, BArch, B 353/1465; Entwurf, Pressemitteilung, undatiert, BArch, B 208/1659.

533 Hammerstein an BMJFG Huber und BGA-Präsident Fülgraff, 3.8.1978, BArch, B353/1465; BArch, B 208/1658. Ähnlich: Prof. Zander an BMJFG Huber, 7.8.1978, BArch, B 353/1465.

534 DÄBl. 1978, S. 1751 (27.7.1978).

535 *Mißbildungen durch Pillenhormone?*, Der Tagesspiegel, 30.7.1978; *Aus dem Fall Contergan nichts gelernt?*, Vorwärts, 3.8.1978; *Schwangerschaftstest mit Folgen*, Die Zeit 32/1978; *Wieder steht ein Medikament in Mißbildungsverdacht*, FR, 4.8.1978.

536 Siehe etwa die Meldung der dpa unter dem Titel »Schwangerschaftstest« vom 2.8.1978.

537 Die vielen Irrtümer in Presseartikeln können hier nicht im Einzelnen aufgelistet werden. Fehlerhaft waren besonders oft zeitliche Angaben, etwa zu Indikationsänderungen (*Aus dem Fall Contergan nichts gelernt?*, Vorwärts, 3.8.1978; *Wieder steht ein Medikament in Mißbildungsverdacht*, FR, 4.8.1978; *Mißbrauchte Hormonpräparate*, FAZ, 9.8.1978) oder zur Situation im Ausland. Nicht wenige Artikel enthielten überdies an sich objektiv richtige Aussagen, die aber sinnentstellend wiedergegeben wurden. So wurde – um nur ein Beispiel zu nennen – geschrieben (*Aus dem Fall Contergan nichts gelernt?*, Vorwärts, 3.8.1978), die AkdÄ habe bereits 1975 von den Herstellern einschlägiger Hormonpräparate gefordert, die Indikation »Schwangerschaftstest« zu streichen. Dass sich diese Forderung allein auf orale Tests bezogen hatte, wird ebensowenig erwähnt wie der Umstand, dass Schering die Streichung schon zwei Jahre zuvor durchgeführt hatte. Stattdessen heißt es unmittelbar anschließend, als ob hier ein Widerspruch zur AkdÄ-Empfehlung bestünde: »Aber Schering verkaufte weiter.« Beispiele für solche Sinnentstellungen ließen sich beliebig vermehren.

538 *Schwangerschaftstest mit Folgen*, Die Zeit 32/1978.

539 *Wie eine Linkspostille ihr Spiel mit dem Contergan-Trauma treibt*, Die Welt, 3.8.1978.

gleich. Eine Organisation, die sich in dieser Hinsicht immer wieder lautstark zu Wort meldete, war die Arbeitsgemeinschaft der Verbraucher. Unter Hinweis auf die Warnungen aus England und die Marktrücknahme in einigen Ländern forderte sie am 1. August 1978 ein sofortiges Verbot von Duogynon und warf dem BGA nicht ohne Polemik vor, Fragen der Arzneimittelsicherheit »desinteressiert« gegenüberzustehen.[540]

Im BGA lagen zu diesem Zeitpunkt nur wenige Informationen über die medizinische Sachlage vor. Auch das Material zum Präparat war denkbar spärlich. Die Phase von Ende Juli bis Mitte August war daher vor allem durch Informationsbeschaffung geprägt, wozu das BGA in intensiven Kontakt mit Schering trat. Auf telefonische Anforderung des Leiters der Abteilung Arzneimittelverkehr im BGA, Emil Tschöpe, hatte Schering bereits am 24. Juli einen Brief überbracht, der unter anderem die Absatzzahlen für alle Duogynon-Präparate seit 1974 enthielt (die bei den Dragees sichtlich zurückgegangen waren). Schering unterrichtete darüber hinaus auch über eine Stellungnahme, die das Unternehmen bei Anfragen zu Duogynon herausgehen ließ. Dabei zeigte sich eine Kommunikationsstrategie, die Schering auch in der Folgezeit im Kern beibehielt: Der seit 1967 diskutierte Verdacht auf teratogene Wirkungen von Duogynon und ähnlichen Präparaten lasse sich durch andere Studien und Tierversuche nicht bestätigen; dennoch habe man alle Duogynon-Formen für die Schwangerschaft kontraindiziert, »so daß ein noch so minimales Risiko ausgeschlossen wird.«[541] Deutlich wird in solchen Stellungnahmen, denen noch unzählige ähnliche Pressemitteilungen und Verlautbarungen folgten, das Bestreben, sich als verantwortungsbewusster Pharmahersteller darzustellen und zugleich alle Verdachtsmomente in Zweifel zu ziehen.

Auf telefonische Bitte des BGA-Pharmakologen Klaus-Wolf von Eickstedt übersandte Schering am 3. August eine Reihe weiterer Unterlagen (darunter Absatzzahlen, Packungsbeilagen und Stellungnahmen). Diese landeten im BGA auf dem Schreibtisch von Annelise Pritzsche, die auch nach einigen Organisationsänderungen im Institut Leiterin des Referats »Unerwünschte Arzneimittelwirkungen« blieb und als solche den Duogynon-Fall federführend bearbeitete.[542] Schering leitete dem BGA, namentlich Pritzsche, auch in den Folgetagen auf Anfrage weiteres umfangreiches Material zu. Allein ein Schreiben des PR-Chefs von Schering, Wilhelm Scior, vom 5. August enthielt nicht weniger als 117 Blatt Anlagen, die Pressemitteilungen und Gegendarstellungen des Unternehmens umfassten, überdies medizinisch-wissenschaftliche Korres-

540 *Mißbildungen durch Duogynon?*, Verbraucherpolitische Korrespondenz 31/1978.
541 Schering an BGA, 24.7.1978, BArch, B 208/1658. Zitat aus Anlage zum Schreiben.
542 Schering an BGA (Pritzsche), 3.8.1978, BArch, B 208/1659. Anlagen ebenda.

pondenz und Literatur, darunter eine mit Abstracts versehene und kommentierte Zusammenstellung der englischen Schering-Tochter über alle bekannten epidemiologischen Studien zum Thema.[543] Dass solche Informationen – wie mitunter zu lesen ist – auf irregulärem Wege ins BGA »eingespeist« worden seien, ist unzutreffend.[544] Schreiben, in denen meist auf zuvor geführte Telefonate hingewiesen war, gingen regulär ein, wurden gestempelt, mit Sichtvermerken versehen und zu den Akten gegeben.

Schering verfolgte damit eine aus Unternehmenssicht geschickte Informationsstrategie, die darauf zielte, psychologische Anker zu setzen und sich als kooperationsbereit, verantwortungsbewusst und sachlich zu inszenieren. Dabei spielte Schering in die Karten, dass in der medialen Debatte diverse Irrtümer kursierten, die das Unternehmen als vermeintlicher Sachwalter der Sachlichkeit korrigieren konnte. Zu dieser Strategie zählte unter anderem, auf die Situation im Ausland hinzuweisen, zumal ja die Verdachtsmomente gegen Duogynon in erster Linie von dort kamen. Am 3. August 1978 übersandte Schering eine Aufstellung über die weltweite Lage. Demnach waren bis dahin in 11 Ländern Duogynon-Präparate komplett oder teilweise (in Finnland zum Beispiel nur die Dragee-Form) gestrichen worden, in 84 Ländern befanden sich Duogynon-Präparate noch in wenigstens einer Form im Verkehr.[545]

Angesichts der regen öffentlichen Debatte wurde das Thema Duogynon zunehmend als politische Frage wahrgenommen. Infolgedessen schaltete sich in der ersten Augusthälfte das BMJFG verstärkt ein, um über die weiteren Schritte zu beraten. Am 4. August 1978 erfolgte eine erste, kurzfristig anberaumte Besprechung in Bonn, an der seitens des BGA Vizepräsident Klaus Kübler (Jurist) sowie Eickstedt und Pritzsche teilnahmen, seitens des Ministeriums der bereits erwähnte Arzneimittelrechtler Hoffmann, seine Mitarbeiterin Irmgard Helmer (Pharmazeutin), der zuständige Unterabteilungsleiter Herbert Harsdorf (Jurist) und (zeitweise) Pressereferent Frank Sommer. Abermals kamen die Juristen zu dem Ergebnis, Duogynon nicht verbieten zu können, weil das Präparat bei bestimmungsgemäßem Gebrauch unbedenklich sei. Allenfalls könne man die Anbringung weiterer Warnhinweise anordnen (Abb. 18).[546] In einem Statement vor der Bundespressekonferenz hatte Sommer

543 Schering (Scior) an BGA (Pritzsche), 5. 8. 1978, ebenda samt Anlagen.

544 So etwa suggeriert bei *Für die Opfer kein Wort*, Der Spiegel 27/2016, S. 40.

545 Aufstellung zur Duogynon-Situation im Ausland, Anlage zum Schreiben vom 3. 8. 1978, BArch, B 208/1659. Demnach war in 79 Ländern (auch) die orale Form weiterhin im Verkehr, in 80 Ländern (auch) die Injektionsform. Die Gesamtzahl der Länder betrug 93. Laut Notizen Scherings sei Pritzsche von der Aufstellung beeindruckt gewesen, siehe LArch Berlin, B Rep. 58, Nr. 13199, Bl. 115.

546 BMJFG, 351, Vermerk über die Besprechung am 4. August 1978, 7. 8. 1978, BArch, B 353/1465. Diese Auffassung vertraten im Übrigen auch andere, nicht an dieser

am gleichen Tag bereits angekündigt, die Möglichkeit eines Verbots zu prüfen, und ein eventuelles Fehlverhalten Scherings angedeutet, aufgrund des nicht auszuschließenden Restrisikos aber vor allem mit Nachdruck auf die Kontraindikation für die Schwangerschaft hingewiesen. Eine Verschreibung zu diesem Zweck sei als ärztlicher Kunstfehler zu werten.[547]

Die Besprechungsergebnisse sollten am darauffolgenden Montag, den 7. August, der Ministerin Antje Huber (SPD) vorgetragen werden. Übers Wochenende kam es zu einem intensiven Austausch zwischen Eickstedt und verschiedenen Verantwortlichen Scherings, wobei der Beamte (offensichtlich nicht ganz korrekt) über den Inhalt der Besprechung berichtete und das Unternehmen darüber informierte, mit welchen behördlichen Anordnungen in etwa zu rechnen sei.[548] Nachdem die Vertreter des BGA am 7. August erneut nach Bonn gereist waren und Ministerin Huber den Sachstand erläutert hatten, gab das BMJFG noch am gleichen Tag eine weitere Presseverlautbarung zu Duogynon und dem ähnlichen Präparat Gynäkosid heraus – die dritte in elf Tagen. Wie das Ministerium feststellte, war »die bestimmungsgemäße Anwendung beider Mittel unbedenklich«, weil alle Darreichungsformen dieser Präparate nicht als Schwangerschaftstest indiziert seien. Da beide Mittel aber noch »gelegentlich« in der Frühschwangerschaft angewendet würden, werde man die Hersteller zu weiteren verstärkten Aufklärungsmaßnahmen veranlassen und den Erfolg dieser Maßnahmen beobachten. Laut den vorliegenden Untersuchungen gebe es »kein eindeutig nachgewiesenes Risiko« einer teratogenen Wirkung. Wegen des »nicht völlig auszuschließenden Restrisikos« wurde aber vor einer Anwendung in der Schwangerschaft »nachdrücklich« gewarnt.[549]

Abermals fand die Verlautbarung ein reges mediales Echo. Mehrfach wurde im Fernsehen zur Hauptsendezeit berichtet, zahlreiche Presseartikel erschienen. Wie bereits zuvor war die Stoßrichtung der Beiträge durchaus unterschiedlich. Während sich einige Artikel auf eine inhaltliche Wiedergabe der Presseerklärung beschränkten,[550] richteten andere ihren Blick auf die bis dahin nur vereinzelt kritisierten Behörden. Diese sahen sich nun Vorwürfen von zwei Seiten ausgesetzt. Einerseits wurde insbesondere dem BGA ein unvertretbares Zögern vorgeworfen. Die Arbeitsgemeinschaft der Verbraucher etwa bezeichnete

Besprechung beteiligte Ministerialbeamte, siehe BFMJG, 351, an ASbH, 13.9.1978, ebenda.

547 BMJFG, 013, Text Presse-Statement, 4.8.1978, ebenda.

548 Siehe Exkurs 1.

549 BMJFG, Pressemitteilung betr. Duogynon und Gynäkosid, 7.8.1978, BArch, B 353/1465.

550 *»Duogynon« und »Gynäkosid«. Richtig angewendet unbedenklich*, Rheinische Post, 8.8.1978. Siehe auch die Agenturmeldungen von Reuters und der dpa, BArch, B 353/1465.

351
351 -

RD'n Helmer i.V

Bonn 2, den 7. August 1978
Hausruf: 262

Betr.: Vermerk über die Besprechung am 4. August 1978

Teilnehmer:

MinDirig. Harsdorf, MinRat Dr. Hoffmann, RD'n Helmer
zeitweilig der Pressereferent Herr Sommer
Prof. Dr. von Eickstedt (BGA), Fr.Dr. Pritsche (BGA), Dr. Kübler (BGA).

D u o g y n o n

seit 1958 im Verkehr.

Duogynon wurde 1962 beim Bundesgesundheitsamt in Berlin registriert. Gemäß Art. 3 § 7 AMG 1976"gelten Fertigarzneimittel, die Arzneimittel im Sinne des § 2 Abs. 1 sind und sich bei Inkrafttreten dieses Gesetzes in Verkehr befinden,als zugelassen, wenn sie sich am Tage der Verkündung dieses Gesetzes im Verkehr befinden."

Kann Duogynon auf der Grundlage dieses Gesetzes aus dem Verkehr gezogen werden?

§ 29 Abs. 3 Nr. 3 sagt aus, daß eine neue Zulassung zu beantragen ist, u.a. "bei einer Erweiterung der Anwendungsgebiete". Im Fall Duogynon liegt aber keine Erweiterung des Anwendungsgebietes vor, vielmehr wurde das Anwendungsgebiet reduziert. Aus diesem Grunde kann § 29 Abs. 3 Nr. 3 für Duogynon nicht herangezogen werden.

§ 25 Abs. 2 Nr. 5 sagt aus, daß die zuständige Bundesoberbehörde die Zulassung versagen darf, wenn "bei einem Arzneimittel der begründete Verdacht besteht, daß es bei bestimmungsgemäßen Verbrauch schädliche Wirkungen hat, die über ein nach den Erkenntnissen der medizinischen Wissenschaft vertretbares Maß hinausgehen". Auch nach dieser Bestimmung besteht keine Möglichkeit Duogynon zu verbieten. Da diese Bestimmung auf den "Bestimmungsgemäßen Gebrauch" abgestellt ist. Der Schwangerschaftstest ist aber keine bestimmungsgemäßer Gebrauch. Der Hersteller hat diese Indikation zurückgenommen, auch in der Rote Liste 1977/78 ist die nicht mehr aufgeführt.

Bleiben folgende Möglichkeiten:

1. Die Packungsbeilage zu konkretisieren.
2. Warnhinweis nach § 28 Abs. 2 AMG: Auf den Behältnissen, ggf. in Schockfarben: "Nicht zur Schwangerschaft geeignet".
3. § 62 AMG kann als öffentlicher Auftrag herangezogen werden: .

Artikel 3 § 12

Helmer

Abb. 18: BMJFG, Vermerk über die Besprechung vom 4. August 1978 über Duogynon

am 10. August 1978 ein Verbot von Duogynon als »unumgänglich«, weil die Behörden ein »teratogenes Restrisiko (Mißbildungen) bei seiner falschen Anwendung nicht ausschließen« könnten.[551] Unter den Tisch fiel bei solchen Forderungen, dass man ein entsprechendes Risiko bei kaum einem Medikament ausschließen konnte, vor allem nicht bei falscher Anwendung. Dementsprechend wurde den Behörden von anderer Seite vorgeworfen, über das Ziel hinauszuschießen. »Beweise dafür, daß Präparate wie Duogynon Mißbildungen am Menschen hervorrufen, liegen indes heute sowenig vor wie Beweise, daß irgendein Medikament keine Mißbildungen verursachen kann«, war zum Beispiel am 11. August 1978 in der *Süddeutschen Zeitung* zu lesen. Dort wurde das BMJFG kritisiert, weil es »unbürokratisch rasch, aber offenkundig auch bar des notwendigen Sachverstandes« reagiert habe – ein Vorwurf, der sich vor allem gegen die pauschale Ablehnung der Hormontherapie während der Schwangerschaft richtete: »Hormonpräparate vom Duogynon-Typ sind als Schwangerschaftsnachweis veraltet und möglicherweise riskant, als Abtreibungsmittel ungeeignet, für einige krankhafte Zustände jedoch nach wie vor wertvoll.«[552]

Schon bald bekam der Fall Duogynon aber eine neue mediale Dimension. Nachdem zunächst Fragen der Arzneimittelsicherheit im Mittelpunkt gestanden hatten, veränderte sich die Berichterstattung in einer Weise, wie es schon beim Contergan-Skandal geschah. Seit etwa Mitte August 1978 rückte das Schicksal geschädigter Kinder erstmals in den medialen Fokus. In großer Aufmachung und reich bebildert hatte etwa der *Stern* am 10. August 1978 über Primodos und das deutsche Pendant Duogynon berichtet: Unter dem Titel *Nur noch vier Jahre zu leben* standen hier individuelle und erschütternde Geschichten von Kindern mit Behinderungen erstmals mit einer gewissen Breitenwirkung im Mittelpunkt.[553] Die Folge war eine Emotionalisierung der öffentlichen Debatte, die sich aber gerade dadurch vom rein fachlichen Diskurs entfernte, in dem nüchterner Stil und sachliche Logik dominierten. Infolgedessen zeichnete sich das Verhältnis zwischen Fachwelt und breiter Medienöffentlichkeit in weiten Teilen durch eine gegenseitige Verständnislosigkeit aus. Mit Vorwürfen, das BGA würde sich »hinter seinen Paragraphen« verschanzen,[554] konnten die Beamten zum Beispiel nur wenig anfangen, waren sie doch in ihrem Handeln an Recht und Gesetz gebunden.

Die wesentlichen Entscheidungen für die weitere Behandlung des Themas Duogynon fielen am 8. August 1978. An diesem Tag fand eine Besprechung mit

551 *Verbot von Duogynon erscheint unumgänglich*, Verbraucherpolitische Korrespondenz Nr. 32a/1978.
552 *Fehldiagnose aus dem Gesundheitsministerium*, SZ, 11. 8. 1978.
553 *Nur noch vier Jahre zu leben*, Stern, 10. 8. 1978.
554 Ebenda.

Vertretern Scherings in der Berliner BGA-Zentrale statt, zu der Vizepräsident Kübler kurzfristig geladen hatte, unmittelbar nach der Besprechung in Bonn am Vortag. Bei dem Termin in Berlin ging es nun darum, Schering diejenigen Maßnahmen mitzuteilen, die das BGA für erforderlich hielt, um einen weiteren Fehlgebrauch von Duogynon (das ab Anfang September Cumorit hieß) zu unterbinden, namentlich die Anwendung bei Schwangerschaftsverdacht. Wie es im BGA-Vermerk zur Sitzung hieß, habe man wegen der »Eilbedürftigkeit« die »Form des persönlichen Gesprächs gewählt«.[555] Dies war zeitgenössisch übliche Praxis und wurde auch in Fällen gleichermaßen gehandhabt, in denen ein Zulassungswiderruf erfolgte.[556] Seitens der Behörde nahmen Kübler, Eickstedt und Pritzsche sowie die Referentin für Arzneimittelrecht (G I 1), Meike Hielscher, teil, seitens des Unternehmens Vorstandsmitglied Heinz Hannse, Vertriebsleiter Hermann Richter, die Gynäkologin Ursula Lachnit und der Jurist Axel Granitza. Die Sitzung führte zu zwei wesentlichen Ergebnissen:

Zum einen forderte das BGA, sämtliche Informationsmaterialien von Cumorit mit deutlicheren Hinweisen auf die Kontraindikation zu versehen. Alle äußeren Verpackungen mussten fortan einen unübersehbaren, in roter Schrift gefassten Warnhinweis (»Nicht bei Schwangerschaft oder Schwangerschaftsverdacht anzuwenden«) tragen (Abb. 19). In die Packungsbeilage der Cumorit-Präparate war ebenfalls ein fettgedruckter Warnhinweis (»Cumorit darf nur angewendet werden, wenn eine Schwangerschaft ausgeschlossen wurde«) aufzunehmen. Zudem rückte die Schwangerschaft bei den Kontraindikationen an erste Stelle.[557] Da sich die Firmenvertreter zur umgehenden Umsetzung dieser Maßnahmen bereit erklärten – und diese auch durchführten –, verzichtete das BGA auf eine formale Auflage nach § 28 AMG und gab sich mit einer Änderungsanzeige nach § 29 AMG zufrieden.[558]

555 BGA, G I 1, Besprechungsvermerk, 8.8.1978, BArch, B 208/1659. In dieser Akte finden sich noch diverse kleinere handschriftliche Notizen, die aber inhaltlich nicht über den Vermerk von G I 1 hinausgehen. Ein ausführlicherer Vermerk findet sich in den Unterlagen Scherings: LArch Berlin, B Rep. 58, Nr. 13199, Bl. 148–151.

556 Dies gilt etwa für den Fall des Lipidsenkers Clofibrat, dessen Zulassung nach Berichten über schwere Nebenwirkungen und einer Anhörung der betreffenden Firmen zum 15.1.1979 widerrufen wurde. Siehe dazu oben, Kap. 1.3.

557 BGA, G I 1, Besprechungsvermerk, 8.8.1978, BArch, B 208/1659. Siehe ebenda die Entwürfe von Verpackung und Packungsbeilage (August 1978). Bei der Packungsbeilage war zunächst unklar, ob diese auch den Packungen der Erstauslieferung beigefügt werden konnte; dies konnte die Firma Schering realisieren. Siehe dazu ebenso die Unterlagen Scherings in LArch Berlin, B Rep. 58, Nr. 13199, Bl. 91–94, 149–150; zudem Schering (Hannse) an BGA (Kübler), 10.8.1978, BArch, B 208/1659. Siehe auch das einschlägige Material zum Präparat Cumorit in SchA, S1/253.

558 Die Änderungsanzeige gem. § 29 AMG 1976 erfolgte zum 11.8.1978, Schreiben in BArch, B 208/1660, Bl. 372.

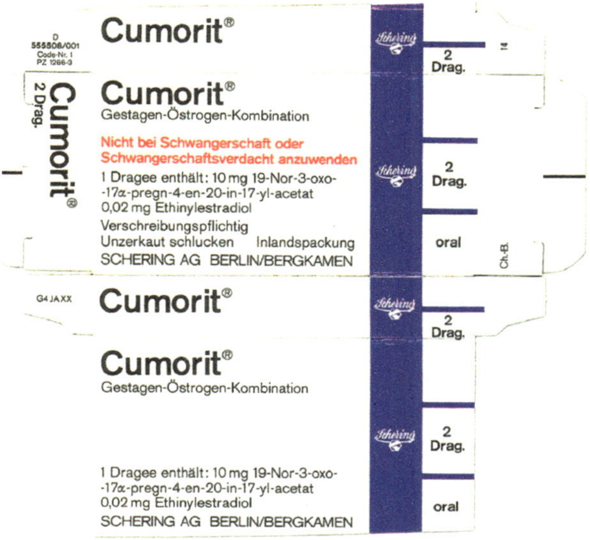

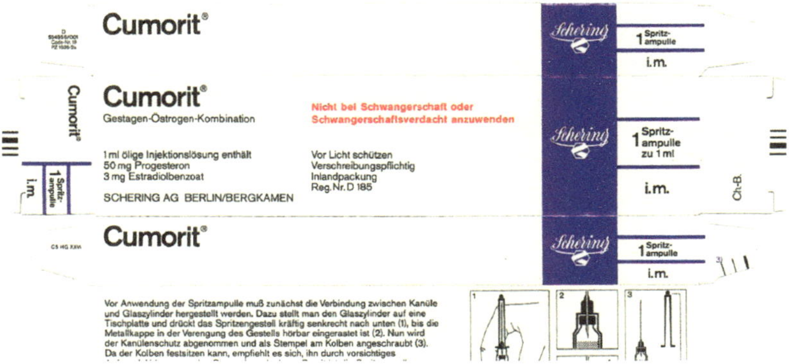

Abb. 19: Verpackungen für Cumorit (ab September 1978)

Zum anderen sah es das BGA als unerlässlich an, den weiteren Absatz und Gebrauch des Präparats zu beobachten. Dies sollte sowohl durch das Unternehmen als auch durch die Behörde geschehen. Das BGA forderte daher von Schering, dem Amt die Verkaufszahlen von Cumorit nunmehr monatlich und unaufgefordert zu übermitteln – womit sich das Unternehmen einverstanden erklärte. Zugleich hielt das BGA fest, »daß die Notwendigkeit weiterer Maßnahmen zu prüfen ist, wenn der Umsatz von Cumorit nicht wesentlich unter dem von Duogynon liegen wird.«[559]

Darüber hinaus wurden weitere Maßnahmen beschlossen: Das Unternehmen verpflichtete sich, alle Duogynon-Präparate zurückzunehmen, sodass ab Anfang September nur noch Cumorit-Präparate in den Verkehr gelangten. Erneut sollte die Ärzteschaft durch Rote-Hand-Briefe unterrichtet werden. Schering erklärte sich ferner bereit, eine weitere (missbräuchliche) Anwendung des Präparats durch ein Marktforschungsinstitut prüfen zu lassen und dem BGA alle verfügbaren Materialien zu »Epidemiologie der Mißbildungsproblematik des Duogynon« zu übersenden. Schering übergab in diesem Zusammenhang weitere Unterlagen, darunter den publizierten Zwischenbericht zur DFG-Studie *Schwangerschaftsverlauf und Kindesentwicklung*.[560] Das BGA strebte an, »mit Hilfe von Sachverständigen die Risikofrage zum Abschluß bringen« zu wollen.[561]

Unmittelbar nach der Sitzung unterrichtete Vizepräsident Kübler das BMJFG über das Besprechungsergebnis.[562] Tags darauf kontaktierte Pritzsche auch den Bonner Universitäts-Gynäkologen Wolfgang Nocke, den Schering bei dem Termin als Experten benannt hatte. Nocke wies die Referentin in einem Telefonat auf methodische Einwände gegen eine der maßgeblichen Studien (Boston-Studie, siehe dazu unten) hin, schloss aber die Möglichkeit von Fehlbildungen nicht kategorisch aus.[563] Der Gynäkologe arbeitete zu dieser Zeit an einer Arbeit,

559 BGA, G I 1, Besprechungsvermerk, 8.8.1978, BArch, B 208/1659.

560 Dies umfasste vor allem Informationsschreiben für Großhandel (14.8.1978), Apotheken (14.8.1978) und Ärzteschaft, BArch, B 208/1659. Die Kopien (ebenda) stammten aus DFG, *Schwangerschaftsverlauf*, 1977, S. 56–57.

561 BGA, G I 1, Besprechungsvermerk, 8.8.1978, BArch, B 208/1659.

562 BGA, Vizepräsident, an BMJFG (Fernschreiben), 8.8.1978, BArch, B 353/1465; B 208/1659.

563 Notiz über ein Telefongespräch mit Herrn Prof. Dr. Nocke am 9.8.78 (Pritzsche), 16.8.1978, ebenda. Nach Auffassung Nockes war die Boston-Studie nur bedingt aussagekräftig, weil dort zwar verschiedenste Hormone abgehandelt würden, aber keine hinreichende Differenzierung erfolge, etwa nach dem Grund oder Zeitpunkt der Einnahme. So seien zum Beispiel »arzneimittelbedingte Herzmißbildungen« nach dem zweiten Lunarmonat »nicht mehr möglich.« Nocke wies darüber hinaus auf einige andere Aspekte hin: In den ersten Tagen der Schwangerschaft könnten weibliche Hormone eine Blutung bewirken, die auch zum Abort führen kann. In anderen Fällen sei zwar »eine Mißbildung möglich, wenn auch nicht sehr wahrscheinlich.«

die eine Auswertung der vorliegenden Studien zur teratogenen Wirkung von weiblichen Sexualhormonen vornahm. Nocke stand bei der Veröffentlichung in engem Austausch mit Schering, was auch dem BGA bekannt war.[564] Nocke hatte aber nicht nur das Manuskript seiner Arbeit Schering vorab zur »kritischen Durchsicht« übersandt,[565] vielmehr hatte der Mediziner offenbar wichtige Schritte seiner akademischen Karriere dem Berliner Unternehmen zu verdanken, mit dem er auch fortan engen Kontakt pflegte.[566] Inwieweit Nockes Aussagen zur Statistik tragen, kann hier nicht überprüft werden; Zweifel an der Unabhängigkeit sind jedenfalls angebracht. Dies gilt nicht zuletzt wegen der sehr weitreichenden Aussage Nockes, ein Zusammenhang von Sexualhormon-Gaben in der Schwangerschaft und angeborenen Fehlbildungen könne »nicht einmal als allgemein gültige Hypothese akzeptiert werden« – eine Aussage, auf die sich Schering in der Folgezeit immer wieder berief.[567] Nocke übersandte dem BGA die Korrekturfahne seiner Arbeit.[568] Soweit erkennbar, spielte diese Arbeit aber keine wesentliche Rolle für die amtliche Entscheidungsfindung.

Nach einer Phase intensiver Nachforschung und Öffentlichkeitsarbeit fand am 14. August 1978 eine interne Sitzung im BGA statt, bei der auch die weitere Marschroute der Behörde im Fall Duogynon festgelegt wurde. Anwesend waren neben Vizepräsident Kübler die beiden Abteilungsleiter Günther Stille und Günter Aßmann sowie die Referentinnen Pritzsche und Hielscher. Die Besprechung führte zu drei Ergebnissen. Zunächst beschlossen die Beamten, die medizinischen Zusammenhänge weiter wissenschaftlich aufklären und insbesondere die methodisch belastbareren Prospektivstudien eingehender auswerten zu lassen.[569] Zweitens vereinbarten sie weitere Schritte zur Informationsgewinnung.

564 Undatierte handschriftliche Notiz vom Pritzsche, ebenda.

565 Nocke an Schering (Detering), 6.8.1978, LArch Berlin, B Rep. 58, Nr. 13190, Bl. 198–199. Nocke bat um Prüfung auf Fehler, Vollständigkeit der Studienlage und um etwaige Vorschläge für Textänderungen. Ein Vergleich des letztlich veröffentlichten Artikels (Nocke, *Sexualsteroide*, 1978) mit dem ursprünglichen Manuskript (in BfArM-Archiv, GV1, Duogynon, Bd. 1) lässt keine wesentlichen Änderungen erkennen.

566 KliFo, Arbeitsbericht Sexualhormone 1957/58, 27.1.1959, SchA, 020/005, S. 14: »Düsseldorf Universitäts-Frauenklinik […] Kontaktaufnahme mit dem neuen Chef, Professor Elert, der an allen hormonalen Fragen interessiert ist. Er wird auf unser Betreiben Herrn Dr. Nocke, Bonn, als Assistenten anstellen.« Zum Verhältnis Schering/Nocke auch LArch Berlin, B Rep. 58, Nr. 13190, Bl. 130–204.

567 Notiz Dr. Richter, 29.11.1978, LArch Berlin, B Rep. 58, Nr. 13190, Bl. 7 (»wunderbare Äußerung«). Siehe auch BArch, B 208/1660, Bl. 494.

568 Nocke an BGA, 4.9.1978, BfArM-Archiv, GV1, Duogynon, Bd. 1.

569 BGA, G I 1, Besprechungsvermerk, 14.8.1978, BArch, B 208/1659. Während die Daten der DFG-Studie unter der Mitwirkung des BGA-Referenten für Biometrie (Franz-Josef Kretschmer) mit Blick auf Duogynon vollständig ausgewertet werden

Von den Gesundheitsbehörden der Staaten, in denen Duogynon vom Markt genommen worden war, sollten etwaige Maßnahmen gegen das Präparat in Erfahrung gebracht werden, zugleich wollte man Informationen über ärztliche Verschreibungspraktiken einholen. Diskutiert wurden dabei auch weitere Einflussmöglichkeiten auf das ärztliche Verhalten (etwa durch Aktivierung der Kammern oder neue Briefformen). Schließlich sollte – drittens – auch noch eine rechtliche Prüfung erfolgen. Hatte sich Kübler hinsichtlich der Durchsetzbarkeit eines Verbotes skeptisch gezeigt,[570] so vertrat Hielscher demgegenüber die Auffassung, dass ein Verbot aus rechtlichen Gründen immerhin »nicht ausgeschlossen« sei, was in einem Papier zur Auslegung des Begriffes »bestimmungsgemäßer Gebrauch« weiter begründet werden sollte.[571]

Mit einer Erweiterung des bestimmungsgemäßen Gebrauchs um den Fehlgebrauch vertrat Hielscher im Namen der Rechtsabteilung (G I) des Instituts für Arzneimittel im BGA eine ähnliche Auffassung wie der in Teil I des vorliegenden Buches erwähnte Rechtsanwalt Plagemann, der zu dieser Zeit in Berlin seine juristische Dissertation schrieb und dabei im Austausch mit Hielschers vorgesetztem Abteilungsleiter, Günter Lewandowski, stand.[572] Diese Position widersprach aber – zeitgenössisch – nicht nur der ganz herrschenden Meinung der Literatur (siehe Teil I) und der Auffassung des »AMG-Architekten« Hoffmann aus dem BMJFG. Auch andere maßgebliche Stellen sahen im Fall von Duogynon bei Missachtung der ausdrücklichen Warnhinweise und Kontraindikationen keinen bestimmungsgemäßen Gebrauch gegeben, darunter die Staatsanwaltschaft Berlin und auch Stimmen aus dem Gesundheitsausschuss des Bundestags, der das AMG 1976 parlamentarisch beraten hatte.[573] Im BGA war man sich bewusst, dass die eigene Rechtsauffassung – vorsichtig formuliert – »umstritten« und allenfalls dann haltbar war, wenn der Fehlgebrauch in großem Umfang erfolgte.[574] Bei einem Zulassungswiderruf fiel dem BGA auch

sollten, wollte man für die sog. Boston-Studie die Auswertung von Prof. Nocke abwarten, die dem BGA zeitnah zugehen sollte.

570 Vermerk Dr. Granitza über Besprechung am 8.8.1978; LArch Berlin, B Rep. 58, Nr. 13199, Bl. 148. Siehe auch Schering, Vermerk Dr. Granitza, 11.9.1978, ebenda, Bl. 135.

571 BGA, G I 1, Besprechungsvermerk, 14.8.1978, BArch, B 208/1659. Hielscher wollte ferner prüfen, ob auch ein Widerruf der Zulassung wegen fehlender Wirksamkeit in Betracht komme.

572 Plagemann, *Wirksamkeitsnachweis*, 1979, S. 5.

573 StA Berlin, Verfügung, 19.12.1980, LArch, B Rep. 58, Nr. 1820, hier Bl. 187–188; so auch MdB Horst Jaunich (SPD), der als Mitglied des Unterausschusses »Arzneimittelrecht« unmittelbar an der Beratung des AMG 1976 beteiligt war, in der Sendung *Vor Ort. Duogynon in der Schwangerschaft*, WDR, 29.4.1980, Min. 40:40.

574 BGA, R 1, an Gesundheitsladen e.V., 3.8.1979, BArch, B 208/1663: »Der Begriff des bestimmungsgemäßen Gebrauchs ist umstritten. Im Gegensatz zu Stimmen, die

die materielle Beweislast für das Vorliegen der rechtlichen Voraussetzungen zu. Mit anderen Worten: Das BGA hätte im Zweifelsfall vor Gericht die breite Cumorit-Anwendung als Schwangerschaftstest nachweisen und das Gericht davon überzeugen müssen, dass dieser Gebrauch trotz Warnhinweisen in und auf der Packung (siehe Abb. 19) bestimmungsgemäß ist.

Ein etwaiges Verbot stand überdies weiteren Problemen gegenüber, die hier nicht eingehend besprochen werden können, aber dennoch angedeutet seien. Da das BGA an das Verhältnismäßigkeitsprinzip gebunden war, durfte es nur den geringstmöglichen Eingriff mit dem mildesten Mittel wählen, um einen legitimen Zweck zu erreichen. Ob ein Verbot diesem Erfordernis entsprochen hätte, erschien bereits Zeitgenossen fraglich.[575] Ebenso fraglich war, ob ein Verbot auf Duogynon hätte beschränkt werden können. Da viele Präparate teils mit gleichen, teils mit ähnlichen Substanzen auf dem Markt waren, da es zudem Indizien dafür gab, dass Ärzte bei einem Verbot auf andere Präparate umsteigen würden, und weil sich die meisten der Studien, die von einem teratogenen Risiko ausgingen, nicht speziell auf Duogynon bezogen, hätten im Prinzip alle Sexualhormon-Präparate mit ähnlichem Indikationsgebiet (auch solche mit körpereigenen Hormonen) verboten werden müssen, denn die pharmakologischen Risiken waren hier nicht minder hoch.[576] Damit wären aber wichtige Arzneimittel weggefallen, was einem zentralen Ziel des AMG – ordnungsgemäße Arzneimittelversorgung der Bevölkerung – widersprochen hätte.

Die weitere Tätigkeit des BGA in Sachen Duogynon konzentrierte sich nun auf verschiedene Bereiche. Zunächst blieb die Behörde in engem Austausch mit dem BMJFG. Dabei berichtete das BGA dem Ministerium nicht nur laufend über den Sachstand, sondern formulierte auch Antwortentwürfe für diverse

hierunter nur den vom Arzneimittel-Hersteller empfohlenen Gebrauch verstehen möchten, zählen wir hierzu auch Fehlverschreibungen der Ärzte, soweit dies nicht nur auf einzelne unbestreitbare Kunstfehler zurückzuführen ist, sondern in einem so erheblichen Umfang geschieht, daß die Fehlverschreibungen aus Gründen des Gesundheitsschutzes dem Arzneimittel-Unternehmer zugerechnet werden müssen.«

575 Papier, *Gebrauch*, 1980, S. 44–48; BGA, Pr (Rietzschel), an Frau [anonym], 19.3.1979, BfArM-Archiv, GV1, Duogynon, Bd. 4; Schering, Vermerk Amon, 20.9.1978; Vermerk Granitza (mit Hinweis auf die Auffassung des BGA-Vizepräsidenten Kübler), 11.9.1978; LArch Berlin, B Rep. 58, Nr. 13199, Bl. 129–131, 134–136.

576 Darauf wiesen Vertreter des BGA wiederholt hin, so etwa Referent Klaus-Wolf von Eickstedt in TV-Sendung *Vor Ort. Duogynon in der Schwangerschaft*, WDR, 29.4.1980, Min. 43:13. Die Problematik der Umsteigepräparate und entsprechender Verbote war auch Gegenstand einer Auseinandersetzung zwischen dem BGA und RA Setsevits in BArch, B 208/1661.

Anfragen aus den Reihen der Politik.[577] Der Tenor der Antworten fiel fast durchweg ähnlich aus: Ein teratogenes Risiko von Sexualhormongaben während der Schwangerschaft sei nicht nachgewiesen, das Präparat Duogynon aber eindeutig für die Schwangerschaft kontraindiziert und bei bestimmungsgemäßem Gebrauch ungefährlich.[578]

Zur weiteren Prüfung der Sachlage standen insbesondere das BGA, teilweise auch das BMJFG im Austausch mit anderen Institutionen (etwa Standesvertretungen). Darüber hinaus blieb das BGA bis zur Marktrücknahme von Cumorit in Kontakt mit Schering. Die Behörde ließ sich vom Unternehmen weiterhin das einschlägige Informationsmaterial (etwa Packungsbeilagen, Prospekte) und einschlägige Stellungnahmen (etwa Rote-Hand-Briefe, Presseverlautbarungen) zu Cumorit zur Prüfung vorlegen. Zudem überwachte das BGA die Verkaufszahlen, die Schering absprachegemäß monatlich übersandte.[579] Überdies bat die Behörde das Unternehmen immer wieder um Zusendung weiterer Materialien (etwa Versuchsprotokolle) und fragte auch dort nach neuen Forschungen und Erkenntnissen an.[580]

Bei der Prüfung der Sach- und Rechtslage beschränkte sich das BGA weder auf das Material von Schering noch auf das Gebiet der Bundesrepublik. Um von den Maßnahmen ausländischer Behörden zu erfahren, wandte sich das BGA am 28. August 1978 an die Gesundheitsbehörden der Niederlande, von Finnland, Norwegen, Schweden, Australien, Japan und England und bat um Auskunft, wann das Mittel mit welchen Indikationen im Verkehr war und ob es ein behördliches Verbot gegeben habe.[581] Während aus den Niederlanden und aus Finnland keine schriftliche Antwort einging, wiesen die Behörden aus Japan, England und Schweden ausdrücklich darauf hin, Duogynon nicht verboten zu haben; hier war es lediglich zur Streichung der Indikation Schwangerschaftstest gekommen.[582] In Norwegen war 1974 die erforderliche Verlängerung für die Zulassung (die dort immer nur für fünf Jahre galt) nicht erteilt worden,

577 Zum Austausch zwischen BMJFG und BGA, der hier nicht im Einzelnen referiert werden kann, BArch, B 353/1465–1466; B 208/1658–1661, 1663; BfArM-Archiv, GV1, Duogynon, Bd. 1, 3–4, 10.

578 Siehe zu den Anfragen aus dem Parlament BArch, B 353/1465 sowie die BT-Drucksachen 8/1125, 2099, 2105, 2186, 2249, 2273, 2339; BT-Plenarprotokolle 8/56, 105, 111, 115, 122, 136.

579 Scherings Mitteilungen der Verkaufszahlen befinden sich für September 1978 in BfArM-Archiv, GV1, Duogynon, Bd. 1; für die Zeit ab Oktober 1978 ebenda, Bd. 19. Siehe auch das Informationsmaterial zu Cumorit in SchA, S1/253.

580 Diverse Dokumente dazu in BfArM-Archiv, GV1, Duogynon, Bde. 1 und 4.

581 Siehe die Anfrage des BGA, G VI 3, an die ausländischen Gesundheitsbehörden vom 28. 8. 1978 samt diverser Entwürfe in BArch, B 208/1659.

582 Ministry of Health and Welfare (Japan) an BGA, 5. 10. 1978; Department of Health and Social Security (England) an BGA, 6. 10. 1978; National Board of Health and

da Schering dort keine medizinische Rechtfertigung nachweisen konnte.[583] In Australien wurden ab Ende 1976 keine Importgenehmigungen mehr ausgestellt, nachdem das dortige *Drug Evaluation Committee* einen Fehlgebrauch des Mittels festgestellt, eine medizinische Indikation für die Injektionsform zurückgewiesen und daher eine Marktrücknahme empfohlen hatte.[584] Behördlicherseits war man auch darüber unterrichtet, dass Duogynon in den Niederlanden nicht verboten worden war, sondern freiwillig vom Markt genommen wurde.[585] Nach behördlichem Kenntnisstand war es demnach allein in Sri Lanka und Singapur zu einem arzneimittelrechtlichen Verkehrsverbot gekommen, zudem zu Importstopps in Australien und Neuseeland.[586]

Die weitere Tätigkeit des BGA richtete sich zudem auf eine Risikobewertung, die vor allem anhand zweier epidemiologischer Studien vorgenommen wurde. Dies war zum einen die bereits angesprochene DFG-Prospektivstudie. Der 1977 veröffentlichte Zwischenbericht hatte bereits erste Ergebnisse vorgestellt, aber auch verdeutlicht, wie schwer es war, aus statistischen Zusammenhängen weitergehende Schlüsse zu ziehen. So zeigte sich beispielsweise, dass das Durchschnittsalter (und schon dadurch ein Fehlbildungsrisiko) von Schwangeren mit Duogynon-Einnahme gegenüber Schwangeren ohne Duogynon-Einnahme höher war.[587] Um weitere Auskünfte zum Datenmaterial zu er-

Welfare (Schweden) an BGA, undatiert (Eingang 27.10.1978), BfArM-Archiv, GV1, Duogynon, Bd. 1.

583 Statens Legemiddelkontroll (Norwegen) an BGA, 2.10.1978, ebenda.

584 Australian Drug Evaluation Committee an BGA, 13.10.1978, ebenda.

585 BMJFG, 351, Ministervorlage, 9.8.1978, BArch, B 353/1465. Eine Antwort aus Finnland ist dagegen nicht überliefert, obwohl das Schreiben des BGA dort einging; siehe auch Weßel, *Primodos*, 2018, S. 20.

586 Mit Blick auf Singapur und Sri Lanka teilte Schering selbst mit, dass dort ein Verkehrsverbot angeordnet worden sei (siehe Anm. 545). Es bestand für das BGA kein Anlass, an dieser Angabe Scherings zu zweifeln, da diese für das Unternehmen überaus unvorteilhaft war. Anders stellte sich die Situation in den USA dar, wo Duogynon nie auf dem Markt war. Dort nahm aber die FDA die Zulassung für das Präparat Gestest der Firma Squibb mit Wirkung zum 21.2.1975 zurück (Federal Register Nr. 29, 11.2.1975, S. 6383–6384), nachdem die FDA bereits 1973 auf ein ungünstiges Nutzen-Risiko-Verhältnis, sichere Alternativen und fehlende Unbedenklichkeitsnachweise hingewiesen hatte (siehe Anm. 476). Der Fall Gestest unterschied sich insoweit von Duogynon, als Gestest anders zusammengesetzt war, ausschließlich als Schwangerschaftstest vertrieben wurde und das Präparat mit dem Wegfall dieser Indikation kein Anwendungsgebiet mehr hatte.

587 Ältere Schwangere nahmen deutlich häufiger weibliche Sexualhormone ein (DFG, *Schwangerschaftsverlauf*, 1977, S. 55), was auch für Duogynon galt (Koller, *Risikofaktoren*, 1983, S. 140). Schwangerschaften mit Duogynon-Anwendung unterschieden sich auch anderweitig von den Kontrollgruppen. Die Duogynon-Gabe war etwa signifikant mit unerwünschten Schwangerschaften assoziiert (8,6 gegen 2,2 Prozent, so DFG, *Schwangerschaftsverlauf*, 1977, S. 29).

halten, wandte sich das BGA Mitte August 1978 an Siegfried Koller, der die Auswertung des Datenmaterials leitete.[588] Wie der Mainzer Medizinstatistiker in seiner Antwort vom 11. September 1978 mitteilte, hatten von den insgesamt 7.870 Schwangeren, deren Daten bisher ausgewertet waren, 337 Duogynon genommen, von denen wiederum 6 ein Kind mit schweren Fehlbildungen zur Welt gebracht hatten.[589] Koller gab dabei weitere Informationen zum Schwangerschaftsausgang, zur Darreichungsform, zum Medikationszeitpunkt und zur Kombination mit anderen Sexualhormonen. Wie Koller resümierte, hatten sich aus der Analyse der Duogynon-Fälle »keine statistisch gesicherten Assoziationen zu Mißbildungen der Kinder ergeben. Es fanden sich Andeutungen von Häufungen, die aber bei den kleinen Zahlen noch völlig im Bereich der unvermeidlichen Zufallsvariabilität liegen.«[590]

Die andere Prospektivstudie, auf die sich das BGA wesentlich stützte, war die oben erwähnte Boston-Studie, die aus dem US Collaborative Perinatal Project (CPP) hervorgegangen war. Das CPP stützte sich auf Daten von 50.282 Mutter-Kind-Paaren, die an zwölf verschiedenen Universitäts-Frauenkliniken in sieben Jahren (1959–1965) erhoben worden waren. Nachdem sich bei ersten Auswertungen Hinweise auf teratogene Arzneimittelwirkungen ergeben hatten, wurde ein Team aus Arzneimittel-Epidemiologen der Universitätsklinik Boston beauftragt, das Datenmaterial näher auf Zusammenhänge zwischen Medikationen und Fehlbildungen zu untersuchen. Die 1977 als Buch veröffentlichte Studie stellte für diverse Gestagene und Estrogene erhöhte relative Risiken für angeborene Fehlbildungen fest, eine statistisch signifikante Assoziation ergab sich indes allein zwischen Gestagenen und kardiovaskulären Fehlbildungen.[591]

Angesichts der komplexen Zusammenhänge plante das BGA seit August 1978 eine Sachverständigenanhörung, bei der verschiedene Expertinnen und Experten die Sachlage zum Thema »Mißbildungsrisiko nach der Anwendung hormonaler Schwangerschaftstests« erörtern sollten. Die Sitzung fand am 10. Oktober 1978 statt und war organisatorisch angedockt an eine schon seit längerem geplante Tagung zum Thema »Abortbehandlung mit Gelbkörperhormonen« am Folgetag.[592] Zur Sitzung wurden Vertreter der DFG-Studie (Koller) und der

588 BGA, G VI 3 (Stille), an Koller, 16. 8. 1978, BArch, B 208/1659.

589 Koller an BGA, 11. 9. 1978, BfArM-Archiv, GV1, Duogynon, Bd. 1.

590 Ebenda.

591 Heinonen/Slone/Shapiro, *Defects*, 1977, hier S. 394–396. In einer weiteren Arbeit speziell zu kardiovaskulären Fehlbildungen legte das Team dar, dass dies auch Gestagen-Gaben in Kombination mit Estrogenen einschloss (Heinonen u. a., *Defects*, 1977, S. 68–69). Zum CPP auch Kap. 1.4.

592 Ursprünglich war ein Informationsgespräch in der zweiten Septemberhälfte 1978 vorgesehen (siehe BGA, G I 1, Besprechungsvermerk, 14. 8. 1978, BArch, B 208/1659). Da aber der Sachverständige Prof. Hammerstein verhindert war (undatierte handschrift-

Boston-Studie (Heinonen) eingeladen, zudem diverse andere Personen, die sich in der Angelegenheit bereits zu Wort gemeldet hatten, darunter Isabel Gal.[593] Bei der Zusammenkunft, die in den Räumen des Instituts für Arzneimittel im Berliner Bendlerblock (Abb. 20) stattfand, gingen die Meinungen naturgemäß auseinander, nicht nur mit Blick auf einen möglichen Zusammenhang zwischen Fehlbildungen und Hormongaben in der Frühschwangerschaft, sondern zum Beispiel auch hinsichtlich der Sinnhaftigkeit einer hormonellen Behandlung der sekundären Amenorrhoe. Während Gal verschiedene angeborene Fehlbildungsformen auf Hormongaben zurückführte, konnten die prospektiven Studien einen allgemeinen Zusammenhang nicht belegen, wohl aber Trends (DFG-Studie) und leicht signifikante Assoziationen (Boston-Studie) bei kardiovaskulären Fehlbildungen. Auch wenn manche Fragen zum Risiko offenblieben, wurde als zentrales Ergebnis der Anhörung festgehalten und in einer Pressemitteilung veröffentlicht, dass hormonelle Schwangerschaftstests nicht mehr durchgeführt werden dürfen und eine Hormonbehandlung der sekundären Amenorrhoe nur dann vertretbar erscheine, wenn die Blutung wenigstens acht Wochen ausgesetzt hat und zwei immunologische Schwangerschaftstests

liche Notiz ebenda), wurde zunächst entschieden, die Frage auf einer Sitzung am 11.10.1978 zu erörtern, bei der auch über andere Gesichtspunkte (Aborttherapie mit Gelbkörperhormonen) diskutiert werden sollte (BGA, G I 1, Besprechungsvermerk, 21.8.1978, ebenda). Dieser Plan, beide Themen (Duogynon und Abortbehandlung mit Gelbkörperhormonen) in derselben Sitzung zu diskutieren, wurde im Sinne einer Fokussierung auf das jeweilige Thema verworfen. Siehe BGA, G V 3 (Eickstedt) an Präsident, 25.9.1978, BfArM-Archiv, G V 1, Duogynon, Bd. 10. Kopie in BArch, B 208/1660, Bl. 277. Siehe auch den Bericht ans BMJFG, 5.10.1978, G V 1, Duogynon, Bd. 1.

593 Mitunter ist der Vorwurf erhoben worden (so von RA Setsevits mit Schreiben vom 9.6.1980, LArch Berlin, B Rep. 58, Nr. 1816, Bl. 83), Gal sei aus der Anhörung »hinauskomplimentiert« worden, »bevor die Tagung zu Ende war.« Dies ist unzutreffend, wie die Tonbandaufzeichnung der Anhörung belegt (BArch, B 577-TON/1–4). Gal war von Anfang bis Ende der Anhörung anwesend, jedoch nicht bei der anderen Anhörung am Folgetag, bei der es um die Abortbehandlung mit Gestagenen ging (Gal war aber zu beiden Anhörungen eingeladen, siehe Einladung des BGA an Gal, 3.10.1978, BfArM-Archiv, G V 1, Duogynon, Bd. 1, ferner BGA, Präsident an G, 25.9.1978, ebenda, Bd. 10). Gals Aussage, sie war »not invited to the session held on the second day of the Symposium, when the decision was taken« (Gal an Eickstedt, 19.10.1978, BArch, B 208/1660, Bl. 553), ist in dreifacher Hinsicht unzutreffend: Erstens war sie eingeladen, zweitens handelte es sich nicht um eine zweite Sitzung, sondern um eine andere Tagung mit anderem Teilnehmerkreis, drittens wurde am Folgetag – mit Blick auf die hormonellen Schwangerschaftstests – keine Entscheidung mehr getroffen, sondern das Ergebnis vom Vortag, an dem Gal beteiligt war, lediglich mitgeteilt, ohne es abzuändern; siehe dazu auch die Tonbandaufzeichnungen von der Tagung vom 11.10.1978 (BArch, B 577-TON/5–8).

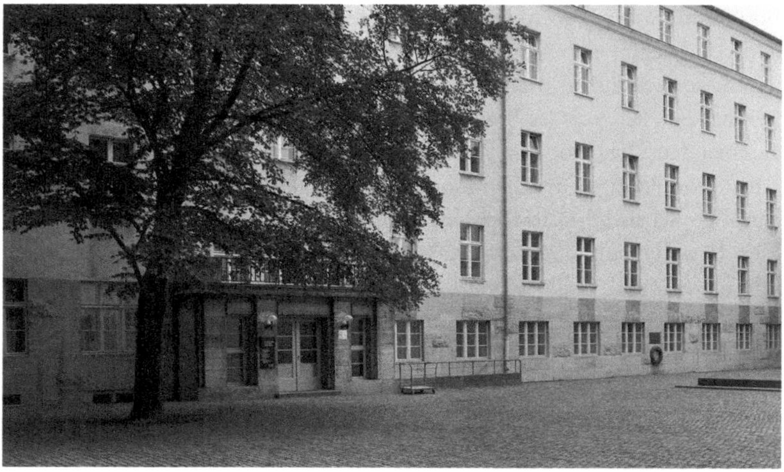

Abb. 20: BGA, Institut für Arzneimittel, Berlin-Tiergarten, Stauffenbergstraße 13 (Aufnahme von 2011)

negativ ausgefallen sind.[594] Über die Ergebnisse der Sachverständigenanhörung berichteten auch das *Deutsche Ärzteblatt* und andere Fachorgane.[595]

Aufgrund des Expertengesprächs fand am 31. Oktober 1978 eine erneute Besprechung zwischen Schering und dem BGA statt. Die Vertreter des Unternehmens wurden dabei erneut auf die Notwendigkeit einer »Verbesserung der Informationspolitik« zu Cumorit hingewiesen. Das hieß, die Warnhinweise noch einmal zu intensivieren und an die verschiedenen Zielgruppen anzupassen. Betontes Ziel war dabei, jegliche Anwendung an Schwangeren auszuschließen. Schering erklärte sich bereit, das neue Informationsmaterial für Cumorit vor Abgang mit dem BGA abzustimmen, wobei seitens des BGA der Referent Eickstedt – der selbst nicht an dieser Besprechung teilnahm – als Ansprechpartner für Schering fungieren sollte.[596]

Infolgedessen überarbeitete Schering das Informationsmaterial nochmals. In einem Rote-Hand-Brief hatte das Unternehmen Anfang Dezember 1978 unter Bezug auf das BGA darauf hingewiesen, dass eine hormonelle Behand-

594 BGA-Pressedient 11/1978, 12.10.1978, BArch, B 208/1663; B 353/1465. Siehe zu dieser Anhörung, die komplett per Tonband aufgenommen wurde (BArch, B 577-TON/1–4) auch das Besprechungsprotokoll, BArch, B 208/1663.

595 DÄBl. 1978, S. 2577; PharmZ 1978, S. 1953–1954.

596 BGA, G I 1, Besprechungsvermerk, 31.10.1978, BArch, B 208/1660, Bl. 329–330. Auch in BfArM-Archiv, GV1, Duogynon, Bd. 1. Siehe ebenda auch die handschriftlichen Notizen Pritzsches.

lung der sekundären Amenorrhoe (nicht nur mit Cumorit, sondern auch mit allen anderen Hormonpräparaten) »frühestens acht Wochen nach der letzten Regel und nach Ausschluß einer Schwangerschaft durch zweimaligen immunologischen Test im Abstand von mindestens acht Tagen« durchzuführen sei.[597] Bereits kurz zuvor hatte Schering dem BGA Entwürfe der überarbeiteten Fassung des Beipackzettels und des Ärzteprospekts zur Prüfung übersandt. Darin war ebenso der Ausschluss einer Schwangerschaft gefordert.[598] Geprüft wurden die Entwürfe von Eickstedt, dem aber einige Aussagen irreführend erschienen, namentlich die Gleichsetzung des Risikos von Norethisteronacetat »mit allen anderen nur denkbaren Arzneimitteln«. Eickstedt kritisierte diese Aussagen ausdrücklich und forderte Nachbesserung.[599]

Auch andere Stellen im BGA übten wiederholt scharfe Kritik am Verhalten Scherings. Dies galt zum Beispiel für Emil Tschöpe, Leiter der Abteilung Arzneimittelverkehr, die hauptsächlich für die Bearbeitung des Falles Duogynon zuständig war. In einer Vorlage für den BGA-Präsidenten Fülgraff wies Tschöpe am 9. Oktober 1978 gleich auf eine Vielzahl an Verhaltensweisen Scherings hin, die ihm fragwürdig erschienen. Tschöpe kritisierte etwa die »Unsitte«, chemisch unterschiedlich zusammengesetzte Präparate unter dem gleichen Warenzeichen zu vermarkten, und regte eine juristische Prüfung an, ob es zulässig gewesen sei, in der Packungsbeilage der Duogynon-Dragees die Injektionsform als Schwangerschaftstest zu empfehlen. Tschöpe monierte weiter, dass die Kontraindikation der Dragees bereits 1974 durch den Hinweis auf ein nur rein theoretisches Risiko »weiter abgeschwächt« worden sei und die Nutzen-Risiko-Abwägungen anderer Länder als bloße »Bedarfsnachweise« verklärt würden. Schließlich sei auch der Umgang mit der Fachliteratur problematisch: »Entlastende Befunde aus dem In- und Ausland werden als Argumente genutzt, belastende als unzureichend abqualifiziert.«[600] Dies war kein Einzelfall. Auch in anderen Dokumenten übte die Behörde Kritik am Verhalten Scherings.[601] Darüber hinaus war man sich im

597 Rote-Hand-Brief zur Behandlung der sekundären Amenorrhö mit Sexualhormon-Präparaten, 6.12.1978, BfArM-Archiv, GV1, Duogynon, Bd. 1.

598 Schering an BGA, 30.11.1978, ebenda. In den gedruckten Cumorit-Prospekten war nun ausdrücklich darauf hingewiesen, dass Cumorit »frühestens 8 Wochen nach der letzten Menstruation und nach sicherem Ausschluss der Schwangerschaft« angewandt werden dürfe. Auch die Gebrauchsanweisungen wurden mit entsprechenden Hinweisen versehen.

599 BGA, G V 5 an G, 28.12.1978, ebenda; BArch, B 208/1660, Bl. 481.

600 BGA, G VI an Präsident, 9.10.1978, BfArM-Archiv, GV1, Duogynon, Bd. 10.

601 Siehe zum Beispiel BGA, R, an RA Setsevits, 3.8.1978, BfArM-Archiv, GV1, Duogynon, Bd. 10: »Die Mitteilung der Firma Schering aus dem August 1978 war nicht mit dem Bundesgesundheitsamt abgestimmt. Unserer Auffassung nach hätte die Warnung deutlicher ausfallen können.«

BGA über die Firmennähe diverser Mediziner im Klaren. Dies galt etwa für den Mediziner Nocke, der in den Unterlagen des BGA ausdrücklich als »Schering-Kontakt« bezeichnet war,[602] oder für das Gremium der SKS.[603]

Eingedenk des Problems von Beeinflussungsversuchen durch Schering wurde die Frage der medizinischen Zusammenhänge weiter im Auge behalten. Gerade in dieser Hinsicht tat sich aber vorerst nicht viel. Im folgenden Jahr erschienen nur wenige neue Studien zum Thema.[604] Dementsprechend hielt BGA-Präsident Fülgraff Ende November 1979 fest, dass sich seit der Sachverständigenanhörung im Oktober 1978 »keine neuen Erkenntnisse ergeben haben.« Das wichtigste medizinische Kriterium blieben für die Bundesbehörde, wie es weiter hieß, »die Ergebnisse der großen epidemiologischen Studien.«[605]

Nachdem das BGA am 26. Oktober 1979 alle Unterlagen tierexperimenteller Untersuchungen Scherings erbeten hatte,[606] übersandte das Unternehmen am 12. November 1979 die vorliegenden Prüfungsprotokolle, die im BGA vier Aktenordner füllten.[607] Nach amtsinterner Prüfung legte die Abteilung Arzneimitteltoxikologie (G III) am 20. Februar 1980 einen Auswertungsbericht über die von der Firma zur Verfügung gestellten Unterlagen vor. Wie darin festgestellt wurde, gingen die insgesamt 40 Versuche weit über das bei einer Arzneimittelzulassung geforderte Maß hinaus. Bei Versuchen mit den Hormonen der Cumorit-Dragees sei ein substanzbedingtes und dosisabhängiges Ansteigen der Embryoletalität festzustellen gewesen. »Echte Mißbildungen traten nur in einzelnen Versuchen bei Gabe über den gesamten Zeitraum der Organogenese und nicht immer dosisabhängig auf. Ein Zusammenhang mit der Substanzgabe ist zwar mit letzter Sicherheit nicht völlig auszuschließen, es kann sich jedoch auch um ein rein zufälliges Vorkommen von Spontanmißbildungen handeln, da keine Regelmäßigkeit besteht.« Insoweit könne »nicht entschieden werden, ob die wenigen aufgetretenen Mißbildungen in den Tierversuchen im Zusammenhang mit der Cumoritgabe zu sehen sind.« Bei der Injektionsform

602 BGA, G I 3/R 3, Besprechungsvermerk, 7.6.1979, BfArM-Archiv, GV1, Duogynon, Bd. 4.

603 BGA, G VI, Vermerk, 11.4.1978, BArch, B 208/1660, Bl. 587.

604 Etwa Aarskog, *Progestins*, 1979; Ortiz-Pérez u.a., *Abnormalities*, 1979; Rothman u.a., *Hormones*, 1979; Goujard/Rumeau-Rouquette/Saurel-Cubizolles, *Tests*, 1979.

605 BGA, Präsident, Vermerk, 29.11.1979, BfArM-Archiv, GV1, Duogynon, Bd. 10.

606 Schering übersandte dem BGA am 27.7.1979 eine Liste mit den tierexperimentellen Untersuchungen, die im Unternehmen durchgeführt worden waren (Schreiben samt Anlagen in BArch, B 208/1661). Nachdem das BGA am 20.9.1979 die Ergebnisse der Affenversuche angefordert hatte, bat das BGA am 26.10.1979 um Übersendung aller weiteren Prüfungsunterlagen, die Schering in den Listen aufgeführt hatte (BGA, G I 03, an Schering, 26.10.1979, BArch, B 208/1661).

607 Schering an BGA, 12.11.1979, BArch, B 208/1661. Die übersandten Protokolle der Tierversuche befinden sich in BfArM-Archiv, GV1, Duogynon, Bde. 11–14.

waren im Tierversuch dagegen keine Missbildungen festgestellt worden, wohl aber »eine hochgradig embryotoxische Wirkung, die sich in einer hohen Embryoletalität zeigt.«[608]

Aus regulatorischer Perspektive waren die genuin medizinischen Fragen (also die Frage nach der Höhe eines eventuellen teratogenen Risikos) zwar wichtig, aber inzwischen nur noch von nachgeordneter Bedeutung. Denn aus medizinischer Sicht hielt das BGA eine Anwendung von Duogynon/Cumorit während der Schwangerschaft auf gar keinen Fall mehr für vertretbar. Der Fokus der Beamten richtete sich daher weniger auf die Frage, ob und inwieweit durch einen Gebrauch von Sexualhormonen während der Schwangerschaft Fehlbildungen verursacht werden können, zumal aufgrund des äußerst uneinheitlichen Meinungsbildes und der widersprüchlichen Forschungserträge hier in nächster Zeit eine endgültige Klärung nicht zu erwarten war. Dagegen bestand unter den Sachverständigen weitestgehende Einigkeit, dass die Anwendung hormoneller Schwangerschaftstests aus medizinischer Sicht nicht mehr infrage komme.

Von entscheidender Bedeutung war für das BGA deshalb die Beobachtung des weiteren Marktgeschehens. Im Mittelpunkt standen dabei die Absatzzahlen aller Cumorit-Präparate. Nur wenn diese deutlich zurückgingen, war von einer umfassenden Änderung der Verschreibungsgewohnheiten der Ärzte auszugehen. Die von Schering monatlich übersandten Verkaufszahlen wurden abgesichert durch den Verschreibungsindex für Pharmazeutika (VIP) und die Apotheken-Umsatzzahlen des Instituts für Medizinische Statistik (IMS).[609] Diese Zahlen wurden im BGA genau beobachtet, wobei die Beamten sensibel registrierten, wenn die Zahlen anstiegen.[610] Ungeachtet einiger monatlicher Schwankungen ergab sich doch eine klare Entwicklung der Verkaufs- und Verordnungszahlen. Im zweiten Halbjahr 1978, als die Umbenennungsaktion für Cumorit vollzogen und die Packung mit deutlichen Warnhinweisen versehen wurde, begann der Umsatz einzubrechen. Die monatlichen Absatzzahlen betrugen zum Jahresende ungefähr ein Drittel derjenigen von 1977.[611] Auch in der Folgezeit ging der Umsatz weiter zurück, wobei sich der Abfall deutlich verflachte. Im Vergleich zu 1972 – dem letzten Jahr, in dem die Duogynon-Dragees noch

608 BGA, G III 2, Übersicht und Bewertung toxikologischer Versuche zu Cumorit, 20.2.1980, BfArM-Archiv, GV1, Duogynon, Bd. 3.

609 Diese Zahlen wurden dem BGA durch Schering zur Verfügung gestellt, da das BGA selbst keinen Zugriff auf diese Zahlen hatte. Siehe zu dieser Problematik des Zugriffs auch BT-Drucksache 8/830.

610 BGA, R 3, Vermerk, 19.7.1979, BfArM-Archiv, GV1, Duogynon, Bd. 4.

611 Siehe die monatlichen Aufstellungen für die Jahre 1978 und 1979 in LArch, B Rep. 58, Nr. 1833, Bl. 140 (Angabe unten) sowie das Diagramm im Anhang. Siehe zu den Zahlen von 1977 auch den Hinweis in LArch, B Rep. 58, Nr. 1823, Bl. 33.

durchweg zur Schwangerschaftsdiagnose indiziert waren – hatten sich die Verkaufszahlen 1980 schließlich um über 82 Prozent verringert.[612] Der massive Rückgang des Cumorit-Verbrauchs, der sich auch im VIP und in den Apothekenumsatzzahlen niederschlug, wurde als deutlicher Indikator für ein verändertes Verschreibungsverhalten der Ärzteschaft gewertet.

Neben den Verkaufszahlen stützte sich das BGA auf weiteres Material. Dabei handelte es sich zum einen um Unterlagen, die Schering dem Amt zur Verfügung stellte. Das Unternehmen hatte in Absprache mit dem BGA im Dezember 1978 ein Marktforschungsinstitut beauftragt, die Verschreibungsgewohnheiten von Frauenärzten zu prüfen. Schering überreichte dem BGA das Ergebnis in der zweiten Januarhälfte, wobei man sich seitens der Behörde durchaus im Klaren war über die Problematik einer möglichen Färbung der Ergebnisse im Firmeninteresse.[613] Nach diesen Erhebungen führten von 98 Gynäkologen 3 keinen Schwangerschaftstest vor der Behandlung mit Cumorit durch, 5 weitere verzichteten bei älteren Frauen auf einen solchen Test. Zugleich wurde von den Gynäkologen ein klarer Bedarf an Hormonpräparaten gesehen.[614]

Zum anderen stellte das BGA – im Rahmen seiner begrenzten Möglichkeiten – auch selbst Nachforschungen an. Dies galt insbesondere für Fälle, in denen das BGA auf einen etwaigen Miss- oder Fehlgebrauch des Präparats Cumorit aufmerksam gemacht wurde (solche Hinweise wurden schon seit 1978 wiederholt geäußert[615]). Soweit rekonstruierbar, erwiesen sich solche Bemühungen jedoch als unergiebig. Deutlich wird dies am Beispiel der Apothekerin Ingeborg Simon, die im Fernsehen und in einem Schreiben an die Arzneimittelkommission der Deutschen Apotheker auf missbräuchliche Verschreibungen Cumorits hingewiesen hatte, bei denen »insbesondere Ausländerinnen« Schwangerschaftsabbrüche mit dem Mittel herbeizuführen versuchten.[616] Gemeinsam mit der Arzneimittelkommission der Apotheker- und der Ärzteschaft bemühten sich

612 Siehe die Aufstellungen und Diagramme im Anhang.

613 Schering (Hannse) an BGA, 24.1.1979, BfArM-Archiv, GVI, Duogynon, Bd. 4; ebenda auch der Bericht und eine Zusammenfassung desselben. Dass der Bericht durch eine »wohlwollende Neutralität« der Autoren gegenüber Schering geprägt gewesen sein dürfte, wurde im BGA in einem Vermerk von G VI (Tschöpe) vom 3.5.1979 (in BArch, B 208/1661) festgehalten.

614 Siehe ebenda. Die Erhebung ist auch erläutert in BGA, G V, an Gesundheitsladen e.V., 18.12.1979, BArch, B 208/1661.

615 Wie die Journalistin Jutta Kamke dem BGA am 21.7.1978 mitgeteilt hatte, würden Ärzte Frauen auf Wunsch auch weiterhin »bedenkenlos Duogynon-Dragees für einen Schwangerschaftstest« verschreiben. So BGA, G VI 3, an BMJFG, 3.8.1978, BArch, B 353/1465.

616 *Plusminus* (»Riskante Medikamente«), WDR, 28.12.1978; Simon an AkDA, 18.12.1979, BArch, B 208/1661.

die Behörden um weitere Informationen, doch die Apothekerin war nicht bereit, Namen der fehlverschreibenden Ärzte zu nennen.[617]

Ein solches Vorgehen blieb aber aus mehreren Gründen die Ausnahme. Es gehörte Ende der 1970er Jahre nicht zu den gesetzlichen Aufgaben des BGA, selbst die Einhaltung seiner Empfehlungen und Entscheidungen zu überwachen; für die Überwachung des Arzneimittelverkehrs waren im Kern nach wie vor die Länder zuständig. Dementsprechend fehlten dem BGA auch die institutionellen Kapazitäten, um entsprechend umfassende Nachforschungen anzustellen.[618] Eines war aber den Beamten im BGA auch bewusst: Verschrieben Ärzte ohne vorherigen Schwangerschaftstest Cumorit, so handelte es sich um einen ärztlichen Kunstfehler, der rechtliche Konsequenzen nach sich ziehen konnte. Dementsprechend dürften solche Fälle von den betreffenden Personen wohl eher verschwiegen worden sein; etwaige Fehlverschreibungen waren insoweit nur sehr schwer herauszufinden.[619]

Auch in den Jahren 1979 und 1980 sah sich das BGA mit energischen Forderungen nach einem Cumorit-Verbot konfrontiert, insbesondere durch Organisationen und über die Medien.[620] Das BGA wies in solchen Zusammenhängen nicht nur darauf hin, dass die eigene Rechtsauffassung »umstritten« war, sondern machte auch deutlich, dass die eigene Position – die Zurechnung des kontraindizierten Gebrauchs zum bestimmungsgemäßen Gebrauch – allenfalls dann tragen konnte, wenn dieser Fehlgebrauch in erheblichem Ausmaß erfolgte (was das BGA wegen der materiellen Beweislast im Widerrufsverfahren

617 Siehe den Schriftverkehr zwischen Simon, AkdÄ, AkDA, BGA und SenGes in BArch, B 208/1661.

618 Die Überwachung des Arzneimittelverkehrs oblag nach §§ 64–69 AMG 1976 den zuständigen Behörden, die sich nach Landesrecht bestimmten. Zwar hatte nach §§ 62–63 AMG 1976 der Aufbau eines Pharmakovigilanzsystems bei der zuständigen Bundesoberbehörde (BGA) zu erfolgen. Der hierbei nach § 63 AMG 1976 vorgesehene Stufenplan trat allerdings erst zum 1. 10. 1980 in Kraft und sah bei der Sammlung von Arzneimittelrisiken (Nr. 4 des Stufenplans) für das BGA nur eine Abfrage bei anderen Institutionen vor, nicht aber eine eigenständige Überwachung der ärztlichen Verschreibungsgewohnheiten (siehe dazu den Stufenplan vom 20. 6. 1980, BAnz 114/1980). Siehe zu den Kompetenzen aus Sicht des BGA auch: BGA, G V 3, Entwurf, Dez. 1978 (nicht abgegangen), BArch, B 208/1663; BGA, Pr (Rietzschel), an Frau [anonym], 19. 3. 1979, BfArM-Archiv, GV1, Duogynon, Bd. 4.

619 BGA, G VI 3, Vermerk, 12. 6. 1979, BfArM-Archiv, GV1, Duogynon, Bd. 4; BGA, R 1, an Gesundheitsladen e. V., 3. 8. 1979, BArch, B 208/1663.

620 Gemeinnütziger Verein für hilflose Menschen an BMJFG, 8. 11. 1979; IG Duogynon/Cumorit-geschädigter Kinder an BMJFG, 25. 5. 1980, BArch, B 353/1465 (diverse mediale Forderungen ebenda). Siehe zum Beispiel auch *Löcher im Herzen*, Rheinische Post, 16. 2. 1979; sowie die TV-Sendung *Vor Ort. Duogynon in der Schwangerschaft*, WDR, 29. 4. 1980.

vor Gericht ggf. hätte nachweisen müssen).[621] Dafür gab es aber keine belastbaren Anhaltspunkte. »Für Duogynon/Cumorit bedeutet das«, wie der BGA-Präsident einem Rechtsanwalt Betroffener Mitte 1980 mitteilte, »daß auch unter Berücksichtigung unserer jüngsten Ermittlungen die gesetzlich normierten Voraussetzungen für einen Widerruf der Zulassung nach den Bestimmungen des Arzneimittelgesetzes nicht vorliegen. Wäre dies der Fall, hätten wir uns sofort zu einem Widerruf der Zulassung entschlossen.«[622]

Dessen ungeachtet war man sich auch im BGA darüber im Klaren, dass sich Fehlverschreibungen von Cumorit nicht völlig verhindern ließen, insbesondere dann, wenn seitens der Ärzteschaft oder der Patientinnen bewusst Wege gewählt wurden, einen Fehlgebrauch vor den Augen Dritter zu verbergen (etwa durch Privatrezept oder wahrheitswidrige Angaben bei der Verordnung). Dementsprechend teilte das BGA auch in der Außenkommunikation mit: »Eine unter allen Umständen lückenlose Befolgung der Sicherheitsmaßnahmen dürfte sich aber nach aller Erfahrung kaum erreichen lassen. Es bleibt ein hier sehr geringes Restrisiko, dessen Hinnahme sozial adäquat erscheint.«[623] Dieses Risiko erschien behördlicherseits auch deshalb tragbar, weil Cumorit der ärztlichen Kontrolle unterlag und »trotz aller in der Öffentlichkeit geführten Diskussionen kein Mißbildungsrisiko« bestand, »solange das Mittel unter Beachtung aller Sicherheitsauflagen bestimmungsgemäß angewandt wird. Das weiß der Arzt und das weiß auch die Patientin. Niemand kann sich auf Unkenntnis berufen. Der auf der Packung angebrachte Warnhinweis spricht eine klare Sprache.«[624]

Bestand das bis dahin übliche regulatorische Wirken der Fachbehörden fast ausschließlich in Austausch und Aushandlung mit anderen Fachinstanzen (vor allem Industrie, Wissenschaft und Ärzteschaft), so gewann im Fall Duogynon eine für das BGA relativ ungewohnte Dimension an Bedeutung: die Regulierung durch die mediale Sphäre. Zwar führte die Politisierung des Arzneimittelwesens seit den 1960er Jahren (Teil I) zu einem verstärkten Einbezug staatlicher

621 Der Leiter der Rechtsabteilung im BGA bzw. Institut für Arzneimittel, Günter Lewandowski, wies den RA Setsevits darauf hin, dass es »umstritten« sei, inwieweit Fehlverschreibungen überhaupt zum bestimmungsgemäßen Gebrauch zu rechnen seien. »Einzelfälle dürften nicht ausreichen. Schwieriger ist die Beantwortung der Frage nach dem erforderlichen Umfang für ein Einschreiten. Die bisherige Verbrauchsentwicklung läßt jedenfalls den Schluß auf eine deutliche Änderung des Verschreibungsverhaltens zu. Wir beobachten diese Entwicklung genau und verlassen uns im übrigen nicht nur auf Angaben des Herstellers.« Zitat in BGA, R, an RA Setsevits, 3.8.1979, BfArM-Archiv, GV1, Duogynon, Bd. 10; siehe auch BGA, G V, an Gesundheitsladen, 18.12.1979, BArch, B 208/1661.

622 BGA, R, an RA Setsevits, 12.6.1980, BArch, B 208/1661.

623 BGA, G V, an Gesundheitsladen e.V., 18.12.1979, ebenda.

624 BGA, Pr (Rietzschel), an Frau [anonym], 19.3.1979, BfArM-Archiv, GV1, Duogynon, Bd. 4.

Instanzen in die Diskussion; zu Wort kamen dabei jedoch fast ausschließlich Regierungsmitglieder und andere Personen der politischen Ebene. Wenn auch Interviews mit dem BGA-Präsidenten Ende der 1970er Jahre nichts grundlegend Neues mehr waren, so gewann die mediale Regulierungsdimension für die Fachbehörde sowohl in Qualität als auch in Quantität ein bis dahin unbekanntes Ausmaß: Nicht nur nahm die Zahl von einschlägigen Beiträgen zu; auch traten vermehrt Beamte unterhalb des Präsidenten als Interviewpartner oder Diskussionsteilnehmer in Erscheinung – und dies auch in eher ungewohnten Formaten wie Rundfunk und Fernsehen.[625] Auch über diese Kanäle wurde versucht, auf Risiken hinzuweisen und die bestimmungsgemäße Anwendung sicherzustellen.

Weiterhin sahen sich sowohl das BMJFG als auch das BGA mit einer größeren Zahl von Eingaben von Bürgerinnen und Bürgern konfrontiert, die Informationen erbaten oder Forderungen, meist ein Verbot des Präparats, vorbrachten. Im BMJFG entschied Staatssekretär Wolters, die Eingaben ans BMJFG durch das Ministerium beantworten und hierzu vom BGA einen Standardbrief entwerfen zu lassen.[626] Das BGA entwarf daraufhin einen entsprechenden Text, der sowohl vom Ministerium (in leichter Variation) als auch von der Oberbehörde selbst zur Beantwortung vieler Eingaben genutzt wurde.[627] Der Entwurf vom BGA brachte zunächst ein Bedauern um die »z. T. recht unsachliche Diskussion« zum Ausdruck, verwies aber vor allem auf die DFG-Studie, nach der keine Anhaltspunkte für ein erhöhtes Risiko vorlägen, da die erhöhte Anwendung hormoneller Schwangerschaftstests nicht zu einer vermehrten Zahl von Fehlbildungen führe (dies sei aber bei chronischen Erkrankungen der Frau oder starkem Zigarettenrauchen des Vaters der Fall). Trotzdem sei von solchen Tests abzusehen, weil sie »entbehrlich« seien.[628] Dieser eher abwehrende Tenor

625 Nicht nur trat BGA-Präsident Fülgraff in diversen TV-Beiträgen auf (*Report*, SWR, 3.10.1978; *Frauenforum*, NDR, 9.5.1979; *Plusminus*, WDR, 28.12.1979); auch andere Behördenvertreter meldeten sich medial oder auf Veranstaltungen zu Wort, etwa BGA-Vizepräsident Kübler in einem Rundfunk-Interview (RIAS, 7.8.1978); Abteilungsleiter Lewandowski auf einer öffentlichen Podiumsdiskussion am 10.11.1978 in der TU Berlin; Abteilungsleiter Tschöpe im Rundfunk-Interview (Hessischer Rundfunk, 7.3.1979) oder Referent von Eickstedt im Fernsehen (*Vor Ort. Duogynon in der Schwangerschaft*, WDR, 29.4.1980).

626 BMJFG, 351, an BGA (Fernschreiben), 15.8.1978, BArch, B 208/1658; BArch, B 353/1465.

627 Entwurf für Standardbrief in BfArM-Archiv, GV1, Duogynon, Bd. 3. Korrespondenzen des BGA mit Privatpersonen finden sich vor allem in BArch, B 208/1663; des BMJFG vor allem in BArch, B 353/1465.

628 Entwurf für Standardbrief in BfArM-Archiv, GV1, Duogynon, Bd. 3.

stieß bei nicht wenigen Einsendern auf Unmut, zumal viele der standardisierten Bescheide nicht passgenau auf die Anfragen aus der Bevölkerung eingingen.[629]

Erst im Laufe der Zeit begannen die Behörden, die Eingaben etwas individueller zu beantworten. Einen einfühlsameren und um Verständnis werbenden Ton schlug dabei der Pressesprecher des BGA, Claus Rietzschel, an, der sich aber nur sehr vereinzelt äußerte. Rietzschel versuchte zum Beispiel zu erklären, weshalb ein Verbot bei der bestehenden Sachlage nicht erfolge. »Das Bundesgesundheitsamt ist sich bewußt, daß es mit dieser Haltung oft auf öffentliches Unverständnis stößt. Aber eine Wissenschaftsbehörde kann und darf nicht – wenn sie sich nicht selbst aufgeben will – den öffentlichen Beifall zur Richtschnur ihres Handelns machen. Verhielte sie sich anders, wäre der Arzneimittelmarkt sehr schnell von wirksamen Mitteln leergefegt.«[630]

Durchaus ambivalent gestaltete sich das Verhältnis zwischen dem BGA und dem BMJFG einerseits und den Betroffenenorganisationen andererseits, insbesondere wenn die Behörden mit dem Rechtsanwalt Siegbert Setsevits zu tun hatten. Dieser vertrat die Interessen der Betroffenen mit außergewöhnlichem Engagement und war medial überaus präsent, neigte aber zu Polemik und überzog die Behörden mit einer Vielzahl an Forderungen, Anträgen und Vorwürfen, die des Öfteren von unsachlichen Passagen und auch mancherlei unzutreffenden Behauptungen geprägt waren.[631] Seitens des BGA wurde Setsevits

629 Siehe zum Beispiel die Reaktion des Dr. W. M. S. vom 12.12.1978 auf einen Bescheid des BGA vom 20.9.1978, BArch, B 208/1663.

630 BGA, Pr (Rietzschel), an Frau [anonym], 19.3.1979, BfArM-Archiv, G V 1, Duogynon, Bd. 4.

631 Setsevits wandte sich am 18.6.1979 an den Petitionsausschuss des Bundestags (BArch, B 353/1465), nachdem er bis zu diesem Zeitpunkt keine Antwort auf zwei Schreiben erhalten hatte, mit denen er am 11.5. und 18.5.1979 an das BGA herangetreten war. Gegenüber dem Petitionsausschuss klagte er: »An das Ministerium wende ich mich nicht, da mir dieses nicht gewillt scheint, ernsthaft Kontrolle auszuüben.« Besonders deutlich wird Setsevits' oftmals polemische Haltung auch in einer umfangreichen Beschwerde vom 30.6.1981, mit der er sich gegen die Einstellung des Ermittlungsverfahrens bei der StA Berlin wandte (LArch Berlin, B Rep. 58, Nr. 1822, Bl. 1–181). Die Schrift enthielt zahlreiche Fehler, Unschärfen und Widersprüche, die hier schon aus Platzgründen nicht im Einzelnen besprochen werden können. Beispielhaft seien die vielen Unzulänglichkeiten bei seiner Kritik an der DFG-Studie genannt, etwa der auf Bl. 25–26 geäußerte Irrtum, diese Studie habe 70 Prozent der Fälle erst *nach* der 12. SSW erfasst; auch sind manche, auf S. 25 monierte Differenzen in den Zahlen beim logischen Durchdenken leicht erklärlich. Zu diesen und unzähligen weiteren Fehlern (mit Blick auf die Behörden zum Beispiel die unzutreffenden Aussagen, das BGA habe die Umsatzzahlen von »Umsteigepräparaten« nicht beobachtet und keinerlei Nachforschungen angestellt [Bl. 84] oder die Duogynon-Kritikerin Gal aus einer Anhörung herauskomplimentiert [Bl. 97]) kamen diverse sinnentstellende Zitate – ein Umstand, auf den auch die Verteidigung hingewiesen hat (RA Roos an StA Berlin, 27.8.1981,

offenbar als Querulant wahrgenommen, weshalb seine Anträge oft nur kurz und teils auch erst nach längerer Zeit beschieden wurden. Die Folge war eine vergiftete Atmosphäre zwischen Amt und Rechtsanwalt. Während letzterer öffentlich eine Strafanzeige gegen leitende Beamte des BGA ankündigte und die Dienstaufsicht bemühte, ließ das BGA bei der Rechtsanwaltskammer Berlin etwaige Berufspflichtverletzungen von Setsevits prüfen.[632]

Auch nach der Marktrücknahme Duogynons bezog der Anwalt mit teils polemischen Publikationen Stellung gegen das BGA und verwies auf mögliche Interessenkonflikte von einigen Beamten der Bundesbehörde – tatsächliche Hinweise auf ein irreguläres Verhalten von BGA-Angehörigen im Fall Duogynon ergeben sich aus den von Setsevits angegebenen Quellen indes nicht.[633]

Trotz des angespannten Verhältnisses zwischen BGA und Setsevits kam es aber auch zu einer Zusammenarbeit. Dabei ging es um ein Forschungsprojekt, das von privater Seite initiiert wurde. Die Arbeitsgemeinschaft der Verbraucher (AgV) hatte Mitte Dezember 1978 die Errichtung einer »Duogynon-Erfassungsstelle« angekündigt. Geplant war, in Zusammenarbeit mit dem Duogynon-Kritiker Ulrich Moebius möglichst viele Betroffenenfälle durch einen wissenschaftlichen Erhebungsbogen auswerten zu lassen.[634] Da für die

LArch Berlin, B Rep. 58, Nr. 1823, Bl. 2–10, ähnliche Hinweise ebenda in weiteren Schreiben, etwa Bl. 16, 68). Auch in anderen Schriftsätzen unterliefen Setsevits teils gravierende Irrtümer. Dies galt etwa für ein »Gutachten zu den juristischen Möglichkeiten der Geschädigten im Falle Duogynon/Cumorit«, das Setsevits im August 1979 für die IG Duogynongeschädigter Kinder e. V. erstellte. Die dortige Auffassung von Setsevits, § 42 AMG 1961 habe dem BGA eine »Aufsichts- und Handlungsermächtigung« geboten (S. 88), ist unzutreffend (siehe oben, Kap. 1.3).

632 *Bundesgesundheitsamt schwere Versäumnisse vorgeworfen*, FR, 24. 10. 1979; *Eltern mißgebildeter Kinder kündigen Strafanzeige an*, General-Anzeiger, 24. 10. 1979; *Anzeige wegen Duogynon*, Stuttgarter Zeitung, 24. 10. 1979; *Medikamentengeschädigte verklagen Bundesgesundheitsamt*, SZ, 24. 10. 1979. Aufgrund der hier geäußerten Vorwürfe wandte sich das BGA am 23. 11. 1979 an die Rechtsanwaltskammer, nachdem zuvor eine externe Anwaltskanzlei konsultiert worden war (siehe BArch, B 208/1661; ebenda weitere Unterlagen zur Auseinandersetzung). Rechtliche Konsequenzen hatten weder die Maßnahmen des BGA noch die des Rechtsanwalts. Eine von Setsevits angestrengte Dienstaufsichtsbeschwerde wurde als unbegründet zurückgewiesen (BMJFG, 351 an PStS, 28. 11. 1980, BArch, B 353/1465).

633 Setsevits, *Aufsichtsbehörde*, 1982. In diesem Aufsatz beanstandete Setsevits (S. 105–106) die Rolle zweier BGA-Beamter (ähnlich Rosenbrock, *Pharma-Dickicht*, 1982), die aber gar nicht (Werner Herrmann) oder nur ganz am Rand (Günther Stille) mit Duogynon befasst waren; siehe dazu mwN Lenhard-Schramm, *Sachverhaltsaufklärung*, 2022, S. 94–95, Anm. 492.

634 *Duogynon-Erfassungsstelle bei der AgV*, Verbraucherpolitische Korrespondenz 50/1978. Zunächst war eine staatliche Förderung abgelehnt worden, siehe BMJFG, 351/352, an Moebius und AgV, 14. 12. 1978, BArch, B 353/1465.

Auswertung der im März 1979 verschickten Bögen[635] eine weitere Finanzierung erforderlich war, befasste sich auch das BGA mit dem Thema. Dort stand man dem Vorhaben zwiespältig gegenüber. Wie es in einem Bericht an das BMJFG von Anfang August 1979 hieß, sei der Fragebogen »zwar besser als viele andere«. Dennoch war man sich darüber klar, dass auch eine solche Befragungsaktion »keinen kausalen Zusammenhang« feststellen könne. Unter Hinweis auf »gesundheitspolitische Gründe« bejahte das BGA aber letztlich die Förderungswürdigkeit und erklärte, sich aus der Auswahl eines Epidemiologen heraushalten zu wollen.[636] Nach Aushandlung der Förderung, an der auch Setsevits beteiligt war,[637] bestätigte das BGA Moebius mit Zuwendungsbescheid vom 14. Januar 1980 die volle Finanzierung des Projekts in Höhe von 57.950 DM.[638] Die Auswertung der Bögen sollte durch den Bremer Epidemiologen Eberhard Greiser erfolgen. Dessen Abschlussbericht lag im Januar 1983 vor und war mit Blick auf den Erkenntnisfortschritt ernüchternd. Greiser kam zu dem Ergebnis: »Offensichtlich ist die von der AgV in Gang gesetzte Aktion das am wenigsten geeignete Instrument, einen möglichen Zusammenhang zwischen der Anwendung von Duogynon bzw. anderen hormonalen Schwangerschaftstests und der Entstehung angeborener Mißbildungen aufzuklären.«[639]

2.10 Marktrücknahme in Deutschland

Das Thema Duogynon blieb auch nach der Umbenennung in Cumorit in der Öffentlichkeit virulent. Impulse erhielt die Debatte vor allem durch das Ermittlungsverfahren der Staatsanwaltschaft Berlin und durch die Aktionen und Proteste der Interessengemeinschaft duogynongeschädigter Kinder. Wiederholt schaffte es das Thema bis in die Hauptsendezeit des TV-Programms, während unzählige Artikel verschiedene, auch regulatorische und andere rechtliche Fragen ansprachen.[640] Des Öfteren war zum Beispiel von Plänen zu lesen, Haf-

635 AgV an Eltern (samt Anlage), März 1979, ebenda. Der Erhebungsbogen war vom Berliner Mediziner Erich Huber entworfen worden.

636 BGA, D 6 u.a., an BMJFG, 3.8.1979, BfArM-Archiv, G V 1, Duogynon, Bd. 10. Auch in B 353/1465.

637 Siehe diverse Besprechungsvermerke in BfArM-Archiv, G V 1, Duogynon, Bd. 10; BArch, B 353/1465.

638 BGA, G Verw, Aktenverfügung, 14.1.1980, BArch, B 353/1465 (Kopie).

639 Prof. Eberhard Greiser, Forschungsprojekt »Duogynon und angeborene Missbildungen«. Abschlußbericht. Januar 1983 (S. 1), BArch, B 208/1661.

640 *Anzeige wegen Duogynon*, FR, 24.10.1979; *Keine Anklage gegen Schering*, FR, 8.9.1980; *Kritik im Fall Duogynon*, KSA, 16.1.1981; *Beschwerde gegen Einstellung der Duogynon-Ermittlungen*, SZ, 20.1.1981; DAZ 1980, S. 1802. Weitere Presse-

tungsansprüche gegen Schering geltend zu machen (entsprechende Versuche blieben jedoch ohne Erfolg[641]). Zudem gingen wiederholt Forderungen bei den Behörden ein, Cumorit zu verbieten.[642] Auch solche Vorstöße führten vorerst nicht zum erstrebten Ziel. Noch Anfang Februar 1980 wies Schering eine Anregung des BGA auf Rücknahme Cumorits entschieden zurück. Man wolle »sich dem Druck der Straße nicht beugen«, hieß es aus der Berliner Unternehmenszentrale.[643]

Angesichts der intensiven Fachdebatte um die Therapie mit Sexualhormonen hatte Schering aber im Herbst 1979 begonnen, die Anwendungsempfehlungen der eigenen Präparate zu überarbeiten – nicht nur, aber auch für Cumorit. Im BGA fand im Februar 1980 eine Tagung zum Thema Hormonbehandlung der sekundären Amenorrhoe statt, deren Ergebnisse Mitte Mai 1980 von der Arzneimittelkommission im *Deutschen Ärzteblatt* veröffentlicht wurden. Demnach war die Gabe von Estrogen-Gestagen-Präparaten nur in wenigen Einzelfällen indiziert. Bei Hormongabe sollte die Behandlung in der Regel über 8 bis 12 Tage erfolgen, weil dies den physiologischen Bedingungen eher entsprach als eine kurzdauernde Therapie.[644] Da sich in der medizinischen Wissenschaft inzwischen kaum noch Fürsprecher einer kombinierten Hormontherapie fanden und die Verkaufszahlen stark zurückgegangen waren, verlor das Präparat Cumorit immer weiter an Bedeutung für das Unternehmen, zumal die Kritik nie erlahmte und rechtliche Sanktionen nie völlig auszuschließen waren.

Vor diesem Hintergrund begann das BGA im Frühjahr 1980, mit Schering über eine Marktrücknahme Cumorits zu verhandeln. Die Verhandlungen zielten auf einen Deal: Schering sollte sich zur freiwilligen Rücknahme beider Darreichungsformen verpflichten, im Gegenzug aber eine beschleunigte Zulassung für ein ähnlich zusammengesetztes Präparat erhalten. Dieses erhielt die Bezeichnung Östro-Primolut und enthielt 4 mg Norethisteronacetat und 0,05 mg Ethinylestradiol pro Dragee. Damit griff Schering jene Zusammensetzung auf, mit der Duogynon zunächst erprobt worden war und eingeführt werden sollte – und die auch der Zusammensetzung der Anovlar-Tabletten entsprach. Allerdings unterschied sich die Anwendungsart, da das Mittel über 8 bis 12 Tage verabreicht werden sollte. Die alleinige Indikation bestand in der

berichte in BArch, B 353/1465, 1466. Siehe aus den TV-Beiträgen *Plusminus*, WDR, 28.12.1979; *Vor Ort. Duogynon in der Schwangerschaft*, WDR, 29.4.1980; *Tagesthemen*, NDR, 13.1.1981.

641 Schering an BMJFG, 19.11.1982, BArch, B 353/1466. Weitere Unterlagen ebenda.

642 Beispiele in BArch, B 353/1465.

643 BGA, G V, Besprechungsvermerk, 1.2.1980, BfArM-Archiv, GV1, Duogynon, Bd. 6.

644 DÄBl. 1980, S. 1317; Bettendorf, *Diagnostik*, 1980, S. 1322.

sekundären Amenorrhoe.[645] Die Packungsbeilage von Östro-Primolut enthielt ebenfalls einen Warnhinweis, nach dem vor der Anwendung eine Schwangerschaft auszuschließen war und mindestens 8 Wochen seit der letzten Regelblutung vergangen sein mussten. Die äußere Verpackung trug allerdings keinen Warnhinweis mehr. Dementsprechend kritisch reagierte der erwähnte Interessenverband auf dieses Arrangement.[646]

Nachdem das BGA mit Bescheid vom 29. August 1980 die Zulassung von Östro-Primolut erteilt hatte,[647] verzichtete Schering mit Schreiben vom 5. September 1980 auf die Zulassung von Cumorit. Der schriftliche Verzicht wurde am 11. September 1980 wirksam.[648] Nach § 31 AMG Abs. 4 durfte das Präparat mit Erlöschen der Zulassung noch bis zum 1. Januar 1983 in den Verkehr gebracht werden. Die informelle Vereinbarung zwischen dem BGA und Schering sah allerdings vor, dass der Vertrieb von Cumorit 2 bis 3 Monate nach der Zulassung von Östro-Primolut eingestellt wird.[649] Nachdem Schering im September die Rücknahme von Cumorit (und des ähnlichen Präparats Terminolut) sowie die Einführung von Östro-Primolut angekündigt hatte, wurde das neue Präparat am 15. Oktober 1980 in den Handel eingeführt.[650]

Da Schering noch im Dezember 1980 und Januar 1981 die Verkaufszahlen für Cumorit für den jeweiligen Vormonat gemeldet hatte, sahen sich die Beamten veranlasst, Schering an die Vereinbarung zu erinnern. Peter Schönhöfer, seit Dezember 1979 Leiter der Abteilung Arzneimittelverkehr, bat Schering am 22. Januar 1981, »die Einstellung des Vertriebes von Cumorit noch in diesem Monat durchzuführen«, und wies das Unternehmen darauf hin, »daß bei Nichtgelingen der Durchführung solcher konzertierter Aktionen mein Engagement für solche unkonventionellen Vorgehensweisen unmöglich gemacht wird.«[651] Schering machte das BGA auf die Rücknahmeankündigung aufmerksam,[652] in deren Folge der Absatz drastisch zurückgegangen sei, und erklärte, den Vertrieb von Cumorit in der Bundesrepublik zu Ende Februar 1981 einzustellen –

645 Produktinformation Östro-Primolut, Januar 1981, BArch, B 208/1662.

646 *Pharma-Firma angegriffen*, FR, 15.10.1980; *Interessenverband: Zurückziehung von Duogynon ein Bluff*, SZ, 15.10.1980.

647 Siehe auch BfArM, Antrags-Bearbeitungssystem (ABIS), Eingangsnummer 2101367, Zulassungsnummer 1367.00.00.

648 Schering (Hannse) an BGA, 29.1.1981, BArch, B 208/1662. Siehe auch den Eintrag im Anmeldevordruck, BfArM-Archiv, Registerakte D 185.

649 BGA, G V, an Schering, 22.1.1981, BArch, B 208/1662.

650 Schering an BMJFG, SenGes Berlin, BGA u.a., 17.2.1981, ebenda.

651 BGA an Schering, 22.1.1981, ebenda.

652 BGA-Pressedienst 11/1980; DÄBl. 1980, S. 2523; *Duogynon wird aus dem Verkehr gezogen*, FR, 10.10.1980; *Duogynon-Produktion ab sofort eingestellt*, BR, 10.10.1980. Weitere Artikel in BArch, B 353/1465.

was auch geschah.[653] Weltweit wurde Cumorit (das im Ausland auch unter den Bezeichnungen Cumoril, Nupavin und Lapsinon im Handel war) dagegen erst zu Ende März 1987 gestrichen.[654] Das Nachfolgepräparat Östro-Primolut blieb in Deutschland bis Ende 2007 verkehrsfähig und war laut der Roten Liste bis mindestens 2001 auf dem Markt.[655]

653 Schering (Hannse) an BGA, 29.1.1981; Schering (Richter) an BGA, 19.2.1981; BArch, B 208/1662. Siehe auch den Streichungsbeschluss in SchA, B9/962; PharmZ 1981, S. 395; Rundbrief Schering, 17.2.1981, BArch, B 353/1466 samt Anlagen.

654 Siehe den Streichungsbeschluss in SchA, B9/960.

655 Siehe auch BfArM, Antrags-Bearbeitungssystem (ABIS), Eingangsnummer 2101367, Zulassungsnummer 1367.00.00; Rote Liste 2001, dort Nr. 76-102.

3. Exkurs 1: Ein »Handlanger« Scherings? Vorwürfe gegen das Bundesgesundheitsamt

Im Rahmen der Debatte um Duogynon ist seit circa 2016 auch die Rolle des BGA intensiver diskutiert worden. In den Medien wurde dabei wiederholt der Vorwurf laut, das BGA sei seinen Aufgaben nicht ansatzweise gerecht geworden und hätte »nichts getan«, um Duogynon vom Markt zu nehmen. Über die Vorwürfe der Untätigkeit hinaus wurde auch behauptet, im BGA hätten »Verbündete« und »Informanten« des Unternehmens gesessen, die Behörde habe gar aktiv eine Verhinderung der Marktrücknahme betrieben und als »Handlanger von Schering« agiert.[1] Das BGA trage daher, so schwingt im Unterton mit, eine Mitschuld an einem der größten deutschen Arzneimittelskandale. Völlig aus der Luft gegriffen erscheinen diese Vorwürfe auf den ersten Blick nicht, zumal sie sich auf mehrere Dokumente und Zitate stützten, die zunächst einmal auf ein problematisches Verhältnis des BGA – genauer gesagt einzelner Beamter – zu Schering hindeuten. Dies rechtfertigt es, die Vorwürfe genauer und kritisch unter die Lupe zu nehmen.

In einer wissenschaftlichen Arbeit kann es dabei nur um eine sachliche und möglichst objektive Bewertung gehen. Dies setzt voraus, nicht in einen anklagenden Modus zu verfallen, der einseitig nach be- oder entlastenden Unterlagen und Gesichtspunkten sucht oder gar entgegenstehendes Material unterschlägt. Ungeachtet der großen Findigkeit vieler Rechercheure beim Aufspüren wichtiger Dokumente fehlt es den meisten Beiträgen zum Thema an kritischer Einordnung und Bewertung. Aus Sicht der professionellen Geschichtswissenschaft ist eben dies aber unabdingbar. Es ist eine einfache Grundregel jeder historischen Forschung, dass Dokumente – so eindeutig sie auch erscheinen mögen – niemals für sich sprechen, sondern sich erst dann sinnvoll erschließen lassen, wenn sie in ihren Kontext eingeordnet, einer Quellenkritik und -interpretation unterzogen und mit anderen Quellen abgeglichen und kontrastiert werden.[2]

Vor diesem Hintergrund seien einige kontextuelle Zusammenhänge in Erinnerung gerufen, bevor die Vorwürfe im Einzelnen beleuchtet werden. Wie in Teil I dargelegt, war das BGA bis zum Inkrafttreten des AMG 1976 *keine* Aufsichtsbehörde. Dementsprechend verfügte das BGA bis 1978 über keine rechtlichen Befugnisse, das Inverkehrbringen von Arzneifertigwaren mit Auf-

1 *Für die Opfer kein Wort*, Der Spiegel 27/2016, S. 40 (»Verbündete« und »Informanten«); *Der vertuschte Skandal – Ein Pharmakonzern und sein Hormonpräparat*, BayR, 26.11.2016, Min. 17:10 (»Handlager von Schering«).

2 Schieder/Trunk, *Einleitung*, 2004, S. 10.

lagen zu versehen oder gänzlich zu verbieten (begrenzte Befugnisse hatten allein die Länder). Mit Blick auf das Arzneimittelwesen handelte es sich beim BGA bis zu diesem Zeitpunkt – rechtlich gesehen – um eine Registerbehörde, deren Beamte aber in Vorwegnahme des AMG 1976 seit den frühen 1970er Jahren in zunehmendem Maße begannen, durch informellen Austausch mit den Pharmaherstellern auf die Arzneimittelregulierung einzuwirken. Da das BGA ab 1978 sämtliche arzneimittelrechtlichen Einschränkungen unterhalb des Verbots gegen Duogynon durchsetzte,[3] kann sich die Kritik am BGA nur darauf richten, kein Verbot gegen Duogynon ausgesprochen zu haben.

Die Vorwürfe aus den TV-Dokumentationen und Pressebeiträgen stützen sich in erster Linie auf Dokumente aus den Akten des Ermittlungsverfahrens, das bei der Berliner Staatsanwaltschaft anhängig war. Diese Akten hatte Schering der Staatsanwaltschaft zur Verfügung gestellt (dass diese Akten konfisziert wurden,[4] ist also unzutreffend). Im Fokus steht dabei die Akte mit der Signatur B Rep. 58, Nr. 13199. Diese Akte enthält Unterlagen Scherings zum Austausch mit den Beamten, jedoch keine Unterlagen der Behörde selbst,[5] sondern fast ausschließlich firmeninterne Vermerke über Besprechungen (insbesondere Telefonate) mit dem BGA. Dies ist aus quellenkritischer Sicht nicht unproblematisch, weil hier keine direkten Äußerungen von Behördenvertretern vorliegen, sondern lediglich Wiedergaben aus zweiter Hand. Bewusste oder unbewusste Verzerrungen der Gesprächsinhalte sind daher grundsätzlich nicht auszuschließen.[6] Dies gilt auch für den vorliegenden Fall. Möglicherweise wurden bestimmte Aussagen nicht exakt wiedergegeben, denn in einer zeitlich späteren Notiz des Schering-Vertriebsleiters Hermann Richter (von dem die meisten Notizen stammen) findet sich die (sonst kaum sinnvolle) Bemerkung: »Ich habe mich bemüht, sinngemäß die Aussagen von Herrn von Eickstedt möglichst genau zu zitieren und mich dabei jeder Wertung zu enthalten.«[7]

3 Siehe Kap. 2.9.

4 *Für die Opfer kein Wort*, Der Spiegel 27/2016, S. 40.

5 LArch Berlin, B Rep. 58, Nr. 13199. Eine Ausnahme stellen allein zwei Schreiben des BGA-Vizepräsidenten Klaus Kübler vom 11.8.1978 (Bl. 377) und 18.8.1978 (Bl. 375) dar, die allerdings keine Kooperation zwischen BGA und Schering belegen, sondern eher eine gewisse Distanziertheit zum Ausdruck bringen.

6 Für den Fall Contergan konnte zum Beispiel nachgewiesen werden, dass der Firmenvertreter, der für die Kontakte zu den Behörden zuständig war, die Aussagen der Beamten zumindest teilweise tendenziös wiedergab, um daraus Vorteil für sich oder die Firma ziehen zu können; siehe Lenhard-Schramm, *Land*, 2016, S. 189–190, 283, 286–287.

7 Schering, Notiz Dr. Richter, 11.10.1978, LArch Berlin, B Rep. 58, Nr. 13199, Bl. 70.

Besondere Aufmerksamkeit bei den medialen Vorwürfen gegen das BGA hat die (meist namentlich nicht genannte) Person Dr. Klaus Wolf von Eickstedt gefunden. Der Direktor und Professor sei der »Verbindungsmann« und »Informant« Scherings im BGA gewesen und habe behördliche Informationen durchgestochen und zugleich firmengenehme Unterlagen ins BGA »eingespeist«, sich letztlich aktiv für eine Verhinderung des Verbots oder der Marktrücknahme von Duogynon eingesetzt.[8] Besonders häufig wird in diesem Zusammenhang eine Telefonnotiz Richters vom 3. August 1978 zitiert, laut der Eickstedt sich und das Amt als »Advokaten der Firma Schering« bezeichnet habe.[9] Allerdings bleibt erstaunlich, welche Aussagen manche Beiträge hieraus ableiten (»Dieser Mann setzte sich in der Behörde umfassend für Schering ein«), ohne auch nur eine einzige Seite aus den Akten des BGA gelesen zu haben.[10]

Wer aber war Eickstedt? Und welche Rolle spielte er im BGA? Hierzu kursieren diverse Irrtümer. In manchen Beiträgen heißt es zum Beispiel, Eickstedt sei im BGA »Referatsleiter für Arzneimittelsicherheit« gewesen.[11] Das trifft nicht zu. Eickstedt wirkte im BGA vielmehr als pharmakologischer Experte (auch) für Endokrinologie. 1922 geboren, wurde Eickstedt 1953 an der Universitäts-Frauenklinik Göttingen mit einer endokrinologischen Arbeit promoviert, die den örtlichen Fakultätspreis erhielt.[12] Eickstedt strebte zunächst eine akademische Laufbahn als Pharmakologe an, wechselte aber nach einem Stipendium der DFG wegen trüber Karriereaussichten in die Industrie. Seit Februar 1957 leitete er das biologische Labor der Firma Boehringer Mannheim, wo er zunächst vor allem endokrinologisch arbeitete und an der Entwicklung des Duogynon-Konkurrenzpräparats Gynäkosid mitwirkte.[13] Nach kurzem akademischen Inter-

8 *Für die Opfer kein Wort*, Der Spiegel 27/2016, S. 41; *Der vertuschte Skandal – Ei Pharmakonzern und sein Hormonpräparat*, BayR, 26. 11. 2016 (Min. 25:15 bis 26:43).

9 Notiz Dr. Richter, 11. 10. 1978, LArch Berlin, B Rep. 58, Nr. 13199, Bl. 117.

10 *Ein Fall wie Contergan*, Die Zeit 18/2021. Die gesamten Akten des BGA zu Duogynon wurden erst für diese Arbeit im Archiv des BfArM ermittelt und waren zuvor nicht zugänglich.

11 *Gesundheitspolitikerinnen fordern Unterstützung für Duogynon-Kinder*, DAZ.online, 3. 4. 2019. In einem anderen Artikel heißt es dagegen, Eickstedt habe das Referat für die Arzneimittelzulassung geleitet: *Ein Fall wie Contergan*, Die Zeit, 29. 4. 2021.

12 Klaus-Wolf von Eickstedt wurde am 23. 5. 1922 in Stettin geboren. Nach Kriegsteilnahme begann er 1946 das Studium der Medizin in Würzburg und Göttingen. Nach erstem Staatsexamen 1952 und Promotion (Eickstedt, *Untersuchungen*, 1953) erhielt er 1954 die Vollapprobation als Arzt. In der Folge arbeitete er bei Prof. Ludwig Lendle am Pharmakologischen Institut der Universität Göttingen, bevor der Wechsel in die Industrie erfolgte. Siehe dazu und zum Folgenden BArch, PERS 101/98250–98252; PERS 6/268606; RH 7/959; UArch Freiburg, B 24/678, 679.

13 Darauf wies Eickstedt in seinem handschriftlichen Lebenslauf hin, siehe BArch, PERS 101/98252, Bl. 7.

mezzo an den pharmakologischen Instituten in Düsseldorf und Freiburg wechselte er 1961 abermals in die Industrie (wobei er seine Arbeitsgebiete auf diverse pharmakologische Gebiete ausweitete): zunächst als wissenschaftlicher Mitarbeiter zu Schering, bevor er 1963 die Leitung der pharmakologischen Abteilung der Nordmark-Werke übernahm und 1967 eine entsprechende Position bei der Kali Chemie antrat.[14] Aufgrund der vielen Beschäftigungen war Eickstedt unter Pharmakologen bestens vernetzt und ein intimer Kenner der wissenschaftlichen wie industriellen Arzneimittelprüfung. Vor diesem Hintergrund erschien er den Verantwortlichen des BGA als Idealbesetzung, um die Arbeitsgruppe Medizin im Spezialitätenregister aufzubauen, zumal es nur wenig andere Mediziner mit ähnlich passgenauer Qualifikation gab. Nachdem sich das BGA seit Ende 1970 um den Facharzt für Pharmakologie bemüht hatte,[15] trat Eickstedt im August 1971 ins BGA ein, wo er mit zwei Kollegen – Emil Tschöpe und Bernhard Schnieders – in turnusmäßigem Wechsel das Referat Pharmakologie im Spezialitätenregister leitete.[16] Mit der Gründung des Instituts für Arzneimittel im BGA 1975 übernahm Eickstedt dann die Leitung des Fachgebiets für Endokrinologie und Gynäkologie in der Abteilung Klinische Pharmakologie.[17] In dieser Funktion war Eickstedt für die medizinisch-klinische Beurteilung von Arzneimitteln auf dem Gebiet der Endokrinologie zuständig, ferner auch für sonstige endokrinologische Fragestellungen. Der Abteilung Arzneimittelverkehr, in der sich verschiedene Referate mit Fragen der Arzneimittelrisiken und Maßnahmen der Risikoabwehr befassten, gehörte Eickstedt zu keinem Zeitpunkt an, ebensowenig der Abteilung Arzneimittelzulassung.

In seiner Funktion als Endokrinologe stand Eickstedt in engem Austausch mit der medizinischen Wissenschaft und auch mit den Herstellern entsprechender Präparate. Dies war nicht ungewöhnlich, zumal sich im BGA seit den 1960er Jahren eine Tradition herausgebildet hatte, Fragen und Probleme zu

14 Siehe die Nachweise ebenda.

15 Siehe die Vorgänge ebenda, Bl. 39–97. Bereits seit März 1971 nahm Eickstedt als designierter Beamter an den Sitzungen des Beirats Arzneimittelsicherheit teil, siehe BArch, B 189/11561, Bl. 157, 212, 285, 291.

16 Siehe auch BArch, B 208/1588; zur Bildung der Arbeitsgruppe Medizin Kap. 1.2.

17 Das von Eickstedt geleitete Fachgebiet (GV3) war zudem für Gastroenterologie, Hepatologie, Hämatologie und Rheumatologie zuständig. Außerdem nahm Eickstedt die Leitung des Fachgebiets für Biometrie und medizinische Dokumentation (GV5) sowie des Fachgebiets Endokrinologie der Abteilung Pharmakologie und Toxikologie (GIV5) kommissarisch wahr. Nach einer Reorganisation des Instituts für Arzneimittel im Mai und Juli 1979 fungierte Eickstedt als Leiter des Fachgebiets Endokrinologie, Stoffwechselkrankheiten und Hepato-Gastroenterologie (GIV3). Siehe dazu die Organisationsunterlagen des BGA in BArch, B 208-ORG; B 208/1587; PERS 101/98252, Bl. 124, 167–171. Eickstedt trat mit Ablauf des Januar 1987 in den Ruhestand und verstarb am 9. 12. 2001.

Arzneimitteln in einem mehr oder minder informellen Austausch abzuklären (»kommunikative Abklärung«).[18] Diese Tradition brach auch nicht ab, als 1978 das neue Arzneimittelgesetz in Kraft trat. Dies lag nicht nur daran, dass viele Beamte zuvor in der Industrie tätig gewesen waren (aufgrund der Karriereaussichten und Verdienstmöglichkeiten ließen sich klinische Pharmakologen aus anderen Bereichen kaum für eine Tätigkeit im BGA gewinnen). Der Austausch auch mit den pharmazeutischen Unternehmen über bestimmte Fragen der Arzneimittelsicherheit war auch unter der neuen Rechtslage programmatisch von vornherein gewollt.[19] Er war dabei nicht nur durch Verwaltungsvorschriften (Stufenplan) vorgeschrieben und geregelt, sondern oftmals auch der schnellere und erfolgversprechendere Weg, um Maßnahmen durchzusetzen, als eine formale amtliche Anordnung.[20] Am Problem vorbei geht also der allgemeine Vorwurf, es habe (auch) in Sachen Duogynon viele Gespräche zwischen Firmen- und Behördenvertretern gegeben.

Der erste nachweisbare Austausch zwischen Eickstedt und Schering in Sachen Duogynon erfolgte im Herbst 1977. Nach einer ersten, eher allgemein gehaltenen Anfrage des Beamten im Oktober wandte sich Eickstedt kurz vor Weihnachten erneut an das Unternehmen. Hintergrund dieses Anrufs war eine Anfrage des BMJFG an das BGA, ob es Präparate gebe, die Duogynon ersetzen könnten.[21] Die tastende Anfrage der Behörden nach einer Marktrücknahme beantwortete Schering dahingehend, dass man Duogynon nicht aus dem Handel ziehen werde.[22]

Ein Großteil der Schering-Notizen stammt aus den ersten Augusttagen 1978, als das Thema seinen medialen Höhepunkt erlebte und intensive Beratungen sowohl bei den Behörden als auch bei Schering über die Behandlung des Prä-

18 Siehe Kap. 1.2.

19 Siehe die Stimmen aus BGA, Tätigkeitsbericht 1977, S. 29, 141, 146; 1978, S. 6–8, 129; 1980, S. 10; PharmZ 1978, S. 959; Lewandowski, *Sicherheitsurteile*, 1983, S. 195; Bertelsmann, *Arzneimittelrisiken*, 1984, S. 1704–1705; Bertelsmann, *Risikovorsorge*, 1985, S. 12. Weitere Aspekte und Nachweise bei Hohgräwe, *Implementation*, S. 193–203, 213–220; ferner Murswieck, *Kontrolle*, 1983, S. 200, 428–429.

20 Der Austausch mit den Herstellern war durch Verwaltungsvorschriften ausdrücklich geregelt (siehe zum Beispiel den Stufenplan vom 20.6.1980, BAnz 114/1980; dazu BArch, B 353/1498, 1499). Selbst der zeitweilige Leiter der Abteilung Arzneimittelverkehr im Institut für Arzneimittel im BGA, Peter Schönhöfer, der wegen seiner kritischen Haltung gegenüber der Pharmaindustrie den Beinamen »roter Arzneimittelkommissar« trug, war von der Notwendigkeit eines solchen Austauschs überzeugt: »Probleme«, so meinte Schönhöfer, »lassen sich kooperativ schneller lösen als konfrontativ«; siehe *Denkwürdige Allianz*, Der Spiegel 3/1992.

21 BMJFG, 352, an BGA (Fernschreiben), 30.11.1977, BArch, B 208/1658.

22 Notiz Dr. Richter, 22.12.1977, LArch Berlin, B Rep. 58, Nr. 13199, Bl. 124–127.

parats Cumorit erfolgten.[23] Ohne Zweifel war der Austausch zwischen dem Unternehmen und Eickstedt gerade in dieser Phase überaus eng. Der Austausch beschränkte sich dabei nicht auf den dienstlichen Raum, vielmehr erfolgten Rücksprachen über private Telefonanschlüsse sowohl von Eickstedt als auch von leitenden Schering-Mitarbeitern.[24] Am Abend des 5. August suchte Scherings Vertriebsleiter für die Bundesrepublik, Hermann Richter, Eickstedt sogar in dessen (vom Bund zur Verfügung gestellten) Wohnung auf, überbrachte dem Beamten Material und führte mit ihm ein längeres Gespräch.[25] Dass – wie manche Beiträge suggerieren – Eickstedt in diesem Zusammenhang Geld von Schering erhielt, lässt sich anhand des verfügbaren Quellenmaterials nicht belegen, wohl aber, dass das Unternehmen den Beamten zu Weihnachten mit einem Fachbuch bedachte.[26] Für einen Anfangsverdacht für Straftaten im Amt wie Vorteilsannahme, Bestechlichkeit usw. (§§ 331 ff. StGB) sah die Staatsanwaltschaft jedenfalls keinen Anhaltspunkt, obschon sie die Akten intensiv auswertete.[27]

Bei diesem Austausch im August 1978 ging es nicht nur, aber überwiegend um Duogynon. Die Diskussion bezog sich vor allem auf öffentliche Stellungnahmen und Presseberichte zu dem Präparat, auf den Austausch von Literatur und ähnlichem Material, auf allgemeine Fragen zur Anwendung von Gestagenen und Estrogenen sowie auf regulatorische Maßnahmen im Fall Duogynon. Wie aus diesen Notizen hervorgeht, die hier mit anderen Quellen übereinstimmen,[28] war Eickstedt ganz offensichtlich gegen eine Zurückziehung von Duogynon bzw. Cumorit – eine Haltung, die er im Übrigen auch im Fernsehen öffentlich

23 Siehe Kap. 2.9.

24 Dass Eickstedt von zu Hause aus telefonierte, wird zwar nicht explizit gesagt; da aber die Gespräche meist am Abend erfolgten und die private Telefonnummer Eickstedts angegeben ist, ist eben davon auszugehen. Darüber hinaus rief Eickstedt das Schering-Vorstandsmitglied Dr. Heinz Hannse am 4.8.1978 zu Hause an. Siehe dazu die Notizen von Dr. Richter und Dr. Hannse vom 8.8.1978, 7.8.1978, 4.8.1978, 2.8.1978, LArch Berlin, B Rep. 58, Nr. 13199, Bl. 95–96, 99–100, 111–113, 118–120. Für Oktober 1978 ist indes ein Telefonat über den Privatanschluss Eickstedts festgehalten (siehe Notiz Richter, 11.10.1978, ebenda, Bl. 69).

25 Notiz Dr. Richter, 7.8.1978, ebenda, Bl. 108–110. Zur Position Richters, der zuvor Leiter der MWA Inland gewesen war: LArch Berlin, B Rep. 58, Nr. 1808, Bl. 7.

26 Vermerk Dr. Lachnit für Dr. Richter, 21.12.1977, LArch Berlin, B Rep. 58, Nr. 13199, Bl. 122.

27 In diesem Zusammenhang ist daran zu erinnern, dass die StA Berlin sichergestellt hat, dass diese Akten mittel- bis langfristig auch ans Licht der Öffentlichkeit gelangen (siehe oben die Bemerkungen zur Quellengrundlage).

28 So erklärte Eickstedt bspw. in einem Entwurf für einen Bericht an das BMJFG am 22.12.1977, BArch, B 208/1658, dass bei Duogynon »kein Arzneimittelrisiko vorliegt, das einen Eingriff erfordert.«

vertrat.[29] Eickstedt hielt Duogynon offensichtlich für ein brauchbares Präparat zur Behandlung der sekundären Amenorrhoe.[30] Deutlich wird außerdem, dass Eickstedt eine fruchtschädigende Wirkung Duogynons für höchst unwahrscheinlich hielt,[31] sich gleichwohl dafür einsetzte, dass insbesondere Duogynon, aber auch – was aus Sicht Scherings sicher nicht wünschenswert war – andere Hormone nicht oder nur in begründeten Ausnahmefällen während der Schwangerschaft angewendet werden.[32]

Dass Eickstedt und Schering sich intensiv über die Presseverlautbarungen und die mediale Berichterstattung austauschten, kann angesichts der tiefverwurzelten Skepsis der medizinischen Fachwelt gegen eine Besprechung medizinischer Fragen in der »Laienöffentlichkeit« kaum verwundern. Dies galt nicht zuletzt für den Fall Duogynon. Die Berichte in der allgemeinen Presse stießen in der medizinischen Wissenschaft und in den Behörden auf massive Vorbehalte,[33] allein schon wegen des reißerischen Tenors und der Tendenz, ungeklärte Sachverhalte als feststehende Tatsachen darzustellen. Bei der Besprechung der medialen Berichterstattung fiel laut einer Notiz Richters auch das Zitat »Advokaten der Firma Schering« – als solche habe Eickstedt sich und das BGA angesichts zu erwartender »Artikel gegen Duogynon« bezeichnet.[34] Laut einer weiteren Notiz Richters vom Folgetag lag es Eickstedt bei der Diskussion eines der bereits erschienenen Artikel »besonders an der Richtigstellung objektiv falscher Behauptungen, weniger an der Korrektur irgendwelcher Interpretationen und Tendenzen.«[35] Ob sich Eickstedt auch sonst als »Advokat« Scherings verstand, muss hier offenbleiben; jedenfalls handelte er nicht durchweg wie ein solcher, sondern äußerte auch Kritik am Unternehmen oder tat Dinge, die nicht im Sinne Scherings waren (siehe unten).

29 *Vor Ort. Duogynon in der Schwangerschaft*, WDR, 29.4.1980.

30 Notiz Dr. Richter, 2.8.1978, LArch Berlin, B Rep. 58, Nr. 13199, Bl. 119. Siehe auch Eickstedt in der TV-Sendung *Vor Ort. Duogynon in der Schwangerschaft*, WDR, 29.4.1980.

31 Notiz Dr. Richter, 2.8.1978, LArch Berlin, B Rep. 58, Nr. 13199, Bl. 120. »Ganz zum Schluß philosophierte von Eickstedt noch über die Frage, wie wohl der Fehleindruck entstanden sein könne, daß Gravibinon und Duogynon vermehrt zu Mißbildungen führten.«

32 Notiz Dr. Richter, 3.8.1978, ebenda, Bl. 114–115; siehe auch BGA, G V 3 an Präsident, 25.9.1978, BArch, B 208/1660, Bl. 277.

33 Deutlich werden die behördlichen Vorbehalte etwa in dem Standardbrief, den das BGA zur Beantwortung von Eingaben aus der Bevölkerung zu Duogynon entwarf, der mit den Worten begann: »Wir bedauern die z.T. unsachliche Diskussion« (BGA, G VI 3, an BMJFG, 18.8.1978, BArch, B 208/1659, dort auch der Entwurf).

34 Notiz Dr. Richter, 3.8.1978, LArch Berlin, B Rep. 58, Nr. 13199, Bl. 116–117.

35 Notiz Dr. Richter, 4.8.1978, ebenda, Bl. 111–113.

Dessen ungeachtet gilt: Viele Vorwürfe aus der öffentlichen Debatte erweisen sich als nicht haltbar, was vor allem an mangelnder Quellenkenntnis liegen dürfte. Besonders deutlich wird diese Problematik bei einer häufig zitierten Notiz, die vom Schering-Vorstandsmitglied Hannse stammte. Dieser hatte am 7. August 1978 den Inhalt eines Telefongesprächs mit Eickstedt notiert, das am Abend des 4. August stattgefunden hatte, nachdem Eickstedt von einer Besprechung beim BMJFG in Bonn nach Berlin zurückgekehrt war. Bei diesem Termin war es um behördliche Maßnahmen im Fall Duogynon gegangen. Hintergrund des Anrufes war die Fortsetzung der Gespräche in Bonn. Zu diesem Zweck bat Eickstedt um die Übersendung weiterer einschlägiger Studien. In der Notiz heißt es dazu: »Es geht ihm besonders darum, Studien vorweisen zu können, die keine statistisch signifikante Korrelation zwischen der Anwendung von Sexualhormonen in der Frühschwangerschaft und Mißbildungen ergeben haben. Prof. v. E. wird zu weiteren Gesprächen im BMJFG am Montag, 7.8.78, um 7 Uhr nach Bonn fliegen. Es geht ihm darum, einen Beschluss zum Zurückziehen von Duogynon zu verhindern und unseren Plan der Umbenennung in Cumorit zu verteidigen. Frau Minister Huber wird sich in den Entscheidungsprozess einschalten.«[36]

Eine genauere Prüfung der Quellen lässt jedoch Zweifel an einem solchen Verhinderungsversuch Eickstedts aufkommen. Bei den Gesprächen im Ministerium am 7. August 1978 ging es nämlich gar nicht mehr um die Frage, ob Duogynon vom Markt genommen werden sollte. Wie aus den Ministerialakten eindeutig hervorgeht, war man bereits bei der Besprechung am 4. August 1978 (nicht zum ersten Mal[37]) zu dem Ergebnis gekommen, dass ein Duogynon-Verbot rechtlich gar nicht möglich sei (siehe auch Abb. 18). Ausschlaggebend dafür waren indes keine genuin medizinischen Sachverhalte, auf welche Eickstedt mit seiner Expertise oder einschlägigen Studien hätte Einfluss nehmen können, sondern eine rechtliche Beurteilung, namentlich durch den bereits erwähnten Ministerialrat Hoffmann. Demnach bestand »keine Möglichkeit Duogynon zu verbieten«, da die einschlägige Rechtsbestimmung »auf den ›bestimmungsgemäßen Gebrauch‹ abgestellt ist. Der Schwangerschaftstest ist aber kein bestimmungsgemäßer Gebrauch.«[38]

Darüber hinaus finden sich weitere Unstimmigkeiten. Laut Hannses Notiz habe Eickstedt »insbesondere« um die Übersendung der sog. Boston-Studie

36 Notiz Dr. Hannse, 7.8.1978, ebenda, Bl. 99.

37 BMJFG, 352, Vermerk betr. Duogynon, 20.2.1978 (gezeichnet am 14.3.1978), BArch, B 353/1465. Die entsprechende Rechtsauffassung zum bestimmungsgemäßen Gebrauch hatten die Ministerialbeamten schon seit Jahren vertreten, auch bei ihrer Konzeption des AMG 1976; siehe die Nachweise in Kap. 1.3, Anm. 469–471.

38 BMJFG, 351, Vermerk über die Besprechung am 4. August 1978, 7.8.1978, ebenda.

(siehe oben) gebeten.[39] Gerade diese konnte aber zumindest für Herzfehlbildungen eine signifikante Assoziation mit Sexualhormonen feststellen. Dass Eickstedt nur oder vor allem an Studien und Literatur interessiert gewesen sein soll, die keinen Zusammenhang zwischen Sexualhormonen und Fehlbildungen herstellen konnten, ist insoweit unzutreffend. Im Übrigen bat Eickstedt das Unternehmen auch zu anderen Gelegenheiten ausdrücklich um »Daten zu teratogenen Effekten«,[40] schlug aber andererseits auch Angebote Scherings zur Materialübermittlung aus.[41]

Hinzu kommt eine Vielzahl an weiteren Punkten, die das gängige Narrativ einer unzulässigen Kollaboration mit der Firma Schering fraglich erscheinen lassen. Dass Eickstedt etwa permanent geheime Informationen durchgestochen habe, lässt sich in dieser Bestimmtheit nicht halten. Zutreffend ist, dass er Schering vorab über Besprechungsinhalte und Forderungen informierte, mit denen das Unternehmen kurz darauf, etwa am Tag danach, ohnehin konfrontiert wurde und die sich das Unternehmen eigentlich auch selbst erschließen konnte.[42] Dabei handelte es sich allerdings nicht um sonderlich brisante oder gar als Verschlusssachen klassifizierte Informationen, sondern meist um Information, die im Sinne der Arzneimittelsicherheit für Schering bestimmt waren. Nichtsdestoweniger versetzten diese Informationen Schering in die Lage, bestimmte Forderungen vorwegzunehmen und sich so gegenüber dem BGA als verantwortungsbewusster Akteur zu gerieren.

Abgesehen davon, dass Eickstedt das Unternehmen oft nur vage informierte,[43] kam es auch wiederholt vor, dass Eickstedt Schering darauf hinwies, bestimmte Informationen nicht weiterleiten zu dürfen oder zu wollen.[44] Auch gibt es keinen quellenmäßigen Hinweis darauf, dass Eickstedt – wie immer wieder behaup-

39 Notiz Dr. Hannse, 7.8.1978, LArch Berlin, B Rep. 58, Nr. 13199, Bl. 99.

40 Notiz Dr. R. Kopp, 12.10.1978, LArch Berlin, B Rep. 58, Nr. 13194, Bl. 43.

41 Notiz Dr. Hannse, 29.9.1978, LArch Berlin, B Rep. 58, Nr. 13199, Bl. 75–76: »Mein Angebot, Unterlagen zur Verfügung zu stellen, glaubt Prof. v. E. nicht ausnützen zu müssen, da er sich ausreichend informiert fühlt.«

42 Bestimmte Informationen, die Eickstedt »durchgestochen« haben soll, waren am selben Tage in Presseerklärungen zu lesen (etwa in derjenigen vom 7.8.1978). Schering wurde auch offiziell über den Inhalt der Gespräche zwischen BGA und Ministerium informiert, siehe etwa BGA, G I 1, Besprechungsvermerk, 8.8.1978, BArch, B 208/1659.

43 Deutlich wird dies an der häufigen Verwendung des Wortes »offenbar« (LArch Berlin, B Rep. 58, Nr. 13199, Bl. 108, 109, 110, 111, 118, 119) in den Notizen der Schering-Mitarbeiter oder an Wendungen wie »habe ich aus dem Telefongespräch nicht heraushören können« (ebenda, Bl. 119).

44 Siehe etwa Notiz Dr. Richter, 2.8.1978, ebenda, Bl. 99 (interne Stellungnahme, die Eickstedt nicht weiterleiten durfte); Notiz Dr. Richter, 22.12.1977, ebenda, Bl. 124 (Informationen, die er der Firma nicht nennen möchte).

tet – »heimlich« (so der *Spiegel*) oder hinter dem Rücken seiner Kolleginnen und Kollegen im BGA mit Schering im Austausch stand.[45] Vielmehr finden sich in unzähligen Dokumenten in den BGA-Akten ausdrückliche Hinweise auf Telefonate zwischen Schering und BGA-Angehörigen, auch mit Eickstedt.[46]

Versucht man – was methodisch nicht ganz unproblematisch ist –, anhand der Schering-Notizen eine Charakterisierung von Eickstedts Verhalten vorzunehmen, so erscheint dieses – ungeachtet aller quellenkritischen Vorbehalte – eher als Wichtigtuerei. Offenbar gefiel sich Eickstedt in der Rolle als Schnittstelle zwischen Behörde, Industrie und Wissenschaft zu fungieren. Laut den Firmenunterlagen gingen die Anrufe meist vom ihm aus; wiederholt war auch seine Neigung festgehalten, zu »philosophieren« und lange zu telefonieren.[47] Außerdem äußerte Eickstedt laut den Firmennotizen seinen »Unmut« darüber, dass er nicht in bestimmten Kommissionen sitzt, deren Mitglied er gerne wäre.[48] Ebenso taucht wiederholt der Wunsch Eickstedts auf, große Symposien (»Mammutsymposion«) zu organisieren und zu veranstalten.[49]

Eine fundierte Bewertung der Vorgänge um Eickstedt ergibt sich aus der (auch insofern unerlässlichen) Auswertung der BGA-Akten. Deutlich wird dabei: Eickstedt spielte bei der Bearbeitung des Falles Duogynon im BGA insgesamt nur eine untergeordnete Rolle. Eickstedt war vor allem einbezogen, wenn es um die Beurteilung endokrinologischer Fragen ging, wenn Besprechungen mit Außenstehenden erfolgten – bei denen er als medizinischer Experte fungierte – oder andere wissenschaftliche Maßnahmen (zum Beispiel Sachverständigenanhörungen) geplant und durchgeführt wurden. An den meisten *internen* Besprechungen im BGA zur Behandlung des Themas Duogynon und zu dies-

45 *Für die Opfer kein Wort*, Der Spiegel 27/2016, S. 40; ebenso suggeriert in: *Der vertuschte Skandal – Ein Pharmakonzern und sein Hormonpräparat*, BayR, 26.11.2016, Min. 25:20–26:00, 36:10–37:43. Die Aussagen dieser Dokumentation sind auch hier in verschiedener Hinsicht unzutreffend. So ist etwa vom »Schering-Mann« in der von Peter Schönhöfer geleiteten Abteilung (Arzneimittelverkehr) die Rede. Eickstedt gehörte dieser Abteilung jedoch zu keinem Zeitpunkt an. Auch gab es in dieser Abteilung keinen anderen Mann, der den Fall Duogynon bearbeitete. Dies geschah, wie oben bereits erwähnt, durch die Referentin Annelise Pritzsche. Weiblich war ebenso die ihr zugeordnete Sachbearbeiterin, Frau Goll, die aber nur am Rande mit den Fall befasst war und auch keine Entscheidungen zu treffen hatte.

46 Siehe zum Beispiel Schering an BGA, 3.8.1978, BArch, B 208/1658 (Hinweis Richters auf Telefonat mit Eickstedt am 2.8.1978); Schering an BGA, 23.10.1978, BArch, B 208/1660, Bl. 325 (Hinweis Richters auf Telefonat mit Eickstedt am 23.10.1978). Auch in diversen anderen Schreiben finden sich solche Hinweis auf Telefonate.

47 Die Aussage, Eickstedt »philosophiere« viel, findet sich in LArch Berlin, B Rep. 58, Nr. 13199, Bl. 114, 120, 121, 122, 125, 126. Auch ist in den Notizen von langen Telefonaten und »Mammutgesprächen« die Rede, siehe ebenda, Bl. 118, 122, 124.

48 Notiz Dr. Richter, 7.8.1978, ebenda, Bl. 110.

49 Notiz Dr. Richter, 22.12.1977, ebenda, Bl. 126.

bezüglichen behördlichen Maßnahmen nahm Eickstedt nicht teil[50] – auch deshalb, weil dieser Vorgang hauptsächlich in Abteilungen bearbeitet wurde, denen Eickstedt nicht angehörte.[51]

War Eickstedt dienstlich mit Sexualhormonen befasst, so handelte er des Öfteren in einer Weise, die den Interessen Scherings zuwiderlief. Deutlich wird dies etwa bei einer Tagung im BGA am 11. Oktober 1978, bei der es laut Eickstedts eigenen Worten darum ging, »das ›Gelbkörperhormon‹ als das ›Schwangerschaftshormon‹ in Frage zu stellen«.[52] Eickstedt zielte hier auf eine massive Einschränkung von Gestagen-Gaben in der Schwangerschaft – und damit auf eine klare Einschränkung des Indikationsgebiets für Sexualhormone insgesamt, wodurch diverse Präparate Scherings in ihrer therapeutischen Berechtigung in Zweifel gezogen wurden. Im Fall Duogynon äußerte Eickstedt Ende 1978 amtsintern gar unverhohlene Kritik an Schering, da ihm die Warnhinweise im Duogynon-Prospekt als bagatellisierend erschienen (dort war das Risiko von Norethisteronacetat mit allen anderen Arzneimitteln gleichgestellt). Solche Aussagen könnten, so Eickstedt ausdrücklich, »nicht gutgeheißen werden.« Eickstedt sah hier das Problem einer »unzureichenden Arztinformation«, weshalb er ein erneutes Gespräch mit Vertretern Scherings vorschlug.[53] Auch gegenüber anderen Stellen verhielt sich Eickstedt des Öfteren nicht im Firmensinne. So empfahl er in Sachen Duogynon zum Beispiel verschiedenen Justizbehörden und Gerichten den Hamburger Gynäkologen Prof. Gerhard Bettendorf als medizinischen Gutachter.[54] Bettendorf hatte sich allerdings klar ablehnend zur Therapie mit Duogynon geäußert,[55] wurde auch vom Duo-

50 Dies gilt für die Besprechungen am 14.8.1978, 21.8.1978 (Vermerke in BArch, B 208/1659), 31.10.1978 (BArch, B 208/1660, Bl. 329–330). Anwesend war Eickstedt dagegen bei der Besprechung am 8.8.1978 mit Vertretern der Firma Schering (BArch, B 208/1659) und am 7.6.1979 mit der StA Berlin (BArch, B 208/1661) und am 21.12.1978 (BArch, B 208/1663).

51 Die Bearbeitung des Falles Duogynon erfolgte federführend in der Abteilung Arzneimittelverkehr (G VI, seit 1979: G V). Befasst mit dem Fall waren des Öfteren auch die Leitungsebene, die Rechtsabteilung sowie das Referat Eickstedts aus der Abteilung Klinische Pharmakologie, wenn es um medizinische Fachfragen und den Austausch mit externen Stellen ging.

52 BGA, G V 3 an Präsident, 25.9.1978, BArch, B 208/1660, Bl. 277. Siehe auch BGA, G V 3, Vermerk, 8.8.1978, BArch, B 208/1659.

53 BGA, G V 3 an G, 28.12.1978, BArch, B 208/1660, Bl. 481.

54 So der Staatsanwaltschaft Berlin (LArch Berlin, B Rep. 58, Nr. 1825, Bl. 122), aber auch für ein Verfahren, das am LG Braunschweig anhängig war; siehe Eickstedt an Bartelt, 30.1.1980, BArch, B 208/1661. Ferner empfahl Eickstedt auch den Mediziner Prof. Neubert, der ebenfalls relativ kritisch gegenüber hormonellen Schwangerschaftstests eingestellt war.

55 Im *Stern*-Artikel *Nur noch vier Jahre zu leben* vom 10.8.1978 ist Bettendorf wie folgt zitiert: »Auf Duogynon kann verzichtet werden […] wir benutzen es schon

gynon-Kritiker Ulrich Moebius als Gutachter empfohlen und trug 1980 mit einem Artikel im *Deutschen Ärzteblatt* nicht unwesentlich dazu bei, dass Duogynon vom Markt genommen wurde.[56]

Im Ergebnis ist es aber nur von untergeordneter Bedeutung, ob Eickstedt durch die Vorlage bestimmter Gutachten, Studien oder Lehrbuchzitate den Verdacht gegen Duogynon entkräften wollte. Wenn es solche Versuche gegeben haben sollte, waren sie jedenfalls nicht erfolgreich. Die zuständigen Beamten im BGA sahen nämlich ein Risiko auf fruchtschädigende Wirkungen Duogynons (und ähnlicher Präparate) zweifellos gegeben, unabhängig davon, ob ein kausaler Zusammenhang nachgewiesen war oder nicht.[57] Ungeachtet vieler »entlastender« Studien erschien ihnen eine diagnostische Anwendung von Duogynon also als medizinisch auf gar keinen Fall vertretbar. Für einen Zulassungswiderruf oder ein behördliches Verkehrsverbot reichte der begründete Verdacht auf medizinisch unvertretbare Wirkungen aber nicht aus. Vielmehr mussten die tatsächlichen oder eventuellen Wirkungen bei bestimmungsgemäßem Gebrauch eintreten. Das BGA ging zwar – im Gegensatz zur ganz herrschenden Meinung – von der Rechtsauffassung aus, nach der auch der klar kontraindizierte Gebrauch bestimmungsgemäß sein kann. Das BGA war sich aber darüber im Klaren, die eigene Position allenfalls bei »einer breiten mißbräuchlichen Anwendung« halten zu können. Eben hierfür gab es aber keine belastbaren und im Zweifel gerichtsfesten Belege.[58]

lange nicht mehr. Als Schwangerschaftstest ist es entbehrlich und zur Therapie von Zyklusstörungen falsch.« Auch in dem Prospekt *Der Duogynon-Skandal – Ein neuer Fall Contergan?* des Gesundheitsladens e.V. (LArch Berlin, B Rep. 58, Nr. 13195, Bl. 254–257) findet sich dieses Zitat.

56 Moebius an BGA, 24.7.1978, BArch, B 208/1658; siehe auch Bettendorf, *Diagnostik*, 1980; sowie Kap. 2.10.

57 BGA, G V, an Gesundheitsladen e.V., 18.12.1979, BArch, B 208/1661: »Unsere Haltung in dieser Sache ist klar. Wir gehen von dem bisher nicht widerlegten Verdacht eines Zusammenhanges zwischen der Anwendung von Duogynon und dem Auftreten von Mißbildungen aus und haben dies mehrfach deutlich gemacht.«

58 BGA, R 1, an Gesundheitsladen e.V., 3.8.1979, BArch, B 208/1663. Siehe Kap. 2.9.

4. Exkurs 2: Hormonelle Schwangerschaftstests in der DDR

Hormonelle Schwangerschaftstests waren auch in der DDR auf dem Markt. Da hierüber bisher nur wenig bekannt ist,[1] lohnt es sich, diesen Aspekt etwas eingehender zu beleuchten. Dies gilt besonders für das Problem ihrer Regulierung, denn im Kontrast zur Situation in der Bundesrepublik treten Gemeinsamkeiten und Unterschiede hervor, wodurch sich auch das Handeln der bundesdeutschen Behörden besser einordnen lässt.[2] Sicherlich wäre ein Vergleich mit der Regulierung in anderen Staaten ebenso möglich, zumal Schering das Präparat in wenigstens 93 Ländern (teils unter anderem Namen) vertrieb.[3] Abgesehen davon, dass eine transnationale Geschichte hormoneller Schwangerschaftstests im Rahmen dieses Buches nicht geleistet werden kann,[4] erscheint es aus drei Gründen besonders aufschlussreich, die Regulierung dieser Präparate in der DDR genauer zu betrachten:

1. Die ostdeutsche Arzneimittelregulierung ging nach 1945 zunächst aus den gleichen Traditionen wie die westdeutsche hervor. Auch wenn beide deutschen Staaten im Laufe der Zeit eigenständige Regulierungssysteme hervorbrachten, brachen personelle und fachliche Kontinuitätslinien in der DDR keineswegs abrupt ab. Die ost- und die westdeutsche Arzneimittelregulierung hatten also eine gemeinsame Pfadabhängigkeit – im Gegensatz zu anderen Staaten, die bereits Jahrzehnte zuvor anders strukturierte Regulierungssysteme ausgebildet und somit über lange Zeiträume etabliert hatten.

2. In der Arzneimittelregulierung der DDR verlagerten sich die Kompetenzen rasch. Dem Staat kamen bald deutlich stärkere Eingriffsbefugnisse zu, die er von Beginn an nutzte, um den Pharmasektor in eine dirigistische Planwirtschaft zu transformieren, in der das Arzneimittelangebot massiv reduziert, die Herstellung konzentriert und die Kontrolle zentralisiert wurde.[5] Das tangierte auch die Machtbalance im Gesamtregulierungssystem, in dem andere Akteure massiv an Einfluss verloren. Dies galt besonders für die Industrie, die den behördlichen

1 Retzar, *Erfassung*, 2016, S. 242–252; ferner Leo/König, *Wunschkindpille*, 2015, S. 174–176.

2 Siehe weiterführend Kaelble, *Vergleichen*, 2021.

3 Siehe Kap. 2.9, Anm. 545.

4 Eine globalere Perspektive nimmt u. a. ein an der Charité angesiedeltes Forschungsprojektes ein. Siehe mit weiteren Informationen: https://riskyhormones.org [10. 9. 2024].

5 Siehe zu diesen Zielen Pritzel, *Neuordnung*, 1949, Richter, *Arzneimittelgesetz*, 1965, S. 413; Richter/Wolski, *Regelung*, 1989, S. 667; Alcer, *Entwicklung*, 1994, S. 102; zu den Rahmenbedingungen der Arzneimittelregulierung in der DDR Retzar, *Erfassung*, 2016, S. 17–59; mit Blick auf die klinische Prüfung auch Hess/Hottenrott/Steinkamp, *Testen*, 2016, S. 39–59.

Direktiven ohne rechtsstaatliche Widerspruchsmöglichkeit zu folgen hatte, während sich eine kritische Öffentlichkeit gar nicht erst ausformte. Das ostdeutsche Regulierungsregime agierte dabei sowohl aus wirtschafts- als auch aus gesundheitspolitischen Gründen deutlich restriktiver als das bundesdeutsche Pendant.

3. In der medizinischen Fachwelt reichten zahlreiche Verbindungslinien über die innerdeutsche Grenze hinweg. Bis zum Mauerbau erfolgte ein reger Austausch zwischen Medizinern in Ost und West, die Publikationsorgane teilten und sich in gemeinsamen Fachgesellschaften organisierten. Nach 1961 wurden die Verbindungen nicht gekappt, aber lockerer und einseitiger. Während die ostdeutsche Medizin auf den westdeutschen Standard fixiert blieb, galt dies umgekehrt nicht.[6] Die ostdeutsche Haltung zur Bundesrepublik wurde zunehmend doppelbödig. Einerseits bildete die westdeutsche Medizin den Maßstab, den man so gut es ging zu imitieren suchte. Andererseits wurde das Gesundheitswesen – vor allem das Arzneimittelwesen – zu einem politischen Feld, auf dem die DDR-Regierung eine angebliche Überlegenheit des sozialistischen Gesellschaftssystems propagierte,[7] was auch Versuche einschloss, Fragen der Arzneimittelregulierung propagandistisch auszuschlachten, nicht zuletzt im Fall Duogynon.

Die Geschichte des ostdeutschen Duogynon-Pendants begann im Herbst 1962 – also zu einem Zeitpunkt, als der Contergan-Skandal die breite Öffentlichkeit für teratogene Arzneimittelrisiken bereits deutlich sensibilisiert hatte. Ausgangspunkt der Entwicklung eines solchen Schwangerschaftstests war die große Dynamik der internationalen Sexualhormon-Forschung dieser Zeit, die auch die Forschung in der DDR nicht unberührt ließ. Zuständig für Hormone war dort der Volkseigene Betrieb (VEB) Jenapharm, der sich in Anbetracht des allgemeinen wissenschaftlichen Trends seit den frühen 1960er Jahren verstärkt den Sexualhormonen zuwandte. Dabei orientierte man sich an den bis dahin meist aus der Bundesrepublik eingeführten Präparaten, die nach dem Mauerbau 1961 kaum noch verfügbar waren.[8]

Der VEB Jenapharm beantragte am 22. November 1962 beim Staatlichen Institut für Arzneimittelprüfung[9] die Zulassung für ein Hormonpräparat, das exakt dem ersten Duogynon-Präparat entsprach (Ampulle mit 20 mg Proges-

6 Hess, *Psychochemicals*, 2007, S. 80–81.

7 Braun, *Medizin*, 2023; Braun, *Medizin*, 2020; ferner Thießen, *Vorsorge*, 2013.

8 Leo/König, *Wunschkindpille*, 2015, S. 46–47, 77–91; Möckel, *Steroide*, 2018.

9 Das Institut trug nach seiner Gründung 1950 zunächst den Namen *Zentralinstitut für Arzneimittelprüfung*, bevor es 1955 in *Staatliches Institut für Arzneimittelprüfung* umbenannt wurde. Nach dem Inkrafttreten des Arzneimittelgesetzes der DDR 1964 wurde die Bezeichnung in *Deutsches Institut für Arzneimittelwesen* geändert, das seit 1974 nur noch *Institut für Arzneimittelwesen* hieß.

teron und 2 mg Estradiolbenzoat) und zunächst Syngynon heißen sollte. Der dreiseitige Zulassungsantrag enthielt die allgemeinen Angaben zu Hersteller und Präparat, brachte aber auch die planwirtschaftliche Logik zum Ausdruck: Angegeben waren auch die Bezugsquellen für die Rohstoffe und der vorgesehene Produktionsausstoß (60.000 Ampullen für 1963). Beantragt wurde die Zulassung für die Indikationen: Amenorrhoe, habitueller Abort, Schwangerschaftstest. Deutlich zeigte sich dabei die Orientierung an der Bundesrepublik, denn als Vergleichspräparate waren Lutrogen und Duogynon ausdrücklich genannt.[10]

Dem Antrag waren zwei kurze klinische Gutachten beigefügt. Das eine Gutachten stammte von Juliane Ibrügger. Die Oberärztin an der Universitäts-Frauenklinik Rostock berichtete in wenigen Sätzen über die Anwendung des Präparats bei 38 Patientinnen, wobei sie den Namen Duogynon verwendete. Laut Ibrügger war der Erfolg »in allen Fällen gut, ebenso die Verträglichkeit.«[11] Das andere Gutachten stammte von Professor Walter Helbing von der Frauenklinik der Friedrich-Schiller-Universität in Jena, der verschiedene Hormon-Kombinationen erprobte. Helbing machte keine Angaben zur Zahl der behandelten Patientinnen, zeigte sich aber mit der Prüfung auch des Duogynon-Pendants zufrieden. Es bestehe auch »kein Wirkungsunterschied zwischen ihnen und den der Klinik früher zur Verfügung stehenden Importpräparaten und Ärztemustern gleicher Zusammensetzung aus Westdeutschland und dem Ausland«. Deutlich wird in beiden Gutachten, wie sehr sich die ostdeutschen Mediziner am westdeutschen Pharmamarkt orientierten. Hieraus mochte auch Helbings Empfehlung resultieren, künftig »peroral anzuwendende Hormone stärker [zu] berücksichtigen.«[12]

Der bald nachgereichte Prospektentwurf äußerte sich auch zur klinischen Bedeutung des Präparats: »Die kurzfristige Hormonbehandlung ist außerdem ein unschädliches Mittel, um auf einfachste Weise eine kurzdauernde Amenorrhoe mit großer Wahrscheinlichkeit von einer Frühschwangerschaft zu unterscheiden.« Gerade »wegen ihrer Ungefährlichkeit« eigne sich die Methode »gut zur Diagnose der Frühschwangerschaft.« Bleibe nach Anwendung eine »Blutung aus, oder ist sie nur ganz geringfügig und kurzfristig, dann liegt eine Schwangerschaft vor, die durch Injektionen nicht gestört wird.«[13] Auch alle

10 VEB Jenapharm, Antrag auf Zulassung (Syngynon), 22.11.1962, BfArM-Archiv, Jephagynon.

11 UFK Rostock (Dr. Ibrügger) an VEB Jenapharm, 10.11.1962, ebenda.

12 UFK Jena (Dr. Helbing), Klinisches Gutachten über Hormonpräparate des VEB Jenapharm, 2.11.1962, ebenda. Auch in BArch, DQ 116/1519.

13 Prospektentwurf, Syngynon/Jenapharm, undatiert, BfArM-Archiv, Jephagynon.

weiteren Prospekte, Packungsbeilagen und sonstigen Informationsmaterialien wiesen auf die Indikation als Schwangerschaftstest hin.[14]

Das weitere Prozedere folgte dem in der DDR festgelegten Zulassungsverfahren. Laut einer Anordnung von 1949 durften Arzneifertigwaren nur in den Verkehr gebracht werden, wenn sie zuvor in ein entsprechendes Verzeichnis aufgenommen worden waren.[15] Über die Aufnahme entschied das Ministerium für Gesundheitswesen auf Grundlage von Empfehlungen des Zentralen Gutachterausschusses für Arzneimittelverkehr (ZGA), der sich aus einschlägigen Fachvertretern zusammensetzte und auch die maßgeblichen Empfehlungen zu Fragen der Verschreibungspflicht, Apothekenpflicht und ähnlichen Aspekten abgab.[16] Dementsprechend ging der Zulassungsantrag zunächst dem ZGA zu, der über ihn beriet. Zwischen Antrag und Zulassung wurde das ursprünglich vorgesehene Warenzeichen Syngynon aus unbekannten Gründen in Jephagynon geändert. Nach dem positiven Votum des ZGA erteilte das Ministerium für Gesundheitswesen dem VEB Jenapharm am 21. Oktober 1963 die Zulassung für das Präparat Jephagynon, das der Verschreibungspflicht unterlag.[17]

Anfang Mai 1964 erschien die erste Publikation zu Jephagynon. Sie stammte von Wolfgang Mosler, der über die Anwendung an 40 Frauen mit Amenorrhoe berichtete, von denen 20 schwanger gewesen seien. Bei 18 dieser Frauen sei keine Blutung eingetreten, bei den anderen beiden »eine ganz geringe, nur 1 bis 2 Stunden anhaltende Schmierblutung.« Bei allen Frauen sei die Schwangerschaft »weiterhin komplikationslos« verlaufen. Der Direktor der Städtischen Frauenklinik in Berlin-Friedrichshain ging auch auf die Frage einer abortiven Wirkung ein, wies eine solche zurück und hielt dem entgegen, »daß im Organismus während der Schwangerschaft große Mengen von Follikelhormon und Progesteron gebildet und daß diese Hormone zur Schwangerschaftserhaltung bei drohender Fehlgeburt geradezu empfohlen werden.« Moslers Fazit war ausgesprochen positiv: »Die hohe Zuverlässigkeit empfiehlt das Jephagynon als einen einfachen und mit geringem Zeitaufwand durchführbaren Schwangerschaftstest. Nebenwirkungen oder Schäden drohen der intakten Schwangerschaft nicht.«[18]

14 Diverse Entwürfe (teils noch unter der Bezeichnung Syngynon) ebenda.

15 Anordnung über die Regelung und Überwachung des Verkehrs mit Arzneimitteln, 5.10.1949, ZVBl. I 1949, S. 766–767. Die Verzeichnisse wurden im Ministerialblatt der DDR veröffentlicht; siehe etwa das erste Verzeichnis vom 19.7.1950, MBl. DDR 1950, S. 117–140.

16 Unter den etwa 30 Mitgliedern befanden sich Mediziner, Apotheker sowie Vertreter diverser Behörden und der Industrie. Zur Bildung und Geschäftsordnung des ZGA siehe BArch, DQ 1/1569; medicamentum 1961, S. 218–221. Näheres zum ZGA bei Retzar, *Erfassung*, 2016, S. 17–50.

17 MfG DDR an VEB Jenapharm, 21.10.1963, BfArM-Archiv, Jephagynon.

18 Mosler, *Erfahrungen*, 1964, S. 920.

Trotz der positiven Rückmeldungen wurde Jephagynon offenbar erst 1967 in den Handel eingeführt.[19] Stand damit ein Duogynon-identisches Injektionspräparat zur Verfügung, so gab es zunächst kein Pendant zu den Dragees. Auch in der DDR stand die Einführung einer oralen Form in engem Zusammenhang mit der Entwicklung eines hormonellen Kontrazeptivums. Die ersten Schritte dazu erfolgten 1961, nachdem die Fachmediziner auf die Entwicklung im Westen aufmerksam geworden waren. Anfang 1964 beauftragte das Ministerium für Gesundheitswesen den VEB Jenapharm offiziell, ein hormonelles Kontrazeptivum herzustellen.[20] Infolgedessen konnte 1965 mit dem Präparat Ovosiston die erste »Antibabypille« in der DDR eingeführt werden, die aber in bewusster Abgrenzung bald »Wunschkindpille« genannt wurde.[21] Wie bei so vielen anderen Mitteln handelte es sich auch hier um die Nachahmung eines westdeutschen Präparats, jedoch nicht des ersten hormonellen Kontrazeptivums, Anovlar von Schering. Eigentlich hatten die ostdeutschen Endokrinologen das darin enthaltene Norethisteronacetat favorisiert, das aber wegen Rohstoffmangels nicht hinreichend verfügbar war.[22] Das (zunächst erfolglose) Bemühen um ein Norethisteron-Präparat hielt die DDR-Pressepropaganda indes nicht davon ab, die Verwendung eben solcher Präparate in der Bundesrepublik scharf zu verurteilen und zu skandalisieren.[23]

Da in der DDR bereits Ende 1962 die Vollsynthese des Chlormadinonacetats gelungen war, orientierte sich der VEB Jenapharm am Präparat Aconcen aus dem Hause Merck.[24] Erst 1970 kam dann die Verhütungspille Non-Ovlon hinzu, die mit Norethisteronacetat und Ethinylestradiol dieselben Hormone enthielt wie Anovlar und Duogynon.[25] Parallel dazu entzündete sich in der Bundesrepublik 1970 die mediale Debatte über Kontrazeptiva mit Chlormadinonacetat, was Merck und andere Hersteller zur Rücknahme ihrer Präpa-

19 Siehe den Eintrag Jephagynons in der Rubrik »Neue Präparate«, medicamentum 1967, S. 183–184.

20 Leo/König, *Wunschkindpille*, 2015, S. 84–86.

21 Ebenda, S. 7.

22 Ebenda, S. 85.

23 *Zweites Contergan*, BZ, 11.1.1963; *Gift für Schwangere*, BZ, 14.1.1963; *Giftquelle am Zoo*, BZ, 20.1.1963. In ähnlicher Weise versuchte die DDR-Presse, die erste »Antibabypille« zu skandalisieren, siehe etwa *Tödliches Medikament*, Neues Deutschland, 5.8.1962; *Noch ein Gift*, BZ, 9.12.1962.

24 Siehe zu Aconcen Kap. 2.6.

25 Non-Ovlon wurde am 6.10.1970 in das Arzneimittelverzeichnis der DDR aufgenommen. Jede Tablette enthielt zunächst 1 mg Norethisteronacetat und 0,08 mg Mestranol. Letzteres wurde 1972 durch 0,05 mg Ethinylestradiol ersetzt. Siehe Protokoll ZGA-Sitzung vom 8. April 1971, 28.4.1971, BArch, DQ 1/26604; Leo/König, *Wunschkindpille*, 2015, S. 177, Anm. 77.

rate bewog.[26] In der DDR sah man von einem solchen Schritt ab, zumal Non-Ovlon das Präparat Ovosiston wegen Produktionsschwierigkeiten nicht sogleich ersetzen konnte.[27] Obwohl die Mittel in der Bundesrepublik direkt zurückgezogen wurden, in der DDR aber im Handel blieben, nahm der prominente DDR-Fernsehmoderator Karl-Eduard von Schnitzler in seinem *Schwarzen Kanal* diesen Fall zum Anlass, um die Profitgier und Unverantwortlichkeit des angeblich menschenfeindlichen Systems im Westen anzuprangern.[28] Der irritierte ZGA verhielt sich abwartend, zumal die Studienlage immer zweifelhafter erschien. Der ZGA kam Mitte November 1970 zu dem Schluss: »Die in der BRD durch die Tages-Presse ausgelöste Psychose gegenüber der Pille, der die notwendige fachliche Untermauerung fehlt, bietet keine Veranlassung zu einer analogen Verhaltensweise.«[29] Die ostdeutsche »Wunschkindpille« mit Chlormadinonacetat blieb daher auf dem Markt.

An diesen beiden Wirkstoffen hatte sich der VEB Jenapharm auch bei der Entwicklung eines hormonellen Schwangerschaftsdiagnostikums orientiert. Nachdem der Betrieb spätestens 1968 ein entsprechendes Präparat entwickelt und 1969 auf der Leipziger Herbstmesse unter dem Namen Turignost vorgestellt hatte,[30] beantragte der Betrieb im Juli 1970 die Zulassung für das Mittel. Dieses sollte 4 mg Chlormadinonacetat und 0,012 mg Mestranol pro Dragee enthalten und für die Schwangerschaftsfrühdiagnose sowie zur Behandlung der kurzfristigen sekundären Amenorrhoe indiziert sein. Als Jahresbedarf waren dabei zunächst 40.000 Packungen vorgesehen.[31] Neben weiteren Unterlagen (pharmazeutisches Gutachten, Packungs- und Informationsmaterial usw.) überreichte der VEB vier klinische Gutachten zu Turignost. Diese stammten von den Universitäts-Frauenkliniken in Rostock, Halle und Leipzig sowie von der gynäkologischen Abteilung des Krankenhauses der Volkspolizei in Berlin. Turignost wurde dort an insgesamt 432 Patientinnen erprobt. Die Zuverlässigkeit des Testes wurde dabei als durchweg hoch gewertet, teilweise höher als bei

26 Siehe Kap. 2.7.

27 Protokoll der außerordentlichen ZGA-Sitzung am 8. April 1971, ohne Datum, BArch, DQ 116/1008.

28 Leo/König, *Wunschkindpille*, 2015, S. 170–172.

29 Protokoll der außerordentlichen ZGA-Sitzung am 8. April 1971, ohne Datum, BArch, DQ 116/1008.

30 *»Zückli« für Beleibte. Messeneuheiten aus dem VEB Jenapharm*, Neue Zeit, 28.8.1969. Bereits am 22.5.1968 hatte der VEB Jenapharm dem IFAR Muster des neuen »Frühschwangerschaftsdiagnostikums« übersandt, das zu diesem Zeitpunkt noch keinen Handelsnamen hatte. Am 28.6.1968 stellte das IFAR das entsprechende pharmazeutische Gutachten aus. Siehe die Unterlagen in BArch, DQ 116/3214.

31 VEB Jenapharm, Antrag auf Zulassung in das Arzneimittelregister, 20.7.1970, BArch, DQ 116/3214.

immunologischen Tests. Nach übereinstimmenden Aussagen war die Verträglichkeit des Testes gut. Beeinflussungen der Schwangerschaft traten nicht auf, weshalb der Leipziger Oberarzt Kurt Rothe den hormonalen Test als »völlig ungefährlich« bezeichnete.[32]

Der ZGA befasste sich am 15. Oktober 1970 mit dem Antrag und befürwortete die Zulassung grundsätzlich. Voraussetzung seien die pharmazeutische Prüfung der ersten Produktionscharge und eine Stellungnahme des Herstellers zur diskutierten karzinogenen Wirkung des Chlormadinonacetats.[33] Nachdem diese Auflagen erfüllt waren, bestätigte das Ministerium für Gesundheitswesen Ende 1970 die Zulassung, woraufhin am 28. Januar 1971 der Eintragungsbescheid des Instituts für Arzneimittelwesen (IFAR) für Turignost erging.[34] Das verschreibungspflichtige Präparat kam in Packungen zu zwei Dragees für 2,20 Mark auf den Markt.

Bei der Einführung von Turignost sind mehrere Aspekte bemerkenswert. Dies gilt besonders für den zeitlichen Kontext. Turignost wurde entwickelt, erprobt und eingeführt, als der Teratogenitätsverdacht gegen hormonelle Schwangerschaftstests bereits mehrere Jahre alt war. Dieser Verdacht dürfte auch den Medizinern im ZGA bekannt gewesen seien, da diese die ausländische, auch die englische, Fachliteratur verfolgten, wie aus dem Vorgang zu Turignost, aber auch aus anderen Fällen ersichtlich wird.[35] Darüber hinaus wurde Turignost nur als Schwangerschaftsdiagnostikum ausgeboten, obwohl es auch zur Behandlung der sekundären Amenorrhoe zugelassen war. Der erste Prospekt von 1970 nannte lediglich die diagnostische Indikation, was auch für die späteren Prospekte gilt.[36]

Zur Einführung von Turignost erschien 1970 ein Artikel der Oberärztin Ruth Müller von der Universitäts-Frauenklinik Halle, die das Mittel klinisch erprobt hatte. Die Gynäkologin hielt das Präparat für »eine wertvolle Berei-

32 Die klinischen Gutachten stammten von Oberarzt Kurt Rothe (UFK Leipzig, 176 Patientinnen), Oberärztin Ruth Müller (UFK Halle, 128 Patientinnen), Chefarzt Dr. Rudolf Steinhoff (Krankenhaus der Volkspolizei Berlin, 85 Patientinnen) und Oberarzt Dieter Kühne (UFK Rostock, 43 Patientinnen). Während Rothe zu dem Ergebnis kam, »die Schwangerschaft wird durch die Medikation nicht beeinflußt«, äußerte sich Müller fast gleichlautend. Beide betonten die gute Verträglichkeit, ebenso Steinhoff, der »keine bemerkenswerte Besonderheiten« feststellen konnte. Allein Kühne ging auf den Aspekt von Nebenwirkungen nicht ein, sondern bewertete das Medikament lediglich allgemein als vorteilhaft.

33 Protokoll ZGA-Sitzung vom 15. Oktober 1970, 30.10.1971, BArch, DQ 1/26604.

34 MfG DDR an ZGA, 21.12.1970, ebenda; IFAR, Eintragungsbescheid Turignost-Dragees, 28.1.1971, BArch, DQ 116/3214.

35 Protokoll ZGA-Sitzung vom 26. November 1971, 6.1.1971, BArch, DQ 1/26604.

36 Siehe die Prospekte in BArch, DQ 116/3214; ferner LArch Berlin, B Rep. 58, Nr. 13224, Bl. 74–77.

cherung des Arzneimittelschatzes«, da es »äußerst einfach« anzuwenden sei, zudem eine hohe Zuverlässigkeit und Sicherheit besitze: »Eine Beeinflussung der Schwangerschaften trat nicht ein.«[37] Ähnliches war nicht nur in anderen Zeitschriften zu lesen,[38] sondern auch im wissenschaftlichen Prospekt zu Turignost, der die Ungefährlichkeit des hormonellen Schwangerschaftstest für das ungeborene Leben mit deutlichen Worten herausstellte.[39]

In der ersten Hälfte der 1970er Jahre entwickelte der VEB Jenapharm weitere Präparate, die Duogynon ähnelten oder für ähnliche Indikationen vorgesehen waren.[40] Angesichts der sich zunehmend ausdifferenzierenden Hormonforschung wurde 1973 auch eine Rezepturänderung von Turignost diskutiert. Dabei ging es um einen Ersatz des Chlormadinonacetats durch das synthetische Norgestrel.[41] Dieses Vorhaben wurde aber bald aufgegeben. Während die Bedenken gegen Chlormadinonacetat zusehends schwanden, äußerten einige Mediziner Vorbehalte gegen Norgestrel: Wie der VEB Jenapharm dem ZGA zutrug, hatten mehrere Ärzte auf dem Magdeburger Gynäkologenkongress im Mai 1974 die Möglichkeit androgener Wirkungen thematisiert. Vor diesem Hintergrund votierten die meisten Mediziner gegen einen Austausch der Hormone. Oberarzt Wolfgang Carol von der Universitäts-Frauenklinik Jena vertrat etwa die Auffassung, dass »zwar objektiv keine Bedenken« gegen eine Substitution bestünden, dass sie wegen der Presseberichte aber für Beunruhigung unter den Patientinnen sorgen könne.[42] Am 25. September 1975 sprach sich der ZGA schließlich dafür aus, das Präparat in der alten Zusammensetzung weiter produzieren zu lassen.[43]

Soweit nachvollziehbar, befassten sich die staatlichen Regulierungsstellen der DDR seit Anfang 1974 eingehender mit der Möglichkeit fruchtschädigender Wirkungen von Sexualhormonen. Im Januar lehnte der ZGA Entwick-

37 Müller, *Turignost*, 1970, S. 253–254.

38 Zentralblatt für Pharmazie, Pharmakotherapie und Laboratoriumsdiagnostik 1972, S. 173–174.

39 So hieß es in den Germed-Prospekten von 1973 und 1974 (BArch, DQ 116/3214): »Infolge der äußerst geringen Dosierung der mit dem Turignost-Test verabreichten Hormonmenge ist mit Nebenwirkungen nicht zu rechnen. Unverträglichkeitserscheinungen sind nicht zu erwarten. Eine bestehende Schwangerschaft wird nicht beeinträchtigt. Turignost bewirkt keine Maskulinisierung weiblicher Feten.« Vom Wortlaut fast identisch: Germed, *Turignost*. Jena 1970.

40 Zum Beispiel ein Norethisteron-Estradiol-Zweiphasenpräparat (1971) oder das Mittel Gravistat, das 0,25 mg Norgestrel und 0,05 mg Ethinylestradiol enthielt und bei Menstruationsbeschwerden indiziert war (1974/75). Siehe dazu die Unterlagen des ZGA in BArch, DQ 1/26604.

41 Tagesordnung und Protokoll ZGA-Sitzung vom 7. Juni 1973, 26. 6. 1973, ebenda.

42 VEB Jenapharm an ZGA, 12. 6. 1974, BArch, DQ 116/3214.

43 Protokoll ZGA-Sitzung vom 25. September 1975, 24. 10. 1975, BArch, DQ 1/26604.

lungsarbeiten zum nichtsteroidalen Diethylstilbestrol (DES) ab. Das Gremium begründete dies nicht nur mit einer eventuellen Karzinogenität dieses synthetischen Hormons, sondern auch mit einer »höheren Teratogenität gegenüber den natürlichen Östrogenen.«[44] Der ZGA war hier über die Arbeiten aus dem westlichen Ausland im Bilde, die vor einer Anwendung von DES warnten, nachdem der amerikanische Gynäkologe Arthur Herbst 1971 eine Assoziation zwischen der Behandlung schwangerer Frauen mit DES und Vaginalkarzinomen bei deren Töchtern beschrieben hatte.[45]

Rund ein Jahr später beschäftigte sich dann (auch) der ZGA mit einem konkreteren Fall. Nachdem ein Berliner Ehepaar die Fehlbildungen ihres Kindes auf die Einnahme des Präparats Non-Ovlon zurückgeführt hatte, rückte die Frage im Januar 1975 auf die Tagesordnung des ZGA. Der VEB Jenapharm wies einen ursächlichen Zusammenhang zurück, ebenso die gynäkologische Fachgesellschaft der DDR. Wie letztere in einer ersten Stellungnahme unterstrich, seien »Mißbildungen des Bewegungs- und Halteapparates nach Einnahme hormoneller Kontrazeptiva nicht bekannt geworden«. Vor diesem Hintergrund erschien dem ZGA die »Überprüfung der Sicherheit und Verträglichkeit [...] auf der Basis des gegenwärtigen Kenntnisstandes nicht erforderlich.«[46]

Indes war das Thema damit noch nicht abgehakt. Vielmehr nahm der ZGA die Frage einer Fruchtschädigung durch Kontrazeptiva zum Anlass, Anfang April 1975 noch einmal etwas grundsätzlicher über teratogene Wirkungen von Gestagen-Estrogen-Kombinationen zu diskutieren. Auch wenn die meisten Mediziner laut den Notizen solche Wirkungen verneinten, sei das »Problem nicht vom Tisch zu wischen«.[47] Angesichts neuer Studien beschloss der ZGA, die gynäkologische Fachgesellschaft der DDR um eine Einschätzung zu bitten, unter Einbezug der Literatur und Experten aus Endokrinologie, Genetik und Teratologie. Dabei sei auch zu prüfen, ob bestimmte Zubereitungen wie Turignost »aus Sicherheitsgründen zur Löschung empfohlen werden sollten.«[48] Eine vorläufige Entscheidung fiel auf der nächsten Sitzung des Gremiums am 22. Mai 1975. Eine Anfrage des Rostocker Gynäkologen Helmut Kyank bei der Göttinger Prospektiv-Studie hatte ergeben, dass diese »keine Korrelation zwischen Fehlbildung und der Einnahme von Steroidhormonen« feststellen konnte. Indes folgte der ZGA der Einschätzung der westdeutschen Kollegen nur teilweise. In deren Empfehlung, auf hormonelle Schwangerschaftstests »vorsichtshalber« zu verzichten, erkannte man in Ost-Berlin offenbar eine »In-

44 Protokoll ZGA-Sitzung vom 21. Januar 1974, 27.2.1974, ebenda.
45 Herbst/Ulfelder/Poskanzer, *Adenocarcinoma*, 1971; Bell, *DES*, 2009.
46 Protokoll ZGA-Sitzung vom 30. Januar 1975, 5.3.1975, BArch, DQ 1/26604.
47 Handschriftliche Notiz zur ZGA-Sitzung vom 3. April 1975, 3.4.1975, ebenda.
48 Protokoll ZGA-Sitzung vom 3. April 1975, 22.4.1975, ebenda.

konsequenz« – denn warum solle man auf solche Tests verzichten, wenn diese Hormone doch zugleich als ungefährlich gelten würden? Dementsprechend verfolgte man die zunächst in Erwägung gezogene Löschung des Präparates Turignost vorerst nicht weiter: »Für unser Sortiment ergeben sich aus den bisher bekannt gewordenen Hinweisen noch keine Konsequenzen.«[49]

Ausweislich der Protokolle befasste sich der ZGA vorerst nicht mehr intensiver mit dem Problem hormoneller Schwangerschaftstests. Dafür gab es offenbar mehrere Gründe. Zunächst lief an der Universitäts-Frauenklinik Jena eine prospektive Studie, die diesen Problemkreis weiter erhellen sollte.[50] Während hier ein Ergebnis noch ausstand, waren dem ZGA im Herbst 1975 im Rahmen der Zulassung eines anderen Hormonpräparates einschlägige Prüfungsunterlagen zugegangen, die eine Teratogenität offenbar nicht bestätigen konnten.[51] Und schließlich ist ein Argument bemerkenswert, das im Februar 1976 in der Sortimentsberatung des ZGA für weibliche Sexualhormone auftauchte. Turignost-Dragees, so hieß es im Protokoll, »verbleiben vorerst noch im Sortiment, wobei davon ausgegangen wird, daß im allgemeinen dieses Präparat bei Kinderwunsch nicht mehr zur Schwangerschaftsdiagnostik verwendet wird.«[52]

Diese Logik der Risikoprävention war durchaus prekär. Unklar blieb, worauf sich die Annahme stützte, Turignost werde nur bei Frauen angewandt, die eine eventuelle Schwangerschaft ohnehin unterbrechen würden. Eine offizielle Anweisung zu einem solchen Verordnungsregime existierte ebensowenig wie eine entsprechende Aufklärung in Fachliteratur, Packungsbeilage oder Ärzteprospekt. Es war daher davon auszugehen, dass Ärzte das Präparat auch in Fällen mit Kinderwunsch verschrieben. Dass Frauen sich nach einem positiven Test um- und doch für das Kind entscheiden konnten, blieb hier ebenfalls unberücksichtigt. Insoweit musste dieses Argument als völlig ungeeignet erscheinen, um einen Test bei Kinderwunsch und ein eventuelles Risiko auszuschließen. Dies galt umso mehr, als die Umsätze des nur als Schwangerschaftstest

49 Protokoll ZGA-Sitzung vom 22. Mai 1975, 25.6.1975, ebenda. Siehe dort auch die Glossen und handschriftlichen Notizen zur Sitzung (»Turignost löschen?« und »Inkonsequenz«).

50 Siehe den Eintrag zu Turignost im Protokoll der ZGA-Sitzung vom 25. September 1975, 24.10.1975, ebenda. Das Mittel sollte demnach weiter produziert werden. In der Tagesordnung war zuvor noch einmal handschriftlich die Frage notiert, ob man diese Tests nicht »generell ablösen« solle.

51 Dabei handelte es sich um das Präparat Deposiston, das als Kontrazeptivum (»Wochenpille«) ausgeboten wurde und auch Norethisteronacetat enthielt. Am 5.11.1975 war eine Expertenberatung zu Deposiston erfolgt, bei der die Teratogenitätsprüfungen »als ausreichend erachtet« wurden. Siehe das Protokoll und diverse weitere Unterlagen in BArch, DQ 1/26698.

52 Protokoll der Sortimentsberatung am 19. Februar 1976, ebenda.

indizierten Präparats seit 1973 deutlich zunahmen. Trotzdem blieb Turignost in diesem pharmazeutischen Fünfjahresplan von 1976 ebenso aufgeführt wie Jephagynon, das als völlig unkritisch galt und bis dahin in der DDR nirgends problematisiert wurde.

Umsatz in Originalpackungen (OP)[53]

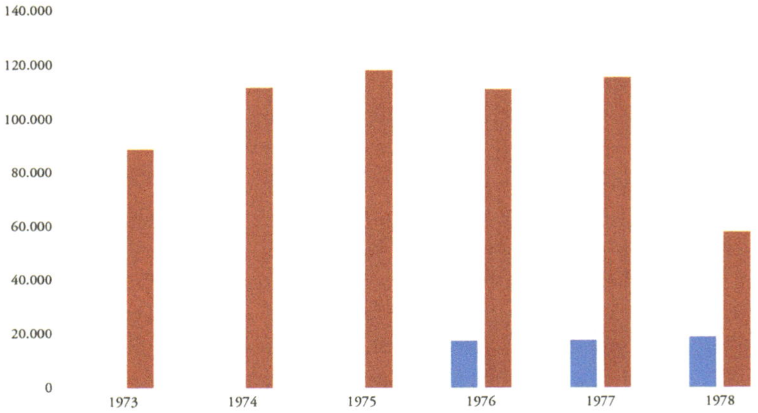

Jahr	Jephagynon	Turignost
1973	(keine Zahlen verfügbar)	89.000
1974	(keine Zahlen verfügbar)	112.000
1975	(keine Zahlen verfügbar)	118.400
1976	17.500	111.400
1977	17.600	115.700
1978	18.700	58.000

53 Siehe die Übersichten in BArch, DQ 116/1275.

Hormonelle Schwangerschaftstests rückten erst im Herbst 1978 wieder ins Blickfeld der ostdeutschen Arzneimittelaufsicht. Den Ausschlag dafür gab die mediale Berichterstattung in der Bundesrepublik über Duogynon, die im August 1978 ihren Höhepunkt erreichte und bald auch auf die DDR ausstrahlte. Noch in der ersten Augusthälfte berichtete die dortige Presse, die sich – wie ihr westdeutsches Pendant – der Chiffre Contergan bediente, um einen assoziativen Anknüpfungspunkt zu bieten. Am 12. August war etwa in der *Märkischen Volksstimme* vom Verdacht gegen das Schering-Präparat zu lesen, das nicht ganz korrekt »Duogynom« genannt und als »hochgefährliches Medikament« bezeichnet wurde.[54] Andere Zeitungen berichteten ähnlich.[55] Dass in der DDR identische und gleichartige Präparate auf dem Markt und – anders als in der Bundesrepublik – auch noch ausdrücklich als Schwangerschaftstest indiziert waren, erwähnten diese Artikel freilich nicht.

Alarmiert durch die Presseberichte wandte sich der Sekretär des ZGA, Klaus Gerecke, wenige Tage später an die gynäkologische Fachgesellschaft der DDR und bat um erneute Stellungnahme. Da der ZGA bei der nächsten Sitzung über »erforderliche Maßnahmen zur Anwendungsbeschränkung« beraten wolle, lud Gerecke den Vorsitzenden der Gesellschaft ebenso ein wie den Leiter ihrer Arbeitsgruppe Endokrinologie.[56] Immer deutlicher zeigten sich indessen die Widersprüche zwischen medialer Berichterstattung und tatsächlicher Lage auf dem ostdeutschen Arzneimittelmarkt, was den Druck auf die staatlichen Stellen enorm erhöhte. Dort trafen Eingaben irritierter Ärzte ein, die auf die Verfügbarkeit gleicher Präparate in der DDR hinwiesen.[57]

Die wesentlichen Beschlüsse fasste der ZGA dann in der Sitzung am 21. September 1978. Dort besprachen die Teilnehmer zuerst die Sachlage, besonders die Studie der Universitäts-Frauenklinik Jena an rund 4.000 Frauen. Wie der Jenaer Gynäkologe Gottwalt Klinger berichtete, hatte man dort eine Fehlbildungsrate von 1,46 Prozent bei »Pillenfrauen« beobachtet, bei »normalen« Frauen nur 1,21 Prozent. Bei Schwangerschaften, in denen hormonelle Kontrazeptiva eingenommen worden seien, habe es »keine auffälligen Erscheinungen« wie Virilisierungen oder Fehlbildungen gegeben. Für Klinger war ein Turignost-Wegfall »kein Fortschritt«, weil in diesem Fall die Frauen einfach mehrere Antibabypillen zur »Selbst-Schwangerschaftsdiagnostik« nutzen wür-

54 *Droht ein neuer Contergan-Skandal?*, Märkische Volksstimme, 12.8.1978.

55 Siehe etwa: *Schering-Konzern verkauft hochgefährliches Präparat*, Sächsische Zeitung, 12./13.8.1978; *Gefährliches Medikament weiter im Handel*, BZ, 5.12.1978; *Schering verkauft gefährliches Medikament*, Neue Zeit, 5.12.1978.

56 ZGA an Prof. Sarembe, 16.8.1978, BArch, DQ 116/1275.

57 Siehe etwa Staatliche Arztpraxis Oberlichtenau an IFAR, 16.8.1978, ebenda.

den. Man müsse daher die Problematik hormoneller Schwangerschaftstests gemeinsam mit der Frage der hormonellen Kontrazeption betrachten.[58]

Diese Position konnte sich im ZGA aber nicht durchsetzen. Der Ausschuss kam zwar zu dem Ergebnis, dass ein »eindeutiger Nachweis« für eine erhöhte Fehlbildungsrate »bisher nicht erbracht werden« konnte, es aber Hinweise gebe, weshalb die Frage weiterer Prüfung bedürfe. Insgesamt bestand im Ausschuss ein breiter Konsens, auf Hormongaben während der Schwangerschaft zu verzichten. Für ein Verbot der Präparate sah der ZGA dagegen »keine Veranlassung«, da man deren Berechtigung für bestimmte Indikation anerkannte, insbesondere bei Corpus-luteum-Insuffizienz. Vor diesem Hintergrund empfahl der ZGA, die Indikation Schwangerschaftsdiagnose für Turignost und Jephagynon zu streichen – auch bei vorgesehenen Abtreibungen, da solche Ausnahmen »mit großer Unsicherheit« verbunden seien. Während Jephagynon mit eingeschränkter Indikation »weiterhin im Sortiment« bleiben sollte, wollte der ZGA Turignost mittelfristig löschen. Überdies empfahl der ZGA, die teratologischen Forschungen fortzusetzen, das Informationsmaterial der Präparate anzupassen und die Ärzteschaft durch die Gesellschaft für Gynäkologie über die Gesamtproblematik unterrichten zu lassen.[59]

Das Ministerium für Gesundheitswesen folgte der Empfehlung. Mit Runderlass wurde die Anwendung von Turignost als Schwangerschaftstest im Oktober 1978 »mit sofortiger Wirkung« untersagt. Das Ministerium begründete diesen Schritt als Vorsichtsmaßnahme, um eine Möglichkeit eventueller Schäden auszuschließen.[60] Wie es im Begleitschreiben hieß, sei an ein Verbot von Turignost »nicht gedacht«, vielmehr lasse man das Präparat auslaufen.[61] Wenige Tage später teilte das Ministerium dem Institut für Arzneimittelwesen mit, dass die Produktion von Turignost zum 1. Januar 1979 eingestellt, das Präparat aber »nicht generell aus dem Verkehr gezogen« werde.[62]

Die Runderlasse sind in zweierlei Hinsicht bemerkenswert: Zum einen erwähnten sie Jephagynon überhaupt nicht. Die Ärzteschaft war also weder informiert noch angewiesen, dieses Präparat nicht mehr als Schwangerschaftstest zu verwenden. Zum anderen teilte das Ministerium dem Institut für Arznei-

58 Handschriftliche Notizen zu ZGA-Sitzung vom 21. September 1978, BArch, DQ 1/26698.

59 Protokoll ZGA-Sitzung vom 21. September 1978, 12.10.1978, ebenda. Siehe ebenda auch die ausführliche handschriftliche Notiz.

60 Runderlass MfG DDR an Bezirksärzte, Oktober 1978, BArch, DQ 116/1275.

61 Runderlass MfG DDR an Bezirksapotheker, 13.10.1978, ebenda.

62 MfG DDR an IFAR, 19.10.1978, BArch, DQ 1/26698. Das MfG teilte diese Entscheidung dem Sekretariat des ZGA mit (Schreiben vom 8.11.1978 ebenda). Am 25.5.1979 erteilte das IFAR dem VEB Jenapharm den entsprechenden Löschungsbescheid für Turignost (BArch, DQ 116/3214).

mittelwesen mit, dass neben den Erlassen an »eine darüberhinaus gehende Öffentlichkeitsarbeit [...] nicht gedacht« sei.[63] Offenbar wollten die Ministerialvertreter die Angelegenheit klein halten, zumal die ostdeutsche Presse in der Zwischenzeit weitere, in scharfem Anklagetenor gehaltene Beiträge veröffentlicht hatte, die die eigene Regierung zu desavouieren drohten. Für größere Unruhe in der Ärzteschaft sorgte der Artikel *Schering gibt GIFT in den Mutterleib* in der *Sächsischen Zeitung* im September 1978.[64] Wie aufmerksamen Lesern deutlich war, trafen die dort artikulierten Vorwürfe weit mehr auf die DDR zu, wo die fraglichen Präparate zu diesem Zeitpunkt noch uneingeschränkt als Schwangerschaftstest florierten.[65]

Jedoch blieb es nicht bei diesem Versuch ostdeutscher Medien, den Fall Duogynon als Exempel eines kapitalistischen Staatsversagens anzuprangern. Den wohl prominentesten Vorstoß dieser Art unternahm Karl-Eduard von Schnitzler, der den Fall Anfang Januar 1979 in seiner Sendung *Der Schwarze Kanal* aufgriff und zum zweiten Contergan-Skandal stilisierte. In gewohnter Manier klagte Schnitzler die kapitalistische Industrie und das politische System der Bundesrepublik an, aus schnödem Profitstreben nichts zum Schutz ihrer Bürgerinnen und Bürger unternommen zu haben. »Und alles, obwohl sich die Firma [...] der Risiken bewußt war. Und niemand greift ein, keine Regierung, kein Minister, kein Gesundheitsamt.« Schnitzler stellte den Verdacht als erwiesene Tatsache dar und erweckte den Anschein, als gäbe es in der DDR weder Medikamentenmissbrauch noch ärztliche Behandlungsfehler noch ernstzunehmende Nebenwirkungen. Während sich in der Bundesrepublik das »Verkrüppelungspräparat« noch auf dem Markt befände, könnten sich die Bürgerinnen und Bürger des sozialistischen Staates glücklich schätzen, dass »hier weder ein schädliches Mittel in Umlauf kommen noch aus Leichtfertigkeit Medikamente unkontrolliert verschrieben oder über ihren Anwendungszweck hinaus mißbraucht werden können.«[66]

Schnitzlers Anklage erwies sich als propagandistischer Rohrkrepierer. Bereits einige Jahre zuvor hatte er sich in durchsichtiger politischer Motivation an der Skandalisierung des Arzneistoffes Chloramphenicol versucht, sich damit aber völlig blamiert, da eben dieser Arzneistoff in der DDR »in größtem Umfang«

63 MfG DDR an IFAR, 19.10.1978, BArch, DQ 116/1275.

64 *Schering gibt GIFT in den Mutterleib*, Sächsische Zeitung, 21.9.1978.

65 So wies etwa der amtliche Bezirksapotheker in Dresden das IFAR am 25.9.1978 auf die »Verunsicherung bei Ärzten und Patienten in der DDR« hin, die sich durch Presseberichte ergebe (BArch, DQ 116/1275).

66 *Alles Gute und vor allem: Gesundheit*, Der Schwarze Kanal, Nr. 969, 8.1.1979, DRA, E 084-05-02/3, Nr. 305.

hergestellt und eingesetzt wurde.[67] Diese Blamage drohte sich nun zu wiederholen. Und wenn man Zeitzeugen-Interviews glauben darf, dann verhinderte der Vorsitzende des ZGA, Friedrich Jung, durch einen persönlichen Anruf beim Fernsehen die Wiederholung dieser Ausgabe des *Schwarzen Kanals*, um die bereits eingetretene Unruhe einzudämmen und das Vertrauen in das System der ostdeutschen Arzneimittelaufsicht nicht weiter zu erschüttern.[68]

Die systempolitisch motivierte Skandalisierung scheiterte nicht nur, vielmehr war sie auch kontraproduktiv – zumindest in der Bundesrepublik. Dort waren sich nicht nur staatliche und parlamentarische Instanzen,[69] sondern auch die Presse über die Existenz identischer und ähnlicher Präparate in der DDR bewusst.[70] Anders als bei Contergan liefen alle Vorwürfe ins Leere. Mehr noch: Manche Autoren nahmen die Angelegenheit zum Anlass, um die ostdeutschen Medienberichte als Scheinheiligkeit zu decouvrieren. Hierzu zählte Dietrich Nord, der bereits im Herbst 1978 mit einer Gegenpolemik im *Berliner Ärzteblatt* auf die ersten Vorwürfe aus der DDR reagiert hatte. Der Fall Duogynon sei der »vorläufige Höhepunkt östlicher Bewußtseinsartistik«, so Nord, der auf das Präparat Jephagynon hinwies. Entscheidender war aber ein anderer Punkt: Da in der DDR »alle Arten von Mißbildungen sensibel registriert« würden und »Jephagynon-Duogynon« trotzdem weiterhin als Schwangerschaftstest indiziert sei, ergebe sich dort, so folgerte Nord, offenbar »kein Hinweis auf eine Kausalität« zwischen dem Präparat und Fehlbildungen.[71] Insofern gab der missglückte Propagandaversuch der DDR gerade denjenigen Personen weitere Argumente in die Hand, die keinen Zusammenhang zwischen Fehlbildungen und hormonellen Schwangerschaftstests sahen.

Vor diesem Hintergrund unterließen die ostdeutschen Medien ab Januar 1979 jede nennenswerte Kritik am Präparat Duogynon. Die Angelegenheit verlagerte sich nun zurück in die medizinische Fachsphäre. Während der ZGA dem Ministerium Ende Januar 1979 die Löschung von Turignost aus dem Arzneimittelregister empfahl,[72] machte er in seiner Sortimentsberatung im Juni

67 Dazu eingehend Meyer/Aagaard/Schaefer, *Chloramphenicol*, 2013, Zitat S. 57.

68 Leo/König, *Wunschkindpille*, 2015, S. 175–176.

69 Diverse Hinweise in BT-Drucksache 8/2249, 8/2273; BArch, B 353/1465. Bestimmte Maßnahmen leitete das BMJFG aus dem Vertrieb dieser Präparate in der DDR nicht ab.

70 Siehe etwa: *Wie Ost-Berlin Forschungskosten spart*, Die Welt, 21.10.1978. Weitere Beispiele in LArch Berlin, B Rep. 58, Nr. 13224. Auch die Firma Schering stellte infolge des Berichts Nachforschungen über die Situation in der DDR an, über die man offenbar nur teilweise informiert war; siehe die Unterlagen in LArch Berlin, B Rep. 58, Nr. 13214, Bl. 56–93.

71 Nord, *DDR-Arzneimittel*, 1978, S. 771.

72 Protokoll ZGA-Sitzung vom 25. Januar 1979, 15.2.1979, BArch, DQ 1/26698.

1979 noch einmal deutlich, dass das Jephagynon »weiterhin im Sortiment verbleiben« soll.[73] Auch wenn die Ansichten über eine Hormontherapie gegen den drohenden Abort auch in der DDR auseinandergingen, rechnete der ZGA mit einem Interesse seitens der Endokrinologen und einem konstanten Umsatz von 10.000 bis 12.000 Packungen pro Jahr.[74] Größere Dringlichkeit maß man der Angelegenheit jedenfalls nicht mehr bei. Eine zugesagte Stellungnahme der Gesellschaft für Gynäkologie und Geburtshilfe ging erst nach mehrfacher Mahnung ein, eine weitere Publikation in der Zeitschrift *medicamentum* hielt der ZGA für nicht erforderlich.[75]

Als im Herbst 1980 die Marktrücknahme des Duogynon-Nachfolgers Cumorit in der Bundesrepublik bekannt wurde, stellte sich für die ostdeutschen Regulierungsstellen die Frage, ob man diesem Beispiel folgen soll. Die Entscheidung traf der ZGA am 4. Dezember 1980 – und sie ist durchaus bemerkenswert. Denn anders als in der Bundesrepublik konnte der ZGA »keine Argumente für eine Forderung zur Streichung« von Jephagynon erkennen. Betont wurde lediglich »die Dringlichkeit der Festlegung geltender Indikationen« für das Präparat.[76] Jephagynon blieb daher in der DDR mit der alleinigen Indikation »Primäre und sekundäre Amenorrhoe« auf dem Markt. Erst im Juni 1981 wurde der Prospekt entsprechend angepasst, versehen mit der Forderung, vor der Anwendung des Präparats eine Schwangerschaft mittels immunologischem Test auszuschließen.[77]

Im Jahr 1981 beschäftigte der Fall die ostdeutschen Behörden noch einmal, als sich Mitte September eine Mutter aus Leipzig an das Institut für Arzneimittel wandte und die Fehlbildungen ihres Kindes (Lippen-Kiefer-Gaumenspalte) auf eine Turignost-Anwendung zurückführte.[78] Das Institut leitete die Anfrage an das Ministerium für Gesundheitswesen weiter, holte aber selbst auch Stellungnahmen ein: beim VEB Jenapharm und bei Dietmar Wendler von der Charité, der als Experte für teratologische Fragestellungen galt. Der Forschungsdirektor des VEB Jenapharm, Michael Oettel, verneinte einen Zusammenhang und verwies dabei auf die Ergebnisse eines thematisch einschlägigen Symposiums an der Universität Jena sowie auf verschiedene Literaturtitel.[79] Nicht ganz so dezidiert äußerte sich Wendler, dessen Antwort erst Anfang Juli 1982 vorlag. Der

Am 16.4.1979 stimmte das MfG formal zu, siehe Protokoll ZGA-Sitzung vom 10. Mai 1979, 28.5.1979 (ebenda).

73 Protokoll ZGA-Sitzung vom 7. Juni 1979, 21.6.1979, ebenda.

74 Siehe die handschriftlichen Notizen ebenda.

75 Diverse Unterlagen dazu in BArch, DQ 116/1519.

76 Protokoll ZGA-Sitzung vom 4. Dezember 1980, 29.12.1980, BArch, DQ 1/26698.

77 Siehe den Jephagynon-Prospekt, Stand Juni 1981, BArch, DQ 116/1519.

78 Frau R. an IFAR, 16.9.1981, BArch, DQ 116/1275.

79 VEB Jenapharm an IFAR, 21.10.1981, ebenda.

Mediziner verwies auf die internationale Debatte und die widersprüchlichen Ansichten. Er selbst hielt eine teratogene Wirkung, namentlich im konkreten Fall, für unwahrscheinlich, wollte aber nicht ausschließen, dass hormonelle Schwangerschaftstests »das Fehlbildungsrisiko steigern können.«[80] Bei allen Nachforschungen blieb jedoch die Antwort an die Mutter aus, die sich Anfang 1982 nochmals beim Institut für Arzneimittel meldete. Wie sie letztlich beschieden wurde, lässt sich aus den Akten nicht mehr rekonstruieren.[81]

80 Dr. Wendler an Dr. Gerecke, 5.7.1982, BArch, DQ 116/3214; DQ 1/14509.
81 Siehe die Vorgänge des MfG und des IFAR DQ 1/14509; DQ 116/1275.

Schlussbetrachtung

Dieses Buch beleuchtet eine Zeit des Wandels. In den ersten Jahrzehnten nach 1945 veränderte sich die westdeutsche Gesellschaft von Grund auf: Die Entstehung eines liberal-demokratischen Gemeinwesens ging einher mit der Ausformung einer kritischen Medienöffentlichkeit, dem Aufkommen einer modernen Konsumgesellschaft und dem Ausbau des Sozial- und Wohlfahrtsstaats. All diese Wandlungsprozesse waren eng mit dem Thema Gesundheit verbunden, also mit einem Thema, welches das menschliche Dasein und Leben so unmittelbar wie kaum ein anderes betraf und betrifft. Obschon in der Zeitgeschichtsschreibung oft nur am Rande behandelt, besaß dieses Thema ein enormes Mobilisierungspotenzial. Es ging alle an, unabhängig von parteipolitischer Färbung, kulturellem Milieu oder sonstiger sozialer Gruppenbindung. Gerade weil dem Thema Gesundheit lange Zeit der Nimbus des Unpolitischen anhaftete, eignete es sich besonders, um politisch Druck aufzubauen und gesellschaftliche Transformationsprozesse anzustoßen und zu beschleunigen (das Gleiche galt bald auch für das Thema Umwelt[1]). Gesundheitsfragen ließen verschiedenste Interessen aufeinanderprallen und schufen damit immer wieder Reibungsflächen für soziale Aushandlungen, etwa wenn um das Verhältnis von Individual- und Gemeinwohl gerungen wurde, Selbst- und Mitbestimmungsrechte zur Debatte standen oder andere gesellschaftliche Normen, Werte und Hierarchien in den Sog öffentlicher Auseinandersetzungen gerieten.

Das Gesundheitswesen der Bundesrepublik zeichnete sich vor diesem Hintergrund durch einen nachhaltigen Politisierungsprozess aus: ein Prozess, bei dem gesundheitliche Themen zunehmend (auch) als politische Probleme identifiziert wurden, bei dem aber auch die Zahl an Personen deutlich wuchs, die sich in entsprechende Aushandlungen aktiv einschalteten. Als ein zentraler Schrittmacher erwies sich dabei das Arzneimittelwesen, dessen regulatorisches Gefüge sich im betrachteten Zeitraum tiefgreifend wandelte. Hier bestand zunächst ein über lange Zeit gewachsener Ordnungskonsens, der dem Staat nur begrenzte Funktionen zuwies. Maßgebend blieben vorerst die Regulierungssysteme der medizinischen Praxis, Wissenschaft und Wirtschaft, deren Akteure im Wesentlichen über Herstellung, Verteilung und Anwendung von Medikamenten entschieden. Die sich dabei ausformende Machtbalance marginalisierte die tatsächliche Regulierungskompetenz der Behörden im Einzelfall. Welche Arz-

1 Siehe zur Entwicklung der Umweltpolitik, die mit der Gründung des Umweltbundesamts (1974) und des Bundesministeriums für Umwelt, Naturschutz und Reaktorsicherheit (1986) ihren institutionellen Rahmen erhielt, Hucke, *Umweltpolitik*, 1990; Radkau, *Ära*, 2011; Uekötter, *Deutschland*, 2015.

neimittel auf den Markt kamen – das sollte in erster Linie Sache der Industrie sein. War ein Präparat einmal eingeführt, so sollten die Apotheker und vor allem die Ärzte über den Umgang bestimmen. Selbstregulierung und Eigenverantwortlichkeit von Industrie und medizinischer Fachwelt: So lauteten die Maximen der bundesrepublikanischen Arzneimittelregulierung.

Die nachtwächterstaatliche Regulierungslogik hatte verschiedene Ursachen. Diese lagen zunächst in den Strukturmerkmalen des deutschen Gesundheitswesens. Die überkommene Machtstellung der Ärzteschaft, die ihren Einfluss nicht geschmälert sehen wollte, schlug sich hier ebenso nieder wie die tiefverwurzelte Skepsis gegenüber staatlichen Eingriffen in medizinische Belange – eine Skepsis, die sich nach Bekanntwerden der nationalsozialistischen Medizinverbrechen noch mehrte. Der lautstarke Ruf nach absoluter Therapiefreiheit traf dabei auf eine wirtschaftsliberale Grundhaltung, die nur wenige regulatorische Beschränkungen anerkennen wollte. Mediziner und Industrievertreter konnten dank ihres hohen Ansehens von einem enormen Vertrauensvorschuss zehren, der auf politischer Seite letztlich eine strukturelle Arglosigkeit herbeiführte und den Blick auf Regulierungsdefizite verstellte. Bevor sich die kritische Medienöffentlichkeit den Problemen des Arzneimittelwesens annahm, gingen diese Probleme im Hintergrundrauschen des fachinternen Diskurses unter. Dort wurden unerwünschte Arzneimittelwirkungen nicht nur als unvermeidlich betrachtet, sondern als Kollateralschaden des therapeutischen Fortschritts bisweilen nonchalant in Kauf genommen.[2]

Diese Rollenverteilung erschien in den 1950er Jahren fest zementiert. Wie die Beratungen zum ersten Arzneimittelgesetz zeigten, war vorerst keiner der relevanten Akteure bereit, Wesentliches am regulatorischen Ordnungskonsens zu ändern. Ein Umbruch setzte hier erst ab 1961 ein: Der Contergan-Skandal markierte den Auftakt zu einer intensiven Diskussion über Arzneimittelsicherheit, die immer mehr gesellschaftliche Gruppen einbezog. Als permanentes Politikum avancierte dieses Thema zu einem Impulsgeber für gesamtgesellschaftliche Veränderungsprozesse. Umgekehrt wirkte auch der fundamentale Demokratisierungsprozess ab den 1960er Jahren unablässig und mit wachsendem Druck in das Arzneimittelwesen hinein. Es war in erster Linie die kritische Medienöffentlichkeit, die zur Politisierung des Arzneimittelwesens beitrug und die bestehenden Regulierungsstrukturen immer drängender hinterfragte. Dies alles schliff nicht nur die zunächst weithin unangefochtene Deutungs- und Entscheidungshoheit der medizinischen Autoritäten ab. Vielmehr lud die öffentliche Politisierung der Arzneimittelregulierung einen unablässigen Handlungs-

2 Siehe etwa diverse Äußerungen maßgeblicher Mediziner bei Gerst, *Catel*, 2000, S. 100, 105; Beddies, *Einführung*, 2016, S. 156–157.

druck auf die hier bisher eher passiven Instanzen Staat und Politik, tiefer und umfassender in das Arzneimittelwesen einzugreifen. Damit änderten sich die seit mehreren Jahrzehnten insgesamt starren Rollenbilder, Machtverhältnisse und Kompetenzen in einem bis dahin unbekannten Ausmaß.

Für die tiefgreifenden Verschiebungen im Regulierungsgefüge gab es mehrere Gründe. Angesichts zahlreicher Arzneimittelaffären ab den 1960er Jahren erschienen die bisherigen Regulierungsstrukturen als völlig unzureichend, um Gesundheitsschäden von der Bevölkerung abzuwenden. Die schleichende Delegitimation bestehender Strukturen traf auf ein Staatsverständnis im Wandel. Gesundheit wurde ab den 1960er Jahren zunehmend als politisch relevantes Thema identifiziert, als genuines Staatsziel, das Prävention und Schutz verlangte. Der Bedeutungszuwachs von Staat und Öffentlichkeit im gesamten Regulierungssystem hing aber auch mit veränderten Medikationsmustern zusammen. Arzneimittel – nicht zuletzt Hormone – wurden nach 1945 immer öfter zur Behandlung sozialer Probleme und als Mittel zur selbstbestimmten Lebensplanung entwickelt, vermarktet und verwendet. Dies löste Arzneimittel aus einem rein medizinischen Kontext und zog sie in den Gesichtskreis gesellschaftlicher Grundsatzfragen. Damit ging ein neuartiges öffentliches Interesse an Medikamenten einher, das überhaupt erst den Resonanzraum für pharmakopolitische Problematisierungen schuf. Mit dem Vordringen von Medikamenten in den Lebensalltag zahlreicher Menschen änderten sich auch Risikowahrnehmungen und Sicherheitsansprüche. Ob Contergan, die Pille oder Appetithemmer – nicht ohne Grund entzündeten sich die meisten Arzneimittelskandale dieser Zeit an Mitteln, deren Anwendungsgebiet sich durch eine starke soziale Dimension auszeichnete. Die mediale Thematisierung erwuchs dabei zu einem sich selbst verstärkenden Prozess: So wie Skandalisierungen die Sensibilität für Arzneimittelprobleme erhöhten, so erhöhte die Sensibilität das Skandalisierungspotenzial.

Das zunehmend tiefere Eingreifen des Staates ins Arzneimittelwesen war kein geradliniger Prozess, sondern eine reibungsvolle und widerstandsreiche Entwicklung, die mehrere Grundprobleme der staatlichen Arzneimittelregulierung erkennen ließ. Prägend waren zunächst juristische Probleme: Nach 1945 trat die staatliche Arzneimittelregulierung mit dem verwickelten Rechtszustand des Deutschen Reiches ein schwieriges Erbe an, dessen Problematik im demokratischen Rechtsstaat voll durchbrach. Waren bis dahin alle Anläufe zu einem Arzneimittelgesetz an den widersprüchlichen wirtschafts- und gesundheitspolitischen Interessen zerschellt, so diente die kriegsbedingte Stoppverordnung von 1943 als regulatorischer Notbehelf, mit dem die Behörden nach Kriegsende zumindest eine Minimalregulierung durchzusetzen versuchten. Zahlreiche widersprüchliche Gerichtsurteile schufen aber eine fortwährende Rechtsunsicherheit, die nicht ohne Auswirkung auf die Verfahrenspraxis blieb und den Staat immer zurückhaltender agieren ließ. Als Schering 1958 die Genehmigung für die Duogynon-Dragees beantragte, nahm das Unternehmen das behördliche Verfahren nicht mehr wirklich ernst und wartete die Genehmigung gar nicht erst ab, um das Präparat auf den Markt zu bringen. Die Aufhebung der Stoppverordnung durch das Bundesverfassungsgericht 1959 schuf schließlich eine Art juristischen Schwebezustand, der zu inhaltlich stark verschiedenen Anmeldeverordnungen auf Landesebene führte und damit die Rechtslage vereinheitlichte.

Das Arzneimittelgesetz von 1961 war als rechtliche Neuordnung aus einem Guss geplant. Es sollte das föderale Flickwerk überwinden, entwickelte sich in der öffentlichen Debatte aber schon bald zu einem unzeitgemäßen Rechtsgebilde, das selbst den regulatorischen Mindestanforderungen kaum mehr zu entsprechen schien: Auch in der Konzeption dieses Gesetzes war die Position des Staates eine äußerst schwache. Angeschoben durch öffentlichen, insbesondere medialen Druck begann sich der Staat zunehmend weiter in die Arzneimittelregulierung vorzutasten, wenn auch nur zaghaft und schrittweise. Prägend blieb dabei eine konsensuale Logik, welche die anderen Regulierungsakteure nicht verprellen, sondern vielmehr einbeziehen wollte (was sich zum Beispiel an paralegalen Prüfrichtlinien zeigte). Allerdings erwiesen sich diese Reformversuche als unausgegoren. Sie setzten auf eine freiwillige Mitwirkung, indem auch sie sich auf ein Gesetz stützten, das weiterhin und ausdrücklich dem Prinzip der Selbstverantwortung der medizinisch-pharmazeutischen Sphäre folgte.

Angesichts permanenter Problematisierungen setzte sich seit den frühen 1970er Jahren die Einsicht in die Notwendigkeit einer Neuordnung des staatlichen Regulierungssystems durch. Zentrales Ziel war dabei die Erhöhung der Arzneimittelsicherheit, besonders durch präventive Schutzmechanismen, die bereits greifen sollten, bevor unvertretbare Risiken eines Medikaments sicher festgestellt waren.[3] Die entsprechende Initiative kam aus der Bundesregierung, namentlich aus dem Gesundheitsressort, wo die zuständigen Beamten angesichts wiederkehrender Regulierungsprobleme immer energischer auf eine umfassende Neuordnung drangen. Die ambitionierten Bestrebungen im Sinne der Arzneimittelsicherheit ließen sich aber vorerst nicht voll verwirklichen. Sie stießen nicht nur bei medizinischen und industriellen Akteuren auf Vorbehalte und Teilwiderstände, sondern auch im Bundestag, der zuwiderlaufende Interessen (vor allem wirtschaftlicher und naturheilkundlicher Art) stärker be-

3 Auch die neugeordnete Arzneimittelregulierung konnte sich aber nicht allein an der möglichen Schädlichkeit eines Arzneimittels ausrichten, da alle wirksamen Arzneimittel schädliche Wirkungen haben können, vor allem bei unsachgemäßem Gebrauch.

rücksichtigt wissen wollte. Insoweit erwies sich die Bedeutung des Demokratisierungsprozesses als janusköpfig, weil dieser den Staat nicht nur zu tieferen Eingriffen ins Arzneimittelwesen antrieb, sondern solche Eingriffe zugleich hemmte, sobald es um die konkrete Aushandlung staatlicher Regulierungsbefugnisse ging, welche die Teilinteressen der anderen Akteure tangierten.

Neben rechtliche Unzulänglichkeiten traten organisatorische Probleme. Das behördliche Regulierungssystem zeichnete sich – gerade in der frühen Bundesrepublik – durch eine institutionelle Zersplitterung aus. Als besonders gravierend erwies sich dabei die Aufspaltung von Entscheidungsbefugnis und Expertise, die bis 1978 ein dominierendes Strukturmerkmal blieb. Alle rechtlichen Regulierungsbefugnisse wesentlicher Art fielen zunächst den Ländern zu: Sie waren die ermächtigten Akteure. Da es aber auf Landesebene allenfalls rudimentäre Strukturen der Arzneimittelaufsicht gab, in denen es sowohl an Überblick als auch an Spezialwissen fehlte, agierten die zuständigen Behörden zumeist nur als Stellen, die externe Expertise (etwa des BGA oder anderer Gutachter) in bindendes Recht überführten, ohne die pharmakologische Materie inhaltlich voll durchdringen zu können. Damit verteilte sich aber die Verantwortung für Regulierungsentscheidungen auf verschiedene Akteure, was regulatorische Interventionen des Staates schwerfällig und ineffektiv machte.

Das Arzneimittelgesetz von 1961 änderte an dieser Rollenverteilung nur wenig. Durchgreifende Regulierungsbefugnisse erhielt das BGA damit nicht, da es an administrativem Entscheidungsspielraum fehlte und auch Registrierungen bedenklicher Spezialitäten nicht verwehrt werden durften, sofern die Anmeldeunterlagen vollständig waren. Wie die Registrierung von Duogynon simplex zeigt, ging es bei diesem Verfahren weniger um die arzneilichen Eigenschaften eines Präparats, sondern um dessen formale Einbindung in eine administrative Bestandsaufnahme des Arzneimittelmarktes. Da die regulatorische Handhabe nach der Markteinführung begrenzt war, bildete die »beratend-kooperative Funktion« des BGA »eines der wesentlichen Regulierungsinstrumente« der staatlichen Arzneimittelaufsicht.[4] Reformen des Registrierungsverfahrens 1964 (mittels Gesetz) und 1971 (mittels Verwaltungsvorschrift) weiteten die Einwirkungsmöglichkeiten des BGA, vermochten aber nicht, ein effektives Zulassungssystem zu etablieren. Demgegenüber schwand die Bedeutung der Länder für die Pharmakovigilanz allmählich, auch wenn allein sie bis Ende 1977 Verkehrsverbote aussprechen und das Anbringen von Warnhinweisen anordnen konnten.

4 Murswieck, *Kontrolle*, 1983, S. 428–429.

Überwunden wurde diese institutionelle Zersplitterung erst 1978 durch das zweite Arzneimittelgesetz, dessen Vollzug in erster Linie dem 1975 gebildeten Institut für Arzneimittel im BGA oblag. Diese rechtlich-organisatorische Fundamentalreform bündelte erstmals alle wesentlichen Regulierungsbefugnisse an einem Ort. Damit war eine neue Ära der staatlichen Arzneimittelregulierung eingeläutet. Der Konzentrationsprozess brach damit aber keineswegs ab, vielmehr erfuhren die bei der Bundesoberbehörde zentralisierten Kompetenzen in der Folgezeit einen beständigen Ausbau.[5] Treibende Kraft dieser Entwicklung blieben auch fortan mediale Skandale und Affären um Arzneimittel – nicht zuletzt um Duogynon.

Die institutionellen Strukturen erwiesen sich auch in anderer Hinsicht als problematisch: Da die zuständigen Dienststellen auf Bundes- wie Landesebene bis in die frühen 1970er Jahre äußerst klein waren und aus nur wenigen Personen bestanden, hing das behördliche Handeln oft von der Haltung und der persönlichen Einschätzung einzelner Beamter ab. Deutlich zeigt sich dies am Beispiel Gerhard Kärbers, der als Direktor des Max von Pettenkofer-Instituts trotz geringer rechtlicher Eingriffsbefugnisse großen Einfluss auf andere Regulierungsakteure zu nehmen suchte, indem er – so auch im Fall Duogynon – intensiven Gebrauch machte von weichen, insbesondere kommunikativen Regulierungsinstrumenten (wissenschaftlicher Austausch, Empfehlungen, Publikationen usw.). Der große Einfluss einzelner Beamter bot immer wieder Anlass für Kritik am Behördenhandeln, vor allem wenn dieses anderen Akteuren als zu restriktiv oder als zu lax erschien. Letzteres galt in besonderem Maße, als den BGA-Beamten seit den 1970er Jahren ein zu industriefreundliches Verhalten vorgeworfen wurde, weil viele vor ihrer behördlichen Tätigkeit bei Pharmaunternehmen angestellt waren.[6]

Die staatliche Regulierung war schließlich auch durch das Wissen über Arzneimittel bedingt. Gerade in dieser Hinsicht zeigten sich in den 1950er Jahren erhebliche Defizite in den zuständigen Behörden, denen ein solider Überblick über den Arzneimittelmarkt fehlte. Wann welches Präparat wo, von wem und unter welchen Voraussetzungen auf den Markt gebracht wurde: Das alles konnten die Beamten oft nur schwer, bisweilen überhaupt nicht feststellen. Vor diesem Hintergrund entsprang das Registrierungsverfahren nach dem AMG 1961 dem Bemühen, überhaupt erstmal einen Überblick über den Arzneimittelmarkt zu gewinnen. Dieses Ziel ließ sich aber erst langfristig realisieren, denn die Nachregistrierung (und später Nachzulassung) war ein äußerst langwieriges Unterfangen, das sich über mehrere Jahrzehnte hinzog. Ähnlich

5 Hohgräwe, *Implementation*, 1992, passim.
6 Ebenda, S. 321.

mühevoll gestaltete sich der Aufbau einer staatlichen Wissensposition im Bereich der Pharmakovigilanz. Die Diskussion über die Qualität und Quantität unerwünschter Arzneimittelwirkungen geschah in der Regel ohne Beteiligung staatlicher Stellen. Die Vigilanzkultur war insoweit von einer Logik der Freiwilligkeit geprägt. Eine Verpflichtung zur Meldung auch gravierender Arzneimittelschädigungen bestand vorerst nicht und fand erst 1978 Eingang ins Arzneimittelrecht. Bis dahin – und zum Teil auch danach – blieben die Aufsichtsbehörden auf eine Mitwirkung anderer Stellen angewiesen, insbesondere der pharmazeutischen Unternehmen.

Deutlich änderte sich auch die Expertise der Beamten. Da sie sich im behördlichen Alltag vor allem mit administrativen Angelegenheiten zu befassen hatten, konnten sie die vielfältigen medizinisch-pharmakologischen Zusammenhänge allenfalls im Ansatz überblicken. Bei regulatorischen Maßnahmen blieben sie daher auf einen Wissens- und Informationszufluss von außen angewiesen, denn medizinisches Wissen wurde in erster Linie von wissenschaftlich tätigen Klinikern generiert. Als Problem erwies sich hierbei, dass Wissensbestände niemals einheitlich und niemals statisch waren, sondern immer auch durch nicht-medizinische Aspekte (etwa sozialmoralische Fragen) beeinflusst. Dies galt nicht zuletzt für den Bereich der Sexualhormone, die als hochwirksame Substanzen bereits weltanschaulich stark aufgeladen waren, bevor sie überhaupt in chemischer Reinform entdeckt wurden. Sie galten von Beginn an als prekäre, nur schwer kontrollierbare Stoffe, die bereits in den 1930er Jahren als krebserzeugend problematisiert wurden, seit den frühen 1940er Jahren auch als fruchtschädigend. Tiefverwurzelte Überzeugungen führten zu widersprüchlichen Ansichten und Ansinnen, mit denen die Beamten umgehen mussten. Erst ab den 1970er Jahren fanden vermehrt Mediziner Anstellung im BGA, die fachlich kompetenter waren, ihren Kollegen in Industrie und Wissenschaft aber nichtsdestoweniger unterlegen.

Dass sich Arzneimittel in einer breiten gesellschaftlichen Wahrnehmung überhaupt zu riskanten Stoffen entwickelten, dass sie ihre Unschuldsvermutung auch in einer breiteren Öffentlichkeit verloren, war kein natürlicher oder selbstverständlicher Prozess. Dies hing vielmehr mit (oft in Skandalen zugespitzten) Thematisierungen zusammen, die in irgendeiner Form die Nachkommenschaft betrafen: Contergan, Pille und Duogynon. In diesen Arzneimittelproblematisierungen verschränkten sich biopolitische, eugenische und sozialmoralische Dimensionen und Denkweisen, die stets die Gesellschaft als Ganzes betrafen. Dies erzeugte eine kritische Thematisierungsmasse, die pharmakopolitische Kettenreaktionen auslöste, welche schier unaufhaltsam in alle Regulierungssphären hinein wirkten. Dadurch wurde neues Wissen in die Gesellschaft getragen und dort verankert, was neue Risikowahrnehmungen hervorbrachte.

Eben dies wirkte wiederum auf die Fachwelt und die Behörden zurück und schuf epistemische Pfadabhängigkeiten, die alle arzneimittelbezogenen Wahrnehmungsschemata, Sprachregelungen und Problematisierungsmuster in erheblichem Maße vorprägten: Auch die Duogynon-Affäre erklärt sich in ihrer Aufmerksamkeitsökonomie, in ihrer medialen Logik und in ihrem pharmakologischen Problemfokus erst durch das Zusammenfallen von Sichtweisen und Problemlagen, die durch den Contergan-Fall und die Pillen-Problematik vorstrukturiert worden waren.

Deutlich zeigen sich solche Pfadabhängigkeiten des Wissens in der Diskussion um angeborene Fehlbildungen. Auch wenn seit dem frühen 20. Jahrhundert bekannt war, dass Fehlbildungen durch Umwelteinflüsse bedingt sein konnten, standen bis zur Jahrhundertmitte genetische Dispositionen klar im Mittelpunkt der Forschung. Dies änderte sich nach 1945. Obwohl nun vermehrt Umweltfaktoren als Fehlbildungsursache problematisiert wurden, richtete sich die Aufmerksamkeit vorerst kaum auf Arzneimittel. Eine nachhaltige Wende bewirkte hier erst der Contergan-Skandal ab 1961. Arzneimittelwirkungen galten nun nicht mehr als ein möglicher teratogener Faktor unter vielen; vielmehr traten sie als naheliegendste und meistdiskutierte Fehlbildungsursache in den Fokus nicht nur der wissenschaftlichen, sondern auch der öffentlichen Diskussion.

Vor diesem Hintergrund kann es nicht verwundern, dass sich entsprechende Diskussionen auch mit dem Diskurs über Hormone verknüpften, die seit den 1930er Jahren verstärkt als potenziell gefährliche Substanzen identifiziert wurden. Die »Prekarisierung«[7] der Hormone lagerte sich auch an den ätiologischen Fehlbildungsdiskurs an, ohne diesen aber zu dominieren. Dass die hochdosierte und langdauernde Gabe vor allem von synthetischen Gestagenen die embryonale Geschlechtsdifferenzierung massiv stören konnte, galt in den 1950er Jahren als gesichert. Zu einem grundlegenden Wandel in der Risikowahrnehmung oder gar zu einer Ablehnung der Hormontherapie im Allgemeinen führte dies jedoch nicht, insbesondere nicht in der breiten Öffentlichkeit. Wesentlich änderte sich die einschlägige Risikowahrnehmung von Sexualhormonen erst ab 1961, infolge der Einführung der »Antibabypille« und des Contergan-Skandals. Die damit einhergehenden Diskussionen schufen kaum zu überschätzende Dynamisierungseffekte für die Fortentwicklung der Arzneimittelregulierung, determinierten aber auch den Diskurs um die Wirkungen des Präparates Duogynon in erheblichem Maße.

Die Strukturmerkmale und -probleme der deutschen Arzneimittelregulierung prägten auch den Fall Duogynon. Die Einführung der Injektionsform 1950 und

7 Stoff, *Wirkstoffe*, 2012, S. 10, 280.

der Dragees 1958 erfolgte noch in der »vorgesetzlichen« Zeit des Arzneimittelwesens. Das dabei angewandte Genehmigungsverfahren entsprach dem zeitgenössischen Standard, war allerdings – wie aus der Rückschau besonders deutlich wird – ungeeignet, eventuelle Arzneimittelrisiken zu verhindern. Daran änderte sich einstweilen denkbar wenig. Für die Bundesbehörden gab es bis 1978 keine rechtliche Handhabe, das Inverkehrbringen von Arzneifertigwaren zu verbieten oder mit Auflagen zu versehen. Begrenzte rechtliche Einwirkungsmöglichkeiten hatten in dieser Hinsicht allein die Länder, die bei einem Verbot aber im Zweifelsfall nicht nur eine unvertretbare schädliche Wirkung bei bestimmungsgemäßem Gebrauch hätten nachweisen müssen, sondern auch eine Gefährdung der Allgemeinheit. Von staatlicher Seite wurden stark wirksame Arzneimittel fast ausschließlich über die Verschreibungspflicht reguliert. Die Behörden konzentrierten sich daher vor allem auf »weiche« Formen der Regulierung, insbesondere auf Empfehlungen und den Austausch mit den Herstellern im Sinne einer »kommunikativen Abklärung«.[8] Ergaben sich dabei Anhaltspunkte auf Arzneimittelrisiken, so sollten die Hersteller von freiwilligen Maßnahmen überzeugt werden.

Dieses Abklärungsverfahren lief auch ab, als Behördenvertreter Ende 1961 erstmals von dem Verdacht erfuhren, das Präparat Duogynon komme als mögliche Ursache für die sprunghafte Zunahme von angeborenen Fehlbildungen infrage, die Kliniker seit geraumer Zeit beobachtet hatten. In üblicher Form trat das BGA an Schering (und Hersteller ähnlicher Präparate) heran und bat wiederholt um Stellungnahme zur Frage einer teratogenen Wirkung hormoneller Schwangerschaftstests. Das BGA konsultierte zudem zehn einschlägig ausgewiesene Sachverständige sowie die Arzneimittelkommission der deutschen Ärzteschaft, um eine medizinische Einschätzung der Zusammenhänge zu erhalten. Der Verdacht gegen Duogynon ließ sich dabei nicht erhärten, zumal auch diejenigen Mediziner wieder zurückruderten, die diesen Verdacht 1961 aufgeworfen hatten. Da Contergan ohnehin bald als Ursache für die zahlreichen Fehlbildungen feststand, erschien das Problem nicht mehr so vordringlich. Zudem hatten weitere Untersuchungen in den 1960er Jahren gezeigt, dass Mütter von Kindern mit angeborenen Fehlbildungen nicht nur häufiger hormonelle Schwangerschaftstests durchführten, sondern auch ungefährliche extrakorporale Schwangerschaftstests.

Dass die erste eingehende Problematisierung des Präparats 1961/62 erfolgte, war kein Zufall. Vielmehr zeigt sich in der Rückschau deutlich, wie sehr die Wahrnehmung und Bewertung Duogynons mit dem Skandal um Contergan und der Debatte um die erste Antibabypille Anovlar verbunden war. Dies galt

8 Murswieck, *Kontrolle*, 1983, S. 428.

umso mehr, als orale Ovulationshemmer und hormonelle Schwangerschaftstests im Grunde der gleichen pharmakologischen Funktionslogik folgten und das Präparat Anovlar gleichsam aus dem Präparat Duogynon entwickelt wurde. Dementsprechend wirkte die zunehmend kritische Betrachtung der Pille (die nicht nur aus rein medizinischen Bewertungen resultierte, sondern auch mit sozialmoralischen Grundüberzeugungen zusammenhing) auf die Wahrnehmung Duogynons zurück. Diese Verwandtschaft von hormonellen Kontrazeptiva und Schwangerschaftstests galt dabei nicht nur für die Firma Schering, sondern auch für ähnliche Mittel, wie die Merck-Präparate Amenyl und Aconcen zeigen.

Auch wenn die Hormontherapie in der Wissenschaft zahlreiche Fürsprecher fand, hatten diverse Mediziner bereits zu Beginn der 1960er Jahre (nicht nur bei der BGA-Umfrage) die Berechtigung hormoneller Testverfahren in Zweifel gezogen: Jedes unnötige und noch so kleine Risiko in der Schwangerschaft sei zu vermeiden, zumal es sichere Alternativen gebe. Spätestens als die englische Kinderärztin Isabel Gal 1967 ihren Verdacht gegen Primodos/Duogynon publizierte, war – trotz aller methodischen Probleme von Gals Arbeit – die medizinische Berechtigung dieser Tests auch aus zeitgenössischer Perspektive wenigstens zweifelhaft, da drei Aspekte zusammenkamen: ein seit langem diskutiertes und gesichertes Risiko von hohen und langdauernden Hormongaben in der Schwangerschaft, konkrete Verdachtsmomente gegen das Präparat sowie definitiv harmlose Testalternativen. Dem entsprach, dass auch bei Schering Ende der 1960er Jahre verschiedene Mediziner Duogynon intern als »nicht mehr unbedenklich« bezeichneten.[9] Der veränderte Blick auf hormonelle Schwangerschaftstests war aber nicht nur Folge einer konkreten Warnung vor dem Präparat, sondern hing auch mit einer sich generell verändernden Wahrnehmung zusammen: Die fortwährende Debatte um die Antibabypille, die aufsehenerregende Berichterstattung um Chlormadinonacetat und die Aufdeckung der Teratogenität von DES – ab den späten 1960er Jahren drehte sich die Sichtweise auf Sexualhormone in einen zunehmend kritischen Betrachtungsmodus, der zugleich einen veränderten pharmakopolitischen Zeitgeist widerspiegelte.

Dennoch setzte Schering den Verkauf des Präparats vorerst ungebremst fort, der in den Jahren 1971 bis 1974 seinen Höhepunkt in der Bundesrepublik erreichte. Hier wurden die Verdachtsmomente aus England kaum registriert. Dies änderte sich erst 1973, nachdem weitere Autoren ähnliche Warnungen äußerten. Schering begann noch im Juli 1973, die Indikation Schwangerschaftstest für die Dragees formal zu streichen, und begründete diesen Schritt

9 Schering, Arbeitskreis »Sexualbereich«, Protokoll, 3.9.1969, LArch Berlin, Rep. 58, Nr. 1827, Bl. 103–106.

mit einem theoretisch denkbaren Risiko einer Virilisierung weiblicher Föten. Aufgrund weiterer Berichte aus dem Ausland nahm das BGA 1975 – das Institut für Arzneimittel befand sich gerade in der Gründungsphase – Kontakt zu Schering und in der Folge auch zu einigen Medizinern auf. Da die orale Duogynon-Form (gegen die sich die Warnungen zu dieser Zeit ausschließlich richteten) für die Schwangerschaft kontraindiziert war und zwei große Prospektiv-Studien in der Bundesrepublik keinen signifikanten Zusammenhang erkennen ließen, sah das BGA keine Veranlassung zu weiteren Schritten, zumal es selbst keine regulatorischen Maßnahmen gegen Schering hätte durchsetzen können.

Eine völlig neue Dimension bekam der Fall Duogynon ab 1977. Aufgrund erneuter Warnungen aus England wurde das Thema in der Bundesrepublik nun erstmals auch in der breiten Öffentlichkeit diskutiert, was dem Fall eine völlig neue Dynamik verlieh und die bisher beteiligten Instanzen unter Rechtfertigungs- und Handlungsdruck setzte. Dies galt nicht zuletzt für das BGA, zumal zu Jahresbeginn 1978 das neue AMG in Kraft getreten war, das der Behörde erstmals nennenswerte regulatorische Instrumente in die Hand gab. Schering verfolgte, wie bereits zuvor, die Strategie, sich mit Minimalschritten formal abzusichern, strich im Frühjahr 1978 die Indikation Schwangerschaftstest auch für die Injektionsform und kündigte bald darauf an, das Präparat in Cumorit umzubenennen. Deutlich zeigte sich in diesem Fall die strukturelle Unterlegenheit der Behörden gegenüber Schering, sowohl was die Literaturkenntnis und den Überblick über die Marktlage anging als auch mit Blick auf personelle und finanzielle Ressourcen. Das Handeln des BGA erfolgte nicht zuletzt auf öffentlichen Druck, der seinen Höhepunkt im August 1978 erlebte und durch zahlreiche Medienbeiträge, parlamentarische Anfragen und Eingaben aus der Bevölkerung erzeugt wurde. Auch wenn die deutschen Fachwissenschaftler ein teratogenes Risiko als unwahrscheinlich oder sehr gering bezeichneten (inwieweit dies durch Schering beeinflusst war, kann im Rahmen dieser Arbeit nicht geklärt werden), forderte das BGA von Schering verschiedene Maßnahmen, um eine Anwendung von Duogynon bei Schwangerschaft oder Schwangerschaftsverdacht auszuschließen. Die Verkaufszahlen von Duogynon brachen daraufhin drastisch ein.

Der wiederholt vorgebrachte Vorwurf, das BGA sei als »Handlanger« Scherings aufgetreten und habe aktiv die Rücknahme von Duogynon verhindert, konnte nicht bestätigt, zu weiten Teilen auch widerlegt werden. Selbst wenn man davon ausgeht, das Unternehmen habe versucht, die Meinungsbildung im BGA irregulär zu beeinflussen und Verdachtsmomente gegen Duogynon zu zerstreuen, so war dies – wie sich quellenmäßig klar belegen lässt[10] – nicht

10 Siehe Kap. 2.9 und Exkurs 1.

erfolgreich. Deutlich wird bei einer umfassenden Analyse, die sich nicht auf wenige Dokumente aus einer einzigen Perspektive beschränkt: Für das Handeln des BGA war nicht der (möglicherweise durch Schering beeinflusste) Widerstreit der Meinungen entscheidend. Vielmehr ging das BGA eindeutig von einem unvertretbaren Risiko aus, nach dem Duogynon keinesfalls mehr in der Schwangerschaft angewandt werden durfte. Für einen Zulassungswiderruf (durch das BGA) oder ein behördliches Verkehrsverbot (durch die Landesbehörden) reichte der begründete Verdacht auf medizinisch unvertretbare Wirkungen aber nicht aus. Vielmehr mussten die angenommenen Wirkungen bei bestimmungsgemäßem Gebrauch eintreten. Das BGA ging zwar von der rechtlichen Mindermeinung aus, nach der auch der klar kontraindizierte Gebrauch bestimmungsgemäß sein kann – allerdings nur, wenn dieser Fehlgebrauch in erheblichem Ausmaß erfolge. Und eben dafür hatte das BGA keine hinreichenden Belege. Nachdem Schering Anregungen des BGA zurückgewiesen hatte, Duogynon vom Markt zu nehmen, wurde schließlich auf dem Verhandlungswege eine Marktrücknahme erreicht (im Gegenzug zur Zulassung des Präparats Östro-Primolut), die zu Ende Februar 1981 erfolgte.

Ein Blick über das bundesrepublikanische Regulierungsgefüge hinaus zeigt, dass sich das Handeln der westdeutschen Behörden nicht so sehr von den staatlichen Maßnahmen in anderen Ländern unterscheidet, wie oft suggeriert. Zu Verkehrsverboten kam es nur in wenigen Staaten. Besonders aufschlussreich erscheint in diesem Zusammenhang der Blick in die DDR, wo die Arzneimittelbehörden im Untersuchungszeitraum über deutlich weitreichendere Regulierungsbefugnisse verfügten, ohne dabei einer kritischen Medienöffentlichkeit ausgesetzt zu sein. Obwohl dort zum Teil gleiche, zum Teil ähnliche Präparate im Verkehr waren (allerdings von anderen Herstellern), sahen auch die Behörden der DDR keine Veranlassung, ein Verkehrsverbot auszusprechen. Im Gegenteil: Das ostdeutsche Duogynon-Pendant Jephagynon blieb im Verkehr und kam nach der Wiedervereinigung auch zeitweilig wieder auf den bundesrepublikanischen Markt. Erst im neuen Jahrtausend wurde aus dem Präparat endgültig Geschichte.

Verzeichnisse

Abkürzungen

ABDA	Arbeitsgemeinschaft der Berufsvertretungen Deutscher Apotheker
ABl.	Amtsblatt
ACDP	Archiv für Christlich-Demokratische Politik
AfG	Archiv für Gynäkologie
AGLMB	Arbeitsgemeinschaft der Leitenden Medizinalbeamten der Länder
AGPI	Arbeitsgemeinschaft Pharmazeutische Industrie
AgV	Arbeitsgemeinschaft der Verbraucher
AJOG	American Journal of Obstetrics & Gynecology
AkDA	Arzneimittelkommission der Deutschen Apotheker
AkdÄ	Arzneimittelkommission der deutschen Ärzteschaft
ÄM	Ärztliche Mitteilungen
AMG	Arzneimittelgesetz
ÄP	Ärztliche Praxis
ASbH	Arbeitsgemeinschaft Spina bifida und Hydrocephalus
AsF	Arbeitsgemeinschaft sozialdemokratischer Frauen
BamS	Bild am Sonntag
BAnz	Bundesanzeiger
BArch	Bundesarchiv
BayR	Bayerischer Rundfunk
BayStMIn	Bayerisches Staatsministerium des Innern
BfArM	Bundesinstitut für Arzneimittel und Medizinprodukte
BGA	Bundesgesundheitsamt
BGBl.	Bundesgesetzblatt
BGH	Bundesgerichtshof
BGHZ	Entscheidungen des Bundesgerichtshofes in Zivilsachen
BMF	Bundesminister(ium) der Finanzen
BMG	Bundesminister(ium) für Gesundheit
BMGes	Bundesminister(ium) für Gesundheitswesen
BMI	Bundesminister(ium) des Innern
BMJ	British Medical Journal
BMJFG	Bundesminister(ium) für Jugend, Familie und Gesundheit
BMWi	Bundesministerium für Wirtschaft
BPA	Presse- und Informationsamt der Bundesregierung
BPI	Bundesverband der Pharmazeutischen Industrie
BR	Bundesrat / Bonner Rundschau
BSHG	Bundessozialhilfegesetz
BT	Bundestag
BVerfG	Bundesverfassungsgericht
BVerfGE	Entscheidungen des Bundesverfassungsgerichts
BZ	Berliner Zeitung
ChemLA	Chemische(s) Landesuntersuchungsamt / Landesanstalt
CPP	Collaborative Perinatal Project
CSD	Committee on Safety of Drugs

DÄBl.	Deutsches Ärzteblatt
DAZ	Deutsche Apotheker Zeitung
ddp	Deutscher Depeschendienst
DDG	Das Deutsche Gesundheitswesen
DES	Diethylstilbestrol
DFG	Deutsche Forschungsgemeinschaft
DmJ	Deutsches medizinisches Journal
DMW	Deutsche Medizinische Wochenschrift
DPG	Deutsche Pharmakologische Gesellschaft
DRV	Deutscher Reklame-Verband
DVBl.	Deutsches Verwaltungsblatt
EE	Ethinylestradiol
FAZ	Frankfurter Allgemeine Zeitung
FDA	Food and Drug Administration
FR	Frankfurter Rundschau
FS	Fertility & Sterility
GBl.	Gesetzblatt
GG	Grundgesetz
GMK	Gesundheitsministerkonferenz
GuF	Geburtshilfe und Frauenheilkunde
GVBl.	Gesetz- und Verordnungsblatt
HAZ	Hannoversche Allgemeine Zeitung
HH	Freie und Hansestadt Hamburg
HisTech	History and Technology
IFAR	Institut für Arzneimittelwesen
InnMin	Innenminister(ium)
JAMA	Journal of the American Medical Association
JCEM	Journal of Clinical Endocrinology & Metabolism
JZ	Juristenzeitung
KliFo	Klinische Forschung
KlinW	Klinische Wochenschrift
KSA	Kölner Stadt-Anzeiger
LArch	Landesarchiv
LAV NRW	Landesarchiv Nordrhein-Westfalen
LGA	Landesgesundheitsamt
LMBG	Lebensmittel- und Bedarfsgegenständegesetz
LRE	Sammlung lebensmittelrechtlicher Entscheidungen
LVG	Landesverwaltungsgericht
MAGS	Ministerium für Arbeit, Gesundheit und Soziales
MBl.	Ministerialblatt
MBliV	Ministerial-Blatt für die Preußische innere Verwaltung
MdB	Mitglied des Deutschen Bundestages
MedJ	Medizinhistorisches Journal
MedKlin	Medizinische Klinik
MfG	Minister(ium) für Gesundheitswesen
MGG	Medizin, Gesellschaft und Geschichte
MInn	Minister(ium) des Innern
MinRat	Ministerialrat
MMW	Münchener Medizinische Wochenschrift
MPS	Medizinisch-Pharmazeutische Studiengesellschaft

MvPI	Max von Pettenkofer-Institut
MWA	Medizinisch-Wissenschaftliche Abteilung
mwN	mit weiteren Nachweisen
NEA	Norethisteronacetat
NJW	Neue Juristische Wochenschrift
NRZ	Neue Rhein Zeitung / Neue Ruhr Zeitung
NZZ	Neue Zürcher Zeitung
OVG	Oberverwaltungsgericht
p.c.	post conceptionem
PArch	Parlamentsarchiv
PharmInd	Die Pharmazeutische Industrie
PharmR	Pharma Recht
PharmZ	Pharmazeutische Zeitung
PPP	Parlamentarisch-Politischer Pressedienst
PrGS	Preußische Gesetzsammlung
PStS	Parlamentarische(r) Staatssekretär(in)
RA	Rechtsanwalt
RCGP	Royal College of General Practitioners
RD	Regierungsdirektor
RG	Reichsgericht
RGA	Reichsgesundheitsamt
RGBl.	Reichsgesetzblatt
RGZ	Entscheidungen des Reichsgerichts in Zivilsachen
RIAS	Rundfunk im amerikanischen Sektor
RJM	Reichsjustizminister(ium)
RKI	Robert-Koch-Institut
RMBliV	Ministerialblatt des Reichs- und Preußischen Ministeriums des Innern
RMI	Reichsminister(ium) des Innern
RP	Regierungspräsident
RWM	Reichswirtschaftsminister(ium)
SenGes	Senator / Senatsverwaltung für Gesundheitswesen
SHPBBS	Studies in History and Philosophy of Biological and Biomedical Sciences
SKS	Ständige Kommission Steroidtoxikologie
SMW	Schweizerische Medizinische Wochenschrift
SozMin	Sozialminister(ium)
SSW	Schwangerschaftswoche
StA	Staatsanwalt(schaft)
StAnz	Staatsanzeiger
StArch	Staatsarchiv
StS	Staatssekretär(in)
SZ	Süddeutsche Zeitung
UA	Unterausschuss
UFK	Universitäts-Frauenklinik
VEB	Volkseigener Betrieb
VersR	Versicherungsrecht
VG	Verwaltungsgericht
VMBl.	Volkswohlfahrt. Amtsblatt des Preuß. Ministeriums für Volkswohlfahrt
VOBl.	Verordnungsblatt
WamS	Welt am Sonntag

WAZ	Westdeutsche Allgemeine Zeitung
WHO	Weltgesundheitsorganisation
ZäF	Zeitschrift für ärztliche Fortbildung
ZfG	Zentralblatt für Gynäkologie
ZGA	Zentraler Gutachterausschuss für Arzneimittelverkehr

Archive und Registraturen

Archiv für Christlich-Demokratische Politik

08-001	CDU/CSU-Fraktion im Deutschen Bundestag

Bayerisches Hauptstaatsarchiv

MInn	Bayerisches Staatsministerium des Innern

Bundesarchiv Berlin

DQ 1	Ministerium für Gesundheitswesen
DQ 116	Institut für Arzneimittelwesen der DDR
R 43-II	Reichskanzlei
R 73	Deutsche Forschungsgemeinschaft
R 86	Reichsgesundheitsamt
R 1501	Reichsministerium des Innern
R 3001	Reichsjustizministerium
R 9361-II	Berlin Document Center, Personenbezogene Unterlagen der NSDAP, Parteikorrespondenz

Bundesarchiv-Militärarchiv Freiburg

PERS 6	Personalunterlagen von Angehörigen der Reichswehr und Wehrmacht
RH 7	Oberkommando des Heeres / Heerespersonalamt

Bundesarchiv Koblenz

B 102	Bundesministerium für Wirtschaft
B 106-ORG	Bundesministerium des Innern (Organisationsunterlagen)
B 115	Bundesvermögensverwaltung
B 126	Bundesministerium der Finanzen
B 136	Bundeskanzleramt
B 141	Bundesministerium der Justiz
B 142	Bundesministerium für Gesundheitswesen
B 142-ORG	Bundesministerium für Gesundheitswesen (Organisationsunterlagen)
B 157	Ministerielle Bundesbauverwaltung
B 189	Bundesministerium für Familie, Senioren, Frauen und Jugend
B 189-ORG	Bundesministerium für Familie, Senioren, Frauen und Jugend (Organisationsunterlagen)
B 208	Bundesgesundheitsamt
B 208-ORG	Bundesgesundheitsamt (Organisationsunterlagen)
B 227	Deutsche Forschungsgemeinschaft
B 237	Bundesverfassungsgericht
B 353	Bundesministerium für Gesundheit

B 577 Bundesinstitut für Arzneimittel und Medizinprodukte
PERS 101 Personalakten von Beschäftigten des öffentlichen Dienstes

Bundesarchiv Filmarchiv

B 577-TON Bundesinstitut für Arzneimittel und Medizinprodukte

Bundesinstitut für Arzneimittel und Medizinprodukte (Registratur)

Registerakten AMG 1961
GV1, Duogynon (Cumorit) (19 Aktenordner)
R-7251, Clofibrat
7402, Beirat Arzneimittelsicherheit, Bd. 1–5

Deutsches Rundfunkarchiv

E 084-05-02/3 Der Schwarze Kanal, Sendemanuskripte (1973–1983)

Hessisches Hauptstaatsarchiv Wiesbaden

507 Wirtschaftsministerium

Landesarchiv Berlin

A Rep. 229 Schering AG
B Rep. 2 Der Regierende Bürgermeister von Berlin, Senatskanzlei
B Rep. 12 Senatsverwaltung für Gesundheit
B Rep. 58 Staatsanwaltschaft bei dem Landgericht Berlin

Landesarchiv NRW, Abteilung Ostwestfalen-Lippe

D 1 Regierung Detmold

Landesarchiv NRW, Abteilung Rheinland

BR 9 Regierung Köln, Medizinalwesen
BR 1029 Regierung Aachen, Medizinalwesen
Gerichte Rep. 139 Staatsanwaltschaft Aachen
Gerichte Rep. 524 Staatsanwaltschaft Aachen
NW 372 Staatskanzlei, Pressemitteilungen – Landespolitik
NW 377 Justizministerium, Berichte in Strafsachen
NW 1180 Ministerium für Arbeit, Gesundheit und Soziales, Contergan-Prozess

Landesarchiv NRW, Abteilung Westfalen

K 101 Regierung Arnsberg

Merck-Archiv

W 38 Produkte: Anzeigen, Werbung, Wissenschaftliche Information
H 13 Inländische Niederlassungen, Gesellschaften, Beteiligungen
K 15 Pharma: Forschung und Entwicklung
V 15 Öffentlichkeitsarbeit

Landeshauptarchiv Koblenz

880 Ministerium des Innern und für Sport

Parlamentsarchiv des Deutschen Bundestags

III/327	Gesetzesdokumentation, Gesetz über den Verkehr mit Arzneimitteln (Arzneimittelgesetz) vom 16. Mai 1976 (BGBl. I S. 533)
IV/201	Gesetzesdokumentation, Zweites Gesetz zur Änderung des Arzneimittelgesetzes vom 23. Juni 1964 (BGBl. I S. 365)
VII/485	Gesetzesdokumentation, Gesetz zur Neuordnung des Arzneimittelrechts vom 24. August 1976 (BGBl. I S. 2445)

Schering-Archiv

018	Außendienst Pharma
020	Klinische Forschung (Jahresberichte)
045	Region EMEA
058	Steuerabteilung II: Lizenzen und Beteiligungen
B3	Historische Kommission der Schering AG
B5	Originalakten verschiedener hausinterner Provenienzen
B9	Spartenleitung PH
S1	Pharma Produktinfos

Staatsarchiv Hamburg

352-6	Gesundheitsbehörde

Universitätsarchiv Freiburg

B 24	Personalakten

Amtliches Schriftgut

Amtsblatt der Europäischen Gemeinschaft
Amtsblatt des Saarlandes (ABl. Saarland)
Amtsblatt für den Regierungsbezirk Aachen
Bayerisches Gesetz- und Verordnungsblatt (GVBl. Bayern)
BGA, Hausmitteilungen
BGA, Tätigkeitsbericht
Bulletin des Presse- und Informationsamtes der Bundesregierung (Bulletin BPA)
Bundesanzeiger (BAnz)
Bundesgesetzblatt (BGBl.)
Bundesgesundheitsblatt
Drucksachen des Bundesrats (BR-Drucksache)
Drucksachen des Deutschen Bundestags (BT-Drucksache)
Entscheidungen des Bundesverfassungsgerichts (BVerfGE)
Federal Register (USA)
Gesetz- und Verordnungsblatt für Berlin (GVBl. Berlin)
Gesetz- und Verordnungsblatt für das Land Hessen (GVBl. Hessen)
Gesetz- und Verordnungsblatt für das Land Nordrhein-Westfalen (GVBl. NRW)
Gesetz- und Verordnungsblatt für das Land Rheinland-Pfalz (GVBl. Rheinland-Pfalz)
Gesetz- und Verordnungsblatt für Schleswig-Holstein (GVBl. Schleswig-Holstein)
Gesetzblatt der Freien Hansestadt Bremen (GBl. Bremen)

Gesetzblatt für Baden-Württemberg (GBl. Baden-Württemberg)
Hamburgisches Gesetz- und Verordnungsblatt (GVBl. HH)
Ministerialblatt der DDR (MBl. DDR)
Ministerialblatt des Reichs- und Preußischen Ministeriums des Innern (RMBliV)
Ministerial-Blatt für die Preußische innere Verwaltung (MBliV)
Niedersächsisches Gesetz- und Verordnungsblatt (GVBl. Niedersachsen)
Niederschriften über die Vollsitzungen des Reichsrats
Plenarprotokolle des Deutschen Bundestages (BT-Plenarprotokoll)
Pressemitteilungen des BfArM
Preußische Gesetzsammlung (PrGS)
Reichsgesetzblatt (RGBl.)
Reichs-Gesundheitsblatt
Staatsanzeiger Hessen (StAnz Hessen)
Staatsanzeiger Schleswig-Holstein (StAnz Schleswig-Holstein)
Volkswohlfahrt. Amtsblatt des Preußischen Ministeriums für Volkswohlfahrt (VMBl.)
Zentralverordnungsblatt (ZVBl.)

Editionen

Entscheidungen des Bundesgerichtshofes in Zivilsachen. Hrsg. von den Mitgliedern des Bundesgerichtshofes und der Bundesanwaltschaft. Köln u. a. 1951 ff.
Entscheidungen des Bundesverfassungsgerichts. Hrsg. von den Mitgliedern des Bundesverfassungsgerichts. Tübingen 1952 ff.
Entscheidungen des Reichsgerichts in Zivilsachen. Hrsg. von den Mitgliedern des Gerichtshofes und der Reichsanwaltschaft. Berlin u. a. 1880 ff.
Die Kabinettsprotokolle der Bundesregierung. Hrsg. für das Bundesarchiv von Hans Booms u. a. Boppard u. a. 1982 ff.
Sammlung lebensmittelrechtlicher Entscheidungen. Hrsg. v. Karl-Heinz Nüse u. a. Hamburg u. a. 1959 ff.
Wenzel, Dagmar/Karl-Heinz Wenzel (Hrsg.), *Der Contergan-Prozess. Verursachte Thalidomid Nervenschäden und Missbildungen?* 6 Bde. Berlin 1968–1971.

Presse und Periodika

Abendpost
Abendzeitung
Ars Medici
arznei-telegramm
Ärztliche Praxis
Ärztliche Wochenschrift
Bayerisches Ärzteblatt
Berliner Ärzteblatt
Berliner Extra-Dienst
Berliner Zeitung
Bild
Bild am Sonntag
Bonner Rundschau

Bremer Nachrichten
Chemie Ingenieur Technik
Christ und Welt
Darmstädter Tagblatt
Der Spiegel
Der Tagesspiegel
Deutsche Apotheker Zeitung
Deutsche Medizinische Wochenschrift
Deutsches Ärzteblatt
Deutsches Verwaltungsblatt
Die Pharmazeutische Industrie
Die Welt
Die Zeit
DM
Express
Frankfurter Allgemeine Zeitung
Frankfurter Rundschau
Geburtshilfe und Frauenheilkunde
General-Anzeiger
Hamburger Abendblatt
Juristenzeitung
Klinische Wochenschrift
Kölner Stadt-Anzeiger
Märkische Volksstimme
Medical Tribune
medicamentum
Münchener Medizinische Wochenschrift
Münchner Merkur
Naunyn-Schmiedeberg's Archiv für Pharmakologie und experimentelle Pathologie
Neue Rhein / Ruhr Zeitung
Neue Zeit
Neue Zürcher Zeitung
Neues Deutschland
pharma aktuell
Pharma Recht
Pharmazeutische Zeitung
Rheinische Post
Rote Liste
Sächsische Zeitung
Scheringblätter
Schwäbische Landeszeitung
selecta
Stern
Stuttgarter Zeitung
Süddeutsche Zeitung
taz
Teratology
The Lancet
Verbraucherpolitische Korrespondenz
Vorwärts
Welt am Sonntag

Welt der Arbeit
Westfalenpost
Westfälische Rundschau
Zeit-Magazin

Sonstiges

Der Fall Duogynon – ein wenig beachteter Medikamentenskandal, Deutschlandfunk Kultur, 4.7.2016 [Radio]
Der vertuschte Skandal – Ein Pharmakonzern und sein Hormonpräparat, BayR, 26.11.2016 [TV]
First Do No Harm. The report of the Independent Medicines and Medical Devices Safety Review, 8.7.2020.
Frauenforum, NDR, 9.5.1979 [TV]
Interview mit Abteilungsleiter Tschöpe, Hessischer Rundfunk, 7.3.1979 [Radio]
Interview mit BGA-Vizepräsident Kübler, RIAS, 7.8.1978 [Radio]
Plusminus, WDR, 28.12.1978 [TV]
Report of the Commission on Human Medicines Expert Working Group on Hormone Pregnancy Tests, Oktober 2017.
Report, SWR, 3.10.1978 [TV]
Setsevits, Siegbert, *Gutachten zu den juristischen Möglichkeiten der Geschädigten im Falle Duogynon/Cumorit*, August 1979
Vor Ort. Duogynon in der Schwangerschaft, WDR, 29.4.1980 [TV]
Panorama, 10.4.1967 [TV]

Literatur*

7B Direkt Apothekenservice AG (Hrsg.), *45 Jahre Pharmazie in Deutschland Ost: Beiträge zur Geschichte des Arzneimittel- und Apothekenwesens der Deutschen Demokratischen Republik.* Berlin 2008.
Aarskog, Dagfinn, *Maternal Progestins as a Possible Cause of Hypospadias.* In: NEJM 1979 (300), S. 75–78.
Abelshauser, Werner, *Deutsche Wirtschaftsgeschichte. Von 1945 bis in die Gegenwart.* München ²2011.
Abraham, John, *Pharmaceuticalization of Society in Context: Theoretical, Empirical and Health Dimensions.* In: Sociology 2010, S. 603–622.
Alcer, Gerhard, *Entwicklung der Pharma-Industrie in der DDR.* In: PharmZ 1994, S. 102–105.
Amelang, Katrin, *Laborstudien.* In: Stefan Beck/Jörg Niewöhner/Estrid Sørensen (Hrsg.), Science and Technology Studies. Eine sozialanthropologische Einführung. Bielefeld 2012, S. 145–171.
Amendt, Gerhard, *Die bevormundete Frau oder die Macht der Frauenärzte.* Frankfurt am Main 1985.

* Wie in medizinischen und juristischen Publikationen üblich, erfolgt die Zitation von Zeitschriften hier nur mit Zeitschriftentitel und Jahresangabe, zumal einige Periodika keine Bandangabe aufweisen. Sofern in einem Jahr mehrere Bände erschienen sind, ist die Bandnummer in Klammern angegeben.

Annecke, Kurt, *Weitere Verordnungen über Mittel zur Unterbrechung und Verhütung der Schwangerschaft – Einführung der Rezeptpflicht für gewisse Chininpräparate und weibliche Geschlechtshormone – Verbot der Abgabe rezeptpflichtiger Arzneimittel außerhalb der Apotheken.* In: DAZ 1941, S. 179–183.

Arnold, M./M. Berger, *Behandlung der pathologischen Amenorrhöe mit Gynaekosid.* In: SMW 1961, S. 613–614.

Arzneimittelkommission der deutschen Ärzteschaft (Hrsg.), *Arzneiverordnungen. Ratschläge für Ärzte.* Stuttgart [10]1956.

Aschheim, Selmar/Bernhard Zondek, *Schwangerschaftsdiagnose aus dem Harn.* In: KlinW 1928, S. 8–9, 1404–1411, 1453–1457.

Augustin, Edgar/G. Rothe, *Morphologische Befunde nach Östrogenmedikation in der Schwangerschaft.* In: ZfG 1956, S. 159–171.

Balz, Viola u. a. (Hrsg.), *Precarious Matters/Prekäre Stoffe. The History of Dangerous and Endangered Substances in the 19th and 20th Centuries.* Berlin 2008.

Balz, Viola u. a., *Magic Bullets, chemische Knebel, beherrschte Risiken? Zum Arbeitsfeld des DFG-Forschungsnetzwerks »Arzneistoffe im 20. Jahrhundert«.* In: MedJ 2008, S. 183–201.

Balz, Viola, *»Für einen Aktivisten wie mich muß es in einem sozialistischen Staat doch effektive Medikamente geben«.* In: NTM. Zeitschrift für Geschichte der Wissenschaften, Technik und Medizin 2013, S. 245–271.

Bauer, Hanskurt, *Erfahrungen mit einer Gestagen-Oestrogenkombination zur peroralen Anwendung bei der sekundären Amenorrhoe.* In: MedKlin 1961, S. 1368–1369.

Baur, Erwin/Eugen Fischer/Fritz Lenz, *Grundriß der menschlichen Erblichkeitslehre und Rassenhygiene.* Bd. 1, *Menschliche Erblichkeitslehre.* München [2]1923.

Baur, Fritz, *Studien zum einstweiligen Rechtsschutz.* Tübingen 1967.

Bay, Eberhard, *»Das Märchen von der Tablettensucht des modernen Menschen«.* In: ÄM 1959, S. 1543–1544.

— *Der Arzneimittelmißbrauch des »modernen Menschen«.* In: DMW 1960, S. 1676–1680.

Beck, Karl, *Mißbildungen und Atombombenversuche. Auffallende Häufung von Mißbildungen bei menschlichen Neugeborenen in Oberfranken in der Zeit zwischen 1.4–15. 11. 57.* Ulm 1958.

Becker, Peter, *Überlegungen zu einer Kulturgeschichte der Verwaltung.* In: Jahrbuch für Europäische Verwaltungsgeschichte 2003, S. 311–336.

Beddies, Thomas, *Zur Einführung des Tuberkulostatikums Conteben im Nachkriegsdeutschland.* In: Pädiatrische Praxis 2016 (87), S. 153–160.

Bell, Susan, *DES Daughters. Embodied Knowledge and the Transformation of Women's Health Politics.* Philadelphia 2009.

Benzecry, L. I., *La asociacion de acetato de anhidro-hidroxi-19-nor progesterona y etinil estradiol por via bucal en el diagnostico y tratamiento de las amenorreas secundarias.* In: Prensa medica argentina 1959, S. 2861–2687.

Berger, Matthias, *Die Arzneimittelversorgung durch Apotheken. Volkswirtschaftliche Überlegungen zur staatlichen Gesundheitspolitik.* Berlin 1974.

Berlind, Melvyn, *A Contribution to the Treatment of Amenorrhea.* In: JCEM 1943, S. 457–461.

Bernhardt, Fritz, *Arzneimittelgesetz. Gesetz über den Verkehr mit Arzneimitteln vom 16. Mai 1961 i. d. Fassung des Gesetzes vom 25. Juli 1961.* Berlin 1961.

— *Gesetz über die Werbung auf dem Gebiet des Heilwesens.* Berlin/Frankfurt am Main 1966.

Bernoulli, Eugen/Heinrich Lehmann, *Übersicht der gebräuchlichen und neueren Arzneimittel für Ärzte, Apotheker und Zahnärzte.* Basel 1955.

Bernschneider-Reif, Sabine/Walter Huber/Ingunn Possehl, *»Was der Mensch thun kann …« Die Geschichte von Merck – das älteste pharmazeutisch-chemische Unternehmen der Welt.* Darmstadt [3]2002.

Bertelsmann, Annekarin, *Arzneimittelrisiken und Stufenplan.* In: DAZ 1984, S. 1704–1705.

— *Risikovorsorge und Risikomanagement im pharmazeutischen Unternehmen.* In: Apotheker-Journal 1985, S. 10–18.
— *Grundzüge der Abwehr von Arzneimittelrisiken, Stufenplanverfahren.* In: B. Schnieders/R. Mecklenburg (Hrsg.), Zulassung und Nachzulassung von Arzneimitteln. Basel 1987, S. 133–147.
Bettendorf, Gerhard, *Diagnostik und Therapie der Amenorrhoe.* In: DÄBl. 1980, S. 1318–1324.
Bickers, William, *Amenorrhea an Oligomenorrhea, Etiology and Treatment.* In: AJOG 1948 (56), S. 893–900.
Birnbaum, Richard, *Klinik der Missbildungen und kongenitalen Erkrankungen des Fötus.* Berlin 1909.
Bjøro, Knut/Sverre Iversen, *17-Ethinyl-19-Nortestosteron Som Svangerskapsprøve.* In: Tidsskrift for den Norske Laegeforening 1960 (80), S. 704–706.
Bliss, Michael, *The Discovery of Insulin* [Special Centenary edition]. Toronto 2021.
Bock, Klaus Dietrich/Lothar Hofmann, *Arzneimittelprüfung am Menschen.* Braunschweig 1980.
Bonah, Christian, *»The Strophanthin Question«: Early Scientific Marketing of Cardiac Drugs in Two National Markets (France and Germany, 1900–1930).* In: HisTech 2013, S. 135–152.
— *Professional, Industrial, and Juridical Regulation of Drugs: The 1953 Stalinon Case and Pharmaceutical Reform in Postwar France.* In: Gaudillière/Hess, Ways, 2013, S. 245–269.
Bongiovanni, Alfred, *The Effect of Endocrine Drugs on the Human Fetus.* In: Helvetica Paediatrica Acta 1960, S. 399–408.
Borck, Cornelius (Hrsg.), *Anatomien medizinischen Wissens. Medizin, Macht, Moleküle.* Frankfurt am Main 1996.
Borell, Merriley, *Organotherapy, British Physiology and the Discovery of Internal Secretions.* In: Journal of the History of Biology 1976, S. 235–268.
Bösch, Frank, *Öffentliche Geheimnisse. Skandale, Politik und Medien in Deutschland und Großbritannien 1880–1914.* München 2009.
Bösl, Elsbeth, *Politiken der Normalisierung. Zur Geschichte der Behindertenpolitik in der Bundesrepublik Deutschland.* Bielefeld 2009.
— *Duogynon oral als Diagnostikum bei Frühschwangerschaft und Amenorrhoe im Vergleich zum Galli-Mainini-Test.* In: MMW 1961, S. 2277–2278.
Brandl, Kurt, *Eine neue Östrogen-Progesteronkombination (Duogynon simplex) für Schwangerschaftsdiagnose und Zyklusstörungen.* In: Medizinische Mitteilungen 3/1964, S. 2–3.
Braun, Jutta, *Politische Medizin. Ideologie und Gesundheitsökonomie im SED-Staat der 1950er- und 1960er-Jahre.* In: Zeithistorische Forschungen 2020, S. 349–361.
— *Politische Medizin. Das Ministerium für Gesundheitswesen der DDR 1950 bis 1970.* Göttingen 2023.
Brennhausen, Hubertus, *Landesrechtliche Vorschriften über das Inverkehrbringen von Arzneifertigwaren.* In: Bundesgesundheitsblatt 1959, S. 369–372.
Bresser, Paul/Werner Scheid/Kurt-Alphons Jochheim, *Über den Arzneimittelmißbrauch.* In: ÄM 1959, S. 1545–1546.
Broeck, Karl van den/Dirk Janssens/Paul Defoort, *A Forgotten Founding Father of the Pill: Ferdinand Peeters.* In: The European Journal of Contraception and Reproductive Health Care 2012, S. 321–328.
Broman, Sarah, *The Collaborative Perinatal Project: An Overview.* In: Sarnoff Mednick/Michele Harway/Karen Finello (Hrsg.), Handbook of Longitudinal Research. Bd. 1. New York 1984, S. 185–227.
Brown, Samantha/Lucas Rosa Fraga/Gary Cameron/Lynda Erskine/Neil Vargesson, *The Primodos components Norethisterone acetate and Ethinyl estradiol induce developmental abnormalities in zebrafish embryos.* In: 2018 Scientific Reports (8), S. 2917.

Browning, Christopher R., *Ganz normale Männer. Das Reserve-Polizeibataillon 101 und die »Endlösung« in Polen.* Hamburg 2020.

Brücke, Franz von, *Schädigungen der Frucht durch Arzneimittelgebrauch der Mutter.* In: MMW 1958, S. 560–561.

Bucher, Karl, *Gedanken zur klinischen Prüfung neuer Stoffe.* In: Zeitschrift für naturwissenschaftlich-medizinische Grundlagenforschung 1962, S. 85–92.

Büchi, Jakob, *Grundlagen der Arzneimittelforschung und der synthetischen Arzneimittel.* Basel 1963.

Büchner, Franz, *Zur Biologie und Pathologie der Entwicklung.* In: MedKlin 1952, S. 605–611.

— *Von den Ursachen der Mißbildungen und Mißbildungskrankheiten.* In: MMW 1955, S. 1673–1677.

— *Die angeborenen Mißbildungen des Menschen in der Sicht der modernen Pathologie.* In: DMW 1956, S. 1341–1345.

Bud, Robert, *Penicillin. Triumph and Tragedy.* Oxford 2007.

Bulkow, Kristin/Christer Petersen (Hrsg.), *Skandale. Strukturen und Strategien öffentlicher Aufmerksamkeitserzeugung.* Wiesbaden 2011.

Bundesärztekammer (Hrsg.), *Arzneimittelgesetzgebung, Arzneimittelprüfung, Arzneimittelbeobachtung in der Bundesrepublik Deutschland 1961–1969. Eine Dokumentation.* Köln/Berlin 1970.

Bundesgesundheitsamt, *Über ein Jahrhundert im Dienste der Gesundheit. Aus Anlaß der Einweihung des Instituts für Arzneimittel 1983.* Berlin 1983.

Burger, Hans, *Prostigmin oder Sexualhormone zur Behandlung der sekundären Amenorrhoe? Zugleich ein Beitrag zur Frühdiagnose der Schwangerschaft.* In: MedKlin 1951, S. 821–822.

Burhop, Carsten u. a., *Merck. 1668–2018. Von der Apotheke zum Weltkonzern.* München 2018.

Burkhardt, Anika, *Das NS-Euthanasie-Unrecht vor den Schranken der Justiz. Eine strafrechtliche Analyse.* Tübingen 2015.

Burkhardt, Steffen, *Medienskandale. Zur moralischen Sprengkraft öffentlicher Diskurse.* Köln ²2015.

Butenandt, Adolf, *Neuere Beiträge der biologischen Chemie zum Krebsproblem.* In: Angewandte Chemie 1940, S. 345–352.

Bynum, William, *Geschichte der Medizin.* Aus dem Englischen übersetzt von Christian Rochow. Stuttgart 2010.

Caffaratto, T., *Bemerkungen zu einigen modernen Methoden der Amenorrhöebehandlung.* Referiert in: DMW 1950, S. 1738.

Caffier, Paul, *Die Amenorrhoebehandlung durch Progesteron und ihre mögliche Ausnutzung zur Schwangerschaftsdiagnose.* In: ZfG 1947, S. 10–25.

Carpenter, Daniel, *Reputation and Power. Organizational Image and Pharmaceutical Regulation at the FDA.* Princeton 2010.

Cottebrune, Anne, *Der planbare Mensch. Die Deutsche Forschungsgemeinschaft und die menschliche Vererbungswissenschaft 1920–1970.* Stuttgart 2008.

— *Eugenische Konzepte in der westdeutschen Humangenetik, 1945–1980.* In: Journal of Modern European History 2012, S. 500–518.

Courrier, Robert/Alfred Jost, *Sur l'action androgène de la Pregneninolone.* In: Comptes rendus des séances de la Société de biologie 1939 (130), S. 1515–1516.

— *Intersexualité fœtale provoquée par la prégnéninolone au cours de la grossesse.* In: Comptes rendus des séances de la Société de Biologie 1942 (136), S. 395–396.

Crombie, Donald u. a., *Teratogenic Drugs – RCGP Survey.* In: BMJ 1970 (5728), S. 178–179.

Crumbach, Anne, *»Arzneimittel aus der Waschküche?« Arzneimittelnebenwirkungen, ärztlicher Autoritätsverlust und die Suche nach neuen Diskussionsmöglichkeiten in den 1950er und 1960er Jahren.* In: Großbölting/Lenhard-Schramm, Contergan, 2017, S. 99–115.

— *Sprechen über Contergan. Zum diskursiven Umgang von Medizin, Presse und Politik mit Contergan in den 1960er Jahren.* Bielefeld 2018.

Cyran, Walter, *Die Abgabebeschränkung für weibliche Geschlechtshormone.* In: DAZ 1963, S. 1209–1211.

Czarnowski, Gabriele, *Frauen als Mütter der »Rasse«. Abtreibungsverfolgung und Zwangseingriff im Nationalsozialismus.* In: Gisela Staupe (Hrsg.), Unter anderen Umständen. Zur Geschichte der Abtreibung. Berlin 1993, S. 58–72.

Daemmrich, Arthur, *Pharmacopolitics. Drug Regulation in the United States and in Germany.* Chapel Hill/London 2004.

Danner, Heinrich, *Bestimmungen über den Verkehr mit Arzneimitteln, Betäubungsmitteln und Giften, über die Herstellung von Arzneifertigwaren und über die Werbung für Arzneimittel.* In: Ludwig Federhen (Hrsg.), Der Arzt des öffentlichen Gesundheitsdienstes 1952. Stuttgart 1952, S. 151–249.

Dantchakoff, Véra, *L'hormone male adulte dans l'histogenèse du Mammifère.* In: Comptes rendus des séances de la Société de Biologie 1936 (123), S. 873–876.

David, Matthias, *Von der Sinnlosigkeit des Krieges. Zum Tod von Paul Caffier und Wilhelm am 1. Mai 1945.* In: Matthias David/Andreas Ebert (Hrsg.), Berühmte Frauenärzte in Berlin. Frankfurt am Main 2007, S. 181–189.

David, Matthias/Andreas Ebert (Hrsg.), *Geschichte der Berliner Universitäts-Frauenkliniken.* Berlin 2010.

Davidsmeyer, I., *Über Erfahrungen mit Duogynon simplex.* In: Medizinische Mitteilungen 3/1963, S. 2–3.

Degenhardt, Karl-Heinz/Hans-Jochen Grüter, *Durch Röntgenstrahlen induzierte Entwicklungsstörungen bei Kaninchenembryonen.* In: Zeitschrift für Naturforschung 1959, S. 753–759.

Demant, E., *Unvergängliches Arzttum. Arzt und Arzneikunst von heute.* In: ÄM 1956, S. 1–5.

Deneke, J. F. Volrad, *Arzt und Laienpropaganda.* In: ÄM 1955, S. 807–812.

Desaulles, Pierre/Charles Krähenbühl, *Moderne Entwicklung auf dem Gebiet der Gestagentherapie.* In: Henryk Nowakowski (Hrsg.), Moderne Entwicklungen auf dem Gestagengebiet. Berlin 1960, S. 1–10.

Deutsch, Erwin, *Das Arzneimittelrecht im Haftungssystem.* In: VersR 1979, S. 685–691.

— *Arztrecht und Arzneimittelrecht. Eine zusammenfassende Darstellung mit Fallbeispielen und Texten.* Berlin/Heidelberg/New York 1983.

— *Anmerkung zum Urteil des OLG-Köln vom 30. 5. 1990.* In: VersR 1991, S. 189.

Deutsch, Erwin/Andreas Spickhoff, *Medizinrecht. Arztrecht, Arzneimittelrecht, Medizinprodukterecht und Transfusionsrecht.* Berlin [7]2014.

DFG, *Schwangerschaftsverlauf und Kindesentwicklung. Bisherige Ergebnisse eines seit 1964 geförderten Schwerpunktprogramms (Stand Mai 1976).* Boppard 1977.

Di Fabio, Udo, *Risikoentscheidungen im Rechtsstaat. Zum Wandel der Dogmatik im öffentlichen Recht, insbesondere am Beispiel der Arzneimittelüberwachung.* Tübingen 1994.

Dienz, Heinz, *Orale Hormonbehandlung bei Amenorrhoe und als Schwangerschaftsfrühtest.* In: Die medizinische Welt 1960, S. 2224–2226.

Dienz, Heinz/Egbert Risse, *Erfahrungen mit Duogynon bei Amenorrhoe und Frühschwangerschaft.* In: Die Medizinische 1956, S. 328–330.

Diercksen, Günter, *Der »Beipackzettel« in medizinischen Präparatepackungen. Fortschritt oder Rückschritt in der Medizin?* In: Medizinrecht 1984, S. 137–139.

Dietel, H., *Gynäkologische Probleme bei heranwachsenden Mädchen.* In: MedKlin 1960, S. 369–374.

Dietz, Bernhard/Christopher Neumaier/Andreas Rödder (Hrsg.), *Gab es den Wertewandel? Neue Forschungen zum gesellschaftlich-kulturellen Wandel seit den 1960er Jahren.* München 2014.

Dietze, Bruno, *Duogynon zur Kurztherapie der funktionellen sekundären Amenorrhoe und zur Diagnose der Frühschwangerschaft.* In: MMW 1952, Sp. 1959–1960.
— *Zur Behandlung der sekundären Amenorrhoe.* In: MedKlin 1952, S. 138.
Dilg, Peter, *Cortison.* In: Gerabek, Enzyklopädie, Bd. 1, 2007, S. 275.
— *Insulin.* In: Gerabek, Enzyklopädie, Bd. 2, 2007, S. 680.
Ditscheid, Andrea, *Die Gründung des Bundesgesundheitsamtes.* Diss. med. Köln 2001.
Döderlein, Gustav/Gustav Mestwerdt, *Geburtshilflich-gynäkologische Propädeutik und Untersuchungslehre.* Leipzig 1967.
Doepner, Ulf, *Heilmittelwerbegesetz. Kommentar.* München 1980.
Dohrn, Max, *Über Hormone.* In: Archiv der Pharmazie 1929, S. 60–76.
Dovifat, Emil, *Das Bild des Arztes im öffentlichen Leben.* In: ÄM 1958, S. 796–798.
Dubowitz, Victor, *Virilisation and Malformation of a Female Infant.* In: Lancet 1962 (7252), S. 405–406.
Durand-Wever, Anne-Marie, *Empfängnisverhütung nicht Ursache von Mißbildungen.* In: ÄM 1959, S. 1230–1232.
Ebermayer, Ludwig, *Der Arzt im Recht. Rechtliches Handbuch für Ärzte.* Leipzig 1930.
Eichholtz, Fritz, *Die toxische Gesamtsituation auf dem Gebiet der menschlichen Ernährung. Umrisse einer unbekannten Wissenschaft.* Berlin 1956.
Eickstedt, Klaus Wolf von, *Experimentelle Untersuchungen über die Nachweismöglichkeiten gonadotroper Hormone mit Hilfe der Ultrafiltration. Ein Beitrag zur Diagnostik endokriner Funktionen in der Gynäkologie.* Diss. med. Göttingen 1953.
Elkeles, Barbara, *Die schweigsame Welt von Arzt und Patient. Einwilligung und Aufklärung in der Arzt-Patienten-Beziehung des 19. und frühen 20. Jahrhunderts.* In: MGG 1989, S. 63–91.
Engelke, Karsten, *Transnationalisierung der Arzneimittelregulierung.* In: Medizinrecht 2010, S. 619–624.
Ernst, Elmar, *Das »industrielle« Geheimmittel und seine Werbung. Arzneifertigwaren in der zweiten Hälfte des 19. Jahrhunderts in Deutschland.* Würzburg 1975.
Eschenbruch, Nicholas u. a. (Hrsg.), *Arzneimittel des 20. Jahrhunderts.* Bielefeld 2009.
Eschenbruch, Nicholas, *1974. Brechnuss und Stinkwurz homöopathisch. Nux vomica und Asa foetida im klinischen Versuch.* In: Eschenbruch, Arzneimittel, 2009, S. 309–326.
— *Experteneinfluss und Patientenprotest: Arzneimittelregulierung als Herausforderung für die alternativen Heilweisen, 1965–1976.* In: MGG 2007, S. 53–74.
Etmer, Friedrich, *Arzneimittelgesetz. Gesetz über den Verkehr mit Arzneimitteln.* Bd. 1. Percha 1970 ff. (Loseblattsammlung).
Eulenberg, Hermann, *Das Medicinalwesen in Preussen.* Berlin ^{3}1874.
Feick, Jürgen, *Wissen, Expertise und regulative Politik. Das Beispiel Arzneimittelkontrolle.* In: Raymund Werle/Uwe Schimank (Hrsg.), Gesellschaftliche Komplexität und kollektive Handlungsfähigkeit. Frankfurt am Main 2000, S. 208–239.
Feiden, Karl, *Die Neuordnung des Arzneimittelrechts.* In: PharmZ 1976, S. 1357–1360, 1623–1625, 2075–2078.
Fenner, Otto, *Vergleichende Untersuchungen einer immunologischen Schwangerschaftsreaktion zum Kröten-Schwangerschaftstest.* In: MMW 1962, S. 2216–2218.
Fiebig, Udo, *Arzneimittelsicherheit als politische Frage.* In: DÄBl. 1973, S. 3130–3134.
Fine, Edward/Harvey Levin/Edward McConnell, *Masculinization of Female Infants Associated with Norethindrone Acetate.* In: Obstetrics and Gynecology 1963 (22), S. 210–213.
Finkler, Rita, *Zondeks Simplified Treatment of Secondary Amenorrhea.* In: AJOG 1944 (48), S. 26–35.
— *Treatment of Amenorrhea with One Injection of Hormone Precipitates.* In: Acta Endocrinologica 1951 (7), S. 122–132.

Finzen, Asmus, *Arzt, Patient und Gesellschaft. Die Orientierung der ärztlichen Berufsrolle an der sozialen Wirklichkeit.* Stuttgart 1969.

Flatten, Jörg, *Die Haftung nach dem Arzneimittelgesetz.* In: Medizinrecht 1993, S. 463–468.

Flatters, Hans, *Sekundäre Amenorrhoe oder Frühschwangerschaft. Ein Beitrag zur Differentialdiagnose.* In: MMW 1964, S. 2252–2254.

Fleck, Ludwik, *Entstehung und Entwicklung einer wissenschaftlichen Tatsache. Einführung in die Lehre vom Denkstil und Denkkollektiv* [1935]. Frankfurt am Main [12]2019.

Fleischer, Arndt, *Patentgesetzgebung und chemisch-pharmazeutische Industrie im deutschen Kaiserreich (1871–1918).* Stuttgart 1984.

Föllmer, Wilhelm/Erwin Bernhard, *Anovulatorischer Zyklus und Hormonbehandlung.* In: MedKlin 1954, S. 1280–1283.

Forsbach, Ralf, *Die 68er und die Medizin. Gesundheitspolitik und Patientenverhalten in der Bundesrepublik Deutschland (1960–2010).* Göttingen 2011.

Fraenkel, Ludwig/Erich Fels, *Corpus luteum und Sexualhormon.* In: Zeitschrift für die gesamte experimentelle Medizin 1929 (68), S. 172–184.

Franck, Georg, *Ökonomie der Aufmerksamkeit. Ein Entwurf.* München [12]2019.

Frank, R., *Über eine immunologische Methode zur Schwangerschaftsdiagnose.* In: ZfG 1963, S. 1088–1093.

Frank, Richard/Henry Guterman, *Comparison of Progesterone Preparations in Secondary Amenorrhea.* In: FS 1954, S. 374–381.

Fraser, F./T. Fainstat, *Production of congenital defects in the offspring of pregnant mice treated with cortisone.* In: Pediatrics 1951 (8), 527–533.

Frese, Matthias/Julia Paulus/Karl Teppe (Hrsg.), *Demokratisierung und gesellschaftlicher Aufbruch. Die sechziger Jahre als Wendezeit der Bundesrepublik.* Paderborn [2]2005.

Friedrich, Christoph, *Der Contergan-Fall und seine Bedeutung für die Arzneimittelentwicklung und die Pharmaziegeschichte.* In: Großbölting/Lenhard-Schramm, Contergan, 2017, S. 23–43.

— *Die Anfänge der industriellen Ära der Pharmazie in Deutschland.* In: Regine Pötzsch (Hrsg.), Die Apotheke. Historische Streiflichter. Basel 1996, S. 243–255.

Friedrich, Christoph/Wolf-Dieter Müller-Jahncke (Hrsg.), *Arzneimittelkarrieren. Zur wechselvollen Geschichte ausgewählter Medikamente.* Stuttgart 2009.

— *Geschichte der Pharmazie.* Bd. 2, *Von der Frühen Neuzeit bis zur Gegenwart.* Eschborn 2005.

Frobenius, Wolfgang, *Ein Siegeszug mit Hindernissen. Zur Geschichte der vor 50 Jahren bei Schering in Berlin entdeckten Keimdrüsenhormonderivate Ethinylestradiol und Ethinyltestosteron.* Berlin 1989.

Fuchs, Jörg, *Die Packungsbeilagen als ein Mittel zur gezielten Information und Handlungsanleitung für Patienten. Entwicklung und Testung eines Instrumentes zur Beurteilung und Optimierung der Packungsbeilagen von Arzneimitteln.* Diss. rer. nat. Berlin 2005.

Fühner, Hermann, *Medizinische Toxikologie. Ein Lehrbuch für Ärzte, Apotheker und Chemiker.* Leipzig 1943.

Fuhrmann, Stefan/Bodo Klein/Andreas Fleischfresser, *Arzneimittelrecht. Handbuch für die Rechtspraxis.* Baden-Baden [3]2020.

Fülgraff, Georges, *Arzneimittelsicherheit – Möglichkeiten und Probleme.* In: PharmZ 1978, S. 954–959.

Gal, Isabel/Brian Kirman/Jan Stern, *Hormonal Pregnancy Tests and Congenital Malformation.* In: Nature 1967 (216), S. 83.

Gal, Isabel, *Hormonal Pregnancy Tests and Congenital Malformations.* In: BMJ 1975 (5973), S. 749.

— *Hormonal Pregnancy Tests and Congenital Malformations*. In: BMJ 1977 (6073), S. 1411.
Galli Mainini, Carlos, *Pregnancy Test Using the Male Toad*. In: JCEM 1947 (7), S. 653–658.
— *Pregnancy Test Using the Male Batrachia*. In: JAMA 1948 (138), S. 121–125.
Garrett, Sherman S., *New Pregnancy Test. Use of Three Injections of Estrone in Oil*. In: The American Journal of Surgery 1948 (76), S. 261–267.
Gassner, Ulrich, *Ebenen und Verfahren der Arzneimittelregulierung*. In: Marion Albers (Hrsg.) Risikoregulierung im Bio-, Gesundheits- und Medizinrecht. Baden-Baden 2011, S. 155–173.
Gaudillière, Jean-Paul, *Biochemie und Industrie. Der »Arbeitskreis Butenandt-Schering« während der Zeit des Nationalsozialismus*. In: Schieder/Trunk, Butenandt, 2004, S. 198–246.
— *Genesis and Development of a Biomedical Object: Styles of Thought, Styles of Work and the History of the Sex Steroids*. In: SHPBBS 2004, S. 525–543.
— *Better Prepared Than Synthesized: Adolf Butenandt, Schering AG and the Transformation of Sex Steroids into Drugs (1930–1946)*. In: SHPBBS 2005, S. 612–644.
— *Introduction: Drug Trajectories*. In: SHPBBS 2005, S. 603–611.
— *How Pharmaceuticals Became Patentable: The Production and Appropriation of drugs in the twentieth century*. In: HisTech 2008, S. 99–106.
— *Professional or industrial order? Patents, biological drugs, and pharmaceutical capitalism in early twentieth century Germany*. In: HisTech 2008, S. 107–133.
— *From Propaganda to Scientific Marketing: Schering, Cortisone, and the Construction of Drug Markets*. In: HisTech 2013, S. 188–209.
— *Professional and Industrial Drug Regulation in France and Germany: The Trajectories of Plant Extracts*. In: Gaudillière/Hess, Ways, 2013, S. 66–96.
Gaudillière, Jean-Paul/Volker Hess (Hrsg.), *Ways of Regulating Drugs in the 19th and 20th Centuries*. Basingstoke/New York 2013.
— *General Introduction*. In: Gaudillière/Hess, Ways, 2013, S. 1–16.
Gaudillière, Jean-Paul/Ilana Löwy (Hrsg.), *The Invisible Industrialist. Manufactures and the Production of Scientific Knowledge*. Basingstoke 1998.
Gaudillière, Jean-Paul/Ulrike Thoms, *Introduction. Pharmaceutical firms and the construction of drug markets: from branding to scientific marketing*. In: HisTech 2013, S. 105–115.
— (Hrsg), *The Development of Scientific Marketing in the Twentieth Century. Research for Sales in the Pharmaceuticals Industry*. London 2015.
Gausemeier, Bernd, *Natürliche Ordnungen und politische Allianzen. Biologische und biochemische Forschung an Kaiser-Wilhelm-Instituten 1933–1945*. Göttingen 2005.
Gediz, M. A. Hady, *Erfahrungen mit Progesteron als Schwangerschaftsdiagnostikum*. In: AfG 1951 (180), S. 275–278.
— *Über die Frühdiagnose der Schwangerschaft mit Progesteron*. In: ZfG 1951, S. 436–442.
Gerabek, Werner u. a. (Hrsg.), *Enzyklopädie Medizingeschichte*. 3 Bde. Berlin/New York 2007.
Gerst, Thomas, *»Freiheit von beamtlicher Einmischung«. Auf dem Wege zur Professionalisierung ihres Berufsstandes strebten die Ärzte im 19. Jahrhundert zunächst in eine Gewerbeordnung, die sie von staatlicher Reglementierung befreite*. In: DÄBl. 2003, S. 2495–2497.
Gerst, Thomas, *Catel und die Kinder. Versuche an Menschen – ein Fallbeispiel 1947/48*. In: 1999. Zeitschrift für Sozialgeschichte des 20. und 21. Jahrhunderts 2000, S. 100–109.
— *Ärztliche Standesorganisation und Standespolitik in Deutschland 1945–1955*. Stuttgart 2004.
Gewehr, Fritz, *Über die Registrierung von Arzneispezialitäten im Bundesgesundheitsamt*. In: PharmZ 1962, S. 1621–1624.
Girod, Christian, *Geschichte der Embryologie*. In: Richard Toellner (Hrsg.), Illustrierte Geschichte der Medizin. Bd. 4. Salzburg 1986, S. 1895–1943.

Giroud, Antoine, *Influences des facteurs toxiques sur les malformations infantiles*. In: Revue de pathologie générale et comparée 1953 (53), S. 125–140.
Gleiss, Jörn, *Zur Analyse teratogener Faktoren mit besonderer Berücksichtigung der Thalidomid-Embryopathie*. Wiesbaden 1964.
Goerttler, Klaus, *Was wissen wir über die Entstehung von Mißbildungen*. In: Schleswig-Holsteinisches Ärzteblatt 1963, S. 207–221.
Göing, Helmut, *»Bestimmungsgemäßer Gebrauch« von Allergenen*. In: Arbeiten aus dem Paul-Ehrlich-Institut 1979 (73), S. 99–105.
Gold, Arnold/Alfred Michael, *Testosterone-induced Female Pseudohermaphrodism*. In: The Journal of Pediatrics 1958 (52), S. 279–283.
Goujard, Janine/Claude Rumeau-Rouquette/Marie-Josèphe Saurel-Cubizolles, *Tests hormonaux de grossesse et malformations congénitales*. In: Journal de Gynécologie, Obstétrique et Biologie de la Reproduction 1979 (8), S. 489–496.
Grebe, Hans, *Über toxische Fruchtschädigungen*. In: Der Landarzt 1955, S. 123–126.
Greenberg, Gillian u. a., *Maternal Drug Histories and Congenital Abnormalities*. In: BMJ 1977 (6091), S. 853–856.
Greenberg, Gillian/William Inman, *Hormonal Pregnancy Tests and Congenital Malformations*. In: BMJ 1975 (5964), S. 191–192.
Greenblatt, Robert, *The Progestational Activity of 17-a-Ethinyl-19-Nortestosterone*. In: JCEM 1956 (16), S. 869–875
Greene, R. R./M. W. Burrill/A. C. Ivy, *Experimental Intersexuality. The Effect of Antenatal Androgens on Sexual Development of Female Rats*. In: American Journal of Anatomy 1939 (65), S. 415–469.
— *Progesterone is androgenic*. In: Endocrinology 1939 (24), S. 351–357.
Gregg, Norman McAlister, *Congenital Cataract Following German Measles in the Mother*. In: Transactions. Ophthalmological Society of Australia 1941 (3), S. 35–46.
Grillmaier, Johannes, *Ärztliche Fragen bei der Zulassung neuer Arzneispezialitäten in der Bundesrepublik Deutschland*. In: Internationale Zeitschrift für Klinische Pharmakologie, Therapie und Toxikologie 1969 (2), S. 315–331.
Großbölting, Thomas/Niklas Lenhard-Schramm (Hrsg.), *Contergan. Hintergründe und Folgen eines Arzneimittelskandals*. Göttingen 2017.
Gruber, Georg B., *Arzt und Ethik*. Berlin [2]1956.
Grumbach, Melvin/Jacques Ducharme/Ralph Moloshok, *On the Fetal Masculinization Action of Certain Oral Progestins*. In: JCEM 1959 (19), S. 1369–1380.
Grund, Günter, *Die Diagnose der Frühschwangerschaften*. In: DmJ 1965, S. 371–372.
Grunwaldt, Edgar/Talcott Bates, *Nonadrenal Female Pseudohermaphrodism after Administration of Testosterone*. In: Pediatrics 1957 (20) S. 503–505.
Guder, Katja, *Arzneimittelanzeigen in Fach- und Publikumspresse. Eine systemtheoretische und textsortenlinguistische Differenzierung*. Wiesbaden 2020.
Günter, Hans Helmut, *Sorgfaltspflichten bei Neuentwicklung und Vertrieb pharmazeutischer Präparate*. In: NJW 1972, S. 309–315.
Haacke, Wilmont, *Massen-Medien und Medizin*. In: ÄM 1961, S. 71–76.
Haberland, Christina, *Die Arzneimittelreklame in medizinischen und pharmazeutischen Fachzeitschriften der Jahre 1933 bis 1945*. Diss. Leipzig 1993.
Hager, Günter, *Schäden infolge Unvereinbarkeit mehrerer Medikamente*. In: VersR 1987, S. 1053–1058.
Haller, Jürgen, *Arzneimittelprobleme in der Schwangerschaft*. In: Therapiewoche 1974, S. 4746–4759.
— *Hormontherapie während der Gravidität*. In: DÄBl. 1974, S. 1013–1015.

— *Keine praktischen Konsequenzen. Vorläufig auf orale Schwangerschaftstest verzichten.* In: Medical Tribune 4/1975, S. 34.

Haller, Lea, *Cortison. Geschichte eines Hormons, 1900–1955.* Zürich ^{2}2014.

Hamann, Hans-Jürgen, *Die Schering AG 1945 bis 1949. Ein Unternehmen kämpft um sein Überleben.* Berlin 1990.

Hammerstein, Jürgen (Hrsg.), *25 Jahre hormonale Kontrazeptiva aus Berlin. Konsequente Dosisreduktion.* Amsterdam 1986.

Hanč, Oldřich, *Hormone. Einführung in ihre Chemie und Biologie.* Jena 1959.

Hardy, Janet, *The Collaborative Perinatal Project: Lessons and Legacy.* In: Annals of Epidemiology 2003 (13), S. 303–311.

Hart, Dieter u. a., *Das Recht des Arzneimittelmarktes.* Baden-Baden 1988.

Hartel, J., *Zur Schwangerschafts-Frühdiagnose mit »Amenyl« parenteral.* In: MedKlin 1964, S. 1455–1457.

Hartl, H., *Welche Medikamente sollen in der Schwangerschaft nicht gegeben werden?* In: MedKlin 1961, S. 1208–1209.

Hartmann, Kris Vera, *Pille Macht Diskurs. Hormonelle Kontrazeption im (post-)fordistischen Sexualitätsdispositiv.* Opladen 2021.

Hasselbach, Doris von, *Thalidomid-Embryopathie im Raume Bielefeld.* Diss. med. Bonn 1965.

Hasskarl, Horst, *Grundlagen des Arzneimittelrechts.* In: NJW 1972, S. 1497–1502.

— *Aufklärungspflichten des Warenherstellers.* In: Betriebs-Berater 1973, S. 120–124.

— *Bestimmungsgemäßer Gebrauch von Arzneimitteln.* In: PharmInd 1980, S. 662–664.

Hauke, Christian/Gerhard Kremer, *Der bestimmungsgemäße Gebrauch eines Arzneimittels.* In: PharmR 1992, S. 162–169.

Hayles, Alvin/Robert Nolan, *Female Pseudohermaphroditism. Report of Case in an Infant Born of a Mother Receiving Methyltestosterone During Pregnancy.* In: Proceedings of the Staff Meetings of the Mayo Clinic 1957, S. 41–44.

— *Masculinization of Female Fetus, Possibly Related to Administration of Progesterone During Pregnancy.* In: Proceedings of the Staff Meetings of the Mayo Clinic 1958, S. 200–203.

Heckel, George, *Chemotherapy during pregnancy. Danger of fetal injury from sulfanilamide and its derivatives.* In: JAMA 1941 (117), S. 1314–1316.

Hegemann, O., *Die orale Hormonbehandlung mit Methyloestrenolon und Methyloestradiol als Schwangerschaftsfrühtest.* In: Die Medizinische 1959, S. 1032–1033.

Heidepriem, Curt, *Sammelbericht über neuere Arzneimittel.* In: MedKlin 1930, S. 707–708.

Hein, Wolfgang-Hagen/Holm-Dietmar Schwarz (Hrsg), *Deutsche Apotheker-Biographie.* Ergänzungsband II. Stuttgart 1997.

Heinonen, Olli u. a, *Cardiovascular Birth Defects and Antenatal Exposure to Female Sex Hormones.* In: NEJM 1977 (296), S. 67–70.

Heinonen, Olli/Dennis Slone/Samuel Shapiro, *Birth Defects and Drugs in Pregnancy.* Littleton 1977.

Heite, Hans-Joachim, *Über die klinische Arzneimittelprüfung – ihre ärztliche und methodische Problematik.* In: MMW 1962, S. 1613–1619.

Hellpach, Willy, *Das Denken in der Medizin.* Stuttgart 1948.

Hellström, Bo/Jan Lindsten/Kjell Nilsson, *Prenatal Sex Hormone Exposure and Congenital Limb Reduction Defects.* In: Lancet 1976 (308), S. 372–373.

Helwig, Burghard, *Moderne Arzneimittel. eine Spezialitätenkunde nach Indikationsgebieten für Ärzte und Apotheker.* Stuttgart 1956.

Heneghan, Carl u. a., *Oral Hormone Pregnancy Tests and the Risks of Congenital Malformations: A Systematic Review and Meta-Analysis.* In: F1000Research 2018 (7), S. 1725.

Henneberg, Georg (Hrsg.), *75 Jahre Robert Koch-Institut.* Berlin 1966.

Henning, Klaus, *Der Nachweis der Wirksamkeit von Arzneimitteln.* In: NJW 1978, S. 1671–1675.

Hepp, Oskar, *Die Häufung der angeborenen Defektmißbildungen der oberen Extremitäten in der Bundesrepublik Deutschland.* In: MedKlin 1962, S. 419–426.

Herbert, Ulrich (Hrsg.), *Wandlungsprozesse in Westdeutschland. Belastung, Integration, Liberalisierung 1945–1980.* Göttingen 2002.

Herbst, Arthur/Howard Ulfelder/David Poskanzer, *Adenocarcinoma of the vagina. Association of maternal stilbestrol therapy with tumor appearance in young women.* In: NEJM 1971 (284), S. 878–881.

Hering, Sabine/Gudrun Maierhof, *Die unpässliche Frau. Sozialgeschichte der Menstruation und Hygiene.* Frankfurt am Main ²2002.

Herken, Hans, *Sicherheit in der Therapie durch Gesetz und Forschung,* in: KlinW 1970, S. 955–959.

— *Arzneimittelsicherheit.* In: MedKlin 1974, S. 659–666.

— *Sicherheit in der Therapie – Erwartung und Wirklichkeit.* In: Der Kinderarzt 1976, S. 1171–1177.

Herold, Georg, *Die Aufklärungs- und Beratungspflicht des Arztes.* In: Zeitschrift für das gesamte Arztrecht 1952, S. 218–219.

— *Haftung des Arztes bei Verordnung schadenbringender Arzneimittel.* In: Medizinische Monatsschrift 1958, S. 125–126.

Herrmann, U./H. Arn/A. Alder, *Zur hormonalen Behandlung von Zyklusstörungen mit peroral wirksamen Gestagenen.* In: SMW 1958, S. 1257–1260.

Herrmann, Ulrich, *Zur Verwendung von Nortestosteronverbindungen bei sekundären Amenorrhoen und funktionellen Blutungen.* In: Gynaecologia 1959 (148), S. 131–137.

— *Die Nortestosterone. Pharmakologie und therapeutische Anwendung in der Gynäkologie und Geburtshilfe.* In: Therapeutische Umschau 1960, S. 253–263.

— *Zur gestagenen Wirkung von 6-Chlor-Acetoxyprogesteron.* In: Gynaecologia 1962 (155), S. 87–90.

Herrmann, Walter, *Beitrag zur Behandlung der sekundären Amenorrhoe.* In: Praxis 1951 (40), S. 910–911.

Hertz, Roy/John Waite/Louis Thomas, *Progestational Effectiveness of 19-nor-Ethinyl-Testosterone by Oral Route in Women.* In: Proceedings of the Society for Experimental Biology and Medicine 1956 (91), S. 418–420.

Hertz, Roy/William Tullner/Edward Raffelt, *Progestational Activity of Orally Administered 17a-Ethinyl-Nortestosterone.* In: JCEM 1954 (54), S. 228–230.

Hess, Volker, *Psychochemicals Crossing the Wall. Die Einführung der Psychopharmaka in der DDR aus der Perspektive der neueren Arzneimittelgeschichte.* In: MedJ 2007, S. 61–84.

— *Regulating Risks? Der Umgang mit Life-Style-Drugs zwischen potentieller Gefährdung und kalkuliertem Risiko.* In: Münkler/Bohlender/Meurer, Sicherheit, 2010, S. 187–206.

Hess, Volker/Laura Hottenrott/Peter Steinkamp, *Testen im Osten. DDR-Arzneimittelstudien im Auftrag westlicher Pharmaindustrie 1964–1990.* Berlin 2016.

Higgins, G./W. Sadler, *A Two-Tablet Oral Pregnancy Test.* In: The Practitioner 1960 (185), S. 677–680.

Hindy, Amyn Abdul-Wahhab el, *Duogynon als Schwangerschaftstest.* Diss. med. Heidelberg 1964.

Hinz-Wessels, Annette, *Das Robert Koch-Institut im Nationalsozialismus.* Berlin ³2021.

Hodenberg, Christina von, *Konsens und Krise. Eine Geschichte der westdeutschen Medienöffentlichkeit.* Göttingen 2006.

Hofer, Hans-Georg, *Medizin und Gesellschaft in Westdeutschland 1945–1970. Koordinaten, Kontexte, Korrelationen.* In: MedJ 2010, S. 1–23.

Hofer, Hans-Georg/Lutz Sauerteig, *Perspektiven einer Kulturgeschichte der Medizin.* In: MedJ 2007, S. 105–141.

Hoff, Franz/Richard Bayer, *Das Muskelwachstum des menschlichen Uterus unter dem Synergismus von Follikelhormon (F. H.) und Corpus-luteum-Hormon (C. l.H.).* In: ZfG 1952, S. 1089–1095.

Hoffmann, Friedrich, *Die Sexualhormontherapie in der Gynäkologie.* Leipzig 1953, ²1955.

Hoffmann, Friedrich/Claus Overzier/G. Uhde, *Zur Frage der hormonalen Erzeugung fötaler Zwitterbildungen beim Menschen.* In: GuF 1955, S. 1061–1070.

Hoffmann, Heinrich, *Gesetz über das Apothekenwesen. Kommentar.* München 1961.

— *Therapeutische Wirksamkeit und Unschädlichkeit von Arzneimitteln aus rechtlicher Sicht.* In: PharmZ 1971, S. 1703–1706.

— *Das deutsche Arzneimittelgesetz.* In: Therapiewoche 1972, S. 2033–2040.

Hohgräwe, Uwe, *Implementation der Arzneimittelsicherheitspolitik durch das Bundesgesundheitsamt.* Baden-Baden 1992.

Holländer, Hans, *Geschichte der Schering Aktiengesellschaft.* Berlin 1955.

Hondrich, Karl Otto, *Enthüllung und Entrüstung. Eine Phänomenologie des politischen Skandals.* Frankfurt am Main ²2015.

Hörmann, Georg/Wichard Frhr. v. Massenbach, *Fruchtschäden.* In: GuF 1962, S. 1343–1347.

Horning, Eric Stephen, *Hormones and Carcinogenesis.* In: BMJ II 1951, S. 834–835.

Hornung, Heinrich, *Apotheken- und Arzneimittelgesetzeskunde. Mit geschichtlicher Rückschau.* Stuttgart 1955.

Horstmann, W., *Erfahrungen mit einem barbituratfreien Schlaf- und Beruhigungsmittel bei jungen Kindern.* In: MMW 1962, S. 603–608.

Hucke, Jochen, *Umweltpolitik. Die Entwicklung eines neuen Politikfeldes.* In: Klaus von Beyme/Manfred G. Schmidt (Hrsg.), Politik in der Bundesrepublik Deutschland. Opladen 1990, S. 382–398.

Hüntelmann, Axel C., *A Different Mode of Marketing? The Importance of Scientific Articles in the Marketing Process of Salvarsan.* In: HisTech 2013, S. 116–134.

— *Two Cultures of Regulation? The Production and State Control of Diphtheria Serum at the End of the Nineteenth Century in France and Germany.* In: Hygiea Internationalis 2007, S. 99–119.

Hüntelmann, Axel C./Uwe Kaminsky, *Einführung und klinische Erprobung von Decentan und Encephabol. Anonymisierter Abschlussbericht,* 31. Oktober 2022.

Hüntelmann, Axel C./Susanne Michl/Livia Prüll, *Medizingeschichte – Zeitgeschichte der Medizin* [1.0]. In: Docupedia-Zeitgeschichte, 6. 12. 2022.

Husslein, Hugo, *Welche diagnostischen Möglichkeiten stehen dem Praktiker zur Erkennung der beginnenden Schwangerschaft zur Verfügung?* In: Der praktische Arzt 1961 (15), S. 246–247.

Idelberger, Karlheinz, *Aetiologie, Pathogenese und Prophylaxe menschlicher Mißbilungen.* In: MedKlin 1958, S. 859–862.

Igel, H./P. Enold, *Verwendung eines oral wirksamen Gestagen-Östrogenpräparates als eine Methode des Schwangerschaftsnachweises.* In: MedKlin 1959, S. 1460–1462.

Illinger, Otto-Georg, *Amenyl zur Frühdiagnose der Schwangerschaft und Kurzbehandlung der sekundären Amenorrhoe.* In: Therapie der Gegenwart 1964 (103), S. 1207–1210.

Jacobson, Benjamin, *Abortion. Its Prediction and Management.* In: FS 1961, S. 474–485

— *Hazards of norethindrone therapy during pregnancy.* In: AJOG 1962 (84), S. 962–968.

Janerich, Dwight/Joyce Piper/Donna Glebatis, *Oral Contraceptives and Congenital Limb Reduction Defects.* In: NEJM 1974 (291), S. 697–700.

Jaspers, Karl, *Die Idee des Arztes.* In: ÄM 1953, S. 476–479.

Jastrow, Kerstin, *Zur Entwicklung der Organpräparate am Ende des 19. und zu Beginn des 20. Jahrhunderts.* Diss. rer. nat. Marburg 2004.

Jones, Howard, *Female Hermaphroditism Without Virilization.* In: Obstetrical & Gynecological Survey 1957 (12), S. 433–460.

Jones, Howard/Lawson Wilkins, *The Genital Anomaly Associated with Prenatal Exposure to Progestogens.* In: FS 1960, S. 148–156.
Jordanova, Ludmilla, *The Social Construction of Medical Knowledge.* In: Social History of Medicine 1995, S. 361–381.
Jores, Arthur/Henryk Nowakowski, *Praktische Endokrinologie und Hormontherapie nichtendokriner Erkrankungen.* Stuttgart 1960; ^{2}1964.
Jörgensen, Gerhard, *Ein Beitrag zur nichterblichen Mißbildungsursache.* In: ZfG 1953, S. 974–977.
Jost, Alfred, *Über die Erzeugung fötaler Zwitterbildung bei der Ratte mit Methylandrostendiol.* In: GuF 1954, S. 687–691.
Josten, Ernst-Albrecht, *Die Wirkung von Medikamenten auf das ungeborene Kind.* In: MMW 1956, S. 489–492.
Junkmann, Karl/Horst Witzel, *Chemie und Pharmakologie von Steroidhormonestern.* In: Zeitschrift für Vitamin-, Hormon- und Fermentforschung 1957/58, S. 97–143, 227–257.
Kaelble, Hartmut, *Historisch Vergleichen. Eine Einführung.* Frankfurt am Main/New York 2021.
Kaiser, Hanns/Norbert Klinkenberg, *Cortison.* Die Geschichte eines Medikaments. Darmstadt 1988.
Kaiser, Rolf, *Die diagnostische Verwertbarkeit von Pregnandiolbestimmungen in der Schwangerschaft.* In: GuF 1953, S. 513–524.
Kaiser, Rolf, *Beobachtungen bei hormonalen Zyklusverlängerungen.* In: GuF 1955, S. 531–546.
— *Versuche zur klinischen Anwendung einer „Pseudogravidität«.* In: DMW 1956, S. 744–748.
— *Über die progestative Wirkung von 19-Nortestosteronverbindungen bei oraler Verabreichung.* In: GuF 1957, S. 24–37.
— *Die therapeutische Pseudogravidität.* In: GuF 1959, S. 593–604
— *Die hormonale Behandlung von Zyklusstörungen. Ein Leitfaden für die Praxis.* Stuttgart 1962.
Kaiser, Rolf/E. Regensburger, *Erfahrungen mit kombinierten Ovarialhormonen zur Laktationsverhinderung.* In: MMW 1952, Sp. 2029–2032.
Kaplan, Norman M., *Male Pseudohermaphrodism. Report of a Case, with Observations on Pathogenesis.* In: NEJM 1959 (261), S. 641–644.
Kärber, Gerhard, *Die Durchführung der Ministerratsverordnungen über die Herstellung von Arzneifertigwaren (1943–1945).* In: PharmZ 1951, S. 376–382.
— *Die amtliche Prüfung neuer Arzneifertigwaren in Berlin (1947–1951).* In: PharmZ 1952, S. 184–186, 207–212.
— *Arzneimittelschäden, ihre Erfassung und Dokumentation vom Standpunkt des Bundesgesundheitsamtes.* In: Methods of Information in Medicine 1964 (3), S. 127–131.
Karnaky, Karl John, *Dosage of Stilbestrol.* In: AJOG 1950 (60), S. 1182–1184.
Karte, Helmut, *Ursachen und Verhütung von Fehlbildungen.* In: Die Medizinische 1958, S. 583–587.
Käsemann, W., *Über die Behandlung von Amenorrhoe mit einem Chlormadinonacetat-Östradiol-Gemisch.* In: Berliner Medizin 1964, S. 455–457.
Käser, Otto, *Zur hormonalen Behandlung einiger gynäkologischer Affektionen (mit Ausschluss der Sterilität).* In: Praxis. Schweizerische Rundschau für Medizin 1949 (38), S. 981–988, 995–1001.
Kaufmann, Carl, *Die Behandlung der Amenorrhöe mit hohen Dosen der Ovarialhormone.* In: KlinW 1933, S. 1557–1562.
— *Die Behandlung der Eierstocksinsuffizienz durch Keimdrüsenhormone.* In: AfG 1938 (166), S. 113–131.
Keldenich, Beate, *Die Geschichte der Antibabypille von 1960 bis 2000. Ihre Entwicklung, Ver-*

wendung und Bedeutung im Spiegel zweier medizinischer Fachzeitschriften: »Zentralblatt der Gynäkologie« und »Lancet«. Aachen 2002.

Kempe-Müller, Susan, *Der bestimmungsgemäße Gebrauch von Arzneimitteln gemäß § 84 Arzneimittelgesetz unter besonderer Berücksichtigung der Produzentenhaftung.* Baden-Baden 2008.

Kepp, Richard, Grundlagen der Hormonbehandlung in der Gynäkologie. In: Therapie der Gegenwart 1960 (99), S. 182–186.

Kersting, Franz-Werner, *Psychiatriereform und '68.* In: Westfälische Forschungen 1998, S. 283–295.

Kessel, Nils, *1971. Arzneimittelschäden zwischen Regulierung und Skandal. Das Beispiel des Appetithemmers Phentermin.* In: Eschenbruch, Arzneimittel, 2009, S. 283–308.

— *Umstrittene Expertise. Der Beirat »Arzneimittelsicherheit« in der bundesdeutschen Arzneimittelregulierung 1968–1976.* In: MedJ 2009, S. 61–93.

— *»Doriden von Ciba«. Sleeping pills, pharmaceutical marketing, and Thalidomide, 1955–1963.* In: HisTech 2013, S. 153–168.

— *Nebenwirkungen der Konsumgesellschaft? Geschichte des Arzneimittelgebrauchs in Westdeutschland, 1950–1980.* Diss. phil. Freiburg 2015.

— *Contergan in der Konsumgesellschaft. Wissen und Nichtwissen über Arzneimittelverbrauch in der Bundesrepublik, 1955–1962.* In: Großbölting/Lenhard-Schramm, Contergan, 2017, S. 71–98.

Kienle, Gerhard, *Was ist ein »wissenschaftlich allgemein anerkanntes Arzneimittel«?* In: NJW 1976, S. 1126–1131.

Kimbel, Karl H., *Patientengerechte Arzneimittelinformation.* In: DÄBl. 1980, S. 331–336.

Kirchhof, Waldefried, *Erfahrungen mit Menova und Amenyl.* In: Der Landarzt 1964, S. 791–793.

Kirk, Beate, *Der Contergan-Fall – eine unvermeidbare Arzneimittelkatastrophe? Zur Geschichte des Arzneistoffes Thalidomid.* Stuttgart 1999.

Klebanoff, Mark, *The Collaborative Perinatal Project: A 50-Year Retrospective.* In: Paediatric and Perinatal Epidemiology 2009 (23), S. 2–8.

Klebanow, David/Hermann Hegnauer, *Zur Frage der causalen Genese von angeborenen Mißbildungen.* In: MedKlin 1950, S. 1198–1203, 1233–1240.

Kloesel, Arno/Walter Cyran, *Arzneimittelgesetz. Kommentar.* Stuttgart ²1962.

— *Arzneimittelrecht. Kommentar mit amtlichen Begründungen, weiteren Materialien und einschlägigen Rechtsvorschriften sowie Sammlung gerichtlicher Entscheidungen.* Stuttgart ³1973 ff. [Loseblattsammlung].

Klöppel, Ulrike, *1954 – Brigade Propaphenin arbeitet an der Ablösung des Megaphen. Der prekäre Beginn der Psychopharmakaproduktion in der DDR.* In: Eschenbruch, Arzneimittel, 2009, S. 199–227.

Klöppel, Ulrike/Viola Balz, *Psychopharmaka im Sozialismus. Arzneimittelregulierung in der Deutschen Demokratischen Republik in den 1960er Jahren.* In: Berichte zur Wissenschaftsgeschichte 2010, S. 382–400.

Kneer, Max, *Behandlung der funktionellen Amenorrhöe und Metrorrhagie.* In: DMW 1952, S. 141–146.

Knörr, Karl, *Der heutige Stand der Mißbildungsforschung.* In: DMW 1961, S. 1975–1979.

— *Blutungen; Sexualhormongaben und chromosomal gestörte Aborte.* In: Joachim Wolfram Dudenhausen/Erich Saling (Hrsg.), Perinatale Medizin. Stuttgart 1974, S. 27.

Kobrak, Christopher, *National Cultures and International Competition. The Experience of Schering AG, 1851–1950.* Cambridge 2002.

Koeppe, Hans-Werner, *Arzt und Arzneimittel.* In: MedKlin 1962, S. 1461–1464.

Kohlhaas, Max, *Medizin und Recht.* München 1969.

Koller, Siegfried, *Risikofaktoren der Schwangerschaft. Auswertung von 7870 Schwangerschaf-*

ten der prospektiven Untersuchungsreihe »Schwangerschaftsverlauf und Kindesentwicklung« der Deutschen Forschungsgemeinschaft. Berlin 1983.

Kopf, Ernst-Johannes, *25 Jahre Gesundheitsministerkonferenz in der Bundesrepublik Deutschland. Die Entschließungen der Gesundheitsministerkonferenz der Länder der Bundesrepublik Deutschland 1949–1974.* Stuttgart 1975.

Kopf, Rudolf, *Arzneimittel und Arzneimittelsicherheit.* In: Universitas 1971, S. 761–765.

— *Nachweis der Unbedenklichkeit (Unschädlichkeit) und der therapeutischen Wirksamkeit. Der Standpunkt der Pharmaindustrie.* In: Therapiewoche 1972, S. 2040–2046.

Körbling, Alfred, *Probleme der Laienpropaganda für Arzneimittel.* In: ÄM 1956, S. 965– 969.

Köstering, Susanne, *»Etwas Besseres als das Kondom«. Ludwig Haberlandt und die Idee der Pille.* In: Gisela Staupe/Lisa Vieth (Hrsg.), Die Pille. Von der Lust und von der Liebe. Berlin 1996, S. 113–126.

Kreller, Lutz/Franziska Kuschel, *Vom »Volkskörper« zum Individuum. Das Bundesministerium für Gesundheitswesen nach dem Nationalsozialismus.* Göttingen 2022.

Kriele, Martin, *»Stand der medizinischen Wissenschaft« als Rechtsbegriff.* In: NJW 1976, S. 355–358.

Krone, Heinrich-Adolf, *Die Bedeutung der exogenen Ursachen angeborener Mißbildungen im Rahmen der Schwangerenberatung.* In: MMW 1958, S. 1417–1421.

— *Die Bedeutung der Eibettstörungen für die Entstehung menschlicher Mißbildungen.* Stuttgart 1961.

— *Klinische Untersuchungen zur Ätiologie menschlicher Mißbildungen.* In: DMW 1963, S. 567–576.

Kröner, Hans-Peter, *Förderung der Genetik und Humangenetik in der Bundesrepublik durch das Ministerium für Atomfragen in den fünfziger Jahren.* In: Karin Weisemann/Hans-Peter Kröner/Richard Toellner (Hrsg.), Wissenschaft und Politik – Genetik und Humangenetik in der DDR (1949–1989). Münster 1997, S. 69–82.

Kuhlmann, R., *Neuere Gesichtspunkte in der Mißbildungsfrage.* In: Deutsche Hebammen-Zeitschrift 1962, S. 279–283.

Kühne, Paul, *Das Risiko der Sicherheit: vom Ende des Normalen in Physiologie und Pharmakologie.* Wiesbaden 1969.

Kühnelt, Hans-Joachim/Paula Rotter-Pool, *Die Mißbildungen an der Universitäts-Frauenklinik Berlin im Spiegel der Embryopathologie.* In: ZfG 1955, S. 893–900.

Kullmann, Hans Josef, *Haftung der pharmazeutischen Unternehmer nach dem Gesetz zur Neuordnung des Arzneimittelrechts.* In: Betriebs-Berater 1978, S. 175–178.

Kuschel, Franziska, *Gesundheit als umstrittene Bundesaufgabe. Politische Gestaltungsansätze des Bundesministeriums für Gesundheitswesen in den 1960er Jahren.* In: Thomas Großbölting/Klaus Große Kracht (Hrsg.), Verwaltungslogik und kommunikative Praxis. Wirtschaft, Religion und Gesundheit als Gegenstand von Bürokratie in Deutschland 1930–1960. Stuttgart 2022, S. 307–335.

Kuschinsky, Gustav, *Suchterzeugende und gewohnheitsbildende Arzneimittel.* In: PharmZ 1959, S. 1187–1189.

— *Über die Beurteilung der Wirkung neuer Arzneimittel.* In: DMW 1955, S. 1287–1290.

Labisch, Alfons/Florian Tennstedt, *Prävention und Prophylaxe als Handlungsfelder der Gesundheitspolitik in der Frühgeschichte der Bundesrepublik Deutschland (1949 bis ca. 1965).* In: Thomas Elkeles u. a. (Hrsg.), Prävention und Prophylaxe. Berlin 1991, S. 129–158.

Lang, Nicola Katharina, *Die Packungsbeilage als Haftungstatbestand für pharmazeutische Industrie, Ärzte und Apotheker.* Aachen 1998.

Lange, Heinz-Joachim/Jörg Michaelis/Karl Überla, *15 Jahre Medizinische Statistik und Dokumentation. Aspekte eines Fachgebietes.* Berlin 1978.

Laubenthal, Florin, *Formen, Bedingungen und Prophylaxe des Schlafmittelmißbrauchs*. In: DmJ 1955, S. 303–309.
— *Zur Psychologie und Pathogenese der Suchterscheinungen*. In DmJ 1957, S. 587–593.
— *Praktische Anwendung, Bedeutung und Gefahren neuer Neurodrogen*. In: Therapiewoche 1960, S. 323–328.
Laufs, Adolf, *Arztrecht*. München [2]1978.
Laurence, Michael u. a., *Hormonal Pregnancy Tests and Neural Tube Malformations*. In: Nature 1971 (233), S. 495–496.
Lautenschläger, Carl, *50 Jahre Arzneimittelforschung*. Stuttgart 1955.
Lenhard-Schramm, Niklas, *Das Land Nordrhein-Westfalen und der Contergan-Skandal. Gesundheitsaufsicht und Strafjustiz in den »langen sechziger Jahren«*. Göttingen 2016.
— *Contergan und das Arzneimittelrecht*. In: Großbölting/Lenhard-Schramm, Contergan, 2017, S. 135–165.
— *Der Fall Duogynon. Ein zweiter Contergan-Skandal?* In: DAZ 2018, S. 62–68.
— *Von der »Apotheke der Welt« zum Arzneistoffimporteur. Pharmastandort Deutschland – eine Zeitreise im Schnelldurchlauf.* In: DAZ 2018, S. 57–60.
— *Arzneimittelregulierung in der Bundesrepublik. Das Problem teratogener Medikamente in den 1950er und 1960er Jahren*. In: MGG 2019, S. 85–112.
— *Der Drogist und die Spalt-Tabletten. Vor 60 Jahren: Ein Plädoyer für die Apothekenpflicht*, in: DAZ 2019, S. 64–65.
— *Zwischen Gesundheit und Wirtschaft: Normen und Interessenkonflikte in der behördlichen Arzneimittelregulierung im Deutschen Reich 1871–1945*. In: Administory. Zeitschrift für Verwaltungsgeschichte 2020, S. 116–135.
— *Sachverhaltsaufklärung zum Handeln deutscher Aufsichtsbehörden bei Registrierung, Zulassung, Arzneimittelsicherheit und Marktrücknahme des hormonellen Schwangerschaftstests »Duogynon«*. 2022. https://www.bundesgesundheitsministerium.de/service/publikationen/details/studie-sachverhaltsaufklaerung-duogynon [10. 9. 2024]
— *Algosediv – Ein Schmerzmittel im Schatten von Contergan*. In: Sudhoffs Archiv. Zeitschrift für Wissenschaftsgeschichte 2024 [im Erscheinen].
Lenhard-Schramm, Niklas/Thomas Großbölting, *Contergan. Arzneimittelskandal und permanentes Politikum*. In: Großbölting/Lenhard-Schramm, Contergan, 2017, S. 7–21.
Lenhard-Schramm, Niklas/Dietz Rating/Maike Rotzoll, *Göttliche Krankheit, kirchliche Anstalt, weltliche Mittel. Arzneimittelprüfungen an Minderjährigen im Langzeitbereich der Stiftung Bethel in den Jahren 1949 bis 1975*. Bielefeld 2022.
Lenz, Widukind, *Familiäres Vorkommen von Mißbildungen*. In: Fortschritte der Medizin 1962, S. 505–509.
— *Das Thalidomid-Syndrom*. In: Fortschritte der Medizin 1963, S. 148–155.
— *Thalidomide Embryopathy in Germany 1959–1961*. In: Progress in Clinical and Biological Research 1985 (163), S. 77–83.
— *A Short History of Thalidomide Embryopathy*. In: Teratology 1988, S. 203–215.
Leo, Annette/Christian König, *Die »Wunschkindpille«. Weibliche Erfahrung und staatliche Geburtenpolitik in der DDR*. Göttingen 2015.
Levy, Edith/Avrahm Cohen/F. Clarke Fraser, *Hormone Treatment During Pregnancy and Congenital Heart Defects*. In: Lancet 1973 (301), S. 611.
Lewandowski, Günter, *Sicherheitsurteile über Arzneimittel und ihre rechtlichen Grundlagen*. In: PharmR 1983, S. 193–196.
Lill, Ursula, *Die pharmazeutisch-industrielle Werbung in der ersten Hälfte des 20. Jahrhunderts*. Stuttgart 1990.
Lindner, Ulrike, *Gesundheitspolitik in der Nachkriegszeit. Großbritannien und die Bundesrepublik Deutschland im Vergleich*. München 2004.

Linz, Armin, *Entwicklung der Arzneimittelgesetzgebung bis 1947. Vortrag gehalten auf der Hauptversammlung der ABDA in Bremen am 5. Juli 1953.* In: PharmZ 1953, S. 508–512.
Lipschütz, Alexander, *Steroid Hormones and Tumors. Tumorigenic and Antitumorigenic Actions of Steroid Hormones and the Steroid Homeostasis. Experimental Aspects.* London 1950.
Lubitz, Alfred, *Therapie der sekundären Amenorrhoe und Frühdiagnose einer Schwangerschaft.* In: ÄP 1964, S. 1227–1228.
Ludwig, Fritz, *Hat die Provokation einer anovulatorischen Blutung einen Sinn?* In: Gynaecologia 1951 (132), S. 303–305.
Ludwig, Hans, *Das »Kaufmann-Schema« zur Behandlung dysfunktioneller uteriner Blutungen. Erinnerungen an Carl Kaufmann (1900–1980).* In: Gynäkologe 2008, S. 313–317.
Lüffe, Heinz, *Behandlung des drohenden Abortes mit hohen Dosen Stilboestrol.* In: GuF 1952, S. 1124–1127.
Lüth, P., *Der praktische Arzt und die neuen Medikamente.* In: Medizin und Ernährung 1962, S. 70.
MacGregor, T. N., *Amenorrhoea.* In: The Practitioner 1958 (180), S. 758.
Maio, Giovanni, *Arztbild.* In: Gerabek, Enzyklopädie, Bd. 1, 2007, S. 106–108.
Mansky, Thomas u. a., *Die Entwicklung des Arzneimittelverbrauchs unter besonderer Berücksichtigung demographischer Faktoren.* In: Das öffentliche Gesundheitswesen 1989, S. 592–598.
Marcetus, Karl, *Arzneimittelrecht. Entscheidungssammlung.* München/Berlin ²1955.
Marinero, Hazel, *Arzneimittelhaftung in den USA und Deutschland.* Frankfurt am Main 1982.
Marks, Lara, *Assessing the Risk and Safety of the Pill. Maternal Mortality and the Pill.* In: Thomas Schlich/Ulrich Tröhler (Hrsg.), The Risks of Medical Innovation. Risk perception and Assessment in Historical Context. London 2006, S. 187–203.
— *Sexual Chemistry. A History of the Contraceptive Pill.* New Haven 2001.
Marquart, Hartmut, *50 Jahre HCG-Nachweis zur Frühdiagnose der Schwangerschaft (Eine medizinhistorische Studie seit der Entdeckung der Aschheim-Zondek-Reaktion).* Diss. med. Düsseldorf 1981.
Martini, Paul, *Methodenlehre der therapeutischen Untersuchung.* Berlin 1932.
— *Die unwissentliche Versuchsanordnung und der sogenannte doppelte Blindversuch.* In: DMW 1957, S. 597–602.
Martinie-Dubousquet, Jacques, *Rapport possible entre trois cas d'embryopathie et l'administration d'hormones sexuelles.* In: Revue de pathologie générale et comparée 1953 (53), S. 1065–1076.
Martius, Heinrich, *Lehrbuch der Gynäkologie.* Stuttgart ²1949; ³1953, ⁴1956; ⁶1960; ⁷1962; ⁸1964.
Matthew, G. Douglas, *Simple Clinical Test for the Diagnosis of Early Pregnancy.* In: BMJ II 1956, S. 979.
Mauss, Hans-Jörg, *Arzneimittelverbrauch in der Schwangerschaft nach Aufklärung der Thalidomid-Embryopathie.* In: DMW 1964, S. 380–383.
Mayer, Manfred, *Der Arzt in der öffentlichen Meinung.* In: ÄM 1953, S. 501.
Mecking, Sabine, *Von der Gesundheitsabteilung zum Gesundheitsministerium. Politik und Verwaltung des öffentlichen Gesundheitswesens im Spiegel des Contergan-Skandals.* In: Großbölting/Lenhard-Schramm, Contergan, 2017, S. 117–134.
Meinecke, Ulla, *Apothekenbindung und Freiverkäuflichkeit von Arzneimitteln. Darstellung der historischen Entwicklung bis zur Kaiserlichen Verordnung von 1901 unter besonderer Berücksichtigung des Kurfürstentums Brandenburg und des Königreichs Preußen.* Marburg 1971.
Meinrenken, Helmut, *Zur Hormontherapie in der gynäkologischen Praxis.* In: MedKlin 1951, S. 433–436.
Mentrup, Wolfgang, *Gebrauchsinformation – Sorgfältig lesen! Die Packungsbeilage von Medi-*

kamenten im Schaltkreis medizinischer Kommunikation: Behandlungsausschnitt. In: Siegfried Grosse/Wolfgang Mentrup (Hrsg.), Anweisungstexte. Tübingen 1982, S. 9–55.
Mertens, Hermann, *Erhebungen über die Thalidomid-Embryopathie in den Reg. Bez. Montabaur, Koblenz und Trier.* Diss. med. Bonn 1966.
Mey, R./H. Scheid, *Tierexperimentelle Untersuchungen zur Frage einer androgenen Wirkung von Äthinyl-nor-testosteron.* In: GuF 1959, S. 783–788.
Meyer, Ulrich/Lise Aagaard/Marion Schaefer, *Chloramphenicol im »Schwarzen Kanal«. Die missglückte Skandalisierung eines in der DDR viel gebrauchten Antibiotikums.* In: Geschichte der Pharmazie 2013, S. 49–58.
Mikulicz-Radecki, Felix von, *Beurteilung und Behandlung atypischer Genitalblutungen bei der Frau.* In: MedKlin 1952, S. 1339–1344.
— *Therapie des Abortes.* In: Die Medizinische 1952, S. 1240.
— *Geburtshilfe in Praxis und Klinik. Ein Lehrbuch für Studierende und Ärzte.* Leipzig 1966.
Mildner, Theodor, *Mißbildungen gestern und vorgestern.* In: Süddeutsche Hebammen-Zeitung 1963 (60), S. 16–20.
Mitscherlich, Alexander/Fred Mielke, *Medizin ohne Menschlichkeit. Dokumente des Nürnberger Ärzteprozesses* [1960]. Frankfurt am Main [17]2017.
Möckel, Andreas, *Steroide hinter dem Eisernen Vorhang. Zur Entstehung und Entwicklung des VEB Jenapharm unter besonderer Berücksichtigung der Steroidforschung bis Ende der 1960er-Jahre.* Stuttgart 2018.
Moncrieff, Alan, *Non-Adrenal Female Pseudohermaphroditism Associated with Hormone Administration in Pregnancy.* In: Lancet 1958 (272), S. 267–268.
Mosler, Wolfgang, *Erfahrungen mit der Gestagen-Oestrogen-Kombination Jephagynon bei Amenorrhoe und als Schwangerschaftstest.* In: DDG 1964, S. 919–920.
MPS, *Die Arzneimittelprüfung. Verfahren – Sicherheit und Zuverlässigkeit.* In: Karies, Zahnbetterkrankungen, Munderkrankungen 10/1962, S. 77–83.
Müller, Ruth, *»Turignost« zur Schwangerschaftsfrühdiagnostik und Kurzbehandlung der sekundären Amenorrhoe.* In: DDG 1970, S. 252–254.
Müller-Jahncke, Wolf-Dieter/Christoph Friedrich/Ulrich Meyer, *Arzneimittelgeschichte.* Stuttgart [2]2005.
Müller-Oerlinghausen, Bruno, *Die Arzneimittelkommission der Deutschen Ärzteschaft. Im Spannungsfeld der Interessen von Ärzteschaft und Pharmazeutischer Industrie – Eine Geschichte von Erfolgen und Niederlagen 1911–2010.* In: Volker Koesling (Hrsg.), Pillen und Pipetten. Wie Chemie und Pharmazie unser Leben bestimmen. Leipzig 2010, S. 186–201.
— *Die Rolle der Ärzteschaft bei der Aufklärung der Conterganebenwirkungen und die Auswirkung auf die deutsche Arzneimittelgesetzgebung.* In: Rauschmann/Thomann/Zichner, Contergankatastrophe, 2005, S. 33–37.
Müller-Römer, Dietrich, *Arzneimittelrecht A–Z. Handbuch für die pharmazeutische Praxis. Stichworte und Texte.* Neu-Isenburg/München 1978.
— *Der bestimmungsgemäße Gebrauch der Arzneimittel – die Verantwortung des pharmazeutischen Unternehmers. Von H.-J. Papier.* Rezension in: DAZ 1981, S. 2606.
Mulvihill, John/Charlotte Mulvihill/Catherine Neill, *Congenital Heart Defects and Prenatal Sex Hormones.* In: Lancet 1974 (303), S. 1168.
Münkler, Herfried, *Strategien der Sicherung: Welten der Sicherheit und Kulturen des Risikos. Theoretische Perspektiven.* In: Münkler/Bohlender/Meurer, Sicherheit, 2010, S. 11–34.
Münkler, Herfried/Matthias Bohlender/Sabine Meurer (Hrsg.), *Sicherheit und Risiko. Über den Umgang mit Gefahr im 21. Jahrhundert.* Bielefeld 2010.
Murswieck, Axel, *Die staatliche Kontrolle der Arzneimittelsicherheit in der Bundesrepublik und den USA.* Opladen 1983.

Nachtsheim, Hans, *Betrachtungen zur Ätiologie und Prophylaxe angeborener Anomalien*. In: DMW 1959, S. 1845–1851.
— *Mißbildungen haben viele Ursachen*. Referiert in: Die Agnes-Karll-Schwester 1962 (16), S. 329.
Napp, Johann-Heinrich, *Die Gestagentherapie mit Nortestosteron-Verbindungen*. In: Henryk Nowakowski (Hrsg), Moderne Entwicklungen auf dem Gestagengebiet. Berlin 1960, S. 93–99.
Napp, Johann-Heinrich/A. Rothe, *Die Behandlung der Ovarial-Insuffizienz mit oralen Gestagenen*. In: DMW 1958, S. 325–328.
Neckel, Sighard, *Die Wirkungen politischer Skandale*. In: APuZ B7/1990, S. 3–10.
Nellhaus, Gerhard, *Artificially Induced Female Pseudohermaphroditism*. In: NEJM 1958 (258), S. 935–938.
Nemec, Birgit/Jesse Olszynko-Gryn, *The Duogynon controversy and ignorance production in post-thalidomide West Germany*. In: Reproductive Biomedicine & Society 2022 (14), S. 75–86.
Nestawal, Stephanie, *Monstrosität, Malformation, Mutation. Von Mythologie zu Pathologie*. Frankfurt am Main 2010.
Neuffer, Hans, *Soldschreiber und ärztliche Würde*. In: ÄM 1952, S. 233–234.
— *Ärztliche Ethik*. In: Therapie und Praxis, Bd. 1. Wien/Innsbruck 1958, S. 1–9.
Neuhaus, G. A., *Konsequenzen des neuen Arzneimittelgesetzes für die klinische Prüfung*. In: Verhandlungen der Deutschen Gesellschaft für Innere Medizin 1973 (79), S. 255–259.
Neumann, Friedmund/Martin Kramer/Karl Junkmann, *Tierexperimentelle Untersuchungen mit 17a-Aethinyl-19-nor-Testosteronacetat*. Basel 1964.
Neumann, W., *Zum Problem der Mißbildungen*. In: ÄP 1962, S. 117–118.
Neuweiler, W./R. H. H. Richter, *Bemerkungen zur Ätiologie der Mißbildungen*. In: SMW 1961, S. 359–362.
Niswander, Kenneth/Myron Gordon, *The Women and Their Pregnancies: The Collaborative Perinatal Study of the National Institute of Neurological Diseases and Stroke*. Philadelphia 1972.
Noack, Thorsten, *Eingriffe in das Selbstbestimmungsrecht des Patienten. Juristische Entscheidungen, Politik und ärztliche Positionen 1890–1960*. Frankfurt am Main 2004.
Noack, Thorsten/Heiner Fangerau, *Zur Geschichte des Verhältnisses von Arzt und Patient in Deutschland*. In: Stefan Schulz u. a. (Hrsg.), Geschichte, Theorie und Ethik der Medizin. Frankfurt am Main [3]2012, S. 77–93.
Nocke, Wolfgang, *Sind weibliche Sexualsteroide teratogen? Rückblick – Zwischenbilanz – Konsequenz*. In: Der Gynäkologe 1978, S. 119–141.
Nora, James/Audrey Nora, *Birth Defects and Oral Contraceptives*. In: Lancet 1973 (301), S. 941–942.
Nord, Dietrich, *DDR-Arzneimittel sicherer?* In: Berliner Ärzteblatt 1978, S. 770–771.
Numers, Claes von, *Simultaneous Treatment of Secondary Amenorrhea with Oestrogen and Progesterone*. In: Acta Endocrinologica 1951, S. 67–89.
Ober, K. G./L. Müting/M. Weber, *Sexualhormone in der Frauenheilkunde*. In: DmJ 1958, S. 489–494.
Oehler-Klein, Sigrid, *Siegfried Koller*. In: NDB-online [1. 1. 2023], https://www.deutsche-biographie.de/124439454.html [10. 9. 2024].
Oelkers, Harald, *Grundlagen und Umfang der ärztlichen Aufklärungspflicht, insbesondere bei der Anwendung neuartiger Medikamente*. Diss. iur. Hamburg 1969.
Oeter, Ferdinand, *Pressesensationen, Volksgesundheit und Medizin*. In: ÄM 1953, S. 183–186.
Oliver, M. F. u. a., *A Co-operative Trial in the Primary Prevention of Ischaemic Heart Disease*

Using Clofibrate – Report From the Committee of Principal Investigators. In: British Heart Journal 1978, S. 1069–1118.
Olszynko-Gryn, Jesse u. a., *A Historical Argument for Regulatory Failure in the Case of Primodos and other Hormone Pregnancy Tests.* In: Reproductive Biomedicine & Society 2018, S. 34–44.
Olszynko-Gryn, Jesse, *A Woman's Right to Know. Pregnancy Testing in Twentieth Century Britain.* Cambridge [MA] 2023.
Oppenheimer, Carl, *Neue Gebiete und neue Forschungen der Hormonlehre.* In: DMW 1932, S. 1691–1693.
O'Rahilly, Ronan/Fabiola Müller, *Embryologie und Teratologie des Menschen.* Bern u. a. 1999.
Ortiz-Pérez, Héctor u. a., *Abnormalities among offspring of oral and nonoral contraceptive users.* In: AJOG 1979 (134), S. 512–517.
Oudshoorn, Nelly, *Beyond the Natural Body. An Archeology of Sex Hormones.* London 1994.
Overbeek, G. A./J. de Visser, *A New Substance with Progestational Activity. II. Pharmacological Properties.* In: Acta Endocrinologica 1956 (22), S. 318–329.
Pache, Hans-Dietrich, *Pränatale Gefährdung.* In: Theodor Hellbrügge/Franz Schmid (Hrsg.), Handbuch der Kinderheilkunde. Bd. 3, Immunologie. Soziale Pädiatrie. Berlin 1966, S. 1094–1103.
Papier, Hans-Jürgen, *Der bestimmungsgemäße Gebrauch der Arzneimittel. Die Verantwortung des pharmazeutischen Unternehmers.* Baden-Baden 1980.
Patel, Sejal, *Methods and Management: NIH Administrators, Federal Oversight, and the Framingham Heart Study.* In: Bulletin of the History of Medicine 2012, S. 94–121.
— *The Benevolent Tyranny of Biostatistics: Public Administration and the Promotion of Biostatistics at the National Institutes of Health, 1946–1970.* In: Bulletin of the History of Medicine 2013, S. 622–647.
Paulus, Wolfgang, *»Nicht zum Kausalitätsnachweis geeignet«. Eine kritische Wertung der Datenlage vor dem Hintergrund der Heneghan-Studie.* In: DAZ 2018, S. 39–40.
Peeters, Ferdinand/Marcel van Roy/Reimond Oeyen, *Ovulationsunterdrückung durch Progestagene.* In: GuF 1960, S. 1306–1314.
Petersen, Claus E., *Thalidomid und Mißbildungen. Beitrag zur Frage der Ätiologie eines gehäuft aufgetretenen Fehlbildungskomplexes.* In: Die medizinische Welt 1962, S. 753–756.
Pethes, Nicolas u. a. (Hrsg.), *Menschenversuche. Eine Anthologie 1750–2000.* Frankfurt am Main 2008.
Pfeiffer, Rudolf Arthur/Wilhelm Kosenow, *Zur Frage einer exogenen Verursachung von schweren Extremitätenmißbildungen.* In: MMW 1962, S. 68–74.
Philipp, Ernst, *Kritische Ratschläge zur Anwendung der Sexualhormone bei gynäkologischen Erkrankungen.* In: Die Medizinische 1952, S. 1103–1108.
Pincus, Gregory u. a., *Studies of the Biological Activity of Certain 19-Nor-Steroids in Female Animals.* In: Endocrinology 1956 (59), S. 695–707.
Plagemann, Hermann, *Das neue Arzneimittelrecht in der Bewährung. Zur Rechtslage im »Duogynon«-Fall nach dem AMG 76.* In: Wettbewerb in Recht und Praxis 1978, S. 779–784.
— *Der Wirksamkeitsnachweis nach dem Arzneimittelgesetz von 1976. Funktionen und Folgen eines unbestimmten Rechtsbegriffs.* Baden-Baden 1979.
Plagemann, Hermann/Stefan Forch, *Das neue deutsche Arzneimittelgesetz als Bestandteil der Bemühungen um Rechtsangleichung im Rahmen der Europäischen Gemeinschaften.* In: DVBl. 1979, S. 254–263.
Pliess, G., *Beitrag zur teratologischen Analyse des neuen Wiedemann-Dysmelie-Syndroms (Thalidomid-Mißbildungen?).* In: MedKlin 1962, S. 1567–1573.
Ploman, Lennart, *Oral Hormonmedikation Som Graviditetsdiagnosticum.* In: Nordisk Medicin 1960 (64), S. 1447–1448.

Poser, Wolfgang/Sigrid Poser/Manfred Echternkamp, *Mißbrauch bromhaltiger Schlaf- und Beruhigungsmittel.* In: DMW 1974, S. 2489–2497.
Pots, Peter, *Androgen-Abbruchblutungen.* In: ZfG 1952, S. 1745–1748.
Pots, Peter, *Unsere Erfahrungen mit der Amenorrhoe-Therapie nach Zondek.* In: ZfG 1952, S. 544–551.
— *Progesteron-Abbruchblutungen in der Amenorrhoebehandlung.* In: ZfG 1953, S. 279–280.
— *Die perorale Wirksamkeit synthetischer Gestagene.* In: ZfG 1957, S. 529–539.
— *Testierung der peroralen Gestagenwirkung von Äthinyl-Nor-Testosteronacetat.* In: KlinW 1958, S. 824–825.
Pritzel, Konstantin, *Die Neuordnung des Arzneimittelmarktes in der sowjetischen Besatzungszone.* In: Die Pharmazie 1949, S. 563–565.
Probst, Victor, *Zur Behandlung des Abortus imminens und des Abortus habitualis mit hohen Dosen östrogener Substanz.* In: ZfG 1952, S. 1470.
Pros, J. R., *Duogynon-Dragees – diagnostischer Test auf Schwangerschaft.* In: ZfG 1963, S. 1093–1094.
Prütting, Dorothea/Hanns Prütting, *Zivilrechtliche Haftungsprobleme im neuen Arzneimittelrecht.* In: DAZ 1978, S. 256–260.
Pschyrembel, Willibald, *Praktische Geburtshilfe. Für Studierende und Ärzte.* Berlin [9]1963, [10]1964; [11]1966.
— *Praktische Gynäkologie. Für Studierende und Ärzte.* Berlin 1964, [2]1965; [4]1968.
Püschel, Erich, *Mißbildungen der Gliedmaßen. Kasuistik und Entstehungsgeschichte. Eine medizingeschichtliche Betrachtung.* Stuttgart 1970.
Radkau, Joachim, *Aufstieg und Krise der deutschen Atomwirtschaft 1945–1975. Verdrängte Alternativen in der Kerntechnik und der Ursprung der nuklearen Kontroverse.* Reinbek 1983.
— *Die Ära der Ökologie. Eine Weltgeschichte.* München 2011.
Rageth, Simon, *Medikamentöse Fruchtschäden in der Schwangerschaft.* In: Therapeutische Umschau 1959, S. 215–221.
Raphael, Lutz, *Die Verwissenschaftlichung des Sozialen als methodische und konzeptionelle Herausforderung für eine Sozialgeschichte des 20. Jahrhunderts.* In: Geschichte und Gesellschaft 1996, S. 165–193.
Räpple, Thilo, *Das Verbot bedenklicher Arzneimittel. Eine Kommentierung zu §5 AMG.* Baden-Baden 1991.
Ratmoko, Christina, *1935. Zwischen Kooperation und Konkurrenz. Die mehrfache Entdeckung von Testosteron.* In: Eschenbruch, Arzneimittel, 2009, S. 123–141.
— *Damit die Chemie stimmt. Die Anfänge der industriellen Herstellung von weiblichen und männlichen Sexualhormonen 1914–1938.* Zürich 2010.
Ratschow, Max, *Kanzerogene Wirkung der Sexualhormone?* In: Die Medizinische 1952, S. 1275–1276.
Rauschmann, Michael/Klaus-Dieter Thomann/Ludwig Zichner (Hrsg.), *Die Contergankatastrophe – Eine Bilanz nach 40 Jahren.* Darmstadt 2005.
Rebe, Bernd, *Produzentenhaftung bei Verletzung der Aufklärungspflicht.* In: Juristische Schulung 1974, S. 429–436.
Redeker, Franz, *Magister in Physica. Wo kommen wir her? Wo stehen wir? Wohin geht der Weg?* In: Der Öffentliche Gesundheitsdienst 1949, S. 145–157, 185–195.
Regin, Cornelia, *Selbsthilfe und Gesundheitspolitik. Die Naturheilbewegung im Kaiserreich (1889 bis 1914).* Stuttgart 1995.
Reilly, William u. a., *Phallic Urethra in Female Pseudohermaphroditism.* In: The American Journal of Diseases of Children 1958 (95), S. 9–17.
Reiter, Hans, *Das Reichsgesundheitsamt 1933–1939. Sechs Jahre nationalsozialistische Führung.* Berlin 1939.

Rett, Andreas, *Exogene Ursachen angeborener Mißbildungen*. In: Wiener klinische Wochenschrift 1958, S. 37–43.

— *Ursachenforschung angeborener Entwicklungsstörungen – eine klinische, menschliche und soziale Aufgabe*. In: Österreichische Ärztezeitung 1962, S. 1389–1397.

Retzar, Ariane, *Erfassung und Bewertung von unerwünschten Arzneimittelnebenwirkungen. Ein Beitrag zur Arzneimittelsicherheit in der DDR*. Stuttgart 2016.

Revesz, Clara/Clifford Chappel/Roger Gaudry, *Masculinization of Female Fetuses in the Rat by Progestational Compounds*. In: Endocrinology 1960 (66), S. 140–144.

Richter, Joachim, *Das neue Arzneimittelgesetz der Deutschen Demokratischen Republik und seine Bedeutung für die Begutachtung von Arzneimitteln*. In: ZäF 1965, S. 413–420.

Richter, Joachim/Matthias Wolski, *40 Jahre Regelung und Überwachung des Arzneimittelverkehrs in der Deutschen Demokratischen Republik*. In: Die Pharmazie 1989, S. 666–671.

Richter, Maren, *Von Seilschaften und Netzwerken: Die Abteilung Gesundheitswesen und die Gesundheitspolitik*. In: Frank Bösch/Andreas Wirsching (Hrsg.), Hüter der Ordnung. Die Innenministerien in Bonn und Ost-Berlin nach dem Nationalsozialismus. Göttingen 2018, S. 536–579.

Richter, Robert, *Neue Methoden allgemein üblicher Laboratoriumsuntersuchungen*. In: Gynaecologia 1960 (149), S. 270–273.

Rieger, Hans-Jürgen, *Verantwortlichkeit bei unerwünschten Arzneimittelwirkungen*. In: DAZ 1981, S. 703–706.

Riegger, Hans-Georg, *Heilmittelwerberecht. Werbung im Gesundheitssektor*. München 2009.

Risse, Thilo, *Zur Frühschwangerschaftsdiagnose durch kombinierte Hormoninjektionen*. In: Der Landarzt 1957, S. 721–724.

Ritschl, Wolfgang, *Arzneistoffe und Arzneimittel, die während der Schwangerschaft, Laktation und Neugeborenen nicht gegeben werden sollen*. In: DAZ 1962, S. 1601–1606.

Roelcke, Volker, *Auf der Suche nach der Politik in der Wissensproduktion. Plädoyer für eine historisch-politische Epistemologie*. In: Berichte zur Wissenschaftsgeschichte 2010, S. 176–192.

Rohde, Wolfgang/Georg Hinz, *Endokrinologische Forschung an der Charité-Frauenklinik (II. Universitäts-Frauenklinik) 1908–1951*. In: David/Ebert, Geschichte, 2010, S. 131–162.

Rosenbrock, Rolf, *Im Pharma-Dickicht. Staatliche Aufsicht und private Interessen*. In: Demokratisches Gesundheitswesen 6/1982, S. 34–36.

Rossberg, G., *Ohrmißbildungen und Contergan*. In: Zeitschrift für Laryngologie, Rhinologie, Otologie und ihre Grenzgebiete 1963 (42), S. 473–498.

Roth, Otto, *Zur Therapie der Gelbkörperinsuffizienz in der Praxis*. In: MedKlin 1956, S. 1263–1265.

Rothe, A./J. H. Napp, *Orale Gestagene in der Therapie hormonaler Störungen*. In: GuF 1957, S. 1067.

Rothman, Kenneth u. a., *Exogenous Hormones and other Drug Exposures of Children with Congenital Heart Disease*. In: American Journal of Epidemiology 1979 (109), S. 433–439.

Rotthege, Konrad, *Die Entstehung des Arzneimittelgesetzes vom 16. Mai 1961 unter besonderer Berücksichtigung der historischen Entwicklung arzneimittelrechtlicher Bestimmungen und des Verkehrs mit Arzneimitteln*. Frankfurt am Main 2011.

Rübsaamen, Heinz, *Über die teratogenetische Wirkung des Sauerstoffmangels in der Frühentwicklung. Ein Beitrag zur Kausalgenese der Mißbildungen bei Tier und Mensch*. In: Beiträge zur pathologischen Anatomie und zur allgemeinen Pathologie 1952, S. 336–379.

Rübsaamen, Heinz/Ortwin Leder, *Zu den Ursachen menschlicher Mißbildungen. Zugleich ein Überblick über die am Pathologischen Institut Freiburg i. Br. in den Jahren 1945–1954 beobachteten Mißbildungen*. In: Beiträge zur pathologischen Anatomie und zur allgemeinen Pathologie 1955, S. 348–372.

Ruck, Michael, *Beharrung im Wandel. Neuere Forschungen zur deutschen Verwaltung im 20. Jahrhundert (I).* In: Neue Politische Literatur 1997, S. 200–256.

Saller, Karl, *Die Frage der angeborenen Mißbildungen (einschließlich Thalidomidschäden).* In: Die Heilkunst 1963, S. 345–354.

Samson, Erich/Birgit Wolz, *Bedenklichkeit von Arzneimitteln und Gebrauchsinformation.* In: Medizinrecht 1988, S. 71–73.

Sander, Axel, *Gefährdungshaftung für Arzneimittelschäden – Voraussetzungen und Grenzen.* In: Chemische Industrie 1978, S. 485–489.

Sander, Axel/Hans-Otto Scholl/Hans Köbner, *Arzneimittelrecht. Kommentar für die juristische und pharmazeutische Praxis zum neuen Gesetz über den Verkehr mit Arzneimitteln (Arzneimittelgesetz).* Köln u. a. 1977 ff. (Loseblattsammlung).

Satzinger, Helga, *Adolf Butenandt, Hormone und Geschlecht. Ingredienzien einer wissenschaftlichen Karriere.* In: Schieder/Trunk, Butenandt, 2004, S. 78–133.

— *Differenz und Vererbung. Geschlechterordnungen in der Genetik und Hormonforschung 1890–1950.* Köln 2009.

Saunders, Francis/Victor Drill, *The Myotrophic and Androgenic Effects of 17-Ethyl-Nortestosterone and Related Compounds.* In: Endocrinology 1956 (58), S. 567–572.

Schappacher, Norbert/Sigrid Oehler-Klein, *Siegfried Koller und die neuen Herausforderungen der Statistik im Nationalsozialismus.* In: Sigrid Oehler-Klein (Hrsg.), Die Medizinische Fakultät der Universität Gießen 1607 bis 2007. Bd. 2. Stuttgart 2007, S. 247–262.

Scharf, Joachim-Hermann, *Zur Kulturgeschichte der menschlichen Mißbildungen.* In: Leopoldina. Mitteilungen der Deutschen Akademie der Naturforscher Leopoldina 1968 (14), S. 71–79.

Scheid, Werner/Paul H. Bresser/Albert Huhn, *Erhebungen zur Frage der Häufigkeit des Medikamentenmißbrauchs.* In: DMW 1961, S. 929–935.

Scheler, Werner/Peter Oehme, *Zwischen Arznei und Gesellschaft: Zum Leben und Wirken des Friedrich Jung.* Berlin 2002.

Schepker Klaus/Michael Kölch, *Psychopharmaka in den 1950ern – zur Verwissenschaftlichung einer Debatte.* In: Zeitschrift für Kinder- und Jugendpsychiatrie und Psychotherapie 2017 (45), S. 417–424.

Schering AG, *Progynon. Proluton. Reine Ovarial-Hormon-Präparate.* Berlin 1938.

— (Hrsg.), *Aus einem Jahrhundert Schering-Forschung Pharma.* Berlin 1991.

— (Hrsg.), *Aus Berlin in alle Welt. Die Schering AG 1949–1971.* Berlin 1998.

— (Hrsg.), *Schering 1971–1993. Ein Unternehmen im strategischen Wandel.* Berlin 2005.

Schieder, Wolfgang/Achim Trunk (Hrsg.), *Adolf Butenandt und die Kaiser-Wilhelm-Gesellschaft.* Göttingen 2004.

— *Einleitung.* In: Schieder/Trunk, Butenandt, 2004, S. 7–22.

Schiedermair, Rudolf, *Gesetzeskunde für Apotheker. Ein Leitfaden für Studium und Praxis.* Frankfurt am Main ²1965.

Schildbach, Hans Richard, *Die einmalige Mischinjektion von Krystall-Suspensionen des Follikel- und Corpus-Luteum-Hormons als neues Behandlungsverfahren der sekundären Amenorrhöe.* In: KlinW 1948, S. 374–375.

Schildt, Axel/Detlef Siegfried/Karl Christian Lammers (Hrsg.), *Dynamische Zeiten. Die 60er Jahre in den beiden deutschen Gesellschaften.* Hamburg 2000.

Schlich, Thomas, *Diabetes.* In: Gerabek, Enzyklopädie, Bd. 1, 2007, S. 298–299.

— *Risk and Medical Innovation. A Historical Perspective.* In: Schlich/Tröhler, Risks, 2006, S. 1–19.

Schlich, Thomas/Ulrich Tröhler (Hrsg.), *The Risks of Medical Innovation. Risk Perception and Assessment in Historical Context.* London/New York 2006.

Schlünder, Martina, *Die Herren der Regel/n. Gynäkologen und der Menstruationskalender als Regulierungsinstrument der weiblichen Natur.* In: Cornelius Borck/Volker Hess/Henning Schmidgen (Hrsg.), Maß und Eigensinn. Studien im Anschluß an Georges Canguilhem. München 2005, S. 157–195.

Schmitz, Rudolf, *Geschichte der Pharmazie.* Bd. 1, *Von den Anfängen bis zum Ausgang des Mittelalters.* Eschborn 1998.

Schmölling, H., *Ursache und Therapie der häufigsten Zyklusstörungen.* In: DDG 1954, S. 1223–1230.

Schmuhl, Hans-Walter, *Rassenhygiene, Nationalsozialismus, Euthanasie. Von der Verhütung zur Vernichtung »lebensunwerten Lebens«, 1890–1945.* Göttingen ^{2}1992.

Schneck, Peter, *Selmar Aschheim (1878–1965) und Bernhard Zondek (1891–1966). Zum Schicksal zweier jüdischer Ärzte und Forscher an der Berliner Charité.* In: ZäF 1997, S. 187–194.

Schoeps, Julius H. (Hrsg.), *Der politische Skandal.* Bonn 1992.

Scholtes, Günter/Wolfgang Hardt/Andreas D. Ebert, *»Man nehme sich selbst nur ja nicht (zu) ernst« – Erinnerungen an Herbert Lax (1909–1987).* In: David/Ebert, Geschichte, 2010, S. 283–299.

Schrank, Paul, *Über einen in der Allgemeinpraxis anwendbaren Amenorrhoetest.* In: ZfG 1952, S. 1569–1577.

Schraufstätter, Ernst, *Die Entwicklung eines Arzneimittels aus der Sicht des Chemikers.* In: MMW 1962, S. 1597–1601.

Schubert, Erich von, *Über die Mängel der Mißbildungsstatistiken aus geburtshilflichen Anstalten.* In: GuF 1959, S. 475–490.

Schultheiss-Linder, Hans, *Zur Pathogenese des Mongolismus. Zugleich ein Beitrag zur Frage: Ist eine Schädigung der Gonaden durch konträres Sexualhormon möglich?* In: ZfG 1942, S. 497–502.

Schumacher, L., *Die Eignung kombinierter Hormongaben als einfaches Schwangerschaftsdiagnostikum in der täglichen Praxis.* In: ZfG 1954, S. 1022–1025.

Schumann, Hans-Joachim von, *Vorgeburtliche Schäden, ihre Therapie und Prophylaxe.* In: Medizinische Monatsschrift 1962, S. 87–93.

Schuster, Alfred, *Experimenteller Nachweis zweier voneinander abhängiger chemotaktischer Systeme beim Transport der Spermien.* In: AfG 1955 (187), S. 231–242.

Schwalbe, Ernst, *Die Morphologie der Missbildungen des Menschen und der Tiere. Ein Lehrbuch für Morphologen, Physiologen, praktische Ärzte und Studierende.* I. Teil, *Allgemeine Missbildungslehre (Teratologie). Eine Einführung in das Studium der abnormen Entwicklung.* Jena 1906.

Schwartz, Harold, *A Simple, Accurate Pregnancy Test.* In: AJOG 1950 (59), S. 213–216.

Schweikardt, Christoph, *Embryologie.* In: Gerabek, Enzyklopädie, Bd. 1, 2007, S. 345–346.

Schweninger, Ernst, *Der Arzt.* Frankfurt am Main 1906.

Schwerin, Alexander von, *1961 – Die Contergan-Bombe. Der Arzneimittelskandal und die neue risikoepistemische Ordnung der Massenkonsumgesellschaft.* In: Eschenbruch, Arzneimittel, 2009, S. 255–282.

— *Humangenetik im Atomzeitalter. Von der Mutationsforschung zum genetischen Bevölkerungsregister.* In: Anne Cottebrune/Wolfgang U. Eckart (Hrsg.), Das Heidelberger Institut für Humangenetik. Vorgeschichte und Ausbau (1962–2012). Heidelberg 2012, S. 82–105.

Seeger, Paul Gerhardt, *Über die Beziehung des Follikelhormons zur Ätiologie maligner Tumoren und seine Bedeutung für die Krebsgenese.* In: KlinW 1940, S. 107–112.

Seelbach, Harald, *Über einige Aspekte von Beipackzetteln in ihrer Bedeutung für die Patienten-Compliance.* Diss. Bochum 1983.

Seelen, J. C., *Complications During Administration of Methylestrenolon.* In: JCEM 1958 (18), S. 1137–1138.

Seitner, C. A./K. H. Degenhardt, *Schwangerschaftsverlauf und Kindesentwicklung – ein Schwerpunkt der Deutschen Forschungsgemeinschaft.* In: DFG Mitteilungen 1/1972, S. 47–59.

Seitz, Ludwig, *Amenorrhöe, ausschließlich durch Gelbkörperhormon (Progesteron) beseitigt.* In: GuF 1941, S. 271–278.

Setsevits, Siegbert, *Über eine Aufsichtsbehörde.* In: Jahrbuch für kritische Medizin 1982 (8), S. 98–110.

Sever, Lowell E., *Hormonal Pregnancy Tests and Spina Bifida.* In: Nature 1973 (242), S. 410–411.

Sharman, Albert, *Therapeutic Experiments in Female Infertility.* In: JAMA 1952 (148), S. 603–605.

Sieg, Sabine, *»Anovlar« – die erste europäische Pille. Zur Geschichte eines Medikaments.* In: Gisela Staupe/Lisa Vieth (Hrsg.), Die Pille. Von der Lust und von der Liebe. Berlin 1996, S. 131–144.

Silies, Eva-Maria, *Liebe, Lust und Last. Die Pille als weibliche Generationserfahrung in der Bundesrepublik 1960–1980.* Göttingen 2010.

Simmer, Hans, *Hormonbehandlung während der Schwangerschaft als Ursache eines Pseudohermaphroditismus femininus externus Neugeborener.* In: DMW 1961, S. 173–178.

— *Organotherapie mit Ovarialpräparaten in der Mitte der neunziger Jahre des 19. Jahrhunderts. Medizinische und pharmazeutische Probleme.* In: Erika Hickel/Gerald Schröder (Hrsg.), Neue Beiträge zur Arzneimittelgeschichte. Stuttgart 1982, S. 229–264.

Smith, Olive Watkins, *Diethylstilbestrol in the Prevention and Treatment of Complications of Pregnancy.* In: AJOG 1948 (56), S. 821–834.

Soskin, Samuel/Hans Wachtel/Oscar Hechter, *The Treatment of Delayed Menstruation with Prostigmin. A Therapeutic Test for Early Pregnancy.* In: JAMA 1940 (114), S. 2090–2091.

Spanio, Piero, *Contributo al Trattamento delle Amenorree e dell'Aborto abituale con estrogeni e progesterone associati.* In: Rivista italiana di ginecologia 1950 (33), S. 211–231.

Staemmler, Hans-Joachim, *Differentialdiagnose und Therapie der sekundären Amenorrhoe in der Praxis.* In: MedKlin 1960, S. 1221–1229.

Staemmler, Hans-Joachim/Christian Lauritzen, *Ueber zwei neue Steroid-Hormone mit starkem, oral wirksamem Progesteron-ähnlichem Effekt.* In: MedKlin 1956, S. 2167–2170.

— *Pharmakologie und klinische Anwendung des Äthinyl-Nor-Testosteron.* In: ZfG 1958, S. 754–758.

Stahlmann, Ralf, *Teratogene Sexualhormone? Eine kritische Betrachtung der epidemiologischen Studien.* In: DAZ 2019, S. 30–35.

Stapel, Ute, *Die Arzneimittelgesetze 1961 und 1976.* Mit einem Geleitwort von Rudolf Schmitz. Stuttgart 1988.

Steinmetz, Willibald, *Ungewollte Politisierung durch die Medien? Die Contergan-Affäre.* In: Bernd Weisbrod (Hrsg.), Die Politik der Öffentlichkeit – Die Öffentlichkeit der Politik. Politische Medialisierung in der Geschichte der Bundesrepublik. Göttingen 2003, S. 195–228.

Stoeckel, Walter, *Stoeckels Lehrbuch der Gynäkologie.* Bearbeitet von Herbert Lax. Leipzig ^{14}1960.

Stoff, Heiko, *Wirkstoffe. Eine Wissenschaftsgeschichte der Hormone, Vitamine und Enzyme, 1920–1970.* Stuttgart 2012.

— *Gift in der Nahrung. Zur Genese der Verbraucherpolitik in Deutschland Mitte des 20. Jahrhunderts.* Stuttgart 2015.

Stoffregen, Malte H., *Endokrinologie.* In: Gerabek, Enzyklopädie, Bd. 1, 2007, S. 353–354.

Stölken-Fitschen, Ilona, *Atombombe und Geistesgeschichte. Eine Studie der fünfziger Jahre aus deutscher Sicht.* Baden-Baden 1995.

Straub, Walther, *Vitamine, Hormone und Volksgesundheit.* In: Deutsche Forschung 1931, S. 40–50.

Streller, Sabine/Klaus Roth, *50 Jahre Pille in Deutschland.* In: Chemie in unserer Zeit 2011, S. 270–291.

Suchowsky, Giselbert/Karl Junkmann, *Zur Frage der Virilisierung des Fötus durch Behandlung der Mutter mit Gestagenen.* In: GuF 1960, S. 1019–1023.

— *A Study of the Virilizing Effect of Progestogens on the Female Rat Fetus.* In: Endocrinology 1961 (68), S. 341–349.

Süß, Jochen, *Doisy, Edward Adelbert.* In: Gerabek, Enzyklopädie, Bd. 1, 2007, S. 319–320.

— *Gestagene.* In: Gerabek, Enzyklopädie, Bd. 1, 2007, S. 484–486.

— *Östrogene.* In: Gerabek, Enzyklopädie, Bd. 3, 2007, S. 1064–1066.

Süß, Winfried, *Gesundheitspolitik.* In: Hans Günter Hockerts (Hrsg.), Drei Wege deutscher Sozialstaatlichkeit. NS-Diktatur, Bundesrepublik und DDR im Vergleich. München 1998, S. 55–100.

Thalhammer, Otto, *Pränatale Erkrankungen.* In: Annales Paediatrici 1953 (181), S. 257–276.

Thiel, Kurt, *Aethinylcyclohexylcarbaminsäureester als Hypnotikum in der Pädiatrie.* In: DMW 1956, S. 774–776.

Thießen, Malte, *Medizingeschichte in der Erweiterung. Perspektiven für eine Sozial- und Kulturgeschichte der Moderne.* In: Archiv für Sozialgeschichte 2013, S. 535–599.

— *Vorsorge als Ordnung des Sozialen. Impfen in der Bundesrepublik und der DDR.* In: Zeithistorische Forschungen 2013, S. 409–432.

— *Immunisierte Gesellschaft. Impfen in Deutschland im 19. und 20. Jahrhundert.* Göttingen 2017.

— *Auf Abstand. Eine Gesellschaftsgeschichte der Corona-Pandemie.* Frankfurt am Main/New York 2021.

Thissen, Erich, *Extremitätenmißbildungen. Untersuchungen und Behandlungsmöglichkeiten.* In: MMW 1962, S. 2282–2288.

Thomann, Klaus-Dieter, *Die Contergan-Epidemie. Ein Beispiel für das Versagen von Staat, Ärzteschaft und Wissenschaft?* In: Rauschmann/Thomann/Zichner, Contergankatastrophe, 2005, S. 13–31.

— *Die trügerische Sicherheit der »harten« Daten.* In: DÄBl. 2007, S. A 2778–2782.

Thomas, Johannes, *Thalidomid-Extremitätendysplasien und ihre Begleitmißbildungen.* In: ZfG 1962, S. 1633–1646.

— *Probleme der heutigen Mißbildungsforschung.* In: Süddeutsche Hebammen-Zeitung 1963, S. 3–8.

Thoms, Ulrike, *Arzneimittelaufsicht im frühen 19. Jahrhundert. Konflikte und Konvergenzen zwischen Wissen, Expertise und regulativer Politik.* In: Eric Engstrom/Volker Hess/Ulrike Thoms (Hrsg.), Figurationen des Experten. Frankfurt am Main 2005, S. 123–145.

— *Standardizing selling. Pharmaceutical marketing, the pharmaceutical company and the marketing expert (1900–1980).* In: HisTech 2013, S. 169–187.

— *Fachmann oder Buhmann? Der Pharmareferent als Marketinginstrument im 20. Jahrhundert.* In: Zeitschrift für Unternehmensgeschichte 2014, S. 196–219.

Thomsen, Klaus/Johann-Heinrich Napp, *Nebenwirkungen bei hochdosierter Nortestosteronmedikation in der Gravidität.* In: GuF 1960, S. 508–513.

Timmermann, Carsten, *Appropriating Risk Factors: The Reception of an American Approach to Chronic Disease in the two German States, c. 1950–1990.* In: Social History of Medicine 2012, S. 157–174.

Töndury, Gian, *Die Beeinflussung der Neurulation bei Triton durch Testosteron und verwandte Substanzen.* In: Wilhelm Roux' Archiv für Entwicklungsmechanik der Organismen 1941 (141), S. 58–98.

— *Über die Beeinflussung der Entwicklung durch weibliche Sexualhormone.* In: Wilhelm Roux' Archiv für Entwicklungsmechanik der Organismen 1942 (142), S. 1–52.

— *Zur Wirkung des Stilboestrols auf die Furchungsteilungen des Axolotleies.* In: Acta anatomica 1947/48, S. 269–275
— *Embryonales Wachstum und seine Störungen.* In: SMW 1953, S. 175–179.
— *Mißbildungen, ein entwicklungsphysiologisches Problem.* In: MMW 1955, S. 1009–1013.
Torfs, Claudine/Lucille Milkovich/Bea van den Berg, *The Relationship between Hormonal Pregnancy Tests and Congenital Anomalies. A Prospective Study.* In: American Journal of Epidemiology 1981 (113), S. 563–574.
Tümmers, Henning, *AIDS. Autopsie einer Bedrohung im geteilten Deutschland.* Göttingen 2017.
Tümmler, Gregor, *Angeborene Fehlbildungen nach Applikation einer Östrogen-Progesteron-Kombination (Duogynon) – eine retrospektive Fallserie.* Diss. med. Berlin 2014.
Tümmler, Gregor/Christoph Schaefer, *Duogynon. Angeborene Fehlbildungen nach Applikation der Östrogen-Progesteron-Kombination in der Schwangerschaft – Auswertung einer retrospektiven Fallserie.* In: Bulletin zur Arzneimittelsicherheit 4/2012, S. 20–23.
Tyler, Edward, *Comparative Evaluation of Various Types of Administration of Progesterone.* In: JCEM 1955 (15), S. 881.
Uekötter, Frank, *Deutschland in Grün. Eine zwiespältige Erfolgsgeschichte.* Göttingen 2015.
Ufer, Joachim, *Hormontherapie in der Frauenheilkunde. Grundlagen und Praxis.* Berlin [2]1960.
— *Therapie mit der durch Sexualhormone erzielten »Pseudogravidität«.* In: MMW 1961, S. 1982–1986.
— *Die therapeutische Anwendung der Gestagene beim Menschen.* In: Karl Junkmann (Hrsg.), Die Gestagene. Bd. 1. Berlin 1968, S. 1026–1124.
Uhlig, Heinz, *Beziehung zwischen Mißbildung und Abtreibung.* In: ZäF 1957, S. 813–815.
— *Fehlbildungen nach Follikelhormonen beim Menschen.* In: GuF 1959, S. 346–352.
Unger, Renate/Ursula Lachnit-Fixson, *Die Entwicklung der »Pille« (Oral Contraceptives).* In: Horst Albach (Hrsg.), Culture and Technical Innovation. Berlin 1994, S. 922–1012.
Vaux, Norris/Abraham E. Rakoff, *Estrogen-Progesterone Therapy. A New Approach in the Treatment of Habitual Abortion.* In: AJOG 1945 (50), S. 353–366.
Verschuer, Otmar von, *Strahlenschädigung der Erbanlagen und Mutationsrate des Menschen.* In: Fortschritte der Medizin 1957, S. 717–722.
Vogeler, Michael, *Das Verhältnis von Arzthaftung und Arzneimittelhaftung.* Diss. jur. Göttingen 1983.
— *Die speziellen Haftungsvoraussetzungen des § 84 Satz 2 AMG – Bestimmungsgemäßer Gebrauch.* In: Medizinrecht 1984, S. 18–20.
Waite, Robert G., *»Eine Sonderstellung unter den Straftaten«. Die Verfolgung der Abtreibung im Dritten Reich.* In: Alfred Gottwaldt (Hrsg.), NS-Gewaltherrschaft. Beiträge zur historischen Forschung und juristischen Aufarbeitung. Berlin 2005, S. 104–117.
Walch, Sonja, *Triebe, Reize und Signale. Eugen Steinachs Physiologie der Sexualhormone. Vom biologischen Konzept zum Pharmapräparat, 1894–1938.* Wien 2016.
Wattenwyl, Hubert von, *Die Behandlung und Verhütung der Fehlgeburt.* In: Praxis. Schweizerische Rundschau für Medizin 1946 (35), S. 709–717.
Wegerle, Hans, *Beitrag zur Häufung von kongenitalen Mißbildungen der Gliedmaßen und ihre mögliche Ätiologie.* In: MedKlin 1962, S. 877–883.
Wehking, Erwin, *Arzneimittelwerbung. Anzeigen in medizinischen Fachzeitschriften.* Hamburg 1985.
Wehler, Hans-Ulrich, *Deutsche Gesellschaftsgeschichte.* Bd. 5, *Bundesrepublik und DDR 1949–1990.* München 2008.
Weicker, Heinz u. a., *Thalidomid-Embryopathie. II. Ergebnisse individueller anamnestischer Erhebungen in den Einzugsgebieten der Universitäts-Kinderkliniken Bonn, Köln, Münster und Düsseldorf.* In: DMW 1962, S. 1597–1607.

Weidner, Tobias, *Die unpolitische Profession. Deutsche Mediziner im langen 19. Jahrhundert.* Frankfurt am Main 2012.

Weingart, Peter/Jürgen Kroll/Kurt Bayertz, *Rasse, Blut und Gene. Geschichte der Eugenik und Rassenhygiene in Deutschland.* Frankfurt am Main [5]2017.

Weingarten, Joe, *Staatliche Wirtschaftsaufsicht in Deutschland. Die Entwicklung der Apothekenaufsicht Preußens und Nordrhein-Westfalens von ihrer Gründung bis zur Gegenwart.* Opladen 1989.

Weiser, P./J. Kümmel, *Die postpartale Amenorrhoe.* In: MedKlin 1962, S. 1893–1895.

Weitnauer, Hermann, *Die Produktenhaftung für Arzneimittel.* In: PharmInd 1978, S. 425–432.

Wenner, Robert, *Der Wirkungsmechanismus des androgenen Hormons auf den weiblichen Organismus und dessen therapeutische Anwendung in der Frauenheilkunde.* In: SMW 1951, S. 1001–1007.

— *Grundriss der gynäkologischen Endokrinologie.* Basel 1952.

Werner Koll, *Die Arzneimittelkommission der Deutschen Ärzteschaft. Gründung, Ziele und Aufgaben.* In: ÄM 1952, S. 230–233.

Werner, Anja u. a., *Arzneimittelstudien westlicher Pharmaunternehmen in der DDR, 1983–1990.* Leipzig 2016.

Weßel, Merle, *Primodos – Hormonaalinen raskaustestaus Suomessa.* In: Tieteessä tapahtuu 2018 (2), S. 15–22.

Wide, Leif/Carl Gemzell, *An Immunological Pregnancy Test.* In: Acta Endocrinologica 1960 (35), S. 261–267.

Wieckhorst, Thomas, *Bisherige Produzentenhaftung, EG-Produkthaftungsrichtlinie und das neue Produkthaftungsgesetz.* In: Juristische Schulung 1990, S. 86–94.

Wiedemann, Hans-Rudolf, *Hinweis auf eine derzeitige Häufung hypo- und aplastischer Fehlbildungen der Gliedmaßen.* In: Die medizinische Welt 1961, S. 1863–1866.

— *Derzeitiges Wissen über Exogenese von Mißbildungen im Sinne von Embryopathien beim Menschen. Einige Konsequenzen für Arzt und pharmazeutische Industrie.* In: Die medizinische Welt 1962, S. 1343–1349.

— *Klinische Bemerkungen zur pharmakogenen Teratogenese.* In: Bulletin der Schweizerischen Akademie der Medizinischen Wissenschaften 1964 (20), S. 544–564.

Wietschoreck, Herbert, *Der bestimmungsgemäße Gebrauch der Arzneimittel – die Verantwortung des pharmazeutischen Unternehmers.* Rezension in: PharmZ 1981, S. 315.

Wilkins, Lawson, *Masculinization of Female Fetus due to Use of Orally Given Progestins.* In: JAMA 1960 (172), S. 1028–1032.

Wilkins, Lawson u. a., *Masculinization of the Female Fetus Associated with Administration of Oral and Intramuscular Progestins During Gestation: Non-Adrenal Female Pseudohermaphrodism.* In: JCEM 1958 (18), S. 559–585.

Will, Ingeborg, *Klinische Erfahrungen mit einem protrahiert wirkenden Follikelhormonpräparat.* In: MedKlin 1956, S. 1913–1915.

Wimmer, Wolfgang, *»Wir haben fast immer was Neues«. Gesundheitswesen und Innovationen der Pharma-Industrie in Deutschland, 1800–1935.* Berlin 1994.

Winkler, Hellmuth, *Klinische Erfolge einer neuen kombinierten Hormonbehandlung bei sekundärer Amenorrhoe.* In: DMW 1944, S. 496–498.

— *Eine neue kombinierte Hormonbehandlung der sekundären Amenorrhoe.* In: ZfG 1947, S. 1057–1066.

Wlasich, Gert, *Von der Grünen Apotheke zum Weltunternehmen.* Berlin [8]2001.

Woelk, Wolfgang, *»Gesundheit als politisches Problem?« Historische Aspekte der Gesundheitspolitik und Gesundheitsverwaltung in Nordrhein-Westfalen und der Bundesrepublik Deutschland bis Mitte der 1960er Jahre.* Diss. phil. Düsseldorf 2001.

— *Zur Geschichte der Gesundheitspolitik in Nordrhein-Westfalen und in der Bundesrepublik.* In: Woelk/Vögele, Geschichte, 2002, S. 285–312.

Woelk, Wolfgang/Thorsten Halling, *Konrad Adenauer, die »rote Hilde« und die Gründung des Bundesgesundheitsministeriums 1961.* In: Jörg Vögele/Heiner Fangerau/Thorsten Noack (Hrsg.), Geschichte der Medizin – Geschichte in der Medizin. Hamburg 2006, S. 81–88.

Woelk, Wolfgang/Jörg Vögele (Hrsg.), *Geschichte der Gesundheitspolitik in Deutschland. Von der Weimarer Republik bis in die Frühgeschichte der »doppelten Staatsgründung«.* Berlin 2002.

— *Einleitung.* In: Woelk/Vögele, Geschichte, 2002, S. 11–48.

Wolf, Jana, *Auswahlbibliographie zu Eugenik, Rassenhygiene, Zwangssterilisation, NS-»Euthanasie« und deren Strafverfolgung nach 1945.* In: Klaus-Dietmar Henke (Hrsg.), Tödliche Medizin im Nationalsozialismus. Von der Rassenhygiene zum Massenmord. Köln 2008, S. 291–338.

Wolter, Udo, *Die Reform der Haftung des pharmazeutischen Unternehmers und der Verbraucherschutz.* In: Zeitschrift für Rechtspolitik 1974, S. 260–268.

— *Die Haftungsregelung des neuen Arzneimittelgesetzes.* In: Der Betrieb 1976, S. 2001–2006.

Wolz, Birgit, *Bedenkliche Arzneimittel als Rechtsbegriff. Der Begriff der bedenklichen Arzneimittel und das Verbot ihres Inverkehrbringens in den §§ 95 I Nr. 1 iVm 5 AMG.* Frankfurt am Main 1988.

Wrete, Martin, *Die kongenitalen Mißbildungen. Ihre Ursachen und Prophylaxe.* Stockholm 1955.

Yasuda, Mineo/James R. Miller, *Prenatal Exposure to Oral Contraceptives and Transposition of the Great Vessels in Man.* In: Teratology 1975, S. 239–244.

Zander, Josef/Hans Aurel Müller, *Über die Methylandrostendiolbehandlung während einer Schwangerschaft.* In: GuF 1953, S. 216–222.

Zander, Josef/Barnim Nitsch, *Diagnostik und Behandlung der gestörten Frühschwangerschaft.* In: AfG 1977 (224), S. 59–79.

Zichner, Ludwig/Michael Rauschmann/Klaus-Dieter Thomann (Hrsg.), *Die Contergankatastrophe – Eine Bilanz nach 40 Jahren.* Darmstadt 2005.

Ziel, Claudia, *Die Packungsbeilage von Medikamenten – vergleichende Produktanalysen.* In: Werner Faulstich (Hrsg.), Das Alltagsmedium Blatt. München 2008, S. 35–49.

Zipfel, Walter, *Arzneimittelrecht. Kommentar.* München 1971.

Zondek, Bernhard, Experimentelle Untersuchungen über den Wert der Organotherapie. In: AfG 1922 (117), S. 19–26.

— *Das Ovarialhormon.* In: Forschungen und Fortschritte 1927, S. 13–14.

— *Simplified Hormonal Treatment of Amenorrhea.* In: JAMA 1942 (118), S. 705–707.

Zondek, Bernhard/Samuel Rozin, *Induction of Uterine Bleeding in Amenorrhea with a Single Injection of Precipitates of Estrone and Progesterone.* In: JCEM 1948 (8), S. 406–412.

Zorn, H., *Behandlung funktioneller Blutungen mit 17-alpha-aethinyl-19-nor-testosteronacetat.* In: MedKlin 1959, S. 1399–1401.

Zuck, Rüdiger/Heinz-Uwe Dettling, *Arzneimittelgesetz. Gesetz über den Verkehr mit Arzneimitteln. Humanarzneimittel. Kommentar.* Hürth 2021.

Zürcher, Urs, *Monster oder Laune der Natur. Medizin und die Lehre von den Missbildungen, 1780–1914.* Frankfurt am Main/New York 2004.

Zwieauer, Roman/Josef Bures, *Moderne Rezeptur für Ordination und Praxis.* Wien 1954.

Abbildungen

Anhang

Jährliche Verkaufszahlen Duogynon/Cumorit (Packungen) ab Werk*				
Jahr	Dragees	Ampullen	Citolen	Simplex
1950	--	3.177	--	--
1951	--	9.009	--	--
1952	--	59.331	--	--
1953	--	168.147	--	--
1954	--	193.522	--	--
1955	--	230.616	--	--
1956	--	235.448	4.044	--
1957	--	240.438	17.104	--
1958	40.807	221.838	34.336	--
1959	318.736	142.124	32.482	--
1960	444.451	138.778	41.135	--
1961	568.215	137.121	54.935	--
1962	628.440	117.399	59.347	32.905
1963	644.426	66.531	38.253	151.699
1964	646.947	52.218	32.581	154.381
1965	738.512	45.351	35.571	180.146

1966	815.319	43.269	23.528	207.875
1967	845.980	45.008	--	246.367
1968	835.716	39.466	--	240.004
1969	837.373	36.193	--	244.984
1970	869.391	31.860	--	246.375
1971	1.098.646	30.566	--	260.982
1972	1.064.307		--	314.727 (mit Ampullen)
1973	1.084.101		--	326.208 (mit Ampullen)
1974	1.013.821	28.917	--	347.130
1975	872.481	26.450	--	362.237
1976	850.459	23.662	--	390.671
1977	763.069	19.708	--	389.490
1978	405.295	(8.861)	--	258.276
1979	236.741	--	--	144.643
1980	189.392	--	--	111.587
1981	5.602	--	--	5.446

* Zusammengestellt aus: SchA, B 5/802, 836–849; BArch, B 208/1658, 1660, 1662; LArch Berlin, B Rep. 58, Nr. 1823, Bl. 140 (Angabe unten); BfArM-Archiv, GV1, Duogynon, Bd. 1, 19. Die Zahlen für 1978 sind hier bereinigt, da zurückgenommene Packungen herausgerechnet wurden. Die monatliche Aufstellung (unten) berücksichtigt diese Rücknahmen nicht, weshalb die Zahlen dort höher sind.

Monatliche Verkaufszahlen Duogynon/Cumorit (Packungen) ab Werk*		
Jahr	Duogynon-Dragees	Duogynon simplex *und* Ampullen
1977/1	56.485	28.540
1977/2	51.891	26.286
1977/3	75.825	36.403
1977/4	68.989	32.013
1977/5	64.904	35.427
1977/6	74.103	34.056
1977/7	62.200	33.973
1977/8	59.394	30.136
1977/9	70.857	36.313
1977/10	59.859	37.574
1977/11	60.928	39.502
1977/12	57.954	39.098
1978/1	37.488	27.146
1978/2	40.079	28.345
1978/3	57.252	34.340
1978/4	46.359	28.889
1978/5	48.960	31.739
1978/6	51.970	30.143

1978/7	42.605	25.110
1978/8	41.779	20.223
1978/9	43.439	39.949
1978/10	26.823	17.443
1978/11	23.045	14.417
1978/12	16.602	13.946
1979/1	17.407	10.189
1979/2	15.528	10.181
1979/3	20.525	12.236
1979/4	18.360	12.184
1979/5	22.031	14.945
1979/6	27.685	15.871
1979/7	19.585	12.700
1979/8	17.810	9.746
1979/9	17.778	10.290
1979/10	24.492	15.505
1979/11	19.525	10.928
1979/12	16.015	9.868
1980/1	16.782	10.078
1980/2	16.085	9.483

1980/3	21.815	12.574
1980/4	15.772	8.370
1980/5	17.734	11.258
1980/6	18.899	10.625
1980/7	21.918	11.023
1980/8	17.854	8.282
1980/9	21.654	11.575
1980/10	14.887	10.463
1980/11	1.296	3.611
1980/12	4.696	4.245
1981/1	4.359	3.372
1981/2	1.243	2.074

* Zusammengestellt aus: Landesarchiv Berlin, B Rep. 58, Nr. 1823, Bl. 140 (Angabe unten); BfArM-Archiv, GV1, Duogynon, Bd. 1, 19. Siehe zu den Abweichungen zwischen den Jahres- und den addierten Monatszahlen für 1977: Schering, Pharma Deutschland Verkauf, Notiz für Dr. Richter, 9. 7. 1981, LArch Berlin, B Rep. 58, Nr. 1823, Bl. 33. Rücknahmen von Duogynon-Packungen nach der Umbenennung in Cumorit sind in dieser Aufstellung nicht berücksichtigt, da die Rücknahmen nicht monatsweise aufgeschlüsselt sind.

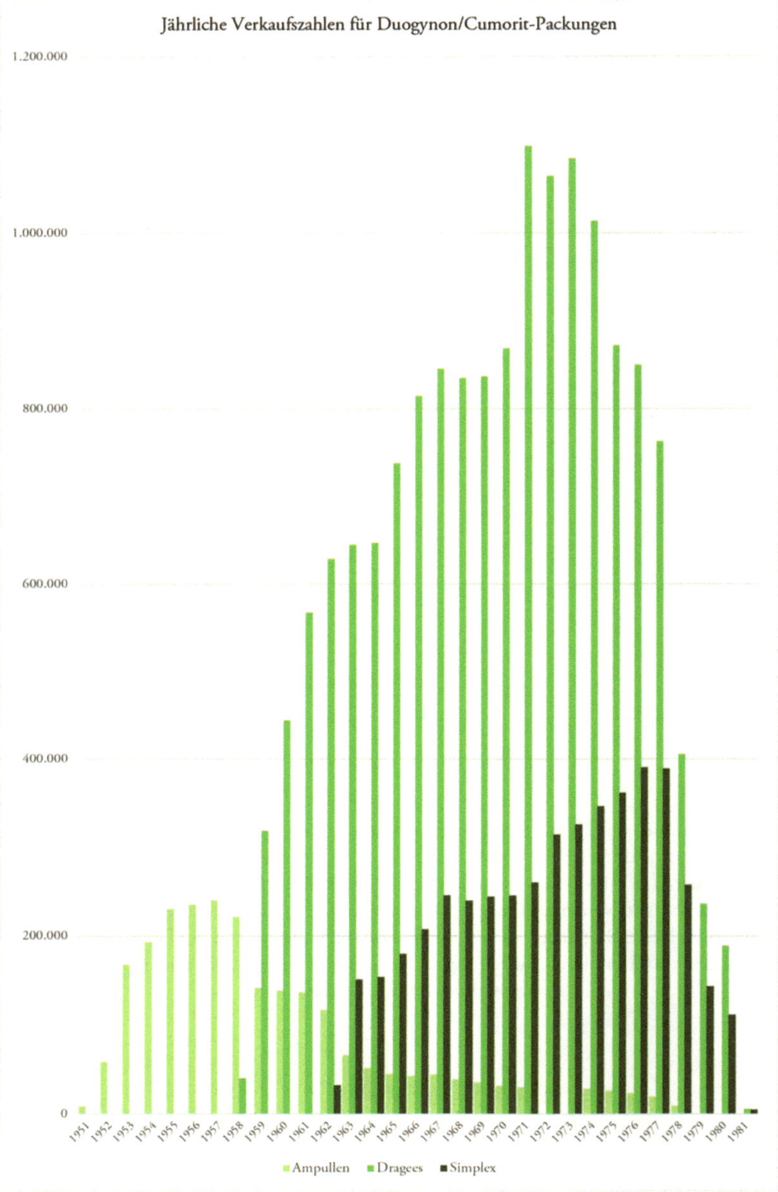
Jährliche Verkaufszahlen für Duogynon/Cumorit-Packungen
1.200.000
1.000.000
800.000
600.000
400.000
200.000
0
1951
1952
1953
1954
1955
1956
1957
1958
1959
1960
1961
1962
1963
1964
1965
1966
1967
1968
1969
1970
1971
1972
1973
1974
1975
1976
1977
1978
1979
1980
1981
Ampullen
Dragees
Simplex

Monatliche Verkaufszahlen für Duogynon/Cumorit-Packungen 1977–1981

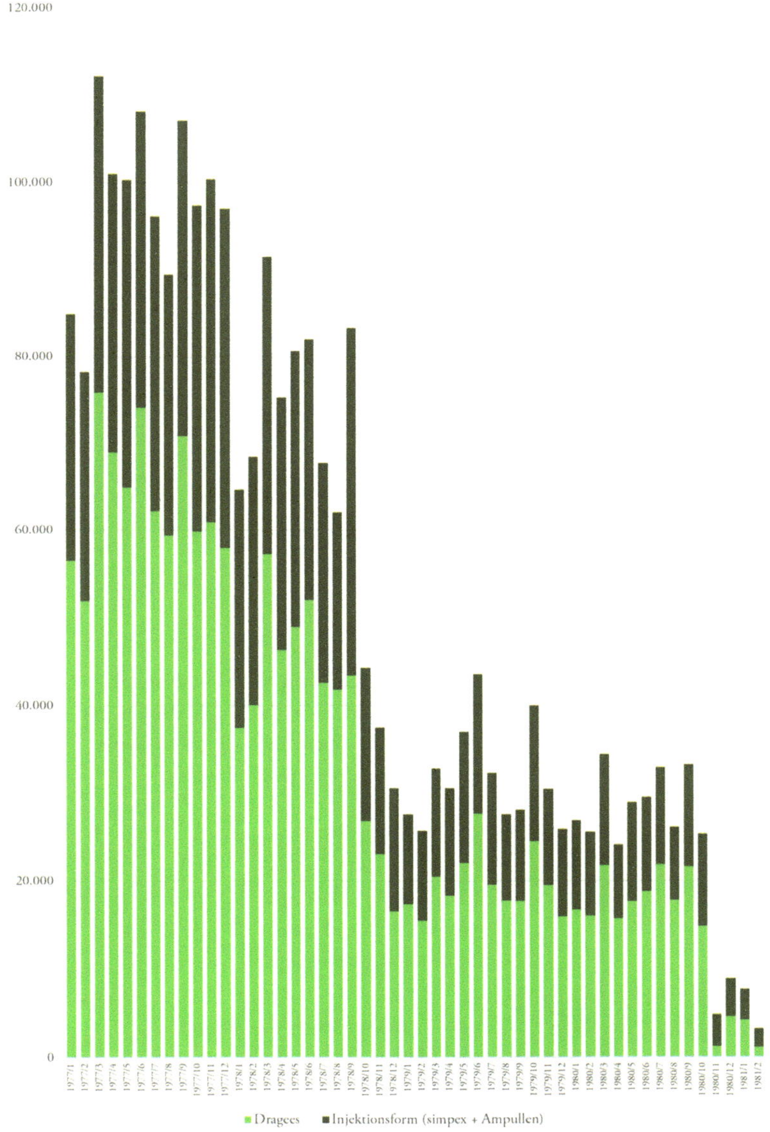

Diese Publikation wurde vom BMG gefördert.

Die der Publikation zugrunde liegende Studie »Sachverhaltsaufklärung zum Handeln deutscher Aufsichtsbehörden bei Registrierung, Zulassung, Arzneimittelsicherheit und Marktrücknahme des hormonellen Schwangerschaftstests ›Duogynon‹« wurde ebenfalls vom BMG gefördert.

Bundesministerium
für Gesundheit

Bibliografische Information der Deutschen Nationalbibliothek
Die Deutsche Nationalbibliothek verzeichnet diese Publikation in der Deutschen Nationalbibliografie; detaillierte bibliografische Daten sind im Internet über http://dnb.d-nb.de abrufbar.

Wallstein Verlag GmbH
Geiststr. 11, 37073 Göttingen
www.wallstein-verlag.de
info@wallstein-verlag.de

Vom Verlag gesetzt aus der Stempel Garamond
Umschlaggestaltung: Marion Wiebel, Wallstein Verlag,
unter Verwendung der Abbildung: Bundesgesundheitsamt, Zentralabteilung des BGA, Berlin-Dahlem, Thielallee 88–92, in: Bundesgesundheitsamt (Hrsg.), BGA. 100 Jahre Forschung für die Gesundheit. Berlin 1976, S. 178. © unklar
Lithografie: SchwabScantechnik, Göttingen
Druck und Verarbeitung: bookSolutions Vertriebs GmbH, Göttingen

ISBN 978-3-8353-3129-7